实用护理常规与护理措施

主编 王 婧 李凤菊 黄永梅 王 晓
　　 王苗苗 王 杨 董庆蓉

黑龙江科学技术出版社
HEILONGJIANG SCIENCE AND TECHNOLOGY PRESS

图书在版编目（CIP）数据

实用护理常规与护理措施 / 王婧等主编. -- 哈尔滨：
黑龙江科学技术出版社，2023.2
ISBN 978-7-5719-1791-3

Ⅰ．①实… Ⅱ．①王… Ⅲ．①护理学 Ⅳ．①R47

中国国家版本馆CIP数据核字（2023）第029034号

实用护理常规与护理措施
SHIYONG HULI CHANGGUI YU HULI CUOSHI

主　　编	王　婧　李凤菊　黄永梅　王　晓　王苗苗　王　杨　董庆蓉
责任编辑	陈兆红
封面设计	宗　宁
出　　版	黑龙江科学技术出版社
	地址：哈尔滨市南岗区公安街70-2号　邮编：150007
	电话：（0451）53642106　传真：（0451）53642143
	网址：www.lkcbs.cn
发　　行	全国新华书店
印　　刷	黑龙江龙江传媒有限责任公司
开　　本	787 mm×1092 mm　1/16
印　　张	23.25
字　　数	589千字
版　　次	2023年2月第1版
印　　次	2023年2月第1次印刷
书　　号	ISBN 978-7-5719-1791-3
定　　价	238.00元

编委会

主　编

王　婧（青岛市城阳区人民医院）

李凤菊（东明县第三人民医院）

黄永梅（东营市河口区人民医院）

王　晓（聊城市茌平区人民医院）

王苗苗（聊城市茌平区人民医院）

王　杨（聊城市茌平区人民医院）

董庆蓉（泰安实验中学）

副主编

吴巧杏（广州中医药大学顺德医院附属勒流医院）

高艳娣（保定市徐水区人民医院）

张丹丹（河北省秦皇岛市青龙满族自治县医院）

王文静（中国人民解放军联勤保障部队第九六零医院）

李　萍（四川天府新区人民医院）

张秀秀（聊城市莘县第三人民医院）

前　言 FOREWORD

随着社会的进步，护理学的整体水平有了很大提高，护理内容和护理范畴在相应地延伸和拓宽，并逐渐专科化发展。不论是在医院抢救患者的生命，有效地执行治疗计划，进行专业的生活照顾、人文关怀和心理支持；还是在社区、家庭中对有健康需求的人群进行保健指导，护理学都发挥着越来越重要的作用。再加上现代社会对健康和疾病认识的不断深化，人们的健康需求不断增加，"有病要治疗，未病要预防"的理念已逐渐为人们所接受，所以，对护理人员的专业知识和技术水平、人文素养也提出了更高的要求。为进一步推进优质护理服务，提高现有护理人员的业务水平，培养更多合格的护理人员，我们特组织了一批专家，编写了这本《实用护理常规与护理措施》。

本书首先介绍了部分临床常用的护理技术，然后重点讲解了各临床科室常见疾病的规范化护理要点，对每种疾病的病因病理、临床表现、辅助检查、护理诊断、护理目标及护理措施等进行了详细叙述。本书在常规护理的基础上融入了编者的临床护理经验，将理论与实践结合，兼顾科学性和可操作性，对规范临床护理工作有一定的积极作用，适合广大护理人员和医学院校护理专业学生阅读。

由于现代护理学发展迅速，编者们编撰能力和风格不一，加之时间仓促、篇幅有限，若书中存在疏漏之处，敬请广大读者批评指正。

《实用护理常规与护理措施》编委会

2022 年 6 月

目 录 CONTENTS

第一章 常用护理技术 ·· (1)

第一节 无菌技术 ·· (1)

第二节 防护技术 ·· (4)

第三节 皮下注射 ·· (10)

第四节 肌内注射 ·· (11)

第五节 静脉注射 ·· (14)

第六节 静脉输液 ·· (16)

第七节 氧疗技术 ·· (18)

第八节 排痰技术 ·· (20)

第二章 神经内科护理 ·· (25)

第一节 脑卒中 ·· (25)

第二节 面神经炎 ·· (46)

第三节 三叉神经痛 ·· (48)

第四节 癫痫 ·· (55)

第三章 呼吸内科护理 ·· (59)

第一节 急性呼吸道感染 ·· (59)

第二节 慢性支气管炎 ·· (63)

第三节 支气管哮喘 ·· (66)

第四节 肺炎 ·· (69)

第四章 消化内科护理 ·· (76)

第一节 上消化道出血 ·· (76)

第二节 消化性溃疡 ·· (83)

第三节 胃炎 ·· (87)

第四节 反流性食管炎 ·· (90)

第五节　炎症性肠病 ……………………………………………………（94）

第六节　脂肪性肝病 ……………………………………………………（98）

第七节　肝硬化 …………………………………………………………（103）

第八节　胆囊结石 ………………………………………………………（107）

第五章　妇科护理 ……………………………………………………………（112）

第一节　外阴炎及阴道炎 ………………………………………………（112）

第二节　盆腔炎性疾病 …………………………………………………（120）

第三节　子宫颈炎 ………………………………………………………（124）

第四节　痛经 ……………………………………………………………（127）

第五节　闭经 ……………………………………………………………（128）

第六节　功能失调性子宫出血 …………………………………………（131）

第七节　经前紧张综合征 ………………………………………………（135）

第八节　围绝经期综合征 ………………………………………………（136）

第九节　子宫内膜异位症 ………………………………………………（138）

第十节　子宫肌瘤 ………………………………………………………（140）

第十一节　子宫腺肌病 …………………………………………………（145）

第十二节　子宫脱垂 ……………………………………………………（147）

第六章　产科护理 ……………………………………………………………（151）

第一节　流产 ……………………………………………………………（151）

第二节　异位妊娠 ………………………………………………………（153）

第三节　妊娠剧吐 ………………………………………………………（156）

第四节　早产 ……………………………………………………………（158）

第五节　过期妊娠 ………………………………………………………（160）

第六节　羊水栓塞 ………………………………………………………（163）

第七节　产后出血 ………………………………………………………（167）

第七章　助产护理 ……………………………………………………………（172）

第一节　助产操作技术 …………………………………………………（172）

第二节　正常分娩期产妇的护理 ………………………………………（191）

第三节　催产、引产的观察与护理 ……………………………………（199）

第四节　分娩期焦虑及疼痛产妇的护理·····································（204）

第五节　硬膜外麻醉分娩镇痛的观察及护理·····························（205）

第八章　麻醉护理···（208）

第一节　不同麻醉方式的护理···（208）

第二节　围麻醉期患者的整体护理·····································（217）

第九章　介入护理···（223）

第一节　介入护理学的任务及现状·····································（223）

第二节　介入术中的监护与急救·······································（226）

第三节　冠状动脉粥样硬化性心脏病的介入护理·························（229）

第四节　心脏瓣膜病的介入护理·······································（236）

第五节　先天性心脏病的介入护理·····································（242）

第六节　精索静脉曲张的介入护理·····································（251）

第七节　下肢深静脉血栓的介入护理···································（255）

第八节　急性肠系膜上动脉栓塞的介入护理·····························（260）

第九节　肾动脉狭窄的介入护理·······································（264）

第十节　腹主动脉瘤的介入护理·······································（268）

第十一节　肝血管瘤的介入护理·······································（275）

第十二节　原发性肝癌的介入护理·····································（278）

第十三节　肺癌的介入护理···（283）

第十四节　肾癌的介入护理···（286）

第十章　血液透析护理···（290）

第一节　血液透析治疗相关知识及护理·································（290）

第二节　妊娠期患者血液透析技术及护理·······························（297）

第三节　传染病患者血液透析护理·····································（300）

第四节　糖尿病患者血液透析护理·····································（303）

第五节　血液透析患者的健康教育·····································（306）

第十一章　预防接种···（314）

第一节　相关免疫学知识···（314）

第二节　狂犬病···（316）

第三节　流行性乙型脑炎 …………………………………………………（320）

第四节　流行性腮腺炎 ……………………………………………………（326）

第五节　流行性感冒 ………………………………………………………（331）

第六节　水痘 ………………………………………………………………（335）

第七节　风疹 ………………………………………………………………（340）

第八节　结核病 ……………………………………………………………（344）

第九节　乙型肝炎 …………………………………………………………（348）

第十节　脊髓灰质炎 ………………………………………………………（355）

参考文献 ……………………………………………………………………（361）

第 一 章

常用护理技术

第一节 无菌技术

一、无菌包使用技术

(一)目的

保持已经灭菌的物品处于无菌状态。

(二)操作前准备

1.操作护士

着装整洁、修剪指甲、洗手、戴口罩。

2.物品准备

无菌包、无菌持物钳及容器、治疗盘。

3.操作环境

整洁、宽敞。

(三)操作步骤

(1)检查无菌包,核对名称、有效灭菌日期、化学指示胶带颜色、包布情况。

(2)打开无菌包,揭开化学指示胶带或系带,按原折叠顺序逐层打开。

(3)用无菌钳取出物品,放于指定的区域内。

(4)包内剩余物品,按原折痕包好。

(5)注明开包时间。

(6)包内物品一次全部取出时,将包托在手中打开,另一手将包布四角抓住,使包内物品妥善置于无菌区域内。

(7)整理用物。

(四)注意事项

(1)严格遵循无菌操作原则。

(2)无菌包置于清洁、干燥处,避免潮湿。

(3)打开包布时,手不可跨越无菌区,非无菌物品不可触及无菌面。

(4)注明开包日期,开启后的无菌包使用时间不超过 24 小时。

(五)评价标准

(1)遵循无菌操作原则。

(2)护士操作过程规范、准确。

二、戴无菌手套

(一)目的

执行无菌操作或者接触无菌物品时需戴无菌手套,以保护患者,预防感染。

(二)操作前准备

1.操作护士

着装整洁、修剪指甲、洗手、戴口罩。

2.物品准备

一次性无菌手套。

3.操作环境

整洁、宽敞。

(三)操作步骤

(1)检查无菌手套包装、有效期、型号。

(2)打开手套外包装。①分次取手套法:一手掀起口袋的开口处,另一手捏住手套翻折部分(手套内面)取出手套对准五指戴上。掀起另一只袋口,以戴着无菌手套的手指插入另一只手套的翻边内面,将手套戴好。②一次性取手套法:两手同时掀起口袋的开口处,分别捏住两只手套的翻折部位,取出手套。将两手套五指对准,先戴一只手,再以戴好手套的手指插入另一只手套的翻折内面,同法戴好。

(3)双手对合交叉调整手套位置,将手套翻边扣套在工作服衣袖外面。

(4)脱手套方法:①用戴着手套的手捏住另一只手套污染面的边缘将手套脱下。②戴着手套的手握住脱下的手套,用脱下手套的手捏住另一只手套清洁面(内面)的边缘,将手套脱下。③用手捏住手套的里面丢至医疗垃圾桶内。

(5)整理用物,洗手。

(四)注意事项

(1)严格遵循无菌操作原则。

(2)戴无菌手套时,应防止手套污染。注意未戴手套的手不可触及手套的外面,戴手套的手不可触及未戴手套的手或者另一手套的里面。

(3)诊疗护理不同的患者之间应更换手套。

(4)脱手套时,应翻转脱下。

(5)脱去手套后,应按规定程序与方法洗手,戴手套不能替代洗手,必要时进行手消毒。

(6)操作时发现手套破损时,应及时更换。

(五)评价标准

(1)遵循无菌原则,符合无菌要求。

(2)操作过程规范、熟练。

(3)手套选择型号大小适宜,外观平整。

三、铺设无菌器械台

(一)目的

将无菌巾铺在清洁、干燥的器械台上,形成无菌区,放置无菌物品,以备手术使用。

(二)操作前准备

1.操作护士

着装整洁,修剪指甲,洗手,戴帽子、口罩。

2.物品准备

治疗车、无菌持物钳、无菌敷料包、器械包、手术衣及手术需要的物品。

3.操作环境

宽敞,洁净。

(三)操作过程

(1)核对、检查无菌包。

(2)打开无菌持物钳,标记开启时间。

(3)依次打开无菌敷料包、无菌器械包、无菌手术衣,分别铺置于治疗车上。

(4)用无菌持物钳夹取无菌手套置于手术衣旁。

(5)穿手术衣,戴无菌手套。

(6)整理台面,器械、敷料分别置于无菌台左、右侧。

(7)废弃物按医疗垃圾处理。

(四)注意事项

(1)严格执行无菌技术操作原则,预防交叉感染。

(2)无菌物品不超过器械台边缘。

(3)铺无菌台时身体须远离无菌区 10 cm 以上。

(4)无菌器械台边缘垂下的无菌单前侧比背侧长,无菌单垂缘至少 30 cm。

(五)评价标准

(1)符合无菌操作技术原则及查对制度。

(2)铺置无菌器械台顺序、方向正确。

(3)无菌器械台面平整,无菌物品摆放整齐、合理。

(4)移动无菌台方法正确。

(5)用物处理得当。

四、铺无菌盘

(一)目的

将无菌巾铺在清洁干燥的治疗盘内,形成无菌区,放置无菌物品,以供治疗时使用。

(二)操作前准备

1.操作护士

着装整洁、修剪指甲、洗手、戴口罩。

2.物品准备

治疗盘、无菌包、无菌持物钳及容器、无菌物品。

3.操作环境

整洁、宽敞。

(三)操作步骤

(1)检查无菌包,核对名称、有效灭菌日期、化学指示胶带颜色、包布情况。

(2)打开无菌包,使用无菌持物钳取出1块治疗巾,放于治疗盘内。

(3)剩余物品按原折痕包好,注明开包日期及时间。

(4)将无菌治疗巾双折平铺于治疗盘内,将上层呈扇形折叠到对侧,边缘向外。

(5)放入无菌物品。

(6)将上层盖于物品上,上下层边缘对齐,开口处向上翻折,两侧边缘向下翻折。

(7)注明铺盘日期及时间。

(8)整理用物。

(四)注意事项

(1)严格遵循无菌操作原则。

(2)铺无菌盘区域清洁干燥,无菌巾避免潮湿、污染。

(3)不可跨越无菌区,非无菌物品不可触及无菌面。

(4)注明铺无菌盘的日期、时间,无菌盘有效期为4小时。

(五)评价标准

(1)遵循无菌技术原则。

(2)操作轻巧、熟练、规范。

(3)用物放置符合节力及无菌要求。

(4)无菌物品摆放合理,折边外观整齐。

(李凤菊)

第二节 防护技术

一、接触传播

(一)目的

保护医务人员避免接触感染性因子。

(二)适用对象

治疗、护理肠道感染、多重耐药菌感染、皮肤感染等接触性传播疾病的医务人员;或与患者体液、分泌物、排泄物接触的人员。

(三)防护用品

工作服、工作裤、工作鞋、工作帽、医用口罩、医用手套或橡胶手套、隔离衣。必要时备防护服、鞋套、护目镜或防护面罩。

(四)个人准备

着装整洁,洗手,戴帽子、口罩。

(五)防护要求

(1)接触隔离患者的血液、体液、分泌物、排泄物时,应戴手套;手上有伤口时应戴双层手套。

(2)进入隔离病室,从事可能污染工作服的操作时,加穿隔离衣。

(3)接触甲类传染病加穿防护服,离开病室前,脱去防护服,防护服按医疗废物管理要求进行处置。

(4)离开隔离病室前,接触污染物品后摘除手套,洗手和/或进行手消毒。

(5)离开病室前,脱下隔离衣,按要求悬挂,每天更换清洗与消毒;或使用一次性隔离衣,用后按医疗废物管理进行处置。

(六)防护流程

1.医务人员进入诊室或病房流程

(1)经医务人员通道进入清洁区→医务人员更衣室→更换工作服、工作鞋,戴帽子、口罩→穿隔离衣/防护服→戴手套→进入诊室或病房。

(2)接触甲类传染病加穿防护服,穿鞋套,戴双层手套。进行可能产生喷溅的诊疗操作时,戴防护目镜或防护面罩。

2.医务人员离开诊室或病房流程

摘手套→解开隔离衣腰带和袖带→洗手和/或手消毒→解开隔离衣领带→脱隔离衣/防护服→洗手和/或手消毒。

二、呼吸道(空气、飞沫)传播

(一)目的

保护医务人员,避免呼吸道感染。

(二)适用对象

接触经飞沫传播如百日咳、白喉、流行性感冒、病毒性腮腺炎、流行性脑脊髓膜炎等疾病的医务人员。接触经空气传播如肺结核、水痘等疾病的医务人员。接触患者体液、分泌物、排泄物的人员。

(三)防护用品

工作服、工作裤、工作鞋、工作帽、医用口罩、隔离衣、医用手套或橡胶手套,必要时备防护服、护目镜或防护面罩、鞋套。

(四)个人准备

着装整洁,洗手,戴口罩、帽子。

(五)防护要求

(1)应严格按照区域流程,在不同的区域,穿戴不同的防护用品,离开时按要求摘脱,并正确处理使用后物品。

(2)进入确诊或可疑呼吸道传染病患者病室时,应戴帽子、医用防护口罩。

(3)进行可能产生喷溅的诊疗操作时,加戴防护目镜或防护面罩,穿防护服。

(4)当接触患者及其血液、体液、分泌物、排泄物等时戴手套。

(六)防护流程

1.进入诊室或病房流程

(1)经医务人员通道进入清洁区→医务人员更衣室→更换工作服、工作鞋,戴帽子、口罩/医用防护口罩→穿隔离衣/防护服→戴手套→进入诊室或病房。

（2）为患者进行可能产生喷溅的诊疗操作时,加戴防护目镜或防护面罩,穿防护服。

2.离开诊室或病房流程

摘手套→解开隔离衣腰带和袖带→洗手和/或手消毒→解开隔离衣领带→脱隔离衣/防护服→摘护目镜/防护面罩→洗手和/或手消毒。

三、急性传染性非典型肺炎、人感染高致病性禽流感

（一）目的

同呼吸道传播疾病。

（二）防护对象

进入筛查留观室、人感染高致病性禽流感病区的人员。接触患者体液、分泌物、排泄物的人员。对禽流感患者进行有创操作或尸体解剖的人员。

（三）防护用品

同空气传播,另备正压面罩或全面型呼吸防护器。

（四）防护要求

（1）医务人员经过专门培训,掌握正确的防护技术,方可进入隔离病区工作。

（2）严格按照防护规定着装,不同区域穿着不同服装,且服装颜色有区别或有明显标识。

（五）防护流程

1.穿戴防护用品遵循的程序

（1）清洁区进入潜在污染区:更换工作服→换工作鞋→戴帽子→戴医用防护口罩→进入潜在污染区。

（2）潜在污染区进入污染区:穿隔离衣/防护服或防护服＋隔离衣→戴手套→加戴外科口罩和一次性防护帽→戴第二层手套→戴护目镜/防护面罩→穿鞋套→进入污染区。

（3）为患者进行吸痰、气管切开、气管插管等操作,有可能被患者的分泌物喷溅的工作前,加戴防护面罩或全面型呼吸防护器。

2.脱防护用品遵循的程序

（1）医务人员离开污染区进入潜在污染区:摘鞋套,解开隔离衣腰带和袖带→摘外层手套,解开隔离衣领带→脱隔离衣和/或防护服,摘内层手套并消毒双手→摘护目镜/防护面罩→摘外科口罩、外层防护帽→洗手和/或手消毒→进入潜在污染区。

（2）用后物品分别放置于专用污物容器内。

（3）从潜在污染区进入清洁区:洗手和/或手消毒→脱工作服→摘医用防护口罩→摘帽子→洗手和/或手消毒后,进入清洁区。

（4）离开清洁区:沐浴、更衣→离开清洁区。

（六）注意事项

（1）医用防护口罩的效能持续应用6～8小时,遇污染或潮湿,应及时更换。

（2）离开隔离区前应对佩戴的眼镜进行消毒。

（3）医务人员接触多个同类传染病患者时,防护服可连续应用。

（4）接触疑似患者,防护服应每个患者之间进行更换。

（5）防护服被患者血液、体液、污物污染时,应及时更换。

(6)戴医用防护口罩或全面型呼吸防护器应进行面部密合性检查。

(7)隔离区工作的医务人员应每天监测体温两次,体温超过 37.5 ℃及时就诊。

(8)医务人员应严格执行区域划分的流程,按程序做好个人防护,方可进入病区,沐浴、更衣后,方可离开隔离区。

(9)防护用品应符合国家相关标准,在有效期内使用。

四、医用防护口罩佩戴方法

(一)目的
能阻止经空气传播的直径≤5 μm 的感染因子或近距离(<1 m)接触经飞沫传播的疾病而发生的感染。

(二)操作前准备
1.操作护士
着装整洁、修剪指甲、洗手。
2.物品准备
医用防护口罩。
3.环境
整洁、宽敞。

(三)操作步骤
(1)洗手,检查医用防护口罩情况。

(2)一手托住防护口罩,有鼻夹的一面背向外。

(3)将防护口罩罩住鼻、口及下巴,鼻夹部位向上紧贴面部。

(4)用另一只手将下方系带拉过头顶,放在颈后双耳下。

(5)再将上方系带拉至头顶中部。

(6)将双手指尖放在金属鼻夹上,从中间位置开始,用手指向内按压鼻夹,并分别向两侧移动和按压,根据鼻梁的形状塑造鼻夹。

(7)包装袋丢弃在医疗垃圾桶内。

(四)注意事项
(1)不可以一只手提鼻夹。

(2)口罩潮湿或被患者血液、体液污染后,应及时更换。

(3)每次佩戴医用防护口罩,均需要进行密合性检查。检查方法用双手完全盖住口罩,快速呼气,若鼻夹附近有漏气应调整鼻夹,若漏气位于四周,调整到不漏气为止。

(五)评价标准
(1)使用目的明确。

(2)佩戴口罩方法规范、熟练。

(3)检查口罩密合性方法正确。

五、穿脱隔离衣

(一)目的
保护医务人员避免受到血液、体液和其他感染性物质污染;保护患者避免感染。

(二)操作前准备

1.操作护士

着装整洁,修剪指甲,洗手,戴帽子、口罩。

2.物品准备

隔离衣。

3.操作环境

整洁、宽敞。

(三)操作过程

1.穿隔离衣

(1)取下手表,卷袖过肘。

(2)右手持衣领,左臂伸入袖内,右手将衣领向上拉或举起手臂,露出左手。

(3)左手持衣领,右臂伸入袖内,露出右手。

(4)两手持衣领,自衣领中央沿两边缘向后系好领带。

(5)系好袖口。

(6)两手分别捏住腰部中缝拉向腹部,见到隔离衣边缘,捏紧并双手在背后将一侧压住另一侧(或双手在背后将衣边对齐,向一侧折叠),一手按住,另一手将腰带拉至背后折叠处,将腰带在背后交叉,回到前面将带子系好,打成活结。

(7)双手置胸前。

2.脱隔离衣

(1)解开腰带,在前面打一活结。

(2)解开袖带,塞入袖祥内,充分暴露双手。

(3)洗手/手消毒。

(4)解开衣领。

(5)右手伸入左侧袖口内,拉下衣袖过手。

(6)用遮盖着的左手握住右隔离衣袖的外面,拉下右侧衣袖过手。

(7)双手隔离衣袖松开腰带。

(8)双手转换逐渐从袖管中退出。

(9)两手自衣内向外翻转隔离衣,隔离衣清洁面向外,对折卷好。

(10)投入污衣桶/袋。

(11)再次洗手。

(四)注意事项

(1)使用前检查隔离衣情况,隔离衣长短适宜,无潮湿、破损及漏洞。

(2)穿脱过程中勿使衣袖触及面部及衣领,注意避免污染。

(3)穿着隔离衣,须将内面工作服完全遮盖。

(4)隔离衣只限在规定区域内穿脱。穿隔离衣前,准备好工作中一切需用物品。

(5)如需反复使用的隔离衣,脱下后,按要求悬挂,在污染区内则污染面向外悬挂,在污染区外,则污染面向里悬挂。

(6)隔离衣每天更换、清洗与消毒,如有潮湿或被污染时,应立即更换。

(7)如使用一次性隔离衣,用后按医疗废物管理要求进行处置。

(五)评价标准

(1)隔离衣检查项目全面、准确。

(2)穿脱隔离衣顺序正确、熟练。

(3)隔离衣外观平整。

(4)脱隔离衣过程无污染。

六、终末消毒

(一)目的

传染病患者病情好转、稳定、痊愈需出院或转院(科)、死亡或解除隔离后,护士对其所住的房间、用物等需进行一次彻底消毒,消灭遗留在房间或所有物体上的病原体,杜绝再传染。

(二)操作前准备

1.操作护士

着装整洁,修剪指甲,洗手,戴口罩。

2.物品准备

临床护理车、床单、被套、枕套、扫帚、扫床套、小毛巾、快速手消毒剂、隔离衣、紫外线灯车或臭氧机、消毒桶、污衣袋。

3.环境

整洁、安静。

(三)操作步骤

(1)携用物至病床。

(2)撤去病床上的污染被服,放入污衣袋。

(3)用消毒液擦拭床旁桌椅及床。

(4)非一次性用品须用消毒液浸泡。

(5)床垫、床褥、棉胎、枕芯等紫外线灯照射消毒或使用臭氧机消毒。

(6)病室开窗通风。

(7)铺好备用床,迎接新患者。

(8)处理用物。

(9)洗手。

(四)注意事项

(1)患者离开病房后方可整理床单位,避免在患者未离开病床时撤去被服。

(2)遵循消毒隔离制度。

(3)甲类传染病按严密隔离消毒原则处理。

(五)评价标准

(1)遵循查对制度,符合消毒隔离,标准预防原则。

(2)护士操作过程规范、准确。

(李凤菊)

第三节 皮下注射

一、目的

(1)注入小剂量药物,用于不宜口服给药而需在一定时间内发生药效时。

(2)预防接种。

(3)局部供药,如局部麻醉用药。

二、评估

(一)评估患者

(1)双人核对医嘱。

(2)核对患者床号、姓名、住院号和腕带(请患者自己说出床号和姓名)。

(3)评估患者病情、意识状态、配合能力、用药史、药物过敏史、不良反应史等。

(4)向患者解释操作目的和过程,取得患者配合。

(5)查看注射部位皮肤情况(皮肤颜色,有无皮疹、感染)。

(6)协助患者取舒适坐位或卧位。

(二)评估环境

安静整洁,宽敞明亮,必要时遮挡。

三、操作前准备

(一)人员准备

仪表整洁,符合要求。洗手,戴口罩。

(二)按医嘱配制药液

(1)操作台上放置注射盘、纸巾、无菌治疗巾、无菌镊子、2 mL注射器、医嘱用药液、安尔碘、75%乙醇、无菌棉签。

(2)双人核对药液标签、药名、浓度、剂量、有效期、给药途径。

(3)检查瓶口有无松动、瓶身有无破裂、药液有无混浊、沉淀、絮状物和变质。

(4)检查注射器、安尔碘、75%乙醇、无菌棉签等,包装无破裂,在有效期内。

(5)按正规操作抽吸药液,并贴好标识,置于无菌盘内。

(6)再次核对药液,记录时间并签名。

(三)物品准备

治疗车上层放置无菌盘(内置抽吸好的药液)、治疗盘(安尔碘、75%乙醇)、注射单、快速手消毒剂,以上物品符合要求,均在有效期内。治疗车下层放置生活垃圾桶、医疗废物桶、锐器盒。

四、操作程序

(1)携用物推车至患者床旁,核对床号、姓名、住院号和腕带(请患者自己说出床号和姓名)。

(2)根据注射目的选择注射部位(上臂三角肌下缘、两侧腹壁、后背、股前侧和外侧等)。

(3)常规消毒皮肤,待干。

(4)二次核对患者床号、姓名和药名。

(5)排尽空气;取干棉签夹于左手示指与中指之间。

(6)一手绷紧皮肤,另一手持注射器,示指固定针栓,针头斜面向上,与皮肤呈30°~40°(过瘦患者可捏起注射部位皮肤,并减少穿刺角度)快速刺入皮下,深度为针梗的1/2~2/3;松开紧绷皮肤的手,抽动活塞,如无回血,缓慢推注药液。

(7)注射毕用无菌干棉签轻压针刺处,快速拔针后按压片刻。

(8)再次核对患者床号、姓名和药名,注射器按要求放置。

(9)协助患者取舒适体位,整理床单位,并告知患者注意事项。

(10)快速手消毒剂消毒双手,记录时间并签名。

(11)推车回治疗室,按医疗废物处理原则处理用物。

(12)洗手,根据病情书写护理记录单。

五、注意事项

(1)遵医嘱和药品说明书使用药品。

(2)长期注射者应注意更换注射部位。

(3)注射中、注射后观察患者不良反应和用药效果。

(4)注射<1 mL 药液时须使用 1 mL 注射器,以保证注入药液剂量准确无误。

(5)持针时,右手示指固定针栓,但不可接触针梗,以免污染。

(6)针头刺入角度不宜超过 45°,以免刺入肌层。

(7)尽量避免应用对皮肤有刺激作用的药物作皮下注射。

(8)若注射胰岛素时,需告知患者进食时间。

(李凤菊)

第四节 肌内注射

一、目的

注入药物,用于不宜或不能口服或静脉注射,且要求比皮下注射更快发生疗效时。

二、评估

(一)评估患者

(1)双人核对医嘱。

(2)核对患者床号、姓名、住院号和腕带(请患者自己说出床号和姓名)。

(3)评估患者病情、治疗情况、意识状态、用药史、药物过敏史、不良反应史、肢体活动能力和合作程度。

(4)向患者解释操作目的和过程,取得患者配合。

(5)查看注射部位皮肤情况(皮肤颜色,有无皮疹、感染和皮肤划痕阳性)。

(6)协助患者取舒适坐位或卧位。

(二)评估环境

安静整洁,宽敞明亮,必要时遮挡。

三、操作前准备

(一)人员准备

仪表整洁,符合要求。洗手,戴口罩。

(二)按医嘱配制药液

(1)操作台:注射盘、无菌盘、2 mL 注射器、5 mL 注射器、医嘱所用药液、安尔碘、无菌棉签。如注射用药为油剂或混悬液,需备较粗针头。

(2)双人核对药物标签、药名、浓度、剂量、有效期、给药途径。

(3)检查瓶口有无松动、瓶身有无破裂、药液有无混浊、变质。

(4)检查无菌注射器、安尔碘、无菌棉签等,包装无破裂,在有效期内。

(5)按正规操作抽吸药液,并贴好标识,置于无菌盘内。

(6)再次核对药液,记录时间并签名。

(三)物品准备

治疗车上层放置无菌盘(内置抽吸好药液)、安尔碘、注射单、无菌棉签、快速手消毒剂,以上物品符合要求,均在有效期内。治疗车下层放置生活垃圾桶、医疗废物桶、锐器盒。

四、操作程序

(1)携用物推车至患者床旁,核对床号、姓名、住院号和腕带(请患者自己说出床号和姓名)。

(2)协助患者取舒适体位,暴露注射部位,注意保暖,保护患者隐私,必要时可遮挡。

(3)选择注射部位(臀大肌、臀中肌、臀小肌、股外侧和上臂三角肌)。

(4)常规消毒皮肤,待干。

(5)再次核对患者床号、姓名和药名。

(6)拿取药液并排尽空气,取干棉签,夹于左手示指与中指之间,以一手拇指和示指绷紧局部皮肤,另一手持注射器,中指固定针栓,将针头迅速垂直刺入,深度约为针梗的 2/3。

(7)松开紧绷皮肤的手,抽动活塞。如无回血,缓慢注入药液,同时观察反应。

(8)注射毕,用无菌干棉签轻按进针处,快速拔针,按压片刻。

(9)再次核对患者床号、姓名和药名。

(10)协助患者取舒适体位,整理床单位,注射后观察用药反应。

(11)快速手消毒剂消毒双手,记录时间并签名。

(12)推车回治疗室,按医疗废物处理原则处理用物。

(13)洗手,根据病情书写护理记录单。

五、常用肌内注射定位方法

(一)臀大肌肌内注射定位法

注射时应避免损伤坐骨神经。

1.十字法

从臀裂顶点向左或右侧画一水平线,然后从髂嵴最高点作一垂线,将一侧臀部被划分为4个象限,其外上象限并避开内角为注射区。

2.联线法

从髂前上棘至尾骨作一连线,其外1/3处为注射部位。

(二)臀中肌、臀小肌肌内注射定位法

(1)以示指尖和中指尖分别置于髂前上棘和髂嵴下缘处,在髂嵴、示指、中指之间构成一个三角形区域,示指与中指构成的内角为注射部位。

(2)髂前上棘外侧三横指处(以患者手指的宽度为标准)。

(三)股外侧肌内注射射定位法

在股中段外侧,一般成人可取髋关节下10 cm至膝关节的范围。此处大血管、神经干很少通过,且注射范围广,可供多次注射,尤适用于2岁以下的幼儿。

(四)上臂三角肌内注射定位法

取上臂外侧,肩峰下2～3横指处。此处肌肉较薄,只可作小剂量注射。

(五)体位准备

1.卧位

臀部肌内注射时,为使局部肌肉放松,减轻疼痛与不适,可采用以下姿势。

(1)侧卧位:上腿伸直,放松,下腿稍弯曲。

(2)俯卧位:足尖相对,足跟分开,头偏向一侧。

(3)仰卧位:常用于危重和不能翻身的患者,采用臀中肌、臀小肌肌内注射法较为方便。

2.坐位

为门诊患者接受注射时常用体位。可供上臂三角肌或臀部肌内注射时采用。

六、注意事项

(1)遵医嘱和药品说明书使用药品。

(2)药液要现用现配,在有效期内,剂量要准确。选择两种药物同时注射时,应注意配伍禁忌。

(3)注射时应做到"两快一慢"(进针、拔针快,推注药液慢)。

(4)选择合适的注射部位,避免刺伤神经和血管,无回血时方可注射。

(5)注射时切勿将针梗全部刺入,以防针梗从根部衔接处折断。若针头折断,应先稳定患者情绪,并嘱患者保持原位不动,固定局部组织,以防断针移位,同时尽快用无菌血管钳夹住断端取出;如断端全部埋入肌肉,应速请外科医师处理。

(6)对需长期注射者,应交替更换注射部位,并选择细长针头,以避免减少硬结的发生。如因长期多次注射出现局部硬结时,可采用热敷、理疗等方法予以处理。

(7)2岁以下婴幼儿不宜选用臀大肌内注射,因其臀大肌尚未发育好,注射时有损伤坐骨神经的危险,最好选择臀中肌和臀小肌内注射。

(李凤菊)

第五节 静脉注射

一、目的

(1)所选用药物不宜口服、皮下、肌内注射,又需迅速发挥药效时。

(2)注入药物做某些诊断性检查,如对肝、肾、胆囊等造影时需静脉注入造影剂。

二、评估

(一)评估患者

(1)双人核对医嘱。

(2)核对患者床号、姓名、住院号和腕带(请患者自己说出床号和姓名)。

(3)了解患者病情、意识状态、配合能力、药物过敏史、用药史。

(4)评估患者穿刺部位的皮肤状况、肢体活动能力、静脉充盈度和管壁弹性。选择合适静脉注射的部位,评估药物对血管的影响程度。

(5)向患者解释静脉注射的目的和方法,告知所注射药物的名称,取得患者配合。

(二)评估环境

安静整洁,宽敞明亮。

三、操作前准备

(一)人员准备

仪表整洁,符合要求。洗手,戴口罩。

(二)物品准备

1.操作台

治疗单、静脉注射所用药物、注射器。

2.按要求检查所需用物,符合要求方可使用

(1)双人核对药物名称、浓度、剂量、有效期、给药途径。

(2)检查药物的质量、标签,液体有无沉淀和变色,有无渗漏、混浊和破损。

(3)检查注射器和无菌棉签的有效期、包装是否紧密无漏气,安尔碘的使用日期是否在有效期内。

3.配制药液

(1)安尔碘棉签消毒药物瓶口,掰开安瓿,瓿帽弃于锐器盒内。

(2)打开注射器,将外包装袋置于生活垃圾桶内,固定针头,回抽针栓,检查注射器,取下针帽置于生活垃圾桶内,抽取安瓿内药液,排气,置于无菌盘内。在注射器上贴上患者床号、姓名、药物名称、用药方法的标签。

(3)再次核对空安瓿和药物的名称、浓度、剂量、用药方法和时间。

4.备用物品

治疗车上层治疗盘内放置备用注射器一支、安尔碘、无菌棉签,无菌盘内放置配好的药液、垫巾。以上物品符合要求,均在有效期内。治疗车下层放置生活垃圾桶、医疗废物桶、锐器盒,含有效氯 250 mg/L 消毒液桶。

四、操作程序

(1)携用物推车至患者床旁,核对床号、姓名、住院号和腕带(请患者自己说出床号和姓名)。

(2)向患者说明静脉注射的方法、配合要点、注射药物的作用和不良反应。

(3)协助患者取舒适体位,充分暴露穿刺部位,放垫巾于穿刺部位下方。

(4)在穿刺部位上方 5~6 cm 处扎压脉带,末端向上,以防污染无菌区。

(5)安尔碘棉签消毒穿刺部位皮肤,以穿刺点为中心向外螺旋式旋转擦拭,直径>5 cm。

(6)再次核对患者床号、姓名和药名。

(7)嘱患者握拳,使静脉充盈,左手拇指固定静脉下端皮肤,右手持注射器与皮肤呈 15°~30°自静脉上方或侧方刺入,见回血可再沿静脉进针少许。

(8)保留静脉通路者安尔碘棉签消毒静脉注射部位三通接口,以接口处为中心向外螺旋式旋转擦拭。

(9)静脉注射过程中,观察局部组织有无肿胀,严防药液渗漏,如出现渗漏立即拔出针头,按压局部,另行穿刺。

(10)拔针后,指导患者按压穿刺点 3 分钟,勿揉,凝血功能差的患者适当延长按压时间。

(11)再次核对患者床号、姓名和药名。

(12)将压脉带与输液垫巾对折取出,输液垫巾置于生活垃圾桶内,压脉带放于含有效氯 250 mg/L 消毒液桶中。整理患者衣物和床单位,观察有无不良反应,并向患者讲明注射后注意事项。快速手消毒剂消毒双手,推车回治疗室,按医疗废物处理原则整理用物。

(13)洗手,在治疗单上签名并记录时间。按护理级别书写护理记录单。

五、注意事项

(1)严格执行查对制度,需双人核对医嘱。

(2)严格遵守无菌操作原则。

(3)了解注射目的、药物对血管的影响程度、给药途径、给药时间和药物过敏史。

(4)选择粗直、弹性好、易固定的静脉,避开关节和静脉瓣。常用的穿刺静脉为肘部浅静脉:贵要静脉、肘正中静脉、头静脉。小儿多采用头皮静脉。

(5)根据患者年龄、病情和药物性质掌握注入药物的速度,并随时听取患者主诉,观察病情变化。必要时使用微量注射泵。

(6)对需要长期注射者,应有计划地由小到大、由远心端到近心端选择静脉。

(7)根据药物特性和患者肝肾或心脏功能,采用合适的注射速度。随时听取患者主诉,观察体征和其病情变化。

(吴巧杏)

第六节 静 脉 输 液

一、准备

(1)仪表:着装整洁,佩戴胸牌,洗手、戴口罩。

(2)用物:注射盘内放干棉球缸、一次性输液器、网套、止血带、橡皮小枕及一次性垫巾、弯盘、0.75%碘酊、棉签、胶布、启盖器、药液瓶外贴输液标签(上写患者姓名、床号、输液药品、剂量、用法、日期、时间、输液架)。

二、操作步骤

(1)根据医嘱备齐用物,携至床旁查对床号、姓名、剂量、用法、时间、药液瓶和面貌,并摇动药瓶对光检查。

(2)做好解释工作,询问大小便,备胶布。

(3)开启铝盖中心部分(如备物时加完药可省去)套网套,消毒瓶塞中心及瓶颈,挂于输液架上,检查输液器并打开,插入瓶塞至针头根部。

(4)排气,排液 3~5 mL 至弯盘内。

(5)选择血管,置小枕及垫巾、扎止血带、消毒皮肤,待干。

(6)再次查对床号、姓名、剂量、用法、时间、药液瓶和面貌。

(7)再次检查空气是否排尽,夹紧,穿刺时左手绷紧皮肤并用拇指固定静脉,见回血,松止血带及螺旋夹。

(8)胶布固定,干棉球遮盖针眼,调节滴速,开始 15 分钟应慢,无异常调节正常速度。

(9)交代注意事项,整理床单元及用物。

(10)爱护体贴患者,协助致舒适体位。

(11)洗手、消毒用物。

三、临床应用

(一)静脉输液注意事项

(1)严格执行无菌操作和查对制度。

(2)根据病情需要,有计划地安排轮流顺序,如需加入药物,应合理安排,以尽快达到输液目的,注意配伍禁忌。

(3)需长期输液者,要注意保护和合理使用静脉,一般从远端小静脉开始。

(4)输液前应排尽输液管及针头内空气,药液滴尽前要按需及时更换溶液瓶或拔针,严防造成空气栓塞。

(5)输液过程中应加强巡视,耐心听取患者的主诉,严密观察注射部位皮肤有无肿胀、针头有无脱出、阻塞或移位、针头和输液器衔接是否紧密、输液管有无扭曲受压、输液滴速是否适宜及输液瓶内溶液量等,及时记录在输液卡或护理记录单上。

(6)需 24 小时连续输液者,应每天更换输液器。

(7)颈外静脉穿刺置管,如硅胶管内有回血,须及时用稀释肝素溶液冲注,以免硅胶管被血块堵塞;如遇输液不畅,须注意是否存在硅胶管弯曲或滑出血管外等情况。

(二)常见输液反应及防治

1.发热反应

(1)减慢滴注速度或停止输液,及时与医师联系。

(2)对症处理,寒战时适当增加盖被或用热水袋保暖,高热时给予物理降温。

(3)按医嘱给抗过敏药物或激素治疗。

(4)保留余液和输液器,必要时送检验室细菌培养。

(5)严格检查药液质量、输液用具的包装及灭菌有效期等,防止致热物质进入体内。

2.循环负荷过重(肺水肿)

(1)立即停止输液,及时与医师联系,积极配合抢救,安慰患者,使患者有安全感和信任感。

(2)为患者安置端坐位,使其两腿下垂,以减少静脉回流,减轻心脏负担。

(3)加压给氧,可使肺泡内压力增高,减少肺泡内毛细血管渗出液的产生;同时给予20%～30%乙醇湿化吸氧,因乙醇能减低肺泡内泡沫的表面张力,使泡沫破裂消散,从而改善肺部气体交换,迅速缓解缺氧症状。

(4)按医嘱给予镇静药、扩血管药物和强心药如洋地黄等。

(5)必要时进行四肢轮流结扎,即用止血带或血压计袖带作适当加压,以阻断静脉血流,但动脉血流仍通畅。每隔5～10分钟轮流放松一侧肢体的止血带,可有效地减少静脉回心血量,待症状缓解后,逐步解除止血带。

(6)严格控制输液滴速和输液量,对心、肺疾病患者及老年、儿童尤应慎重。

3.静脉炎

(1)严格执行无菌操作,对血管壁有刺激性的药物应充分稀释后应用,并防止药物溢出血管外。同时,要有计划地更换注射部位,以保护静脉。

(2)患肢抬高并制动,局部用95%乙醇或50%硫酸镁行热湿敷。

(3)理疗。

(4)如合并感染,根据医嘱给予抗生素治疗。

4.空气栓塞

(1)立即停止输液,及时通知医师,积极配合抢救,安慰患者,以减轻恐惧感。

(2)立即为患者置左侧卧位和头低足高位(头低足高位在吸气时可增加胸内压力,以减少空气进入静脉;左侧位可使肺的位置低于右心室,气泡侧向上漂移到右心室,避开肺动脉口。由于心脏搏动将空气混成泡沫,分次小量进入肺动脉内)。

(3)氧气吸入。

(4)输液前排尽输液管内空气,输液过程中密切观察,加压输液或输血时应专人守护,以防止空气栓塞发生。

(吴巧杏)

第七节 氧 疗 技 术

一、鼻导管/面罩吸氧

(一)目的
纠正各种原因造成的缺氧状态;提高患者血氧含量及动脉血氧饱和度。

(二)操作前准备
1.告知患者

操作目的、方法、注意事项、配合方法。

2.评估患者

(1)病情、意识、呼吸状态、缺氧程度、心理反应、合作程度。

(2)鼻腔状况:有无鼻息肉、鼻中隔偏曲或分泌物阻塞等。

3.操作护士

着装整洁、修剪指甲、洗手、戴口罩。

4.物品准备

治疗车、一次性吸氧管或吸氧面罩、湿化瓶、蒸馏水、氧流量表、水杯、棉签、吸氧卡、笔、快速手消毒剂、污物桶、消毒桶。

5.环境

安全、安静、整洁。

(三)操作过程
(1)携用物至患者床旁,核对腕带及床头卡。

(2)协助患者取适宜体位。

(3)清洁双侧鼻腔。

(4)正确安装氧气装置,管路或面罩连接紧密,确定氧气流出通畅。

(5)根据病情调节氧流量。

(6)固定吸氧管或面罩。

(7)填写吸氧卡。

(8)用氧过程中密切观察患者呼吸、神志、氧饱和度及缺氧程度改善情况等。

(9)整理床单位,协助患者取舒适卧位。

(10)整理用物,按医疗垃圾分类处理用物。

(11)擦拭治疗车。

(12)洗手、记录、确认医嘱。

(四)注意事项
(1)保持呼吸道通畅,注意气道湿化。

(2)保持吸氧管路通畅,无打折、分泌物堵塞或扭曲。

(3)面罩吸氧时,检查面部、耳郭皮肤受压情况。

(4)吸氧时先调节好氧流量再与患者连接,停氧时先取下鼻导管或面罩,再关闭氧流量表。

(5)注意用氧安全,尤其是使用氧气筒给氧时注意防火、防油、防热、防震。

(6)长期吸氧患者,湿化瓶内蒸馏水每天更换一次,湿化瓶每周浸泡消毒一次,每次30分钟,然后洗净、待干、备用。

(7)新生儿吸氧应严格控制用氧浓度和用氧时间。

(五)评价标准

(1)患者能够知晓护士告知的事项,对服务满意。

(2)操作过程规范、安全,动作娴熟。

二、一次性使用吸氧管(OT-MI 人工肺)

(一)目的

纠正各种原因造成的缺氧状态;提高患者血氧含量及动脉血氧饱和度。

(二)操作前准备

1.告知患者/家属

操作目的、方法、注意事项、配合方法。

2.评估患者

(1)病情、意识、缺氧程度、呼吸、自理能力、合作程度。

(2)鼻腔状况。

3.操作护士

着装整洁、修剪指甲、洗手、戴口罩。

4.物品准备

治疗车、氧流量表、人工肺、水杯、棉签、快速手消毒剂、吸氧卡、笔,必要时备吸氧面罩。

5.环境

安静、整洁。

(三)操作过程

(1)携用物至患者床旁,核对腕带及床头卡。

(2)协助患者取舒适卧位。

(3)正确安装氧气装置。

(4)清洁鼻腔。

(5)根据病情调节氧流量。

(6)吸氧并固定吸氧管或面罩。

(7)观察患者缺氧改善情况。

(8)整理床单位,协助患者取舒适、安全卧位。

(9)整理用物,按医疗垃圾分类处理用物。

(10)擦拭治疗车。

(11)洗手、签字、确认医嘱。

(四)注意事项

(1)保持呼吸道通畅,注意气道湿化。

(2)保持吸氧管路通畅,无打折、分泌物堵塞或扭曲。

(3)面罩吸氧时,检查面部、耳郭皮肤受压情况。

(4)吸氧时先调节好氧流量再与患者连接,停氧时先取下鼻导管或面罩,再关闭氧流量表。

(5)注意用氧安全,尤其是使用氧气筒给氧时注意防火、防油、防热、防震。

(6)新生儿吸氧应严格控制用氧浓度和用氧时间。

(五)评价标准

(1)患者/家属能够知晓护士告知的事项,并能配合,对服务满意。

(2)操作过程规范、安全,动作娴熟。

(高艳娣)

第八节 排痰技术

一、有效排痰法

(一)目的

对不能有效咳痰的患者进行叩背,协助排出肺部分泌物,保持呼吸道通畅。

(二)操作前准备

1.告知患者

操作目的、方法、注意事项、配合方法。

2.评估患者

(1)病情、意识状态、咳痰能力、影响咳痰的因素、合作能力。

(2)痰液的颜色、性质、量、气味。

(3)肺部呼吸音情况。

3.操作护士

着装整洁、修剪指甲、洗手、戴口罩。

4.物品准备

听诊器、隔离衣、快速手消毒剂,必要时备雾化面罩、雾化液。

5.环境

整洁、安静。

(三)操作步骤

(1)穿隔离衣,核对腕带及床头卡。

(2)协助患者取侧卧位或坐位。

(3)叩击患者胸背部,手指合拢呈杯状由肺底自下而上、自外向内叩击。

(4)拍背后,嘱患者缓慢深呼吸用力咳出痰液。

(5)听诊肺部呼吸音清。

(6)协助患者清洁口腔。

(7)整理床单位,协助患者取舒适卧位。

(8)整理用物,脱隔离衣。

(9)洗手、记录,确认医嘱。

(四)注意事项

(1)注意保护胸、腹部伤口,合并气胸、肋骨骨折时禁做叩击。

(2)根据患者体型、营养状况、耐受能力,合理选择叩击方式、时间和频率。

(3)操作过程中密切观察患者意识及生命体征变化。

(五)评价标准

(1)患者能够知晓护士告知的事项,对服务满意。

(2)操作过程规范、安全,动作娴熟。

二、经鼻/口腔吸痰

(一)目的

充分吸出痰液,保持患者呼吸道通畅,确保患者安全。

(二)操作前准备

1.告知患者/家属

操作目的、方法、注意事项、配合方法。

2.评估患者

(1)病情、意识状态、生命体征、承受能力、合作程度。

(2)双肺呼吸音、痰鸣音、氧疗情况、SpO_2、咳嗽能力。

(3)痰液的性状。

(4)义齿、口腔及鼻腔状况。

3.操作护士

着装整洁、修剪指甲、态度和蔼、洗手、戴口罩。

4.物品准备

治疗车、治疗盘、吸痰包、一次性吸痰管、灭菌注射用水、负压吸引装置一套、隔离衣、快速手消毒剂、污物桶、消毒桶;必要时备压舌板、开口器、舌钳、口咽通气道、听诊器。

5.环境

整洁、安静。

(三)操作过程

(1)穿隔离衣,携用物至患者床旁,核对腕带及床头卡。

(2)协助患者取适宜卧位,取下活动义齿。

(3)连接电源,打开吸引器,调节负压吸引压力 20.0~26.7 kPa(150~200 mmHg)。

(4)戴一次性无菌手套,连接吸痰管。

(5)吸痰管经口或鼻插入气道(进管时阻断负压),边旋转边向上提拉,每次吸痰时间不超过15 秒。

(6)吸痰过程中密切观察患者生命体征、血氧饱和度及痰液情况,听诊呼吸音。

(7)吸痰结束,用手上的一次性手套包裹吸痰管,丢入污物桶。

(8)冲洗管路。

(9)整理床单位,协助患者取安全、舒适体位。

(10)整理用物,按医疗垃圾分类处理用物。消毒仪器及管路。

（11）脱隔离衣，擦拭治疗车。

（12）洗手、记录、确认医嘱。

（四）注意事项

（1）观察患者生命体征、血氧饱和度变化及痰液情况，并准确记录。

（2）遵循无菌原则，插管动作轻柔。吸痰管到达适宜深度前避免负压，逐渐退出的过程中提供负压。

（3）选择粗细、长短、质地适宜的吸痰管。

（4）按需吸痰，每次吸痰时均须更换吸痰管。

（5）患者痰液黏稠时可以配合翻身叩背、雾化吸入，患者发生缺氧症状时如发绀、心率下降应停止吸痰，休息后再吸。

（6）吸痰过程中，鼓励并指导清醒患者深呼吸，进行有效咳痰。

（五）评价标准

（1）患者/家属能够知晓护士告知的事项，并能配合操作。

（2）遵循无菌原则、消毒隔离制度。

（3）操作过程规范、安全、有效，动作轻柔。

三、气管插管吸痰

（一）目的

充分吸出痰液，保持患者呼吸道通畅。

（二）操作前准备

1.告知患者/家属

操作目的、方法、注意事项、配合方法。

2.评估患者

（1）病情、意识状态、合作程度。

（2）心电监护及管路状况。

3.操作护士

着装整洁、修剪指甲、洗手、戴口罩。

4.物品准备

治疗车、负压吸引装置一套、一次性吸痰管、无菌生理盐水、隔离衣、快速手消毒剂、污物桶、消毒桶。

5.环境

安静、整洁。

（三）操作过程

（1）穿隔离衣，携用物至患者床边，核对患者腕带及床头卡。

（2）协助患者取仰卧位，头偏向操作者侧。

（3）吸痰前给予2分钟纯氧吸入。

（4）连接电源，打开吸引器，调节负压吸引压力 20.0～26.7 kPa(150～200 mmHg)。

（5）戴一次性无菌手套，连接吸痰管。

（6）正确开放气道，迅速将吸痰管插入至适宜深度，边旋转边向上提拉，每次吸痰时间不超过

15秒。

(7)观察患者生命体征、血氧饱和度变化,痰液的性状、量及颜色,听诊呼吸音。

(8)吸痰结束后再给予纯氧吸入2分钟。

(9)吸痰管用手上的一次性手套包裹,丢入污物桶。

(10)冲洗管路并妥善放置。

(11)整理床单位,协助患者取安全、舒适体位。

(12)整理用物,按医疗垃圾分类处理用物。

(13)脱隔离衣,擦拭治疗车。

(14)洗手、记录、确认医嘱。

(四)注意事项

(1)观察患者生命体征及呼吸机参数变化。如呼吸道被痰液堵塞、窒息,应立即吸痰。

(2)遵循无菌原则,每次吸痰时均须更换吸痰管,应先吸气管内,再吸口鼻处。

(3)吸痰前整理呼吸机管路,倾倒冷凝水。

(4)掌握适宜的吸痰时间。呼吸道管路每周更换消毒一次,发现污染严重,随时更换。

(5)注意吸痰管插入是否顺利,遇有阻力时,应分析原因,不得粗暴操作。

(6)选择型号适宜的吸痰管,吸痰管外径应≤气管插管内径的1/2。

(7)吸痰过程中,鼓励并指导清醒患者深呼吸,进行有效咳痰。

(五)评价标准

(1)患者/家属能够知晓护士告知的事项,并能配合操作。

(2)遵循无菌技术、标准预防、消毒隔离原则。

(3)护士操作过程规范、安全、有效。

四、排痰机使用

(一)目的

协助排除肺部痰液,预防、减轻肺部感染。

(二)操作前准备

1.告知患者

操作目的、方法、注意事项、配合方法。

2.评估患者

(1)病情、意识状态、耐受能力、心理反应、合作程度。

(2)胸部皮肤情况及肺部痰液分布情况。

3.操作护士

着装整洁、修剪指甲、洗手、戴口罩。

4.物品准备

振动排痰机、叩击头套、快速手消毒剂。

5.环境

整洁、安静、私密。

(三)操作步骤

(1)携用物至患者床旁,核对腕带及床头卡。

(2)协助患者取适宜体位。

(3)连接振动排痰机电源,开机。

(4)调节强度、频率。

(5)选择排痰模式(自动和手动),定时。

(6)安装适宜的叩击头及套。

(7)叩击头振动后,方可放于胸部背部及前后两侧并给予适当的压力治疗。

(8)治疗结束,撤除叩击头套。

(9)整理床单位,协助患者取安全、舒适卧位。

(10)整理用物,按医疗垃圾分类处理用物。

(11)洗手、记录、确认医嘱。

(四)注意事项

(1)注意皮肤感染、胸部肿瘤、心内附壁血栓、严重心房颤动、心室颤动、急性心肌梗死、不能耐受震动的患者禁忌使用。

(2)密切监测患者病情变化,如患者感到不适,应及时停止治疗。

(3)应将叩击头置于叩击部位不动,持续数秒,再更换叩击部位,或叩击头缓慢在身体表面移动,要避免快速移动,以免影响治疗效果。

(4)根据患者情况选择治疗时间,一般为 5～10 分钟。

(五)评价标准

(1)患者/家属能够知晓护士告知的事项,对服务满意。

(2)注意观察患者肺部情况。

(3)护士操作过程规范、准确。

(李　萍)

第二章

神经内科护理

第一节　脑　卒　中

脑血管病(cerebral vascular disease, CVD)是一组由脑血管发生血液循环障碍而引起的脑功能障碍的疾病。脑卒中又称中风或脑血管意外,是一组以急性起病、局灶性或弥漫性脑功能缺失为共同特征的脑血管病,通常包括脑出血、脑梗死、蛛网膜下腔出血。脑卒中主要由于血管壁异常、血栓栓塞,以及血管破裂等所造成的神经功能障碍性疾病。我国脑卒中呈现高发病率、高复发率、高致残率、高死亡率的特点。据世界卫生组织调查结果显示,我国脑卒中发病率高于世界平均水平。世界卫生组织 MONICA 研究表明,我国的脑卒中发生率正以每年 8.7% 的速率上升。我国居民第三次死因调查报告显示,脑血管病已成为国民第一位的死因。我国脑卒中的死亡率高于欧美国家 4~5 倍,是日本的 3.5 倍,甚至高于泰国、印度等发展中国家。MONICA 研究也表明,脑卒中病死率为 20%~30%。世界卫生组织对中国脑卒中死亡的人数进行了预测,如果死亡率维持不变,到 2030 年,我国每年将有近 400 万人口死于脑卒中。如果死亡率增长1%,到 2030 年,我国每年将有近 600 万人口死于脑卒中,我国现幸存脑卒中患者近 700 万,其中致残率高达 75%,约有 450 万患者不同程度丧失劳动能力或生活不能自理。脑卒中复发率超过30%,5 年内再次发生率达 54%。

一、脑出血的护理评估

脑出血(intra cerebral hemorrhage, ICH)是指原发于脑内动脉、静脉和毛细血管的病变出血,以动脉出血为多见,血液在脑实质内积聚形成脑内血肿。脑内出血临床病理过程与出血量和部位有关。小量出血时,血液仅渗透在神经纤维之间,对脑组织破坏较少;出血量较大时,血液在脑组织内积聚形成血肿,血肿的占位效应压迫周围脑组织,撕裂神经纤维间的横静脉使血肿进一步增大,血液成分特别是凝血酶、细胞因子 IL-1、TNF-α、血红蛋白的溶出等致使血肿周围的脑组织可在数小时内形成明显脑水肿、缺血和点状的微出血,血肿进一步扩大,导致邻近组织受压移位以致形成脑疝。脑内血肿和脑水肿可向内压迫脑室使之移位,向下压迫丘脑、下丘脑,引起严重的自主神经功能失调症状。幕上血肿时,中脑受压的危险性很大;小脑血肿时,延髓易于受下疝的小脑扁桃体压迫。脑内血肿可破入脑室或蛛网膜下腔,形成继发性脑室出血和继发性蛛网膜下腔出血。

(一)病因分析

高血压动脉硬化是自发性脑出血的主要病因,高血压患者约有 1/3 的机会发生脑出血,而脑出血患者中 93.91％有高血压病史。其他还包括脑淀粉样血管病、动脉瘤、动-静脉畸形、动脉炎、血液病等。

(二)临床观察

高血压性脑出血以 50 岁左右高血压患者发病最多。由于与高血压的密切关系以致在年轻高血压患者中,个别甚至仅 30 余岁也可发生。脑出血虽然在休息或睡眠中也会发生,但通常是在白天情绪激动、过度用力等体力或脑力活动紧张时即刻发病。除有头昏、头痛、工作效率差、鼻出血等高血压症状外,平时身体情况正常。脑出血发生前常无预感。极个别患者在出血前数小时或数天诉有瞬时或短暂意识模糊、手脚动作不便或说话含糊不清等脑部症状。高血压性脑出血常突然发生,起病急骤,往往在数分钟到数小时内病情发展到高峰(图 2-1)。

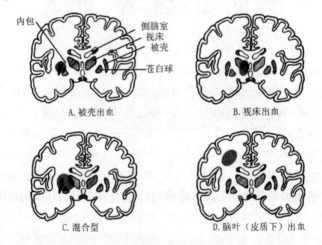

A. 被壳出血　　　　　B. 视床出血

C. 混合型　　　　　D. 脑叶（皮质下）出血

图 2-1　高血压性脑出血

1.壳核出血

大脑基底节为最常见的出血部位,约占脑出血的 60％。由于损伤到内囊故称为内囊出血。除具有脑出血的一般症状外,内囊出血的患者常有头和眼转向出血病灶侧,呈"凝视病灶"状和"三偏"症状,即偏瘫、偏身感觉障碍和偏盲。

(1)偏瘫:出血病灶对侧的肢体偏瘫,瘫痪侧鼻唇沟较浅,呼气时瘫侧面颊鼓起较高。瘫痪肢体由弛缓性瘫痪逐渐转为痉挛性瘫痪,上肢呈屈曲内收,下肢强直,腱反射转为亢进,可出现踝阵挛,病理反射阳性,呈典型上运动神经元性偏瘫。

(2)偏身感觉障碍:出血灶对侧偏身感觉减退,用针刺激肢体、面部时无反应或反应较另一侧迟钝。

(3)偏盲:在患者意识状态能配合检查时还可发现病灶对侧同向偏盲,主要是由于经过内囊的视放射受累所致。

另外,主侧大脑半球出血可伴有失语症,脑出血患者亦可发生顶叶综合征,如体象障碍(偏瘫无知症、幻多肢、错觉性肢体移位等)、结构性失用症、地理定向障碍等。记忆力、分析理解、计算等智能活动往往在脑出血后明显减退。

2.脑桥出血

常突然起病,出现剧烈头痛、头晕、眼花、坠地、呕吐、复视、讷吃、吞咽困难、一侧面部发麻等症状。起病初意识可部分保留,但常在数分钟内进入深度昏迷。出血往往先自一侧脑桥开始,表现为交叉性瘫痪,即出血侧面部瘫痪和对侧上下肢弛缓性瘫痪。头和两眼转向非出血侧,呈"凝视瘫肢"状。脑桥出血常迅速波及两侧,出现两侧面部和肢体均瘫痪,肢瘫大多呈弛缓性。少数呈痉挛性或呈去脑强直。双侧病理反射呈阳性。头和两眼位置回到正中,两侧瞳孔极度缩小。这种"针尖样"瞳孔见于1/3的脑桥出血患者,为特征性症状,系由于脑桥内交感神经纤维受损所致。脑桥出血常阻断下丘脑对体温的正常调节而使体温急剧上升,呈持续高热状态。由于脑干呼吸中枢的影响常出现不规则呼吸,可于早期就出现呼吸困难。脑桥出血后,如两侧瞳孔散大、对光反射消失、呼吸不规则、脉搏和血压失调、体温不断上升或突然下降,则提示病情危重。

3.小脑出血

小脑出血多发生在一侧小脑半球,可导致急性颅内压增高,脑干受压,甚至发生枕大孔疝。起病急骤,少数病情凶险异常,可即刻出现神志深度昏迷,短时间内呼吸停止;多数患者于起病时神志清楚,常诉一侧后枕部剧烈头痛和眩晕,呕吐频繁,发音含糊;瞳孔往往缩小,两眼球向病变对侧同向凝视,病变侧肢体动作共济失调,但瘫痪可不明显,可有脑神经麻痹症状、颈项强直等。病情逐渐加重,意识渐趋模糊或昏迷,呼吸不规则。

4.脑室出血

脑室出血(intraventricular hemorrhage,IVH)多由于大脑基底节处出血后破入到侧脑室,以致血液充满整个脑室和蛛网膜下腔系统。小脑出血和脑桥出血也可破入到第四脑室,这种情况极其严重。意识往往在1~2小时内陷入深度昏迷,出现四肢抽搐发作或四肢瘫痪。双侧病理反射呈阳性。四肢常呈弛缓性瘫痪,所有腱反射均引不出,可阵发出现强直性痉挛或去脑强直状态。呕吐咖啡色残渣样液体,高热、多汗,瞳孔极度缩小,呼吸深沉带有鼾声,后转为浅速和不规则。

（三）辅助检查

1.CT 检查

CT 检查可显示血肿部位、大小、形态,是否破入脑室,血肿周围有无低密度水肿带及占位效应、脑组织移位等。24 小时内出血灶表现为高密度,边界清楚(图 2-2)。48 小时以后,出血灶高密度影周围出现低密度水肿带。

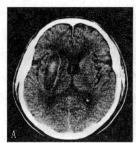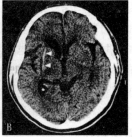

图 2-2　壳核外囊型脑出血的演变 CT

注:脑出血发病 40 天后 CT 平扫(图 2-2A)显示右侧壳核外囊区有一个卵圆形低密度病灶,其中心密度略高,同侧侧脑室较对侧略小。2.5 个月后复查 CT(图 2-2B)平扫可见原病灶部位呈裂隙状低密度,为后遗脑软化灶,并行伴有条状血肿壁纤维化高密度(白箭头),同侧侧脑室扩大

2.DSA

脑血管 DSA 对颅内动脉瘤、脑血管畸形等的诊断均有重要价值(图 2-3)。颈内动脉造影正位像可见大脑前、中动脉间距在正常范围,豆纹动脉外移(黑箭头)。

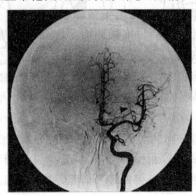

图 2-3　内囊出血 DSA

3.MRI

MRI 具有比 CT 更高的组织分辨率,且可直接多方位成像,无颅骨伪影干扰,又具有血管流空效应等特点,对脑血管疾病的显示率及诊断准确性比 CT 更胜一筹。CT 能诊断的脑血管疾病,MRI 均能做到;而对发生于脑干、颞叶和小脑等的血管性疾病,MRI 比 CT 更佳;对脑出血、脑梗死的演变过程,MRI 比 CT 显示更完整;对 CT 较难判断的脑血管畸形、烟雾病等,MRI 比 CT 更敏感。

4.TCD

多普勒超声检查最基本的参数为血流速度与频谱形态。血流速度增加可表示高血流量、动脉痉挛或动脉狭窄;血流速度减慢则可能是动脉近端狭窄或循环远端阻力增高的结果。

(四)内科治疗

(1)静脉补液:生理盐水或乳酸 Ringer 溶液静脉滴注,维持正常的血容量。

(2)控制血糖:既往有糖尿病病史和血糖>200 mg/L 应给予胰岛素。低血糖者最好给予 10%～20%葡萄糖静脉输液,或静脉推注 50%葡萄糖溶液纠正。

(3)血压的管理:有高血压病史的患者,血压水平应控制在平均动脉压(mean arterial pressure,MAP)17.3 kPa(130 mmHg)以下。颅内压(ICP)监测增高的患者,脑灌注压(cerebral perfusion pressure,CPP)[CPP=(MAP−ICP)]应保持大于 9.3 kPa(70 mmHg)。刚手术后的患者应避免平均动脉压大于 14.7 kPa(110 mmHg)。心力衰竭、心肌缺血或动脉内膜剥脱,血压>26.7/14.7 kPa(200/110 mmHg)者,应控制平均动脉压在 17.3 kPa(130 mmHg)以下。

(4)控制体温:体温大于 38.5 ℃的患者及细菌感染者,给予退烧药及早期使用抗生素。

(5)维持体液平衡。

(6)禁用抗血小板和抗凝治疗。

(7)降颅压治疗:甘露醇(0.25～0.5 g/kg 静脉滴注),每隔 6 小时给 1 次。通常每天的最大量是 2 g/kg。

(8)纠正凝血异常:常用药物如华法林、鱼精蛋白、6-氨基己酸、凝血因子Ⅷ和新鲜血小板。

(五)手术治疗

1.开颅血肿清除术

对基底节区出血和皮层下出血,传统手术为开颅血肿清除。壳核出血一般经颞叶中回切开入路。1972年Suzuki提倡经侧裂入路,以减少颞叶损害。对脑室积血较多可经额叶前角或经侧脑室三角区入路清除血肿,并行脑室外引流术。传统开颅术因时间较长,出血较多,手术常需全麻,术后并发症较多,易发生肺部感染及上消化道出血,而使年龄较大、心肺功能较差的患者失去手术治疗的机会。优点在于颅压高、有脑疝的患者可同时行去骨片减压术。

2.颅骨开窗血肿清除术

用于壳核出血、皮层下出血及小脑出血。壳核出血在患侧颞部做一向前的弧形皮肤切口,分开颞肌,颅骨钻孔后扩大骨窗至3 cm×3 cm大小,星形剪开脑膜,手术宜在显微镜下进行,既可减小皮层切开及脑组织切除的范围,还能窥清出血点。在颞中回作1.5 cm皮层切开,用窄脑压板轻轻牵开脑组织,见血肿后用吸引器小心吸除血块,其内侧壁为内囊方向不易出血,应避免压迫或电灼,而血肿底部外侧常见豆纹动脉出血点,用银夹夹闭或用双极电凝止血,其余地方出血常为静脉渗血,用吸收性明胶海绵片压迫即可止血。小脑出血如血肿不大,无扁桃体疝也可在患侧枕外隆凸水平下2 cm,正中旁开3 cm为中心做皮肤切口,钻孔后咬除枕鳞部成3 cm直径骨窗即可清除小脑出血。该手术方法简单、快捷、失血较少,在局麻下也可完成,所以术后意识恢复较快、并发症特别是肺部感染相对减少,即使高龄、一般情况差的患者也可承受该手术。

3.钻颅血肿穿刺引流术

多采用CT引导下立体定向穿刺加引流术。现主要有3种方法:以CT示血肿中心为靶点,局麻下颅骨钻孔行血肿穿刺,首次抽吸量一般达血肿量的1/3～1/2,然后注入尿激酶6 000 U,6～12小时后再次穿刺及注药,或同时置入硅胶引流管做引流,以避免反复穿刺而损伤脑组织。Niizuma用此方法治疗除脑干外的其他各部位出血175例,半年后随访优良率达86%,死亡率11%。优点在于操作简单、安全、局麻下能完成,同时应用尿激酶可较全清除血肿,高龄或危重患者均可采用,但在出血早期因血肿无液化效果不好。

4.锥颅血肿碎吸引流术

以CT示血肿中心为靶点,局麻下行锥颅血肿穿刺,置入带螺旋绞丝的穿刺针于血肿中心,在负压吸引下将血块粉碎吸出,根据吸除量及CT复查结果,血肿清除量平均可达70%。此法简单易行,在急诊室和病床旁均可施行,高龄及危重患者也可应用。但有碎吸过度损伤脑组织及再出血危险,一般吸出量达血肿量50%～70%即应终止手术。

5.微创穿刺冲洗尿激酶引流术

微创穿刺冲洗尿激酶引流术是带锥颅、穿刺、冲洗引流为一体的穿刺管,将其置入血肿中心后用含尿激酶、肝素的生理盐水每天冲洗1次,现已有许多医院应用。

6.脑室外引流术

单纯脑室出血和脑内出血破入脑室无开颅指征者,可行脑室外引流术。一般行双额部钻孔引流,有学者提出在双侧眶上缘、中线旁开3 cm处分别钻孔,置管行外引流,因放入引流管与侧脑室体部大致平行,可引流出后角积血。也有人主张双侧置管,一管做冲洗另一管用于引流,或注入尿激酶加速血块的溶解。

7.脑内镜辅助血肿清除术

颅骨钻孔或小骨窗借助脑镜在直视下清除血肿,其对脑组织的创伤小,清除血肿后可以从不同角度窥清血肿壁。

二、蛛网膜下腔出血的护理评估

颅内血管破裂后血液流入蛛网膜下腔时称为蛛网膜下腔出血(subarachnoid hemorrhage, SAH)。自发性蛛网膜下腔出血可由多种病因所致,临床表现为急骤起病的剧烈头痛、呕吐、意识障碍、脑膜刺激征和血性脑脊液,占脑卒中的10%~15%。其中半数以上是先天性颅内动脉瘤破裂所致,其余是由各种其他的病因所造成的。

(一)病因分析

引起蛛网膜下腔出血的病因很多,在SAH的病因中以动脉瘤破裂占多数,达76%,动-静脉畸形占6%~9%,动-静脉畸形合并动脉瘤占2.7%~22.8%。较常见的为:①颅内动脉瘤及动静脉畸形的破裂。②高血压、动脉硬化引起的动脉破裂。③血液病,如白血病、血友病、恶性贫血等。④颅内肿瘤,原发者有胶质瘤、脑膜瘤等;转移者有支气管性肺癌等。⑤血管性变态反应,如多发性结节性动脉炎系统性红斑狼疮等。⑥脑与脑膜炎症,包括化脓性、细菌性、病毒性、结核性等。⑦抗凝治疗的并发症。⑧脑血管闭塞性疾病引起出血性脑梗死。脑底异常血管网病(moyamoya)常以蛛网膜下腔出血为主要表现。⑨颅内静脉的血栓形成。⑩妊娠并发症。

(二)临床观察

蛛网膜下腔出血任何年龄均可发病,以青壮年多见,最常见的表现为颅内压增高症状、意识障碍、脑膜刺激征、脑神经损伤症状、肢体活动障碍或癫痫等。

1.出血前症状及诱因

部分患者于数天或数周前出现头痛、头昏、动眼神经麻痹或颈强直等先驱症状,又称前兆渗漏。其产生与动脉瘤扩大压迫邻近结构有关(图2-4)。只有1/3患者是在活动状态下发病,如解大小便、弯腰、举重、咳嗽、生气等。

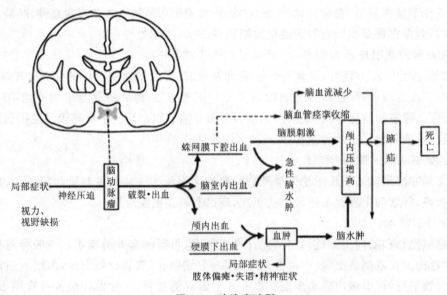

图 2-4 动脉瘤破裂

2.出血后观察

由于脑血管突然破裂,起病多很急骤。患者突感头部劈裂样剧痛,分布于前额、后枕或整个头部,并可延及颈、肩、背、腰及两腿部。伴有面色苍白、全身出冷汗、恶心呕吐。半数以上的患者出现不同程度的意识障碍。轻者有短暂的神志模糊,重者则昏迷逐渐加深。有的患者意识始终清醒,但表现为淡漠、嗜睡,并有畏光、胆小、怕响、拒动,有的患者出现谵妄、木僵、定向及记忆障碍、幻觉及其他精神症状。有的患者伴有部分性或全身性癫痫发作。起病初期,患者血压上升,1~2天后逐渐恢复至原有水平,脉搏明显加快,有时节律不齐,呼吸无显著改变。起病24小时后可逐渐出现发热、脉搏不稳、血压波动、多汗、皮肤黏膜充血、腹胀等。重症患者立即陷入深昏迷,伴有去大脑强直发作及脑疝形成,可很快导致死亡。老年患者临床表现常不典型,头痛多不明显,而精神症状和意识障碍则较多见。

3.护理查体

颈项强直明显,克尼格征及布鲁辛斯基征阳性。往往发病1~2天内出现,是蛛网膜下腔出血最常见的体征。眼底检查可见视盘周围、视网膜前的玻璃体下出血。

(三)辅助检查

1.CT检查

利用血液浓缩区判定动脉瘤的部位。急性期(1周内)多数可见脑沟、脑池或外侧裂中有高密度影。在蛛网膜下腔高密度区中出现局部特高密度影者,可能为破裂的动脉瘤。脑表面出现局部团块影像者,可能为脑血管畸形。

2.DSA检查

脑血管DSA是确定颅内动脉瘤、脑血管畸形等的"金标准"。一般选在发病后3天内或3周后。

3.脑脊液检查

脑脊液压力一般均增高,多为均匀一致血性。

4.血液检查

监测血糖、血脂等化验检查。

5.MRI检查

急性期不宜显示病变,亚急性期T_1加权像上蛛网膜下腔呈高信号,MRI对超过1周的蛛网膜下腔出血有重要价值。

三、脑梗死的护理评估

(一)疾病概述

脑梗死是指局部脑组织(包括神经细胞、胶质细胞和血管)由于血液供应缺乏而发生的坏死。引起脑梗死的根本原因是:供应脑部血液的颅外或颅内动脉中发生闭塞性病变而未能获得及时、充分的侧支循环,使局部脑组织的代谢需要与可能得到的血液供应之间发生超过一定限度的供不应求现象所致。

血液供应障碍的原因,有以下3个方面。

1.血管病变

最重要而常见的血管病变是动脉粥样硬化和在此基础上发生的血栓形成。其次是高血压病伴发的脑小动脉硬化。其他还有血管发育异常,如先天性动脉瘤和脑血管畸形可发生血栓形成,或出血后导致邻近区域的血供障碍、脉管炎,如感染性的风湿热、结核病和国内已极罕见的梅毒等所致的动脉内膜炎等。

2.血液成分改变

血管病变处内膜粗糙,使血液中的血小板易于附着、积聚,以及释放更多的五羟色胺等化学物质;血液成分中脂蛋白、胆固醇、纤维蛋白原等含量的增高,可使血液黏度增高和红细胞表面负电荷降低,致血流速度减慢;血液病如白血病、红细胞增多症、严重贫血等和各种影响血液凝固性增高的因素均使血栓易于形成。

3.血流速度改变

脑血流量的调节受到多种因素的影响。血压的改变是影响局部血流量的重要因素。当平均动脉压低于 9.3 kPa(70 mmHg)和高于 24.0 kPa(180 mmHg)时,由于血管本身存在的病变,血管狭窄,自动调节功能失调,局部脑组织的血供即将发生障碍。

一些全身性疾病如高血压、糖尿病等可加速或加重脑动脉粥样硬化,亦与脑梗死的发生密切相关。通常临床上诊断为脑梗死或脑血栓形成的患者中,大多数是动脉粥样硬化血栓形成性脑梗死,简称为动脉硬化性脑梗死。

此外,导致脑梗死的另一类重要病因是脑动脉的栓塞即脑动脉栓塞性脑梗死,简称为脑栓塞。脑栓塞患者供应脑部的血管本身多无病变,绝大多数的栓子来源于心脏。

(二)动脉硬化性脑梗死的护理评估

动脉粥样硬化血栓形成性脑梗死,简称动脉硬化性脑梗死,是供应脑部的动脉系统中的粥样硬化和血栓形成使动脉管腔狭窄、闭塞,导致急性脑供血不足所引起的局部脑组织坏死,临床上常表现为偏瘫、失语等突然发生的局灶性神经功能缺失。

1.病因分析

动脉硬化性脑梗死的基本病因是动脉粥样硬化,最常见的伴发病是高血压,两者之间虽无直接的病因联系,但高血压常使动脉粥样硬化的发展加速、加重。动脉粥样硬化是可以发生在全身各处动脉管壁的非炎症性病变。其发病原因与脂质代谢障碍和内分泌改变有关,确切原因尚未阐明。

脑动脉的粥样硬化和全身各处的动脉粥样硬化相同,主要改变是动脉内膜深层的脂肪变性和胆固醇沉积,形成粥样硬化斑块及各种继发病变,使管腔狭窄甚至闭塞。管腔狭窄需达80%～90%方才影响脑血流量。硬化斑块本身并不引起症状。如病变逐渐发展,则内膜分裂、内膜下出血(动脉本身的营养血管破裂所致)和形成内膜溃疡。内膜溃疡处易发生血栓形成,使管腔进一步变狭窄或闭塞;硬化斑块内容物或血栓的碎屑可脱入血流形成栓子。

2.临床观察

脑动脉粥样硬化性发展,较同样程度的冠状动脉粥样硬化一般晚10年。60岁以后动脉硬化性脑梗死发病率增高。男性较女性稍多。高脂肪饮食者血胆固醇高而高密度脂蛋白胆固醇偏低时,易有动脉粥样硬化形成。在高血压、糖尿病、吸烟、红细胞增多症患者中,均有较高发病率。

动脉硬化性脑梗死占卒中的 60%～80%。本病起病较其他脑卒中稍慢些,常在数分钟到数小时、半天,甚至一两天达到高峰。数天到1周内逐渐加重到高峰极为少见。不少患者在睡眠中发生。约占小半数的患者以往经历过短暂脑缺血发作。

起病时患者可有轻度头痛,可能由于侧支循环血管代偿性扩张所致。头痛常以缺血侧头部为主,有时可伴眼球后部疼痛。动脉硬化性脑梗死发生偏瘫时意识常很清楚。如果起病时即有意识不清,要考虑椎-基底动脉系统脑梗死。大脑半球较大区域梗死、缺血、水肿可影响间脑和脑干的功能,而在起病后不久出现意识障碍。

脑的局灶损害症状主要根据受累血管的分布而定。如颈动脉系统动脉硬化性脑梗死的临床表现主要为病变对侧肢体瘫痪或感觉障碍;主侧半球病变常伴不同程度的失语、非主侧半球病变伴偏瘫无知症,患者的两眼向病灶侧凝视。如病灶侧单眼失明伴对侧肢体运动或感觉障碍,为颈内动脉病变无疑。颈内动脉狭窄或闭塞可使整个大脑半球缺血造成严重症状,也可仅表现轻微症状。这种变异极大的病情取决于前、后交通动脉,眼动脉,脑浅表动脉等侧支循环的代偿功能状况。如瘫痪和感觉障碍限于面部和上肢,以大脑中动脉供应区缺血的可能性为大。大脑前动脉的脑梗死可引起对侧的下肢瘫痪,但由于大脑前交通动脉的侧支循环供应,这种瘫痪亦可不发生。大脑后动脉供应大脑半球后部、丘脑及上脑干,脑梗死可出现对侧同向偏盲,如病变在主侧半球时除皮质感觉障碍外还可出现失语、失读、失写、失认和顶叶综合征。椎-基底动脉系统动脉硬化性脑梗死主要表现为眩晕、眼球震颤、复视、同向偏盲、皮质性失明、眼肌麻痹、发音不清、吞咽困难、肢体共济失调、交叉性瘫痪或感觉障碍、四肢瘫痪。可有后枕部头痛和程度不等的意识障碍。

3.辅助检查

(1)血生化、血流变学检查、心电图等。

(2)CT检查:早期多正常,24~48小时后出现低密度灶(图2-5)。

(3)MRI:急性脑梗死及伴发的脑水肿,在T_1加权像上均为低信号,T_2加权像上均为高信号,如伴出血,T_1加权像上可见高信号区(图2-6)。

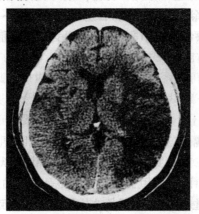

图2-5 CT左侧颞顶叶大片状低密度梗死灶

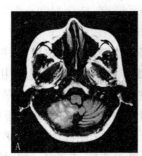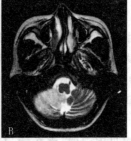

图2-6 小脑出血性梗死

注:小脑出血性梗死发病4天MRI平扫横断T_1加权像(A)可见右侧小脑半球脑沟消失,内部混杂有斑点状高信号;T_2加权像(B)显示右侧小脑半球为均匀高信号

（4）TCD 和颈动脉超声检查：发现有血管高度狭窄或局部血流异常。

（5）脑脊液检查多正常。

4.防治

患动脉粥样硬化者应摄取低脂饮食，多吃蔬菜和植物油，少吃胆固醇含量丰富的食物如动物内脏、蛋黄和动物油等。如伴有高血压、糖尿病等，应重视对该病的治疗。注意防止可能引起血压骤降的情况，如降压药物过量、严重腹泻、大出血等。生活要有规律。注意劳逸结合、避免身心过度疲劳。经常进行适当的保健体操，加强心血管的应激能力。对已有短暂性脑缺血发作者，应积极治疗。这是防止发生动脉硬化性脑梗死的重要环节。

（三）脑栓塞的护理评估

由于异常的物体（固体、液体、气体）沿血液循环进入脑动脉或供应脑的颈部动脉，造成血流阻塞而产生脑梗死，称为脑栓塞，亦属于缺血性卒中。脑栓塞占卒中发病率的 10%～15%。2/3 患者的复发均发生在第一次发病后的 1 年之内。

1.病因分析

脑栓塞的栓子来源可分为心源性、非心源性、来源不明性三大类。

2.临床观察

脑栓塞的起病年龄不一。因多数与心脏病尤其是风湿性心脏病有关，所以发病年龄以中青年居多。起病急骤，大多数并无任何前驱症状。起病后常于数秒或很短时间内发展到高峰。个别患者可在数天内呈阶梯式进行性恶化，系由反复栓塞所致，脑栓塞可仅发生在单一动脉，也可广泛多发，因而临床表现不一。除颈内动脉栓塞外患者一般并不昏迷。一部分患者可在起病时有短暂的意识模糊、头痛或抽搐。神经系统局灶症状突然发生，并限于一个动脉支的分布区。约4/5 的栓塞发生在脑底动脉环前半部的分布区，因而临床表现为面瘫、上肢单瘫、偏瘫、失语、局灶性抽搐等颈内动脉-大脑中动脉系统病变的表现。偏瘫也以面部和上肢为重，下肢较轻。感觉和视觉可能有轻度影响。但一般不明显。抽搐大多数为局限性，如为全身性大发作，则提示梗死范围广泛，病情较重。1/5 的脑栓塞发生在脑底部动脉环的后半部的分布区，可出现眩晕、复视、共济失调、交叉性瘫痪等椎-基底动脉系统病变的表现。

3.辅助检查

（1）血生化、血流变学检查等。

（2）CT 检查：一般于 24～48 小时后出现低密度灶。病程中如低密度区中有高密度影，则提示为出血性梗死。

（3）颈动脉和主动脉超声检查可发现有不稳定斑块。

（4）TCD 栓子检测可发现脑血流中有过量的栓子存在。

（5）脑脊液检查：感染性梗死者脑脊液中的白细胞增加，出血性梗死者可见红细胞。脂肪栓塞时，可见脂肪球。

（6）心电图：有心房颤动时做超声心动。

4.治疗

防治心脏病是防治脑栓塞的一个重要环节。一旦发生脑栓塞，其治疗原则上与动脉硬化性脑梗死相同。患者应取左侧卧位。右旋糖酐、扩血管药物、激素均有一定作用。由于风湿性二尖瓣病变等心源性脑栓塞的充血性梗死区极易出血，故抗凝治疗必须慎用。

四、短暂性脑缺血发作的护理评估

短暂性脑缺血发作(transient ischemic attacks,TIA)是颈内动脉系统或椎-基底动脉系统的短暂性血液供应不足,表现为突然发作的局限性神经功能缺失,在数秒、数分钟及数小时,最长不超过24小时完全恢复,而不留任何症状和体征,常反复发作。该定义是在20世纪50年代提出来的。随着临床脑卒中的研究,尤其是缺血性卒中起病早期溶栓治疗的应用,国内外有关TIA的时限提出争议。最近美国TIA工作组推荐的定义为:TIA是由于局部脑组织或者视网膜缺血,引起短暂的神经功能异常发作,典型的临床症状持续不超过1小时,没有临床急性梗死的证据。一旦出现持续的临床症状或者临床症状虽很短,但是已经出现典型的影像学异常就应该诊断为脑梗死而不是TIA。

(一)病因分析

动脉粥样硬化是引起TIA最主要的原因。主动脉弓、颈总动脉和颅内大血管动脉粥样斑块脱落,是引起动脉至动脉微栓塞最常见的原因。

(二)临床观察

TIA发作好发于中年以后,50~70岁多见,男性多于女性。起病突然,历时短暂,症状和体征出现后迅速达高峰,持续时间为数秒至数分钟、数小时,24小时内完全恢复正常而无后遗症。各个患者的局灶性神经功能缺失症状常按一定的血管支配区而反复刻板地出现,多则一日数次,少则数周、数月甚至数年才发作1次,椎-基底动脉系统TIA发作较频繁。根据受累的血管不同,临床上将TIA分为两大类:颈内动脉系和椎-基底动脉系统TIA。

1.颈内动脉系统TIA

症状多样,以大脑中动脉支配区TIA最常见。常见的症状可有患侧上肢和/或下肢无力、麻木、感觉减退或消失,亦可有失语、失读、失算、书写障碍,偏盲较少见,瘫痪通常以上肢和面部较重。短暂的单眼失明是颈内动脉分支眼动脉缺血的特征性症状,为颈内动脉系统TIA所特有。如果发作性偏瘫伴有瘫痪对侧的短暂单眼失明或视觉障碍,则临床上可诊断为失明侧颈内动脉短暂性脑缺血发作。上述症状可单独或合并出现。

2.椎-基底动脉系统TIA

有时仅表现为头昏、眼花、走路不稳等含糊症状而难以诊断,局灶性症状以眩晕为最常见,一般不伴有明显的耳鸣。若有脑干、小脑受累的症状如复视、构音障碍、吞咽困难、交叉性或双侧肢体瘫痪等感觉障碍、共济失调,则诊断较为明确,大脑后动脉供血不足可表现为皮质性盲和视野缺损。倾倒发作为椎-基底动脉系统TIA所特有,患者突然双下肢失去张力而跌倒在地,而无可觉察的意识障碍,患者可即刻站起,此乃双侧脑干网状结构缺血所致。枕后部头痛、猝倒,特别是在急剧转动头部或上肢运动后发作,上述症状均提示椎-基底动脉系供血不足并有颈椎病、锁骨下动脉盗血征等存在的可能。

3.共同症状

症状既可见于颈内动脉系统,亦可见于椎-基底动脉系统。这些症状包括构音困难、同向偏盲等。发作时单独表现为眩晕(伴或不伴恶心、呕吐)、构音困难、吞咽困难、复视者,最好不要轻易诊断为TIA,应结合其他临床检查寻找确切的病因。上述两种以上症状合并出现,或交叉性麻痹伴运动、感觉、视觉障碍及共济失调,即可诊断为椎-基底动脉系统TIA发作。

4.发作时间

TIA 的时限短暂,持续 15 分钟以下,一般不超过 30 分钟,少数也可达 12～24 小时。

(三)辅助检查

1.CT 和 MRI 检查

多数无阳性发现。恢复几天后,MRI 可有缺血改变。

2.TCD 检查

了解有无血管狭窄及动脉硬化程度。VBI 患者早期发现脑血流量异常。

3.单光子发射计算机断层扫描

单光子发射计算机断层扫描(singlephoton emission computed tomography,SPECT)脑血流灌注显像可显示血流灌注减低区。发作和缓解期均可发现异常。

4.其他

血生化检查血液成分或流变学检查等。

(四)临床治疗

1.抗血小板聚集治疗

阿司匹林是治疗 TIA 首选的抗血小板药物。对服用阿司匹林仍有 TIA 发作者,可改用噻氯匹定或氯吡格雷。

2.抗凝治疗

肝素或低分子肝素。

3.危险因素的干预

控制高血压、糖尿病;治疗冠状动脉性疾病和心律不齐、充血性心力衰竭、瓣膜性心脏病;控制高脂血症;停用口服避孕药;终止吸烟;减少饮酒;适量运动。

4.外科治疗

对于颈动脉狭窄达 70% 以上的患者可做颈动脉内膜剥脱术。颅内动脉狭窄的血管内支架治疗正受到重视,但对 TIA 预防效果正在评估中。

五、脑卒中的常见护理问题

(一)意识障碍

患者出现昏迷,说明患者病情危重,而正确判断患者意识状态,给予适当的护理,则可以防止不可逆的脑损伤。

(二)气道阻塞

分泌物及胃内容物的吸入造成气道阻塞或通气不足可引起低氧血症及高碳酸血症,导致心肺功能的不稳定,缺氧加重脑组织损伤。

(三)肢体麻痹或畸形

大脑半球受损时,对侧肢体的运动与感觉功能便发生了障碍,再加上脑血管疾病初期,肌肉呈现张力迟缓的现象,紧接着会发生肌肉张力痉挛,若发病初期未给予适当的良肢位摆放,则肢体关节会有僵硬、挛缩的现象,将导致肢体麻痹或畸形。

(四)语言沟通障碍

左侧大脑半球受损时,因语言中枢的受损部位不同而产生感觉性失语、表达性失语或两者兼有,因而与患者间会发生语言沟通障碍的问题。

（五）吞咽障碍

因口唇、颊肌、舌及软腭等肌肉的瘫痪，食物团块经口腔向咽部及食管入口部移动困难，食管入口部收缩肌不能松弛，食管入口处开大不全等阻碍食物团块进入食管，导致食物易逆流入鼻腔及误入气管。吞咽障碍可致营养摄入不足。

（六）恐惧、绝望、焦虑

脑卒中患者在卒中突然发生后处于急性心理应激状态，由于生理的、社会的、经济的多种因素，可引起患者一系列心理变化：害怕病治不好而恐惧；对疾病的治疗无信心，自己会成为一个残疾的人而绝望；来自对工作、家庭等的忧虑，担心自己并不会好，成为家庭和社会的负担。

（七）知觉刺激不足

由于中枢神经的受损，在神经传导上，可能在感觉刺激传入时会发生障碍，以致知觉刺激无法传达感受，尤其是感觉性失语症的患者，会失去语言讯息的刺激感受。此外，患者由于一侧肢体麻痹，因此所感受的触觉刺激也减少，常造成知觉刺激不足。

（八）并发症

1.神经源性肺水肿

脑卒中引起下丘脑功能紊乱，中枢交感神经兴奋，释放大量儿茶酚胺，使周围血管收缩，血液从高阻的体循环向低阻的肺循环转移，肺血容量增加，肺毛细血管压力升高而诱发肺水肿；中枢神经系统的损伤导致体内血管活性物质大量释放，使肺毛细血管内皮和肺泡上皮通透性增高，肺毛细血管流体静压增高，致使动-静脉分流，加重左心负担，出现左心功能衰竭而加重肺部淤血；颅内高压引起的频繁呕吐，患者昏迷状态下误吸入酸性胃液，可使肺组织发生急性损伤，引起急性肺水肿。由于脑卒中，呼吸中枢处于抑制状态，支气管敏感部位的神经反应性及敏感性降低，咳嗽能力下降，不能有效排出过多的分泌物而流入肺内造成肺部感染。平卧、床头角度过低增加向食管反流及分泌物逆流入呼吸道的机会。

2.发热

体温升高的原因包括体内产热增加、散热减少和下丘脑体温调节中枢功能异常。脑卒中患者发热的原因可分为感染性和非感染性。

3.压疮

由于脑卒中患者发生肢体瘫痪或长期卧床而容易发生压疮，临床又叫压迫性溃疡。它是脑卒中患者的严重并发症之一。

4.应激性溃疡

脑卒中患者常因颅内压增高，下丘脑及脑干受损而引起上消化道应激性溃疡出血。多在发病后 7～15 天，也有发病后数小时就发生大量呕血而致患者死亡者。

5.肾功能损害

由于脑损伤使肾血管收缩，肾血流减少，造成肾皮质损伤，肾小管坏死；另外脑损伤神经体液调节紊乱直接影响肾功能；脑损伤神经体液调节紊乱，心肺功能障碍，造成肾缺血、缺氧；脑损伤神经内分泌调节功能紊乱，肾素-血管紧张素分泌增加，肾缺血加重。加之使用脱水药，肾血管和肾小管的细胞膜通透性改变，易出现肾缺血、坏死。

6.便失禁

脑卒中引起上运动神经元或皮质损害，可出现粪嵌塞伴溢出性便失禁。长期粪嵌塞，直肠膨胀感消失和外括约肌收缩无力导致粪块外溢；昏迷、吞咽困难等原因导致营养不良及低蛋白血症,肠道黏膜水肿,容易发生腹泻。

7.便秘

便秘是由于排便反射被破坏、长期卧床、脱水治疗、摄食减少、排便动力不足、焦虑及抑郁所致。

8.尿失禁

脑卒中可直接导致高反射性膀胱或 48 小时内低张力性膀胱;当皮质排尿中枢损伤,不能接收和发出排尿信息,出现不择时间和地点的排尿,表现为尿失禁。由于脑桥水平以上的中枢抑制解除,膀胱表现为高反射性,或者脑休克导致膀胱表现为低反射性,引起膀胱-骶髓反射弧的自主控制功能丧失,导致尿失禁;长期卧床导致耻骨尾骨肌和尿道括约肌松弛,使患者在没有尿意的情况下尿液流出。

9.下肢深静脉血栓

下肢深静脉血栓(deepvein thrombosis,DVT)是指血液在下肢深静脉系统的不正常凝结若未得到及时诊治可导致下肢深静脉致残性功能障碍。有资料显示卧床 2 周的发病率明显高于卧床 3 天的患者。严重者血栓脱落可继发致命性肺栓塞(pulmonary embolism,PE)。

六、脑卒中的护理目标

(1)抢救患者生命,保证气道通畅。

(2)摄取足够营养。

(3)预防并发症。

(4)帮助患者达到自我照顾。

(5)指导患者及家属共同参与。

(6)稳定患者的健康和保健。

(7)帮助患者达到期望。

七、脑卒中的护理措施

(一)脑卒中的院前救护

发生脑卒中要启动急救医疗服务体系,使患者得到快速救治,并能在关键的时间窗内获得有益的治疗。脑卒中处理的要点可记忆为 7“D”:检诊(Detection)、派送(Dispatch)、转运(Delivery)、收入急诊(Door)、资料(Data)、决策(Decision)、药物(Drug)。前 3 个“D”是基本生命支持阶段,后 4 个“D”是进入医院脑卒中救护急诊绿色通道流程。在脑卒中紧急救护中护理人员起着重要的作用。

1.分诊护士职责

(1)鉴别下列症状、体征为脑血管常见症状,需分诊至神经内科:①身体一侧或双侧,上肢、下肢或面部出现无力、麻木或瘫痪。②单眼或双眼突发视物模糊,或视力下降,或视物成双。③言语表达困难或理解困难。④头晕目眩、失去平衡,或任何意外摔倒,或步态不稳。⑤头痛(通常是严重且突然发作)或头痛的方式意外改变。

(2)出现下列危及生命的情况时,迅速通知神经内科医师,并将患者护送至抢救室:①意识障碍。②呼吸、循环障碍。③脑疝。

(3)对极危重患者监测生命体征:意识、瞳孔、血压、呼吸、脉搏。

2.责任护士职责

(1)生命体征监测。

(2)开辟静脉通道,留置套管针。

(3)采集血标本:血常规、血生化(血糖、电解质、肝功能、肾功能)、凝血四项。

(4)行心电图(ECG)检查。

(5)静脉输注第一瓶液体:生理盐水或林格液。

3.护理员职责

(1)对佩戴绿色通道卡片者,一对一地负责患者。

(2)运送患者行头颅CT检查。

(3)对无家属陪同者,必要时送血、尿标本。

(二)院中护理

1.观察病情变化,防止颅内压增高

(1)患者急性期要绝对卧床休息,避免不必要的搬动,保持环境安静。出血性卒中患者应将床头抬高30°,缺血性卒中患者可平卧。意识障碍者头偏向一侧,如呼吸道有分泌物应立即协助吸出。

(2)评估颅内压变化,密切观察患者生命体征、意识和瞳孔等变化,评估患者吞咽、感觉、语言和运动等情况。

(3)了解患者思想情况,防止过度兴奋、情绪激动。对癫痫、偏瘫和有精神症状的患者,应加用床档或适当约束,防止坠床发生意外。感觉障碍者,保暖时注意防止烫伤。患者应避免用力咳嗽、用力排便等,保持大便通畅。

(4)若有发热,应设法控制患者的体温。

2.评估吞咽情况,给予营养支持

(1)暂禁食:首先评价患者吞咽和胃肠功能情况,如是否有呕吐、腹胀、排便异常、未排气及肠鸣音异常、应激性溃疡出血量在100 mL以上者,必要时应暂禁食。

(2)观察脱水状态:很多患者往往会出现相对脱水状态,脱水所致血细胞比容和血液黏稠度增加,血液明显减少,使动脉血压降低。护理者可通过观察颈静脉搏动的强或弱、周围静脉的充盈度和末梢体温来判断患者是否出现脱水状态。

(3)营养支持:在补充营养时,应尽量避免静脉内输液,以免增加缺血性脑水肿的蓄积作用,最好的方法是鼻饲法。多数吞咽困难患者需要2周左右的营养支持。有误吸危险的患者,则需将管道末端置于十二指肠。有消化道出血的患者应暂停鼻饲,可改用胃肠外营养。经口腔进食的患者,要给予高蛋白、高维生素、低盐、低脂、富有纤维素的饮食,还可多吃含碘的食物。

(4)给予鼻饲喂养预防误吸护理:评估胃管的深度和胃潴留量。鼻饲前查看管道在鼻腔外端的长度,嘱患者张口查看鼻饲管是否盘卷在口中。用注射器注入10 mL空气,同时在腹部听诊,可听到气过水声;或鼻饲管中抽吸胃内容物,表明鼻饲管在胃内。无肠鸣音或胃潴留量过100～150 mL应停止鼻饲。抬高床头30°呈半卧位减少反流,通常每天喂入总量以2 000～2 500 mL为宜,天气炎热或患者发热和出汗多时可适当增加。可喂入流质饮食,如牛奶、米汤、菜汁、西瓜水、橘子水等,药品要研成粉末。在鼻饲前后和注药前后,应冲洗管道,以预防管道堵塞。对于鼻饲患者,要注意固定好鼻饲管。躁动患者的手要适当地加以约束。

(5)喂食注意:对面肌麻痹的患者,喂食时应将食物送至口腔健侧近舌根处。进食时宜采用半卧位、颈部向前屈的姿势,这样既可以利用重力使食物容易吞咽,又可减少误吸。每口食物量要从少量开始,逐步增加,寻找合适的"一口量"。进食速度应适当放慢,出现食物残留口腔、咽部而不能完全吞咽情况时,应停止喂食并让患者重复多次吞咽动作或配合给予一些流质来促进残留食物吞入。

3.心脏损害的护理

心脏损害是脑卒中引起的循环系统并发症之一,大都在发病1周左右发生,如心电图显示心肌缺血、心律不齐和心力衰竭等,故护理者应经常观察心电图变化。在患者应用脱水剂时,应注意尿量和血容量,避免脱水造成血液浓缩或入量太多加重心脏负担。

4.应激性溃疡的护理

应注意患者的呕吐物和大便的性状,鼻饲患者于每天喂食前应先抽取胃液观察,同时定期检查胃中潜血及酸碱度。腹胀者应注意肠鸣音是否正常。

5.泌尿系统并发症的护理

对排尿困难的患者,尽可能避免导尿,可用诱导或按摩膀胱区的方法以助患者排尿。患者由于限制活动,处于某些妨碍排尿的位置;也可能是由于失语不能表达所致。护理者应细心观察,主动询问,定时给患者便器,在可能情况下尽量取直立姿势解除排尿困难。

(1)尿失禁的男患者可用阴茎套连接引流尿袋,每天清洁会阴部,以保持会阴部清洁舒适。

(2)女性尿失禁患者,留置导尿管虽然影响患者情绪,但在急性期内短期的应用是必要的,因为它明显增加了患者的舒适感并减少了压疮发生的机会。

(3)留置导尿管期间要每天进行会阴部护理。密闭式集尿系统除因阻塞需要冲洗外,集合系统的接头不可轻易打开。应定时查尿常规,必要时做尿培养。

6.压疮的护理

可因感染引起骨髓炎、化脓性关节炎、蜂窝织炎,甚至迅速通过表浅组织引起败血症等,这些并发症往往严重威胁患者的生命。

(1)压疮好发部位:多在受压和缺乏脂肪组织保护、无肌肉包裹或肌层较薄的骨骼隆突处,如枕骨粗隆、耳郭、肩胛部、肘部、脊椎体隆突处、髋部、骶尾部、膝关节的内外侧、内外踝、足跟部等处。

(2)压疮的预防措施:①压疮的预防要求做到"七勤",勤翻身、勤擦洗、勤按摩、勤换洗、勤整理、勤检查、勤交代。定时变换体位,1~2小时翻身1次。如皮肤干燥且有脱屑者,可涂少量润滑剂,以免干裂出血。另外还应监测患者的清蛋白指标。②患者如有大、小便失禁,呕吐及出汗等情况,应及时擦洗干净,保持干燥,及时更换衣服、床单,褥子应柔软、干燥、平整。③对肢体瘫痪的卧床患者,配备气垫床以达到对患者整体减压的目的,气垫床使用时注意根据患者的体重调节气垫床充其量。骨骼隆突易受压处,放置海绵垫或棉圈、软枕、气圈等,以防受压水肿、肥胖者不宜用气圈,以软垫更好,或软枕置于腿下,并抬高肢体,变换体位,更为重要。可疑压疮部位使用减压贴保护。④护理患者时动作要轻柔,不可拖拽患者,以防止关节牵拉、脱位或周围组织损伤。翻身后要仔细观察受压部位的皮肤情况,有无将要发生压疮的迹象,如皮肤呈暗红色。检查鼻管、尿管、输液管等是否脱出、折曲或压在身下。取放便盆时,动作更轻巧,防止损伤皮肤。

7.下肢深静脉血栓的护理

长期卧床者,首先在护理中应帮助他们减少形成静脉血栓的因素,例如抬高下肢20°~30°,下肢远端高于近端,尽量避免膝下垫枕,过度屈髋,影响静脉回流。另外,肢体瘫痪者增加患肢活动量,并督促患者在床上主动屈伸下肢作跖屈和背屈运动,内、外翻运动,足踝的"环转"运动;被动按摩下肢腿部比目鱼肌和腓肠肌,下肢应用弹力长袜,以防止血液滞留在下肢。还应减少在下肢输血、输液,并注意观察患肢皮温、皮色,倾听患者疼痛主诉,因为下肢深静脉是静脉血栓形成的好发部位,鼓励患者深呼吸及咳嗽和早期下床活动。

8.发热的护理

急性脑卒中患者常伴有发热,主要原因为感染性发热、中枢性发热、吸收热和脱水热。

(1)感染性发热:多在急性脑卒中后数天开始,体温逐渐升高,常不规则,伴有呼吸、心率增快,白细胞总数升高。应做细菌培养,应用有效抗生素治疗。

(2)中枢性发热:是病变侵犯了下丘脑,患者的体温调节中枢失去调节功能,导致发热。主要表现两种情况:其一是持续性高热,发病数小时后体温升高至 39~40 ℃,持续不退,躯干和肢体近端大血管处皮肤灼热,四肢远端厥冷,肤色灰暗,静脉塌陷等,患者表现深昏迷、去大脑强直(一种病理性体征)、阵挛性或强直性抽搐、无汗、肢体发凉,患者常在 1~2 天内死亡。其二是持续性低热,患者表现为昏迷、阵发性大汗、血压不稳定、呼吸不规则、血糖升高、瞳孔大小多变,体温多在 37~38 ℃。对中枢性发热主要是对病因进行治疗,同时给予物理降温,如乙醇擦浴、头置冰袋或冰帽等。但应注意缺血性脑卒中患者禁用物理降温法,可行人工冬眠。

物理降温:①乙醇、温水擦浴,可通过在皮肤上蒸发,吸收而带走机体大量的热;②冰袋降温,冰袋可放置在前额或体表大血管处(如颈部、腋下、腹股沟、窝等处);③冰水灌肠,要保留 30 分钟后再排出,便后 30 分钟测量体温。

人工冬眠疗法:冬眠法分冬眠Ⅰ号和冬眠Ⅱ号,应用人工冬眠疗法可降低组织代谢,减少氧的消耗,并增强脑组织对创伤和缺氧的耐受力,减轻脑水肿和降低颅内压,改善脑缺氧,有利于损伤后的脑细胞功能恢复。

人工冬眠注意事项:①用药前应测量体温、脉搏、呼吸和血压。②注入冬眠药半小时内不宜翻身和搬动患者,防止直立性低血压。③用药半小时后,患者进入冬眠状态,方可行物理降温,因镇静降温作用较强。④冬眠期间,应严密观察生命体征变化及神经系统的变化,如有异常及时报告医师处理。冬眠期间每 2 小时测量生命体征 1 次,并详细记录,警惕颅内血肿引起脑疝。结束冬眠仍应每 4 小时测体温 1 次,保持观察体温的连贯性。⑤冬眠期间应加强基础护理,防止并发症发生。⑥减少输液量,并注意水、电解质和酸碱平衡。⑦停止冬眠药物和物理降温时,首先停止物理降温,然后逐渐停用冬眠药,以免引起寒战或体温升高,如有体温不升者要适当保暖,增加盖被和热水袋保温。

(3)吸收热是脑出血或蛛网膜下腔出血时,红细胞分解后吸收而引起反应热。常在患者发病后 3~10 天发生,体温在 37.5 ℃左右。吸收热一般不需特殊处理,但要观察记录出入量并加强生活护理。

(4)脱水热是由于应用脱水剂或补水不足,使血浆渗透压明显升高,脑组织严重脱水,脑细胞和体温调节中枢受损导致发热。患者表现体温升高,意识模糊,皮肤黏膜干燥,尿少或比重高,血清钠升高,血细胞比容增高。治疗给予补水或静脉输入 5%葡萄糖,待缺水症状消失后,根据情况补充电解质。

9.介入治疗的护理

神经介入治疗是指在 X 线下,经血管途径借助导引器械(针、导管、导丝)递送特殊材料进入中枢神经系统的血管病变部位,如各种颅内动脉瘤、颅内动静脉畸形、颈动脉狭窄、颈动脉海绵窦瘘、颅内血管狭窄及其他脑血管病。治疗技术分为血管成形术(血管狭窄的球囊扩张、支架植入)、血管栓塞术(固体材料栓塞术、液体材料栓塞术、可脱球囊栓塞术、弹簧圈栓塞术等)、血管内药物灌注(超选择性溶栓、超选择性化疗、局部止血)。广义的神经介入治疗还包括经皮椎间盘穿刺髓核抽吸术、经皮穿刺椎体成形术、微创穿刺电刺激等,以及在影像仪器定位下进行和神经功能治疗有关的各种穿刺、活检技术等。相比常规开颅手术的优点:血管内治疗技术具有创伤小,恢复快,疗效好的特点(图2-7)。在护理上应做到如下内容。

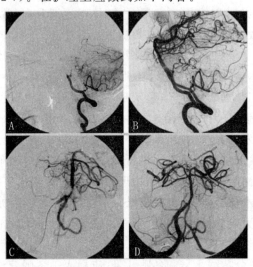

图2-7　神经介入治疗

A.大脑后动脉栓塞;B.大脑后动脉栓塞溶栓治疗后;C.大脑基底动脉不全栓塞;D.大脑基底动脉栓塞溶栓治疗后

(1)治疗前护理:①遵医嘱查血、尿、便常规,血型及血生化,凝血四项和出凝血时间等。②准备好物品:注射泵,监护仪器,药品如甘露醇、天普乐新等。③建立可靠的静脉通路(套管针),尽量减少患者的穿刺,防止出血及瘀斑。④须手术者术前手术区域备皮,沐浴,更衣。遵医嘱局麻4～6小时、全麻9～12小时前,需禁食、水、药。遵医嘱给予留置导尿。监测生命体征,遵医嘱给术前药。⑤心理护理:术前了解患者思想动态,减轻心理负担,创造安静的修养环境,使患者得到充分休息。

(2)治疗中护理:①密切观察给药时间及患者的病情变化,遵医嘱调节好给药的速度及浓度,并做好详细记录,以利于了解病情。②注意血压的变化,溶栓过程中每15分钟测量1次,如出现异常应及时处理。③患者如在溶栓过程中出现烦躁、意识障碍加重、瞳孔异常等生命体征的改变,并伴有鼻出血和四肢肌力瘫痪加重等各种异常反应时,应及时通知医师停止溶栓。④患者如在用药过程中出现寒战、高热等不良反应时,应停止溶栓。⑤护理者应准确、熟练地遵医嘱给药。

(3)治疗后护理:①神经系统监测。严密观察病情变化,如意识、瞳孔、生命体征、感觉、运动、语言等。特别是血压、心率的异常变化。②行腹股沟穿刺者穿刺区加压包扎制动24小时,观察有无出血及血肿。避免增加腹压动作,咳嗽时用手压迫穿刺部位,防止出血。观察穿刺肢体皮肤的色泽、温度,15分钟测量1次足背动脉搏动共2小时。保持动脉鞘通畅,防止脱落。鼓励患者多饮水,增加血容量,促进造影剂的排泄。③注意观察四肢的肌力,防止血栓再形成而引起的偏瘫、偏身感觉障碍。④24小时监测出凝血时间、凝血酶原时间、纤维蛋白原,防止血栓再形成。

⑤应用抗凝药前做出、凝血功能及肝、肾功能测定。用肝素初期应每小时测定出、凝血时间,稳定后可适当延长。注意观察穿刺处、切口是否渗血过多或有无新的渗血,有无皮肤、黏膜、消化道、泌尿道出血,反复检查大便潜血及尿中有无红细胞。⑥用肝素时主要观察 APTT,为正常的 1.5～2.5 倍;用法华林时主要监测 AT,应降至正常的 20%～50%。注意观察药物的其他不良反应,肝素注意有无过敏如荨麻疹、哮喘、发热、鼻炎等;注意华法林有无皮肤坏死、无脱发、皮疹、恶心、腹泻等不良反应。⑦使用速避凝皮下注射时应选择距肚脐 4.5～5 cm 处的皮下脂肪环行注射,并捏起局部垂直刺入,拔出后应按压片刻。注射前针头排气时要避免肝素挂在针头外面,造成皮下组织微小血管出血。⑧术后遵医嘱行颈动脉超声,观察支架的位置及血流情况。

10.患者早期康复训练,提高患者的生活质量

(1)早期康复的内容:①保持良好的肢体位置;②体位变换;③关节的被动活动;④预防吸入性肺炎;⑤床上移动训练;⑥床上动作训练;⑦起坐训练;⑧坐位平衡训练;⑨日常生活活动能力训练;⑩移动训练等。

(2)早期康复的时间:康复治疗开始的时间应为患者生命体征稳定,神经病学症状不再发展后 48 小时。有人认为,康复应从急性期开始,只要不妨碍治疗,康复训练越早,功能恢复的可能性越大,预后就越好。脑卒中后,只要不影响抢救,马上就可以康复治疗、保持良肢位、体位变换和适宜的肢体被动活动等,而主动训练则应在患者神志清醒、生命体征平稳且精神症状不再进展后 48 小时开始。由于 SAH 近期再发的可能性很大,故对未手术的患者,应观察 1 个月左右再谨慎地开始康复训练。

(3)影响脑卒中预后和康复的主要因素:①不利因素。影响脑卒中预后和康复的不利因素有:发病至开始训练的时间较长;病灶较大;以前发生过脑血管意外;年龄较大;严重的持续性弛缓性瘫痪;严重的感觉障碍或失认症;二便障碍;完全失语;严重认知障碍或痴呆;抑郁症状明显;以往有全身性疾病,尤其是心脏病;缺乏家庭支持。②有利因素。对脑卒中患者预后和康复的有利因素有:发病至开始训练的时间较短;病灶较小;年轻;轻偏瘫或纯运动性偏瘫;无感觉障碍或失认症;反射迅速恢复;随意运动有所恢复;能控制小便;无言语困难;认知功能完好或损害甚少;无抑郁症状;无明显复发性疾病;家庭支持。

(4)早期的康复治疗和训练:正确的床上卧位关系到康复预后的好坏。为预防并发症,应使患者肢体置于良好体位,即良肢位。这样既可使患者感觉舒适,又可使肢体处于功能位置,预防压疮和肢体挛缩,为进一步康复训练创造条件。

保持抗痉挛体位:其目的是预防或减轻以后易出现的痉挛模式。取仰卧位时,头枕枕头,不要有过伸、过屈和侧屈。患肩垫起防止肩后缩,患侧上肢伸展、稍外展,前臂旋后,拇指指向外方。患髋垫起以防止后缩,患腿股外侧垫枕头以防止大腿外旋。本体位是护理上最容易采取的体位,但容易引起紧张性迷路反射及紧张性颈反射所致的异常反射活动,为"应避免的体位"。"推荐体位"是侧卧位:取健侧侧卧位时,头用枕头支撑,不让向后扭转,躯干大致垂直,患侧肩胛带充分前伸,肩屈曲 90°～130°,肘和腕伸展,上肢置于前面的枕头上;患侧髋、膝屈曲似踏出一步置于身体前面的枕头上,足不要悬空。取患侧侧卧位时,头部用枕头舒适地支撑,躯干稍后仰,后方垫枕头,避免患肩被直接压于身体下,患侧肩胛带充分前伸,肩屈曲 90°～130°,患肘伸展,前臂旋后,手自然地呈背屈位;患髋伸展,膝轻度屈曲;健肢上肢置于体上或稍后方,健腿屈曲置于前面的枕头上,注意足底不放任何支撑物,手不握任何物品(图 2-8)。

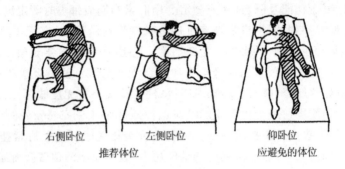

右侧卧位　　　　　左侧卧位　　　　　仰卧位
推荐体位　　　　　　　　　　　　　应避免的体位

图 2-8　抗痉挛体位

体位变换:主要目的是预防压疮和肺感染,另外由于仰卧位强化伸肌优势,健侧侧卧位强化患侧屈肌优势,患侧侧卧位强化患侧伸肌优势,不断变换体位可使肢体的伸屈肌张力达到平衡,预防痉挛模式出现。一般每 60～120 分钟变换体位一次。

关节被动运动:主要是为了预防关节活动受限(挛缩),另外可能有促进肢体血液循环和增加感觉输入的作用。先从健侧开始,然后参照健侧关节活动范围进行患侧运动。一般按从肢体近端到肢体远端的顺序进行,动作要轻柔缓慢。重点进行肩关节外旋、外展和屈曲,肘关节伸展,腕和手指伸展,髋关节外展和伸展,膝关节伸展,足背屈和外翻。在急性期每天做两次,每次每个关节做 3～5 遍,以后视肌张力情况确定被动运动次数,肌张力越高被动关节运动次数应越多。较长时间卧床者尤其要注意做此项活动。

11.心理护理措施

(1)护理者对患者要热情关心,多与患者交流,在病情允许的情况下,鼓励患者做自己力所能及的事情,减少过多、过细的照顾,给予患者心理上战胜疾病的信念。

(2)注意发挥药物的生理效应,在患病急性期要及时向患者通报疾病好转的消息,减少患者过分的担心和不必要、不准确的对自身疾病的猜疑等。

(3)鼓励患者参与治疗护理计划,教育患者重建生活、学习和工作内容,开始新的生活,使患者能早日回归家庭、回归社会。

12.语言沟通障碍的护理

(1)评估:失语的性质、理解能力,记录患者能表达的基本语言。观察患者手势、表情等,及时满足患者需要。向患者解释语言锻炼的目的、方法,促进语言功能恢复。如鼓励讲话、不耻笑患者,消除其羞怯心理,为患者提供练习机会。

(2)训练:①肌群运动:指进行唇、舌、齿、软腭、咽、喉与颌部肌群运动。包括缩唇,叩齿,卷舌,上下跳举舌,弹舌,鼓腮,吹气-叹气,咳嗽-清嗓子等活动。②发音训练:先练习易发或能够发的音,由无意义的词→有意义的词→短语→句子。举例:你→你好→你住院→你配合医师治疗。发单音后训练发复音,教患者先做吹的动作然后发 p 音。③复述训练:复述单字和词汇。命名训练让患者说出常用物品的名称。词句训练与会话训练:给患者一个字音,让其组成各种词汇造句并与其会话交流;听觉言语刺激训练:听语指图、指物、指字,并接触实物叫出物名。

(3)方法:①手势法,与患者共同约定手势意图,如上竖指指表示大便,下竖拇指表示小便,张口是吃饭,手掌上、下翻动是翻身。手捂前额表示头痛,手在腹部移动表示腹部不适。除偏瘫或双侧肢体瘫者和听力或听理解力障碍患者不能应用外,其他失语均可应用。②实物图片法,利用一些实物图片,进行简单的思想交流以满足生理需要,解决实际困难。利用常用物品如茶杯、便器、碗、人头像、病床等,反复教患者使用。如茶杯表示要喝水,人头像表示头痛,病床表示翻身。此种方法最适合于听力障碍的交流。③文字书写法,适用于文化素质高,无机械书写障碍和视空间书写障碍的患者,在认识疾病的特点后,医护人员、护理者有什么要求,可用文字表达,根据病情和需要进行卫生知识宣教。

(4)沟通。对理解能力有缺陷的患者(感觉性失语)的沟通:①交谈时减少外来的干扰。②若患者不注意,他将难以了解对方说了些什么,所以需将患者精神分散的情形减至最低。③自患者视野中除去不必要的东西,关掉收音机或电视。④一次只有一人对患者说话。⑤若患者精神分散,则重复叫患者的名字或拍其肩膀,走进其视野,使其注意。

对表达能力有缺陷的患者(运动性失语)的沟通:①用简短的"是""不是"的问题让患者回答。②说话的时候缓慢,并给予患者充分的时间以回答问题。③设法了解患者的某些需要,主动询问他们是否需要哪一件东西。④若患者所说的话,我们听不懂,则应加以猜测并予以澄清。⑤让患者说有关熟悉的事物,如家人的名字、工作的性质,则患者较易表达。⑥可教导患者用手势或用手指出其需要或身体的不适。⑦利用所有的互动方式刺激患者说话。⑧患者若对说出物体的名称有困难,则先对患者说一遍,例如,先对患者说出"水"这个字,然后写下"水",给患者看,让患者跟着念或拿实物给患者看。

13.控制危险因素,建立良好生活方式

(1)了解脑卒中的危险因素。包括不可改变的危险因素、明确且可以改变的危险因素和明确且潜在可改变的危险因素等。

不可改变的危险因素:①年龄,是主要的危险因素,脑卒中发病随年龄的升高而增高,55岁以上后每增加10年卒中危险加倍,60~65岁后急剧增加,发病率和死亡率分别是60岁以前的2~5倍。②性别,一般男性高于女性。③家族史,脑卒中家族史是易发生卒中的一个因素。父母双方直系亲属发生卒中或心脏病时年龄小于60岁即为有家族史。④种族,不同种族的卒中发病率不同,可能与遗传因素有关。社会因素如生活方式和环境,也可能起一部分作用。非洲裔的发病率大于亚洲裔。我国北方各少数民族卒中率水平高于南方。⑤出生低体重,出生体重<2 500 g者发生卒中的概率高于出生体重≥4 000 g者两倍以上(中间出生体重者有显著的线性趋势)。

明确且可以改变的危险因素如下。①高血压是脑卒中的主要危险因素,大量研究资料表明,90%脑卒中归因于高血压,70%~80%的脑卒中患者都患有高血压,无论是缺血还是出血性脑卒中都与高血压密切相关。在有效控制高血压后,脑卒中的发病率和死亡率随之下降。②吸烟是缺血性脑卒中独立的危险因素,长期吸烟者发生卒中的危险性是不吸烟者的6倍。戒烟者发生卒中的危险性可减少50%。吸烟会促进狭窄动脉的血栓形成,加重动脉粥样硬化,可使不明原因卒中的发生风险提高将近3倍。③心房纤颤是发生缺血性脑卒中重要的危险因素,随年龄的增长,心房纤颤患者血栓栓塞性脑卒中的发生率迅速增长。心房颤动可使缺血性脑卒中的年发病率增加0.5%~12%。其他血管危险因素调整后单独心房颤动可以增加卒中的风险3~4倍。④冠心病:心肌梗死后卒中危险性为每年1%~2%。心肌梗死后1个月内脑卒中危险性最高可达31%。有冠心病史患者的脑卒中危险性增加2~2.2倍。⑤高脂血症:总胆固醇每升高1 mmol/L,脑卒中发生率就会增加25%。⑥无症状颈动脉狭窄:50%~99%的无症状性颈动脉狭窄者脑卒中的年发病率在1%~3.4%。⑦TIA/卒中史:TIA是早期脑卒中的危险因素,高达10%的未经治疗的缺血性脑卒中患者将在 1 个月内发生再次脑卒中。高达 15% 的未经治疗的缺血性脑卒中患者将在 1 年内发生再次脑卒中。高达 40% 的未经治疗的缺血性脑卒中患者将在 5 年内发生再次脑卒中。⑧镰状细胞病：5%～25% 的镰状细胞性贫血患者有发生 TIA 或脑卒中的风险。

明确且潜在可改变的危险因素：①糖尿病是缺血性脑卒中独立的危险因素，2 型糖尿病患者发生卒中的危险性增加 2 倍。②高同型半胱氨酸血症，血浆同型半胱氨酸每升高 5 μmol/L，脑卒中风险增高 1.5 倍。

较少证据的危险因素：肥胖、过度饮酒、凝血异常、缺乏体育锻炼、口服避孕药、激素替代治疗和口服替代治疗、呼吸暂停综合征。

(2)脑卒中危险因素干预建议如下。①控制高血压：定时测量血压，合理服用降压药，全面评估缺血性事件的病因后，高血压的治疗应以收缩压低于 18.7 kPa(140 mmHg)，舒张压低于 12.0 kPa(90 mmHg) 为目标。对于患有糖尿病的患者，建议血压小于 17.3/11.3 kPa (130/85 mmHg)。降压不能过快，选用平稳降压的降压药，降压药要长期规律服用；降压药最好在早晨起床后立即服用，不要在睡前服用。②冠状动脉疾病、心律失常、充血性心力衰竭及心脏瓣膜病应给予治疗。③严格戒烟：采取咨询专家、烟碱替代治疗及正规的戒烟计划等戒烟措施。④禁止酗酒，建议正规的戒酒计划。轻到中度的乙醇摄入(1～2 杯)可减少卒中的发生率。饮酒者男性每天饮酒的乙醇含量不应超过 20 g(相当于葡萄酒 100 mL；啤酒 250 mL；白酒 25 mL；果酒 200 mL)，女性不应超过 15 g。⑤治疗高脂血症：限制食物中的胆固醇量；减少饱和脂肪酸，增加多烯脂肪酸；适当增加食物中的混合碳水化合物、降低总热量，假如血脂维持较高水平(LDL>130 mg/dL)，建议应用降脂药物。治疗的目标应使 LDL<100 mg/dL。⑥控制糖尿病：监测血糖，空腹血糖应<7 mmol/L，可通过控制饮食、口服降糖药物或使用胰岛素控制高血糖。⑦控制体重：适度锻炼，维持理想体重，成年人每周至少进行 3 次适度的体育锻炼活动，每次活动的时间不少于 30 分钟。运动后感觉自我良好，且保持理想体重，则表明运动量和运动方式合适。⑧合理膳食：根据卫健委发布的中国居民膳食指南及平衡膳食宝塔，建议每天食物以谷薯类及豆类为主，辅以蔬菜和水果，适当进食蛋类、鱼虾类、畜禽肉类及奶类，少食菜用油和盐。

(3)注意卒中先兆，及时就诊：卒中虽然多为突然发病，但有些脑卒中在发病前有先兆，生活中要多加注意，如发现一侧手脚麻木、无力、全身疲倦；头痛、头昏、颈部不适；恶心、剧烈呕吐；视力模糊；口眼㖞斜要立即到医院就诊。

（王　晓）

第二节　面神经炎

面神经炎又称 Bell 麻痹，是面神经在茎乳孔以上面神经管内段的急性非化脓性炎症。

一、病因

病因不明，一般认为面部受冷风吹袭、病毒感染、自主神经功能紊乱造成面神经的营养微血管痉挛，引起局部组织缺血、缺氧所致。近年来也有认为可能是一种免疫反应。膝状神经节综合征则为带状疱疹病毒感染，使膝状神经节及面神经发生炎症所致。

二、临床表现

无年龄和性别差异,多为单侧,偶见双侧,多为吉兰-巴雷综合征。发病与季节无关,通常急性起病,数小时至 3 天达到高峰。病前 1～3 天患侧乳突区可有疼痛。同侧额纹消失,眼裂增大,闭眼时,眼睑闭合不全,眼球向外上方转动并露出白色巩膜,称 Bell 现象。病侧鼻唇沟变浅,口角下垂。不能做撅嘴和吹口哨动作,鼓腮时病侧口角漏气,食物常滞留于齿颊之间。

若病变波及鼓索神经,尚可有同侧舌前 2/3 味觉减退或消失。镫骨肌支以上部位受累时,出现同侧听觉过敏。膝状神经节受累时除面瘫、味觉障碍和听觉过敏外,还有同侧唾液、泪腺分泌障碍,耳内及耳后疼痛,外耳道及耳郭部位带状疱疹,称膝状神经节综合征。一般预后良好,通常于起病 1～2 周后开始恢复,2～3 个月内痊愈。发病时伴有乳突疼痛、老年、患有糖尿病和动脉硬化者预后差。可遗留面肌痉挛或面肌抽搐。可根据肌电图检查及面神经传导功能测定判断面神经受损的程度和预后。

三、诊断与鉴别诊断

根据急性起病的周围性面瘫即可诊断。但需与以下疾病鉴别。

(1)吉兰-巴雷综合征:可有周围面瘫,多为双侧性,并伴有对称性肢体瘫痪和脑脊液蛋白-细胞分离。

(2)中耳炎迷路炎乳突炎等并发的耳源性面神经麻痹,以及腮腺炎肿瘤下颌化脓性淋巴结炎等所致者多有原发病的特殊症状及病史。

(3)颅后窝肿瘤或脑膜炎引起的周围性面瘫:起病较慢,且有原发病及其他脑神经受损表现。

四、治疗

(一)急性期治疗

以改善局部血液循环,消除面神经的炎症和水肿为主。如系带状疱疹所致的 Hunt 综合征,可口服阿昔洛韦 5 mg/(kg·d),每天 3 次,连服 7～10 天。①类固醇皮质激素:泼尼松(20～30 mg)每天 1 次,口服,连续 7～10 天。②改善微循环,减轻水肿:706 代血浆(羟乙基淀粉)或右旋糖酐-40 250～500 mL,静脉滴注每天 1 次,连续 7～10 天,亦可加用脱水利尿药。③神经营养代谢药物的应用:维生素 B_1 50～100 mg,维生素 B_{12} 500 μg,胞磷胆碱 250 mg,辅酶 Q_{10} 5～10 mg等,肌内注射,每天 1 次。④理疗:茎乳孔附近超短波透热疗法,红外线照射。

(二)恢复期治疗

以促进神经功能恢复为主。①口服维生素 B_1、维生素 B_{12} 各 1 至 2 片,每天 3 次;地巴唑 10～20 mg,每天 3 次。亦可用加兰他敏 2.5～5 mg,肌内注射,每天 1 次。②中药,针灸,理疗。③采用眼罩,滴眼药水,涂眼药膏等方法保护暴露的角膜。④病后 2 年仍不恢复者,可考虑行神经移植治疗。

五、护理

(一)一般护理

(1)病后两周内应注意休息,减少外出。

(2)本病一般预后良好,约 80% 的患者可在 3～6 周内痊愈,因此应向患者说明病情,使其积极配合治疗,解除心理压力,尤其年轻患者,应保持健康心态。

（3）给予易消化、高热能的半流饮食,保证机体足够营养代谢,增加身体抵抗力。

（二）观察要点

面神经炎是神经科常见病之一,在护理观察中主要注意以下两方面的鉴别。

1.分清面瘫属中枢性还是周围性瘫痪

中枢性面瘫系由对侧皮质延髓束受损引起的,故只产生对侧下部面肌瘫痪,表现为鼻唇沟浅、口角下坠、露齿、鼓腮、吹口哨时出现肌肉瘫痪,而皱额、闭眼仍正常或稍差。哭笑等情感运动时,面肌仍能收缩。周围性面瘫所有表情肌均瘫痪,不论随意或情感活动,肌肉均无收缩。

2.正确判断患病一侧

面肌挛缩时病侧鼻唇沟加深,眼裂缩小,易误认健侧为病侧。如让患者露齿时可见挛缩侧面肌不收缩,而健侧面肌收缩正常。

（三）保护暴露的角膜及防止结膜炎

由于患者不能闭眼,因此必须注意眼的清洁卫生。①外出必须戴眼罩,避免尘沙进入眼内;②每天抗生素眼药水滴眼,入睡前用眼药膏,以防止角膜炎或暴露性角结膜炎;③擦拭眼泪的正确方法是向上,以防止加重外翻。④注意用眼卫生,养成良好习惯,不能用脏手、脏手帕擦泪。

（四）保持口腔清洁防止牙周炎

由于患侧面肌瘫痪,进食时食物残渣常停留于患侧颊齿间,故应注意口腔卫生。①经常漱口,必要时使用消毒漱口液;②正确使用刷牙方法,应采用"短横法或竖转动法"两种方法,以去除菌斑及食物残片;③牙齿的邻面与间隙容易堆积菌斑而发生牙周炎,可用牙线紧贴牙齿颈部,然后在邻面作上下移动,每个牙齿4～6次,直至刮净;④牙龈乳头萎缩和齿间空隙大的情况下可用牙签沿着牙龈的形态线平行插入,不宜垂直插入,以免影响美观和功能。

（五）家庭护理

1.注意面部保暖

夏天避免在窗下睡觉,冬天迎风乘车要戴口罩,在野外作业时注意面部及耳后的保护。耳后及病侧面部给予温热敷。

2.平时加强身体锻炼

增强抗风寒侵袭的能力,积极治疗其他炎性疾病。

3.瘫痪面肌锻炼

因面肌瘫痪后常松弛无力,患者自己可对着镜子用手掌贴于瘫痪的面肌上做环形按摩,每天3～4次,每次15分钟,以促进血液循环,并可减轻患者面肌受健侧的过度牵拉。当神经功能开始恢复时,鼓励患者练习病侧的各单个面肌的随意运动,以促进瘫痪肌的早日康复。

（王　晓）

第三节　三叉神经痛

三叉神经痛是指三叉神经分布范围内反复发作短暂性剧烈疼痛,分为原发性及继发性两种。前者病因未明,可能是某些致病因素使三叉神经脱髓鞘而产生异位冲动或伪突触传递,近年来由于显微血管减压术的开展,多数认为主要原因是邻近血管压迫三叉神经根所致。继发性三叉神经痛常见原因有鼻咽癌颅底转移、中颅窝脑膜瘤、听神经瘤、半月节肿瘤、动脉瘤压迫、颅底骨折、脑膜炎、颅底蛛网膜炎、三叉神经节带状疱疹病毒感染等。

一、病因和发病机制

近年来由于显微血管减压术的开展,认为三叉神经痛的病因是邻近血管压迫了三叉神经根所致。绝大部分为小脑上动脉从三叉神经根的上方或内上方压迫了神经根,少数为小脑前下动脉从三叉神经根的下方压迫了神经根。血管对神经的压迫,使神经纤维挤压在一起,逐渐使其发生脱髓鞘改变,从而引起相邻纤维之间的短路现象,轻微的刺激即可形成一系列的冲动通过短路传入中枢,引起一阵阵剧烈的疼痛。

二、临床表现

多发生于 40 岁以上,女略多于男,多为单侧发病。突发闪电样、刀割样、钻顶样、烧灼样剧痛,严格限三叉神经感觉支配区内,伴有面部抽搐,又称"痛性抽搐",每次发作持续数秒钟至 1~2 分钟即骤然停止,间歇期无任何疼痛。在疲劳或紧张时发作较频。

三、治疗原则

三叉神经痛,无论原发性或继发性,在未明确病因或难以查出病因的情况下均可用药物治疗或封闭治疗,以缓解症状,倘若一旦确诊病因,应针对病因治疗,除非因高龄、身患严重疾病等因素难以接受者或病因去除治疗后仍疼痛发作,可继续采用药物治疗或封闭疗法。若服药不良反应大者亦可先选择封闭疗法。

四、治疗

(一)药物治疗

三叉神经痛的药物治疗,主要用于患者发病初期或症状较轻者。经过一段时间的药物治疗,部分患者可达到完全治愈或症状得到缓解,表现在发作程度减轻、发作次数减少。

目前应用最广泛的、最有效的药物是抗癫痫药。在用药方面应根据患者的具体情况进行具体分析,各药可单独使用,亦可互相联合应用。在采用药物治疗过程中,应特别注意各种药物不良反应,联合应用。在采用药物治疗过程中,应特别注意各种药物不良反应,进行必要的检测,以免发生不良反应。

1.痛痉宁

痛痉宁亦称卡马西平、痛可宁等。该药对三叉神经脊束核及丘脑中央内侧核部位的突触传导有显著的抑制作用。用药达到有效治疗量后多数患者于 24 小时内发作性疼痛即消失或明显减轻,文献报道,卡马西平可使 70% 以上的患者完全止痛,20% 患者疼痛缓解,此药需长期服用才能维持疗效,多数停药后疼痛再现。不少患者服药后疗效有时会逐渐下降,需加大剂量。此药不能根治三叉神经痛,复发者再次服用仍有效。

用法与用量:口服开始时一次 0.1~0.2 g,每天 1~2 次,然后逐日增加 0.1 g。每天最大剂量不超过1.6 g,取得疗效后,可逐日逐次地减量,维持在最小有效量。如最大剂量应用 2 周后疼痛仍不消失或减轻时,则应停止服用,改用其他药物或治疗方法。

不良反应有眩晕、嗜睡、步态不稳、恶心,数天后消失,偶有白细胞减少、皮疹,可停药。

2.苯妥英钠

苯妥英钠为一种抗癫痫药,在未开始应用卡马西平之前,该药曾被认为是治疗三叉神经痛的首选药物,本药疗效不如卡马西平,止痛效果不完全,长期使用止痛效果减弱,因此,目前已列为第二位选用药物。

本品主要通过增高周围神经对电刺激的兴奋阈值及抑制脑干三叉神经脊髓束的突触间传导而起作用。其疗效仅次于卡马西平,文献报道有效率为88%～96%,但需长期用药,停药后易复发。

用法与用量:成人开始时每次0.1 g,每天3次口服。如用药后疼痛不见缓解,可加大剂量到每天0.2 g,每天3次,但最大剂量不超过0.8 g/d。取得疗效后再逐渐递减剂量,以最小量维持。肌内注射或静脉注射:一次0.125～0.25 g,每天总量不超过0.5 g。临用时用等渗盐水溶解后方可使用。

不良反应为长期服用该药或剂量过大,可出现头痛、头晕、嗜睡、共济失调及神经性震颤等。一般减量或停药后可自行恢复。本品对胃有刺激性,易引起厌食、恶心、呕吐及上腹痛等症状。饭后服用可减轻上述症状。长期服用可出现黏膜溃疡,多见于口腔及生殖器,并可引起牙龈增生,同时服用钙盐及抗过敏药可减轻。苯妥英钠并可引起白细胞减少、视力减退等症状。大剂量静脉注射,可引起心肌收缩力减弱、血管扩张、血压下降,严重时可引起心脏传导阻滞,心搏骤停。

3.氯硝西泮

本品为抗癫痫药物,对三叉神经痛也有一定疗效。服药4～12天,血浆药浓度达到稳定水平,为30～60 μg/mL。口服氯硝西泮后,30～60分钟作用逐渐显著,维持6～8小时,一般在最初2周内可达最大效应,其效果次于卡马西平和苯妥英钠。

(1)用法与用量:氯硝安定药效强,开始1 mg/d,分3次服,即可产生治疗效果。而后每3日调整药量0.5～1 mg,直至达到满意的治疗效果,至维持剂量为3～12 mg/d。最大剂量为20 mg/d。

(2)不良反应有嗜睡、行为障碍、共济失调、眩晕、言语不清、肌张力低下等,对肝、肾功能也有一定的损害,有明显肝脏疾病的禁用。

4.山莨菪碱(654-2)

山莨菪碱为从我国特产茄科植物山莨菪中提取的一种生物碱,其作用与阿托品相似,可使平滑肌松弛,解除血管痉挛(尤其是微血管),同时具有镇痛作用。本药对治疗三叉神经痛有一定疗效,近期效果满意,据文献报道有效率为76.1%～78.4%,止痛时间一般为2～6个月,个别达5年之久。

(1)用法与用量:①口服,每次5～10 mg,每天3次,或每次20～30 mg,每天1次。②肌内注射,每次10 mg,每天2～3次,待疼痛减轻或疼痛发作次数减少后改为每次10 mg,每天一次。

(2)不良反应有口干、面红、轻度扩瞳、排尿困难、视近物模糊及心率增快等反应。以上反应多在1～3小时内消失,长期用药不会蓄积中毒。有青光眼和心脏病患者忌用。

5.巴氯芬

巴氯芬化学名[β-(P-氯苯基)γ-氨基丁酸]是抑制性神经递质γ氨基丁酸的类似物,临床试验研究表明本品能缓解三叉神经痛。用法:巴氯芬开始每次10 mg,每天3次,隔天增加每天10 mg,直到治疗的第2周结束时,将用量递增至每天60～80 mg。每天平均维持量:单用者为

50～60 mg,与卡马西平或苯妥英钠合用者为 30～40 mg。文献报道,治疗三叉神经痛的近期疗效,巴氯芬与卡马西平几乎相同,但远期疗效不如卡马西平,巴氯芬与卡马西平或苯妥英钠均具有协同作用,且比卡马西平更安全,这一特点使巴氯芬在治疗三叉神经痛方面颇受欢迎。

6.麻黄碱

本品可以兴奋脑啡肽系统,因而具有镇痛作用,其镇痛程度为吗啡的 1/12～1/7。用法:每次 30 mg,肌内注射,每天 2 次。甲状腺功能亢进症(甲亢)、高血压、动脉硬化、心绞痛等患者禁用。

7.硫酸镁

本品在眶上孔或眶下孔注射可治疗三叉神经痛。

8.维生素 B_{12}

文献报道,用大剂量维生素 B_{12},对治疗三叉神经痛确有较好疗效。方法:维生素 B_{12} 4 000 μg 加维生素 B_1 200 mg 加 2% 普鲁卡因 4 mL 对准扳机点做深浅上下左右四点式注药,对放射的始端作深层肌下进药,放射的终点作浅层四点式进药,药量可根据疼痛轻重适量进入。但由于药物作用扳机点可能变位,治疗时可酌情根据变位更换进药部位。

9.哌咪清(匹莫齐特)

据文献报道,用其他药物治疗无效的顽固性三叉神经痛患者本品有效,且其疗效明显优于卡马西平。开始剂量为每天 4 mg,逐渐增加至每天 12～14 mg,分 2 次服用。不良反应以锥体外系反应较常见,亦可有口干、无力、失眠等。

10.维生素 B_1

在神经组织蛋白合成过程中起辅酶作用,参与胆碱代谢,其止痛效果差,只能作为辅助药物。用法与用量:①肌内注射 1 mg/d,每天 1 次,10 天后改为 2～3 次/周,持续 3 周为 1 个疗程。②三叉神经分支注射,根据疼痛部位可作眶上神经、眶下神经、上颌神经和下颌神经注射。剂量 500～1 000 μg/次,每周 2～3 次。③穴位注射,每次 25～100 μg,每周 2～3 次。常用颊车、下关、四白及阿是穴等。

11.激素

原发性三叉神经痛和继发性三叉神经痛的病例,其病理改变在光镜和电镜下都表现为三叉神经后根有脱髓鞘改变。在临床治疗中发现,许多用卡马西平、苯妥英钠等治疗无效的患者,改用泼尼松、地塞米松等治疗有效。这种激素治疗的原理与治疗脱髓鞘疾病相同,利用激素的免疫抑制作用达到治疗三叉神经痛的目的。由于各学者报告的病例少,只是对一部分卡马西平、苯妥英钠治疗无效者应用有效,其长期效果和机理有待进一步观察。剂量与用量:①泼尼松,每次 5 mg,每天 3 次。②地塞米松,每次 0.75 mg,每天 3 次。注射剂:每支 5 mg,每次 5 mg,每天 1 次,肌内注射或静脉注射。

(二)神经封闭法

神经封闭法主要包括三叉神经半月节及其周围支酒精封闭术和半月节射频热凝法,其原理是通过酒精的化学作用或热凝的物理作用于三叉神经纤维,使其发生坏变,从而阻断神经传导达到止痛目的。

1.三叉神经酒精封闭法

封闭用酒精一般在浓度 80% 左右(因封闭前注入局麻,故常用 98% 浓度)。

(1)眶上神经封闭:适用于三叉神经第 1 支痛。方法为患者取坐或卧位,位于眶上缘中内1/3

交界处触及切迹,皮肤消毒及局麻后,用短细针头自切迹刺入皮肤直达骨面,找到骨孔后刺入,待患者出现放射痛时,先注入 2%利多卡因 0.5~1 mL,待眶上神经分布区针感消失,再缓慢注入酒精 0.5 mL 左右。

(2)眶下神经封闭:在眶下孔封闭三叉神经上颌支的眶下神经。适用于三叉神经第 2 支痛(主要疼痛局限在鼻旁、下眼睑、上唇等部位)。方法为:患者取坐或卧位,位于距眶下缘约 1 cm,距鼻中线 3 cm,触及眶下孔,该孔走向与矢状面成 40°~45°角,长约 1 cm,故穿刺时针头由眶下孔做 40°~45°角向外上、后进针,深度不超过 1 cm,患者出现放射痛时,以下操作同眶上神经封闭。

(3)后上齿槽神经封闭:在上颌结节的后上齿槽孔处进行。适用于三叉神经第二支痛(痛区局限在上白齿及其外侧黏膜者)。方法为:患者取坐或卧位,头转向健侧,穿刺点在颧弓下缘与齿槽嵴成角处,即相当于过眼眶外缘的垂线与颧骨下缘相交点,局部消毒后,先用左手指将附近皮肤向下前方拉紧,继之以4~5 cm长穿刺针自穿刺点稍向后上方刺入直达齿槽嵴的后侧骨面,然后紧贴骨面缓慢深入 2 cm 左右,即达后上齿槽孔处,先注入 2%利多卡因,后再注入酒精。

(4)颏神经封闭:在下颌骨的颏孔处进行,适用于三叉神经第三支痛(主要局限在颏部、下唇)。方法为在下颌骨上、下缘间之中点相当于咬肌前缘和颏正中线之间中点找到颏孔,然后自后上方并与皮肤成 45°角向前下进针刺入骨面,插入颏孔,以下操作同眶上神经封闭。

(5)上颌神经封闭:用于三叉神经第二支痛(痛区广泛及眶下神经封闭失效者)。上颌神经主干自圆孔穿出颅腔至翼腭窝。方法常用侧入法:穿刺点位于眼眶外缘至耳道间连线中点下方,穿刺针自该点垂直刺入深约 4 cm,触及翼突板,继之退针 2 cm 左右稍改向前方15°角重新刺入,滑过翼板前缘,再深入 0.5 cm 即入翼腭窝内,患者有放射痛时,回抽无血后,先注入 2%利多卡因,待上颌部感觉麻后,注入酒精 1 mL。

(6)下颌神经封闭:用于三叉神经第 3 支痛(痛区广泛及眶下神经封闭失效者)。下颌神经主干自卵圆孔穿出。方法常用侧入法,穿刺点同上颌神经穿刺点,垂直进针达翼突板后,退针 2 cm 再改向上后方15°角进针,患者出现放射痛后,注药同上颌神经封闭。

(7)半月神经节封闭:用于三叉神经 2、3 支痛或 1、2、3 支痛,方法常用前入法:穿刺点在口角上方及外侧约 3 cm 处,自该点进针,方向后、上、内即正面看应对准向前直视的瞳孔,从侧面看朝颧弓中点,约进针 5 cm 处达颅底触及试探,当刺入卵圆孔时,患者即出现放射痛(下颌区),则再推进 0.5 cm,上颌部亦出现剧痛即确入半月节内。回抽无血、无脑脊液,先注入 2%利多卡因 0.5 mL同侧面部麻木后,再缓慢注入酒精 0.5 mL。

以上酒精封闭法的治疗效果差异较大,短者数月,长者可达数年。复发者可重复封闭,但难以根治。

2.三叉神经半月节射频热凝法

该法首先由 Sweat(1974)提出,它通过穿刺半月节插入电极后用电刺激确定电极位置,从而有选择地用射频温控定量灶性破坏法,达到止痛目的。方法如下。

(1)半月节穿刺:同半月节封闭术。

(2)电刺激:穿入成功后,插入电极通入 0.2~0.3 V,用 50~75 w/s 的方波电流,这时患者感觉有刺激区的蚁行感。

(3)射频温探破坏:电刺激准确定位后,打开射频发生器,产生射频电场,此时为进一步了解电极位置,可将温度控制在 42~44 ℃,这种电流可造成可逆性损伤并刺激产生疼痛,一旦电极位置无误,则可将温度增高,每次 5 ℃,增高至 60～80 ℃,每次 30～60 秒,在破坏第 1 支时,则稍缓慢加热并检查角膜反射。此方法有效率为 85% 左右,但仍会复发,不能根治。

3.三叉神经痛的 γ 刀放射疗法

1991 年,有学者利用 MRI 定位像输入 HP-9000 计算机,使用 Gamma plan 进行定位和定量计算,选择三叉神经感觉根进脑干区为靶点照射,达到缓解症状目的,其疗效尚不明确。

五、护理

(一)护理评估

1.健康史评估

(1)原发性三叉神经痛是一种病因尚不明确的疾病。但三叉神经痛可继发于脑桥、小脑脚占位病变压迫三叉神经,以及多发硬化等。因此,应询问患者是否患有多发硬化,检查有无占位性病变,每次面部疼痛有无诱因。

(2)评估患者年龄。此病多发生于中老年人。40 岁以上起病者占 70%～80%,女略多于男比例为 3∶1。

2.临床观察与评估

(1)评估疼痛的部位、性质、程度、时间。通常疼痛无预兆,大多数人单侧,开始和停止都很突然,间歇期可完全正常。发作表现为电击样、针刺样、刀割样或撕裂样的剧烈疼痛,每次数秒至 2 分钟。疼痛以面颊、上下颌及舌部最为明显;口角、鼻翼、颊部和舌部为敏感区。轻触即可诱发,称为扳机点;当碰及触发点如洗脸、刷牙时疼痛发作。或当因咀嚼、呵欠和讲话等引起疼痛。以致患者不敢做这些动作。表现为面色憔悴、精神抑郁和情绪低落。

(2)严重者伴有面部肌肉的反复性抽搐、口角牵向患侧,称为痛性抽搐。并可伴有面部发红、皮温增高、结膜充血和流泪等。严重者可昼夜发作,夜不成眠或睡后痛醒。

(3)病程可呈周期性。每次发作期可为数天、数周或数月不等;缓解期亦可数天至数年不等。病程越长,发作越频繁越重。神经系统检查一般无阳性体征。

(4)心理评估。使用焦虑量表评估患者的焦虑程度。

(二)患者问题

1.疼痛

主要由于三叉神经受损引起面颊、上颌、下颌及舌疼痛。

2.焦虑

与疼痛反复、频繁发作有关。

(三)护理目标

(1)患者自感疼痛减轻或缓解。

(2)患者述舒适感增加,焦虑症状减轻。

(四)护理措施

1.治疗护理

(1)药物治疗:原发性三叉神经痛首选卡马西平治疗。其不良反应为头晕、嗜睡、口干、恶心、皮疹、再生障碍性贫血、肝功能损害、智力和体力衰弱等。护理者必须注意观察,每1～2个月复查肝功和血常规。偶有皮疹、肝功能损害和白细胞减少,需停药;也可按医师建议单独或联合使用苯妥英钠、氯硝西泮、巴氯芬、野木瓜等治疗。

(2)封闭治疗:三叉神经封闭是注射药物于三叉神经分支或三叉神经半月节上,阻断其传导,导致面部感觉丧失,获得一段时间的止痛效果。注射药物有无水乙醇、甘油等。封闭术的止痛效果往往不够满意,远期疗效较差,还有可能引起角膜溃疡、失明、颅神经损害、动脉损伤等并发症。且对三叉神经第一支疼痛不适用。但对全身状况差不能耐受手术的患者、鉴别诊断及为手术创造条件的过渡性治疗仍有一定的价值。

(3)经皮选择性半月神经节射频电凝治疗:在 X 线监视下或经 CT 导向将射频电极针经皮插入半月神经节,通电加热至 65～75 ℃维持 1 分钟,可选择性地破坏节后无髓鞘的传导痛温觉的 Aβ 和 C 细纤维,保留有髓鞘的传导触觉的 Aα 和粗纤维,疗效可达 90%以上,但有面部感觉异常、角膜炎、咀嚼无力、复视和带状疱疹等并发症。长期随访复发率为 21%～28%,但重复应用仍有效。本方法尤其适用于年老体弱不适合手术治疗的患者、手术治疗后复发者及不愿意接受手术治疗的患者。

射频电凝治疗后并发症的观察护理:观察患者的恶心、呕吐反应,随时处理污物,遵医嘱补液补钾;询问患者有无局部皮肤感觉减退,观察其是否有同侧角膜反射迟钝、咀嚼无力、面部异样不适感觉。并注意给患者进餐软食,洗脸水温要适宜。如有术中穿刺方向偏内、偏深误伤视神经引起视力减退、复视等并发症,应积极遵医嘱给予治疗并防止患者活动摔伤、碰伤。

(4)外科治疗:①三叉神经周围支切除及抽除术,两者手术较简单,因神经再生而容易复发,故有效时间短,目前较少采用,仅限于第一支疼痛者姑息使用。②三叉神经感觉根切断术,经枕下入路三叉神经感觉根切断术,三叉神经痛均适用此种入路,手术操作较复杂,危险性大,术后反应较多,但常可发现病因,可很好保护运动根及保留部分面部和角膜触觉,复发率低,至今仍广泛使用。③三叉神经脊束切断术,此手术危险性太大,术后并发症严重,现很少采用。④微血管减压术,已知有 85%～96%的三叉神经痛患者是由于三叉神经根存在血管压迫所致,用手术方法将压迫神经的血管从三叉神经根部移开,疼痛则会消失,这就是微血管减压术,因为微血管减压术是针对三叉神经痛的主要病因进行治疗,去除血管对神经的压迫后,约 90%的患者疼痛可以完全消失,面部感觉完全保留,而达到根治的目的,微血管减压术可以保留三叉神经功能,运用显微外科技术进行手术,减小了手术创伤,很少遗留永久性神经功能障碍,术中手术探查可以发现引起三叉神经痛的少见病因,如影像学未发现的小肿瘤、蛛网膜增厚及粘连等,因而成为原发性三叉神经痛的首选手术治疗方法。

三叉神经微血管减压术的手术适应证:正规药物治疗一段时间后,药物效果不明显或疗效明显减退的患者;药物过敏或严重不良反应不能耐受;疼痛严重,影响工作、生活和休息者。

微血管减压术治疗三叉神经痛的临床有效率为 90%～98%,影响其疗效的因素很多,其中压迫血管的类型、神经受压的程度及减压方式的不同对其临床治疗和预后的判断有着重要的意义。微血管减压术治疗三叉神经痛也存在 5%～10%的复发率,不同术者和手术方法的不同差异很大。研究表明,患者的性别、年龄、疼痛的支数、疼痛部位、病程、近期疗效及压迫血管的类型可能与复发存在一定的联系。导致三叉神经痛术后复发的主要原因:①病程大于 8 年;②静脉为压迫因素;③术后无即刻症状消失者。三叉神经痛复发最多见于术后 2 年内,2 年后复发率明显降低。

2.心理支持

由于本病为突然发作的反复的阵发性剧痛,易出现精神抑郁和情绪低落等表现,护士应关心、理解、体谅患者,帮助其减轻心理压力,增强战胜疾病的信心。

3.健康教育

指导患者生活有规律,合理休息、娱乐;鼓励患者运用指导式想象、听音乐、阅读报刊等分散注意力,消除紧张情绪。

（王 晓）

第四节 癫 痫

癫痫是多种原因导致的脑部神经元高度同步化异常放电所引起的临床综合征,临床表现具有发作性、短暂性、重复性和刻板性的特点。临床上每次发作或每种发作的过程称为痫性发作。

一、病因与发病机制

（一）病因

癫痫不是独立的疾病,而是一组疾病或综合征。引起癫痫的病因非常复杂,根据病因学不同,癫痫可分为三大类。

1.症状性癫痫

由各种明确的中枢神经系统结构损伤和功能异常引起,如脑肿瘤、脑外伤、脑血管病、中枢神经系统感染、寄生虫、遗传代谢性疾病、神经系统变性疾病等。

2.特发性癫痫

病因不明,未发现脑部有足以引起癫痫发作的结构性损伤或功能异常,可能与遗传因素密切相关。

3.隐源性癫痫

病因不明,但临床表现提示为症状性癫痫,现有的检查手段不能发现明确的病因。其占全部癫痫的 60%～70%。

（二）发病机制

癫痫的发病机制非常复杂,至今尚未能完全了解其全部机制,但发病的一些重要环节已被探知。

1.痫性放电的起始

神经元异常放电是癫痫发病的电生理基础。

2.痫性放电的传播

异常高频放电反复通过突触联系和强化后的易化作用诱发周边及远处的神经元的同步放电,从而引起异常电位的连续传播。

3.痫性放电的终止

目前机制尚未完全明了。

二、临床表现

（一）痫性发作

1.部分性发作

部分性发作包括以下几种。①单纯部分性发作:常以发作性一侧肢体、局部肌肉节律性抽动或感觉障碍为特征,发作时程短。②复杂部分性发作:表现为意识障碍,多有精神症状和自动症。③部分性发作继发全面性发作:上述部分性发作后出现全身性发作。

2.全面性发作

这类发作起源于双侧脑部,发作初期即有意识丧失,根据其临床表现的不同,可分为如下内容。

(1)全面强直-阵挛发作:以意识丧失、全身抽搐为主要临床特征。早期出现意识丧失、跌倒,随后的发作过程分为三期:强直期、阵挛期和发作后期。发作过程可有喉部痉挛、尖叫、心率增快、血压升高、瞳孔散大、呼吸暂停等症状,发作后各项体征逐渐恢复正常。

(2)失神发作:典型表现为正常活动中突然发生短暂的意识丧失,两眼凝视且呼之不应,发作停止后立即清醒,继续原来的活动,对发作没有丝毫记忆。

(3)强直性发作:多在睡眠中发作,表现为全身骨骼肌强直性阵挛,常伴有面色潮红或苍白、瞳孔散大等症状。

(4)阵挛性发作:表现为全身骨骼肌阵挛伴意识丧失,见于婴幼儿。

(5)肌阵挛发作:表现为短暂、快速、触电样肌肉收缩,一般无意识障碍。

(6)失张力发作:表现为全身或部分肌肉张力突然下降,造成张口、垂颈、肢体下垂甚至跌倒。

3.癫痫持续状态

癫痫持续状态指一次癫痫发作持续30分钟以上,或连续多次发作致发作间期意识或神经功能未恢复至通常水平。可见于各种类型的癫痫,但通常是指全面强直-阵挛发作持续状态。可因不适当地停用抗癫痫药物或治疗不规范、感染、精神刺激、过度劳累、饮酒等诱发。

(二)癫痫综合征

特定病因引发的由特定症状和体征组成的癫痫。

三、辅助检查

(1)脑电图检查:脑电图检查是诊断癫痫最有价值的辅助检查方法,典型表现是尖波、棘波、棘-慢或尖-慢复合波。

(2)血液检查:通过血糖、血常规、血寄生虫等检查,可了解有无低血糖、贫血、寄生虫病。

(3)影像学检查:应用 DSA、CT、MRI 等检查可发现脑部器质性病变,为癫痫的诊断提供依据。

四、治疗要点

目前癫痫治疗仍以药物治疗为主,药物治疗应达到3个目的:①控制发作或最大限度地减少发作次数;②长期治疗无明显不良反应;③使患者保持或恢复其原有的生理、心理和社会功能状态。

(一)病因治疗

祛除病因,避免诱因。如全身代谢性疾病导致癫痫的应先纠正代谢紊乱,睡眠不足诱发癫痫的要保证充足的睡眠,对于颅内占位性病变引起者首先考虑手术治疗,对于脑寄生虫病行驱虫治疗。

(二)发作时治疗

立即让患者就地平卧,保持呼吸道通畅,及时给氧;防止外伤,预防并发症;应用药物预防再次发作,如地西泮、苯妥英钠等。

(三)发作间歇期治疗

合理应用抗癫痫药物,常用的抗癫痫药物有地西泮、氯硝西泮、卡马西平、丙戊酸、苯妥英钠、苯巴比妥、扑痫酮、拉莫三嗪、奥卡西平、左乙拉西坦、加巴喷丁等。强直性发作、部分性发作和部分性发作继发全面性发作首选卡马西平;全面强直-阵挛发作、典型失神、肌阵挛发作、阵挛性发作首选丙戊酸。

(四)癫痫持续状态的治疗

保持稳定的生命体征和进行性心肺功能支持;终止呈持续状态的癫痫发作,减少癫痫发作对脑部神经元的损害;寻找并尽可能根除病因及诱因;处理并发症。可依次选用地西泮、异戊巴比妥钠、苯妥英钠和水合氯醛等药物。及时纠正血酸碱度和电解质失衡,发生脑水肿时给予甘露醇和呋塞米注射,注意预防和控制感染。

(五)其他治疗

对于药物难治性、有确定癫痫灶的癫痫可采用手术治疗,中医学针灸治疗对某些癫痫也有一定疗效。

五、护理措施

(一)一般护理

(1)饮食:为患者提供充足的营养,癫痫持续状态的患者可给予鼻饲,嘱发作间歇期的患者进食清淡、无刺激、富于营养的食物。

(2)休息与运动:癫痫发作后宜卧床休息,平时应劳逸结合,保证充足的睡眠,生活规律,避免不良刺激。

(3)纠正水、电解质及酸碱平衡紊乱,预防并发症。

(二)病情观察

密切观察生命体征、意识状态、瞳孔变化、大小便等情况;观察并记录发作的类型、频率和持续时间;观察发作停止后意识恢复的时间,有无疲乏、头痛及行为异常。

(三)安全护理

告知患者有发作先兆时立即平卧。活动中发作时,立即将患者置于平卧位,避免摔伤。摘下眼镜、手表、义齿等硬物,用软垫保护患者关节及头部,必要时用约束带适当约束,避免外伤。用牙垫或厚纱布置于患者口腔一侧上下磨牙间,防止口、舌咬伤。发作间歇期,应为患者创造安静、安全的休养环境,避免或减少诱因,防止意外的发生。

(四)保持呼吸道通畅

发作时立即解开患者领扣、腰带以减少呼吸道受压,及时清除口腔内食物、呕吐物和分泌物,防止呼吸道阻塞。让患者平卧、头偏向一侧,必要时用舌钳拉出舌头,避免舌后坠阻塞呼吸道。必要时可行床旁吸引和气管切开。

(五)用药护理

有效的抗癫痫药物治疗可使 80% 的患者发作得到控制。告诉患者抗癫痫药物治疗的原则及药物疗效与不良反应的观察,指导患者遵医嘱坚持长期正确服药。

1.服药注意事项

服药注意事项包括:①根据发作类型选择药物。②药物一般从小剂量开始,逐渐加量,以尽可能控制发作、又不致引起毒性反应的最小有效剂量为宜。③坚持长期有规律服药,完全不发作后还需根据发作类型、频率,再继续服药2～3年,然后逐渐减量至停药,切忌服药控制发作后就自行停药。④间断不规则服药不利于癫痫控制,易导致癫痫持续状态发生。

2.常用抗癫痫药物不良反应

每种抗癫痫药物均有多种不良反应。不良反应轻者一般不需停药,从小剂量开始逐渐加量或与食物同服可以减轻,严重反应时应减量或停药、换药。服药前应做血、尿常规和肝、肾功能检查,服药期间定期监测血药浓度,复查血常规和生化检查。

(六)避免促发因素

1.癫痫的诱因

疲劳、饥饿、缺睡、便秘、经期、饮酒、感情冲动、一过性代谢紊乱和变态反应。过度换气对于失神发作、过度饮水对于强直性阵挛发作、闪光对于肌阵挛发作也有诱发作用。有些反射性癫痫还应避免如声光刺激、惊吓、心算、阅读、书写、下棋、玩牌、刷牙、起步、外耳道刺激等特定因素。

2.癫痫持续状态的诱发因素

常为突然停药、减药、漏服药及换药不当;其次为发热、感冒、劳累、饮酒、妊娠与分娩;使用异烟肼、利多卡因、氨茶碱或抗抑郁药亦可诱发。

(七)手术的护理

对于手术治疗癫痫的患者,术前应做好心理护理以减少恐惧和紧张。密切观察意识、瞳孔、肢体活动和生命体征等情况,并按医嘱做好术前检查和准备;术后麻醉清醒后应采取头高脚低位,以减轻脑水肿的发生。严密监测病情,做好术后常规护理、用药护理和安全护理。

(八)心理护理

病情反复发作、长期服药常会给患者带来沉重的精神负担,易产生焦虑、恐惧、抑郁等不良心理状态。护士应多关心患者,随时关注其心理状态并给予安慰和疏导,缓解患者的心理负担,使其更好地配合治疗。

(九)健康指导

(1)向患者及家属介绍疾病治疗和预防的相关知识,教会其癫痫的基本护理方法,安静的环境、规律的生活、合理的饮食、充足的睡眠、远离不良刺激等均有利于患者的康复。

(2)告知患者及家属遵医嘱长期、规律用药,不可突然减药甚至停药,定期复查,病情变化立即就诊。

(3)应尽量避免患者单独外出,不参与蹦极、游泳等可能危及生命的活动,避免紧张、劳累。

(4)特发性癫痫且有家族史的女性患者,婚后不宜生育,双方均有癫痫,或一方患病,另一方有家族史者不宜婚配。

（王　晓）

第三章

呼吸内科护理

第一节　急性呼吸道感染

　　急性呼吸道感染是具有一定传染性的呼吸系统疾病,本病重点要求同学了解其发病的常见诱因,能识别出急性上呼吸道感染和急性气管-支气管炎的临床表现;能找出主要的护理诊断及医护合作性问题并能采取有效的护理措施对患者进行护理。

　　急性呼吸道感染通常包括急性上呼吸道感染和急性气管-支气管炎。急性上呼吸道感染是鼻腔、咽或喉部急性炎症的总称。常见病原体为病毒,仅有少数由细菌引起。本病全年皆可发病,但冬春季节多发,具有一定的传染性,有时引起严重的并发症,应积极防治。急性气管-支气管炎是指感染、物理、化学、过敏等因素引起的气管-支气管黏膜的急性炎症。可由急性上呼吸道感染蔓延而来。多见于寒冷季节或气候多变时或气候突变时。

一、护理评估

(一)病因及发病机制

1.急性上呼吸道感染

　　急性上呼吸道感染有 70%～80% 由病毒引起。其中主要包括流感病毒、副流感病毒、呼吸道合胞病毒、腺病毒、鼻病毒等。由于感染病毒类型较多,又无交叉免疫,人体产生的免疫力较弱且短暂,同时在健康人群中有病毒携带者,故一个人可有多次发病。细菌感染占 20%～30%,可直接或继病毒感染之后发生,以溶血性链球菌最为多见,其次为流感嗜血杆菌、肺炎球菌和葡萄球菌等。偶见革兰阴性杆菌。当全身或呼吸道局部防御功能降低时,尤其是年老体弱或有慢性呼吸道疾病者更易患病,原先存在于上呼吸道或外界侵入的病毒和细菌迅速繁殖,引起本病。通过含有病毒的飞沫或被污染的用具传播,引起发病。

2.急性气管-支气管炎

　　(1)感染:由病毒、细菌直接感染,或急性上呼吸道病毒(如腺病毒、流感病毒)、细菌(如流感嗜血杆菌、肺炎链球菌)感染迁延而来,也可在病毒感染后继发细菌感染。亦可为衣原体和支原体感染。

　　(2)物理、化学性因素:过冷空气、粉尘、刺激性气体或烟雾的吸入使气管-支气管黏膜受到急性刺激和损伤,引起本病。

(3)变态反应:花粉、有机粉尘、真菌孢子等的吸入,以及对细菌蛋白质过敏等,均可引起气管-支气管的变态反应。寄生虫(如钩虫、蛔虫的幼虫)移行至肺,也可致病。

(二)健康史

有无受凉、淋雨、过度疲劳等使机体抵抗力降低等情况,应注意询问本次起病情况,既往健康情况,有无呼吸道慢性疾病史等。

(三)身体状况

1.急性上呼吸道感染

急性上呼吸道感染主要症状和体征个体差异大,根据病因不同可有不同类型,各型症状、体征之间无明显界定,也可互相转化。

(1)普通感冒:又称急性鼻炎或上呼吸道卡他,以鼻咽部卡他症状为主要表现,俗称"伤风"。成人多为鼻病毒所致,起病较急,初期有咽干、咽痒或咽痛,同时或数小时后有打喷嚏、鼻塞、流清水样鼻涕,2~3天后分泌物变稠,伴咽鼓管炎可引起听力减退,伴流泪、味觉迟钝、声嘶、少量咳嗽、低热不适、轻度畏寒和头痛。检查可见鼻腔黏膜充血、水肿、有分泌物,咽部轻度充血。如无并发症,一般经5~7天痊愈。

流行性感冒(简称流感)则由流感病毒引起,起病急,鼻咽部症状较轻,但全身症状较重,伴高热、全身酸痛和眼结膜炎症状。而且常有较大或大范围的流行。

流行性感冒应及早应用抗流感病毒药物:起病1~2天内应用抗流感病毒药物治疗,才能取得最佳疗效。目前抗流感病毒药物包括离子通道 M_2 阻滞剂和神经氨酸酶抑制剂两类。离子通道 M_2 阻滞剂:包括金刚烷胺和金刚乙胺,主要是对甲型流感病毒有效。金刚烷胺类药物是治疗甲型流感的首选药物,有效率达70%~90%。金刚烷胺的不良反应有神经质、焦虑、注意力不集中和轻微头痛等中枢神经系统不良反应,一般在用药后几小时出现,金刚乙胺的不良反应较小。胃肠道反应主要为恶心和呕吐,停药后可迅速消失。肾功能不全的患者需要调整金刚烷胺的剂量,对于老年人或肾功能不全者需要密切监测不良反应。神经氨酸酶抑制剂:奥司他韦(商品名达菲),作用机制是通过干扰病毒神经氨酸酶保守的唾液酸结合位点,从而抑制病毒的复制,对 A(包括 H5N1)和 B 不同亚型流感病毒均有效。奥司他韦成人每次口服75 mg,每天2次,连服5天,但须在症状出现2天内开始用药。奥司他韦不良反应少,一般为恶心、呕吐等消化道症状,也有腹痛、头痛、头晕、失眠、咳嗽、乏力等不良反应的报道。

(2)病毒性咽炎和喉炎:临床特征为咽部发痒、不适和灼热感、声嘶、讲话困难、咳嗽、咳嗽时咽喉疼痛,无痰或痰呈黏液性,有发热和乏力,伴有咽下疼痛时,常提示有链球菌感染,体检发现咽部明显充血和水肿、局部淋巴结肿大且触痛,提示流感病毒和腺病毒感染,腺病毒咽炎可伴有眼结膜炎。

(3)疱疹性咽峡炎:主要由柯萨奇病毒 A 引起,夏季好发。有明显咽痛、常伴有发热,病程约一周。体检可见咽充血,软腭、腭垂、咽和扁桃体表面有灰白色疱疹及浅表溃疡,周围有红晕。多见儿童,偶见于成人。

(4)咽结膜热:常为柯萨奇病毒、腺病毒等引起。夏季好发,游泳传播为主,儿童多见。表现为发热、咽痛、畏光、流泪、咽及结膜明显充血。病程4~6天。

(5)细菌性咽-扁桃体炎多由溶血性链球菌感染所致,其次为流感嗜血杆菌、肺炎球菌、葡萄球菌等引起。起病急,咽痛明显,伴畏寒、发热,体温超过39 ℃。检查可见咽部明显充血,扁桃体充血肿大,其表面有黄色点状渗出物,颌下淋巴结肿大伴压痛,肺部无异常体征。

本病如不及时治疗可并发急性鼻窦炎、中耳炎、急性气管-支气管炎。部分患者可继发病毒性心肌炎、肾炎、风湿热等。

2.急性气管-支气管炎

急性气管-支气管炎起病较急,常先有急性上呼吸道感染的症状,继之出现干咳或少量黏液性痰,随后可转为黏液脓性或脓性痰液,痰量增多,咳嗽加剧,偶可痰中带血。全身症状一般较轻,可有发热,38 ℃左右,多于 3～5 天后消退。咳嗽、咳痰为最常见的症状,常为阵发性咳嗽,咳嗽、咳痰可延续 2～3 周才消失,如迁延不愈,则可演变为慢性支气管炎。呼吸音常正常或增粗,两肺可听到散在干、湿性啰音。

(四)实验室及其他检查

1.血常规检查

病毒感染者白细胞计数正常或偏低,淋巴细胞比例升高;细菌感染者白细胞计数和中性粒细胞计数增高,可有核左移现象。

2.病原学检查

可做病毒分离和病毒抗原的血清学检查,确定病毒类型,以区别病毒和细菌感染。细菌培养及药物敏感试验,可判断细菌类型,并可指导临床用药。

3.X 线检查

胸部 X 线多无异常改变。

二、主要护理诊断及医护合作性问题

(一)舒适的改变

鼻塞、流涕、咽痛、头痛与病毒和/或细菌感染有关。

(二)潜在并发症

鼻窦炎、中耳炎、心肌炎、肾炎、风湿性关节炎。

三、护理目标

患者躯体不适缓解,日常生活不受影响;体温恢复正常;呼吸道通畅;睡眠改善;无并发症发生或并发症被及时控制。

四、护理措施

(一)一般护理

注意隔离患者,减少探视,避免交叉感染。患者咳嗽或打喷嚏时应避免对着他人。患者使用的餐具、痰盂等用具应按规定消毒,或用一次性器具,回收后焚烧弃去。多饮水,补充足够的热量,给予清淡易消化、高热量、丰富维生素、富含营养的食物。避免刺激性食物,戒烟、酒。患者以休息为主,特别是在发热期间。部分患者往往因剧烈咳嗽而影响正常的睡眠,可给患者提供容易入睡的休息环境,保持病室适宜温度、相对湿度和空气流通。保证周围环境安静,关闭门窗。指导患者运用促进睡眠的方式,如睡前泡脚、听音乐等。必要时可遵医嘱给予镇咳、祛痰或镇静药物。

(二)病情观察

关注疾病流行情况、鼻咽部发生的症状、体征及血常规和 X 线胸片改变。注意并发症,如耳痛、耳鸣、听力减退、外耳道流脓等提示中耳炎;如头痛剧烈、发热、伴脓涕、鼻窦有压痛等提示鼻窦炎;如在恢复期出现胸闷、心悸、眼睑水肿、腰酸和关节痛等提示心肌炎、肾炎或风湿性关节炎,应及时就诊。

(三)对症护理

1.高热护理

体温超过 37.5 ℃,应每 4 小时测体温 1 次,观察体温过高的早期症状和体征,体温突然升高或骤降时,应随时测量和记录,并及时报告医师。体温>39 ℃时,要采取物理降温。降温效果不好可遵照医嘱选用适当的解热剂进行降温。患者出汗后应及时处理,保持皮肤的清洁和干燥,并注意保暖。鼓励多饮水。

2.保持呼吸道通畅

清除气管、支气管内分泌物,减少痰液在气管、支气管内的聚积。指导患者采取舒适的体位进行有效咳嗽。观察咳痰情况,如痰液较多且黏稠,可嘱患者多饮水,或遵照医嘱给予雾化吸入治疗,以湿润气道、利于痰液排出。

(四)用药护理

1.对症治疗

选用抗感冒复合剂或中成药减轻发热、头痛,减少鼻、咽充血和分泌物,如对乙酰氨基酚、银翘解毒片等。干咳者可选用右美沙芬、喷托维林等;咳嗽有痰可选用复方氯化铵合剂、溴己新,或雾化祛痰。咽痛者可含服喉片或草珊瑚片等。气喘者可用平喘药,如特布他林、氨茶碱等。

2.抗病毒药物

早期应用抗病毒药有一定疗效,可选用利巴韦林、奥司他韦、金刚烷胺、吗啉胍和抗病毒中成药等。

3.抗菌药物

如有细菌感染,最好根据药物敏感试验选择有效抗菌药物治疗,常可选用大环内酯类、青霉素类、氟喹诺酮类及头孢菌素类。

根据医嘱选用药物,告知患者药物的作用、可能发生的不良反应和服药的注意事项,如按时服药;应用抗生素者,注意观察有无迟发变态反应发生;对于应用解热镇痛药者注意避免大量出汗引起虚脱等。发现异常及时就诊等。

(五)心理护理

急性呼吸道感染预后良好,多数患者于一周内康复,仅少数患者可因咳嗽迁延不愈而发展为慢性支气管炎,患者一般无明显心理负担。但如果咳嗽较剧烈,加之伴有发热,可能会影响患者的休息、睡眠,进而影响工作和学习,个别患者产生急于缓解咳嗽等症状的焦虑情绪。护理人员应与患者进行耐心、细致的沟通,通过对病情的客观评价,解除患者的心理顾虑,建立治疗疾病的信心。

(六)健康指导

1.疾病知识指导

帮助患者和家属掌握急性呼吸道感染的诱发因素及本病的相关知识,避免受凉、过度疲劳,注意保暖;外出时可戴口罩,避免寒冷空气对气管、支气管的刺激。积极预防和治疗上呼吸道感染,症状改变或加重时应及时就诊。

2.生活指导

平时应加强耐寒锻炼,增强体质,提高机体免疫力。有规律生活,避免过度劳累。室内空气保持新鲜、阳光充足。少去人群密集的公共场所。戒烟、酒。

五、护理评价

患者舒适度改善;睡眠质量提高;未发生并发症或发生后被及时控制。

(董庆蓉)

第二节　慢性支气管炎

慢性支气管炎是由于感染或非感染因素引起气管、支气管黏膜及其周围组织的慢性非特异性炎症。临床以咳嗽、咳痰或伴有喘息反复发作为特征,每年持续 3 个月以上,且连续 2 年以上。

一、病因和发病机制

慢性支气管炎的病因极为复杂,迄今尚有许多因素还不够明确,往往是多种因素长期相互作用的综合结果。

(一)感染

病毒、支原体和细菌感染是本病急性发作的主要原因。病毒感染以流感病毒、鼻病毒、腺病毒和呼吸道合胞病毒常见;细菌感染以肺炎链球菌、流感嗜血杆菌和卡他莫拉菌及葡萄球菌常见。

(二)大气污染

化学气体如氯气、二氧化氮、二氧化硫等刺激性烟雾,空气中的粉尘等均可刺激支气管黏膜,使呼吸道清除功能受损,为细菌入侵创造条件。

(三)吸烟

吸烟为本病发病的主要因素。吸烟时间的长短与吸烟量决定发病率的高低,吸烟者的患病率较不吸烟者高 2~8 倍。

(四)过敏因素

喘息型支气管患者,多有过敏史。患者痰中嗜酸性粒细胞和组胺的含量及血中 IgE 明显高于正常。此类患者实际上应属慢性支气管炎合并哮喘。

(五)其他因素

气候变化,特别是寒冷空气对慢支的病情加重有密切关系。自主神经功能失调,副交感神经功能亢进,老年人肾上腺皮质功能减退,慢性支气管炎的发病率增加。维生素 C 缺乏,维生素 A 缺乏,易患慢性支气管炎。

二、临床表现

(一)症状

患者常在寒冷季节发病,出现咳嗽、咳痰,尤以晨起显著,白天多于夜间。病毒感染痰液为白色黏液泡沫状,继发细菌感染,痰液转为黄色或黄绿色黏液脓性,偶可带血。慢性支气管炎反复发作后,支气管黏膜的迷走神经感受器反应性增高,副交感神经功能亢进,可出现过敏现象而发生喘息。

(二)体征

早期多无体征。急性发作期可有肺底部闻及干、湿性啰音。喘息型支气管炎在咳嗽或深吸气后可闻及哮鸣音,发作时,有广泛哮鸣音。

(三)并发症

(1)阻塞性肺气肿:为慢性支气管炎最常见的并发症。

(2)支气管肺炎:慢性支气管炎蔓延至支气管周围肺组织中,患者表现寒战、发热、咳嗽加剧、痰量增多且呈脓性;白细胞总数及中性粒细胞增多;X线胸片显示双下肺野有斑点状或小片阴影。

(3)支气管扩张症。

三、诊断

(一)辅助检查

1.血常规检查

白细胞总数及中性粒细胞数可升高。

2.胸部 X 线

单纯型慢性支气管炎,X线片检查阴性或仅见双下肺纹理增多、增粗、模糊、呈条索状或网状。继发感染时为支气管周围炎症改变,表现为不规则斑点状阴影,重叠于肺纹理之上。

3.肺功能检查

早期病变多在小气道,常规肺功能检查多无异常。

(二)诊断要点

凡咳嗽、咳痰或伴有喘息,每年发作持续 3 个月,连续 2 年或 2 年以上者,并排除其他心、肺疾病(如肺结核、肺尘埃沉着病、支气管哮喘、支气管扩张症、肺癌、肺脓肿、心脏病、心功能不全等)、慢性鼻咽疾病后,即可诊断。如每年发病不足 3 个月,但有明确的客观检查依据(如胸部 X 线片、肺功能等)亦可诊断。

(三)鉴别诊断

1.支气管扩张

多于儿童或青年期发病,常继发于麻疹、肺炎或百日咳后,并有咳嗽、咳痰反复发作的病史,合并感染时痰量增多,并呈脓性或伴有发热,病程中常反复咯血。在肺下部周围可闻及不易消散的湿性啰音。晚期重症患者可出现杵状指(趾)。胸部 X 线上可见双肺下野纹理粗乱或呈卷发状。薄层高分辨 CT(HRCT)检查有助于确诊。

2.肺结核

活动性肺结核患者多有午后低热、消瘦、乏力、盗汗等中毒症状。咳嗽痰量不多,常有咯血。老年肺结核的中毒症状多不明显,常被慢性支气管炎的症状所掩盖而误诊。胸部 X 线上可发现结核病灶,部分患者痰结核菌检查可获阳性。

3.支气管哮喘

支气管哮喘常为特质性患者或有过敏性疾病家族史,多于幼年发病。一般无慢性咳嗽、咳痰史。哮喘多突然发作,且有季节性,血和痰中嗜酸性粒细胞常增多,治疗后可迅速缓解。发作时双肺布满哮鸣音,呼气延长,缓解后可消失,且无症状,但气道反应性仍增高。慢性支气管炎合并哮喘的患者,病史中咳嗽、咳痰多发生在喘息之前,迁延不愈较长时间后伴有喘息,且咳嗽、咳痰的症状多较喘息更为突出,平喘药物疗效不如哮喘等可资鉴别。

4.肺癌

肺癌多发生于 40 岁以上男性,并有多年吸烟史的患者,刺激性咳嗽常伴痰中带血和胸痛。X 线胸片检查肺部常有块影或反复发作的阻塞性肺炎。痰脱落细胞及支气管镜等检查,可明确诊断。

5.慢性肺间质纤维化

慢性咳嗽,咳少量黏液性非脓性痰,进行性呼吸困难,双肺底可闻及爆裂音(Velcro 啰音),严重者发绀并有杵状指。X 线胸片见中下肺野及肺周边部纹理增多紊乱呈网状结构,其间见弥漫性细小斑点阴影。肺功能检查呈限制性通气功能障碍,弥散功能降低,PaO_2 下降。肺活检是确诊的手段。

四、治疗

(一)急性发作期及慢性迁延期的治疗

以控制感染、祛痰、镇咳为主,同时解痉平喘。

1.抗感染药物

及时、有效、足量,感染控制后及时停用,以免产生细菌耐药或二重感染。一般患者可按常见致病菌用药。可选用青霉素 G 80 万 U 肌内注射;复方磺胺甲噁唑(SMZ),每次 2 片,2 次/天;阿莫西林 2~4 g/d,3~4 次口服;氨苄西林 2~4 g/d,分 4 次口服;头孢氨苄 2~4 g/d 或头孢拉定 1~2 g/d,分 4 次口服;头孢呋辛 2 g/d 或头孢克洛 0.5~1 g/d,分 2~3 次口服。亦可选择新一代大环内酯类抗生素,如罗红霉素,0.3 g/d,2 次口服。抗菌治疗疗程一般 7~10 天,反复感染病例可适当延长。严重感染时,可选用氨苄西林、环丙沙星、氧氟沙星、阿米卡星、奈替米星或头孢菌素类联合静脉滴注给药。

2.祛痰镇咳药

刺激性干咳者不宜单用镇咳药物,否则痰液不易咳出。可给盐酸溴环己胺醇 30 mg 或羧甲基半胱氨酸 500 mg,3 次/天口服。乙酰半胱氨酸及氯化铵甘草合剂均有一定的疗效。α-糜蛋白酶雾化吸入亦有消炎祛痰的作用。

3.解痉平喘

解痉平喘主要为解除支气管痉挛,利于痰液排出。常用药物为氨茶碱 0.1~0.2 g,每 8 小时 1 次口服;丙卡特罗 50 mg,2 次/天;特布他林 2.5 mg,2~3 次/天。慢性支气管炎有可逆性气道阻塞者应常规应用支气管舒张剂,如异丙托溴铵气雾剂、特布他林等吸入治疗。阵发性咳嗽常伴不同程度的支气管痉挛,应用支气管扩张药后可改善症状,并有利于痰液的排出。

(二)缓解期的治疗

应以增强体质,提高机体抗病能力和预防发作为主。

(三)中药治疗

采取扶正固本原则,按肺、脾、肾的虚实辨证施治。

五、护理措施

(一)常规护理

1.环境

保持室内空气新鲜,流通,安静,舒适,温湿度适宜。

2.休息

急性发作期应卧床休息,取半卧位。

3.给氧

持续低流量吸氧。

4.饮食

给予高热量、高蛋白、高维生素易消化饮食。

(二)专科护理

(1)解除气道阻塞,改善肺泡通气。及时清除痰液,神志清醒患者应鼓励咳嗽,痰稠不易咯出时,给予雾化吸入或雾化泵药物喷入,减少局部淤血水肿,以利痰液排出。危重体弱患者,定时更换体位,叩击背部,使痰易于咯出,餐前应给予胸部叩击或胸壁震荡。方法:患者取侧卧位,护士两手手指并拢,手背隆起,指关节微屈,自肺底由下向上,由外向内叩拍胸壁,震动气管,边拍边鼓励患者咳嗽,以促进痰液的排出,每侧肺叶叩击 3~5 分钟。对神志不清者,可进行机械吸痰,需注意无菌操作,抽吸压力要适当,动作轻柔,每次抽吸时间不超过 15 秒,以免加重缺氧。

(2)合理用氧减轻呼吸困难。根据缺氧和二氧化碳潴留的程度不同,合理用氧,一般给予低流量、低浓度、持续吸氧,如病情需要提高氧浓度,应辅以呼吸兴奋剂刺激通气或使用呼吸机改善通气,吸氧后如呼吸困难缓解、呼吸频率减慢、节律正常、血压上升、心率减慢、心律正常、发绀减轻、皮肤转暖、神志转清、尿量增加等,表示氧疗有效。若呼吸过缓,意识障碍加深,需考虑二氧化碳潴留加重,必要时采取增加通气量措施。

(董庆蓉)

第三节 支气管哮喘

支气管哮喘是一种慢性气管炎症性疾病,其支气管壁存在以肥大细胞、嗜酸性粒细胞和 T 细胞为主的炎性细胞浸润,可经治疗缓解或自然缓解。本病多发于青少年,儿童多于成人,城市多于农村。近年的流行病学显示,哮喘的发病率或病死率均有所增加,我国哮喘发病率为 1%~2%。支气管哮喘的病因较为复杂,大多在遗传因素的基础上,受到体内外多种因素激发而发病,并反复发作。

一、临床表现

(一)症状和体征

典型的支气管哮喘,发作前多有鼻痒、打喷嚏、流涕、咳嗽、胸闷等先兆症状,进而出现呼气性的呼吸困难伴喘鸣,患者被迫呈端坐呼吸,咳嗽、咳痰。发作持续几十分钟至数小时后自行或经治疗缓解。此为速发性哮喘反应。迟发性哮喘反应时,患者气管呈持续高反应性状态,上述表现更为明显,较难控制。

少数患者可出现哮喘重度或危重度发作,表现为重度呼气性呼吸困难、焦虑、烦躁、端坐呼吸、大汗淋漓、嗜睡或意识模糊,经应用一般支气管扩张药物不能缓解。此类患者不及时救治,可危及生命。

(二)辅助检查

1.血液检查

嗜酸性粒细胞、血清总免疫球蛋白 E(IgE)及特异性免疫球蛋白 E 计数均可增高。

2.胸部 X 线检查

哮喘发作期由于肺脏充气过度,肺部透亮度增高,合并感染时可见肺纹理增多及炎症阴影。

3.肺功能检查

哮喘发作期有关呼气流速的各项指标,如第一秒用力呼气容积(FEV_1)、最大呼气流速峰值(PEF)等均降低。

二、治疗原则

本病的防治原则是去除病因,控制发作和预防发作。控制发作应根据患者发作的轻重程度,抓住解痉、抗炎两个主要环节,迅速控制症状。

(一)解痉

哮喘轻、中度发作时,常用氨茶碱稀释后静脉注射或加入液体中静脉滴注。根据病情吸入或口服 β_2-受体激动剂。常用的 β_2 受体激动剂气雾吸入剂有特布他林、沙丁胺醇等。

哮喘重度发作时,应及早静脉给予足量氨茶碱及琥珀酸氢化可的松或甲泼尼龙琥珀酸钠,待病情得到控制后再逐渐减量,改为口服泼尼松龙,或根据病情吸入糖皮质激素,应注意不宜骤然停药,以免复发。

(二)抗感染

肺部感染的患者,应根据细菌培养及药敏结果选择应用有效抗生素。

(三)稳定内环境

及时纠正水、电解质及酸碱失衡。

(四)保证气管通畅

痰多而黏稠不易咳出或有严重缺氧及二氧化碳潴留者,应及时行气管插管吸出痰液,必要时行机械通气。

三、护理

(一)一般护理

(1)将患者安置在清洁、安静、空气新鲜、阳光充足的房间,避免接触变应原,如花粉、皮毛、油烟等。护理操作时防止灰尘飞扬。喷洒灭蚊蝇剂或某些消毒剂时要转移患者。

(2)患者哮喘发作呼吸困难时应给予适宜的靠背架或过床桌,让患者伏桌而坐,以帮助呼吸,减少疲劳。

(3)给予营养丰富的易消化的饮食,多食蔬菜、水果,多饮水。同时注意保持大便通畅,减少因用力排便所致的疲劳。严禁食用与患者发病有关的食物,如鱼、虾、蟹等,并协助患者寻找变应原。

(4)危重期患者应保持皮肤清洁干燥,定时翻身,防止褥疮发生。因大剂量使用糖皮质激素,应做好口腔护理,防止发生口腔炎。

(5)哮喘重度发作时,由于大汗淋漓,呼吸困难甚至有窒息感,所以患者极度紧张、烦躁、疲倦。要耐心安慰患者,及时满足患者需求,缓解紧张情绪。

(二)观察要点

1.观察哮喘发作先兆

如患者主诉有鼻、咽、眼部发痒及咳嗽、流鼻涕等黏膜过敏症状时,应及时报告医师采取措施,减轻发作症状,尽快控制病情。

2.观察药物毒副作用

氨茶碱 0.25 g 加入 $25\%\sim50\%$ 葡萄糖注射液 20 mL 中静脉推注,时间至少要在 5 分钟以上,因浓度过高或推注过快可使心肌过度兴奋而产生心悸、惊厥、血压骤降等严重反应。使用时要现配现用,静脉滴注时,不宜和维生素 C、促皮质激素、去甲肾上腺素、四环素类等配伍。糖皮质激素类药物久用可引起钠潴留、血钾降低、消化道溃疡病、高血压、糖尿病、骨质疏松、停药反跳等,须加强观察。

3.根据患者缺氧情况调整氧流量

一般为 $3\sim5$ L/min。保持气体充分湿化,氧气湿化瓶每天更换、消毒,防止医源性感染。

4.观察痰液黏稠度

哮喘发作患者由于过度通气,出汗过多,因而身体丢失水分增多,致使痰液黏稠形成痰栓,阻塞小支气管,导致呼吸不畅,感染难以控制。应通过静脉补液和饮水补足水分和电解质。

5.严密观察有无并发症

如自发性气胸、肺不张、脱水、酸碱失衡、电解质紊乱、呼吸衰竭、肺性脑病等并发症。监测动脉血气、生化指标,如发现异常需及时对症处理。

6.注意呼吸频率、深浅幅度和节律

重度发作患者喘鸣音减弱乃至消失,呼吸变浅,神志改变,常提示病情危急,应及时处理。

(三)家庭护理

1.增强体质,积极防治感染

平时注意增加营养,根据病情做适量体力活动,如散步、做简易操、打太极拳等,以提高机体免疫力。当感染发生时应及时就诊。

2.注意防寒避暑

寒冷可引起支气管痉挛,分泌物增加,同时感冒易致支气管及肺部感染。因此,冬季应适当提高居室温度,秋季进行耐寒锻炼防治感冒,夏季避免大汗,防止痰液过稠不易咳出。

3.尽量避免接触变应原

患者应戒烟,尽量避免到人员众多、空气污浊的公共场所。保持居室空气清新,室内可安装空气净化器。

4.防止呼吸肌疲劳

坚持进行呼吸锻炼。

5.稳定情绪

一旦哮喘发作,应控制情绪,保持镇静,及时吸入支气管扩张气雾剂。

6.家庭氧疗

又称缓解期氧疗,对于患者的病情控制,存活期的延长和生活质量的提高有着重要意义。家庭氧疗时应注意氧流量的调节,严禁烟火,防止火灾。

7.缓解期处理

哮喘缓解期的防治非常重要,对于防止哮喘发作及恶化,维持正常肺功能,提高生活质量,保持正常活动量等均具有重要意义。哮喘缓解期患者,应坚持吸入糖皮质激素,可有效控制哮喘发作,吸入色甘酸钠和口服酮替酚亦有一定的预防哮喘发作的作用。

(董庆蓉)

第四节 肺 炎

肺炎是指各种原因引起终末气道,肺泡和肺间质的炎症,为呼吸系统常见病。病原微生物感染、理化因素、免疫原性损伤等均可引起肺炎。老年人或免疫功能低下者并发肺炎的病死率高。

一、病因及发病机制

正常情况下,由于局部防御功能的正常发挥,可使气管隆嵴以下的呼吸道保持无菌状态。当个体局部或全身免疫功能低下及病原体数量增多、毒力增强时,病原菌被吸入下呼吸道,并在肺泡内生长繁殖,导致肺泡毛细血管充血、水肿、炎细胞浸润和渗出,引起系列临床症状。常见的病原菌有肺炎链球菌、葡萄球菌、肺炎支原体、肺炎衣原体、病毒等。除了金黄色葡萄球菌、铜绿假单胞菌和肺炎克雷伯菌等可引起肺组织的坏死性病变容易形成空洞外,肺炎治愈后多不留瘢痕,肺的结构与功能可恢复。

病原菌可通过以下途径入侵:口咽部定植菌吸入、周围空气中带菌气溶胶的直接吸入、由菌血症引起的血行感染、邻近感染部位直接蔓延至肺。分类如下。

(1)按病因分类。分为:①细菌性肺炎。②病毒性肺炎。③真菌性肺炎。④其他病原体所致肺炎。⑤理化性因素所致肺炎。

(2)按解剖学分类。分为:①大叶性肺炎。②小叶性肺炎。③间质性肺炎。

(3)按感染来源分类。分为:①社区获得性肺炎。②医院获得性肺炎。

二、临床表现

(一)症状与体征

多数肺炎患者起病急剧,有高热、咳嗽、咳痰症状,不同类型的肺炎痰液有所区别,当炎症累及胸膜可出现胸痛,常伴随全身毒性症状,如疲乏、肌肉酸痛、食欲缺乏等。

(二)并发症

1.感染性休克

当病原菌入侵使微循环和小动脉扩张,有效血容量锐减,周围循环衰竭而引起休克,出现感染性休克的表现。

2.低氧血症

炎症使肺泡通气量减少,动脉血二氧化碳分压升高,动脉血氧分压降低,肺内气体交换障碍引起低氧血症,可出现呼吸困难、发绀等症状。

3.肺脓肿

肺部炎症的激化,可形成肺脓肿,咳出大量脓痰或脓血痰,有臭味。

4.肺不张

多见于年老体弱、长期卧床者,由于无力咳嗽,痰液阻塞气道,引起的肺组织萎缩。小面积肺不张症状不明显,严重肺不张可引起呼吸困难、阵发性咳嗽、胸痛、发绀。

5.支气管扩张

肺炎病程超过3个月者为慢性肺炎,由于长期咳嗽、气道受阻,支气管弹力纤维受损,引起支气管扩张变形,支气管扩张加重肺炎呼吸道症状,引起恶性循环。

三、诊断要点

典型的临床表现结合辅助检查可以确诊。

(一)症状和体征

典型的肺炎症状和体征,如高热,胸痛、咳嗽、咳痰等。

(二)辅助检查

(1)外周血白细胞检查。

(2)病原学检查。

(3)X线胸片检查。

(4)血清中特异性抗体检测。

四、治疗要点

治疗原则:抗感染和对症治疗。

(一)抗感染

根据不同的感染类型,个体化应用抗生素,重症者尤其强调早期、联合、足量、足疗程、静脉给药。用药疗程至体温恢复正常和呼吸道症状明显改善后3～5天停药。

病毒感染者给予对症治疗,加强支持疗法,防止并发症的发生。中毒症状明显者,如严重呼吸困难、感染性休克、呼吸衰竭等,可应用肾上腺皮质激素。

(二)对症治疗

注意纠正酸碱平衡紊乱,改善低氧血症。

五、护理评估

(一)健康史

询问既往健康状况,有无呼吸道感染史,糖尿病等慢性病史,有无着凉、淋浴、劳累等诱因,有无吸烟等不良生活方式,本次发病的症状体征如何,做过何种治疗等。

(二)身体状况

观察呼吸的频率、节律、型态、深度,有无呼吸困难,胸部叩诊有无实音或浊音,听诊有无啰音和胸膜摩擦音,有无咳嗽,痰液的性质如何,意识、体温和血压有无异常等。

(三)心理-社会因素

了解患者对疾病知识的了解,情绪状态,社会支持度。

(四)辅助检查

X 线胸片有无空洞,有无肺纹理改变及炎性浸润;血液白细胞计数有无增多,中性粒细胞有无异常;痰培养有无细菌生长,药敏试验结果等。

六、护理诊断及合作性问题

(一)体温过高

体温过高与肺部感染有关。

(二)清理呼吸道无效

清理呼吸道无效与痰多、黏稠、咳痰无力有关。

(三)疼痛

胸痛与频繁咳嗽、炎症累及胸膜有关。

(四)潜在并发症

低氧血症、感染性休克与感染有关。

七、护理目标

(1)患者体温降至正常范围。

(2)能掌握咳嗽、咳痰技巧,有效咳痰,保持呼吸顺畅。

(3)学会放松技巧,疼痛缓解,舒适感增强。

(4)无并发症,或能及时发现并发症的先兆及时处理。

八、护理措施

(一)一般护理

为患者创造良好的室内环境。注意保暖,卧床休息,呼吸困难者,可采取半坐卧位,增强肺通气量。给予"三高"饮食,鼓励多饮水,酌情补液,病情危重、高热者可给清淡易消化半流质饮食。加强口腔护理,预防口腔感染。

(二)病情观察

定时测量生命体征,观察意识状态、有无休克先兆,如有四肢发凉,体温下降,无烦躁不安或反应迟钝等表示病情加重。观察记录尿量、尿 pH 和尿比重。军团菌释放毒素可引起低血钠等,应定期检查患者血电解质、尿常规及肾功能。

(三)对症护理

(1)指导有效咳嗽技巧,减轻疼痛:痰液黏稠不易咳出或无力咳出时,可协助叩背、体位引流雾化吸入、应用祛痰药,促进排痰,保持呼吸道通畅。胸痛时可用宽胶布固定患侧胸部或应用止痛药以减轻疼痛。

(2)给予氧气吸入:提高血氧饱和度,改善呼吸困难症状。对于肺水肿患者,应在湿化瓶中加入 50%乙醇,以降低肺泡中液体表面张力,使泡沫破裂,改善气体交换,缓解症状。

(3)休克患者的护理:立即采取去枕平卧、下肢略抬高,严密观察生命体征,迅速建立两条静脉通路。补液原则:先盐后糖,先快后慢,见尿加钾的原则。一条通路快速补充血容量,根据医嘱给予右旋糖酐-40 或葡萄糖盐水和抗生素,注意掌握输入量和速度,防止发生肺水肿;另一条通路输入血管活性药物,根据血压调节药物浓度和滴速,血压应维持在(12.0～13.3)/(8.0～9.3)kPa[(90～100)/(60～70)mmHg],脉压应高于2.7 kPa(20 mmHg)。

(4)高热护理:对症处理,体温低下者应予保暖,高热者给予物理降温,药物降温应使体温降至 37～38 ℃即可,避免出汗过多引起虚脱。

(四)用药护理

密切观察药物疗效及不良反应。静脉输液过程中,注意配伍禁忌,控制好输入量和速度,防止肺水肿的发生。红霉素为治疗军团菌肺炎的首选药,可以口服,也可静脉滴注,常见药物不良反应为恶心、呕吐等胃肠道不适感,应慢速滴入,避免空腹用药。注意观察有无二重感染的迹象发生。

(五)心理护理

多数肺炎患者起病急剧,对其身体和生活造成很大影响,当病因不明诊断未出的情况下,对患者采取相应的隔离措施尤其会引起患者恐慌,因此,对该类患者的解释应透彻,并给予必要的心理干预。

(六)标本采集

清晨咳痰前,给予多贝尔液含漱 2～3 次,再用生理盐水漱口,指导患者深吸气后,用力咳嗽,将来自下呼吸道的痰液直接吐入无菌容器中加盖,2 小时内尽快送检。血液标本应在应用抗生素前进行,采血量应在 10 mL 以上,寒战、高热期采血阳性率高。

(七)其他

发现可疑发热患者应及时采取呼吸道隔离,防止交叉感染。

九、护理评价

(1)体温是否恢复正常。

(2)有无掌握咳痰技巧,能否有效咳嗽、咳痰,呼吸是否顺畅。

(3)胸痛是否缓解。

(4)有无并发症,能否及时发现并发症的先兆,是否能及时配合处理。

十、健康指导

避免过度疲劳、淋雨,季节交换时避免受凉,感冒流行时少去公共场所;纠正不良生活习惯,戒烟、避免酗酒,积极参加体育锻炼,增强机体抵抗力;保持口腔卫生,预防上呼吸道感染,及时、彻底治疗呼吸道及其他部位的感染病灶;肺炎易感者,可接受疫苗注射。

十一、分类

(一)肺炎链球菌肺炎

肺炎链球菌肺炎是由肺炎链球菌感染所引起的肺炎。本病好发于冬季和初春,约占社区获得性肺炎的半数,青壮年男性发病率高。肺炎球菌为口腔和鼻咽部的正常定植菌株,当机体抵抗力下降,协同受凉、疲劳、饥饿、长期卧床等诱因时,病菌入侵,在肺泡内繁殖滋长,引起肺泡壁水肿,白细胞和红细胞渗出,经 Cohn 孔向肺的中央部分蔓延,使病变呈肺段或肺叶急性炎性实变。由于病变始于外周,因而叶间分界清楚。典型病理分期为充血期、红色肝变期、灰色肝变期、消散期,抗生素应用后,肺炎发展至整个大叶性炎症已不多见,典型的肺实变则更少,而以肺段性炎症居多。肺炎球菌不产生毒素,一般情况下,不引起原发性组织坏死或形成空洞,病变消散后肺组织结构无损坏,不留纤维瘢痕。

1.临床表现

(1)症状和体征:病情轻重存在个体差异。典型的表现为:起病急剧,寒战、高热,呈稽留热;约75%的患者有胸痛,咳嗽和吸气时加重,如炎症累及膈面胸膜时,可有同侧上腹部或肩部放射性疼痛。初期有刺激性干咳,有少量白色黏液痰或带血丝痰,1~2天后可咳出铁锈色痰。肺泡实变可引起通气不足,且胸痛限制呼吸而引起呼吸困难,重者动脉血氧饱和度下降,皮肤、口唇发绀。可伴随头痛、肌肉酸痛、食欲缺乏、呕吐、腹泻、腹胀等全身症状。严重感染可有神志不清、谵妄或昏迷等神经系统症状。

患者呈急性病容,常伴口唇单纯疱疹,病变广泛时可有发绀。早期病变有胸廓呼吸运动幅度减小,叩诊有轻度浊音,呼吸音减弱,累及胸膜可闻及捻发音和胸膜摩擦音。肺大片实变时,叩诊浊音增强,触觉语颤增强,可闻及支气管呼吸音。消散期可闻及湿啰音。

本病自然病程为1~2周,发病5~10天,体温可自行消退。使用抗生素治疗体温可在1~3天恢复正常,其他症状和体征随之逐渐消失。

(2)并发症:已少见。严重感染中毒症者可发生感染性休克,其他并发症有胸膜炎、脓胸、肺脓肿等。

2.辅助检查

血液检查:白细胞计数多在(10~40)×10⁹/L,中性粒细胞比例增多,高达80%以上,伴核左移,细胞内可见中毒颗粒,老年人、免疫力低下者白细胞计数增高不明显。痰液检查:痰培养和涂片做革兰染色及夹膜染色镜检可找到致病菌,抗生素治疗前血培养可呈阳性。X线胸片:早期仅有肺纹理增粗或病变肺段模糊,肺发生实变可显示大片阴影,并可见支气管气道征。消散期,阴影可完全消散,少数病例肺泡内纤维蛋白吸收不完全,可形成机化性肺炎。

3.诊断要点

疾病发生于冬、春两季,突然寒战、高热、胸疼、咳嗽和咳铁锈色痰。肺部叩诊浊音,语颤增强,听诊闻及管状呼吸音和湿啰音。实验室检查白细胞增多,核左移、痰涂片及培养发现致病菌。X线检查显示病变肺段炎性阴影等,即可确诊。

4.治疗要点

首选青霉素。症状轻者,青霉素80万U,肌内注射,每天3次。症状重者,给予青霉素240万~480万U,静脉滴注,并发脑膜炎时,剂量可增至1 000万~3 000万U,分4次静脉滴注,每次1小时内滴完,以维持有效血浓度。或选用第1代或第2代头孢菌素,如头孢唑林、头孢孟多等。对青霉素及头孢类药物过敏者,可用红霉素每天1.5 g静脉滴注,或林可霉素每天2 g静脉滴注。此外,结合相应的支持疗法,卧床休息,补充营养,多食富含维生素的水果、蔬菜,发热患者多饮水,补充液体。有呼吸困难者吸氧,腹胀明显者给予肛管排气,及时给予退热、止咳去痰等对症处理,禁用抑制呼吸的镇静药。

(二)葡萄球菌肺炎

葡萄球菌肺炎是由葡萄球菌引起的急性化脓性肺部炎症。起病急剧,早期可有循环衰竭,治疗不及,病死率高。常发生于糖尿病、血液病、艾滋病或原有支气管肺疾病者。儿童患流感或麻疹时易并发肺炎。此外,皮肤感染病灶中的葡萄球菌经血液循环到肺部,可引起多处肺实变、化脓及组织坏死。葡萄球菌为革兰染色阳性球菌,其致病物质主要是毒素与酶,具有溶血、坏死、杀白细胞及血管痉挛等作用。致病力可用血浆凝固酶来测定,金黄色葡萄球菌凝固酶为阳性,因而致病力较强,是化脓性感染的主要原因。

1.临床表现

(1)症状与体征:起病急剧,体温高达 39～40 ℃,胸痛,脓痰,量多,带血丝或呈脓血状,全身毒性症状明显,病情严重者可早期出现周围循环衰竭,老年人症状可不典型。血源性葡萄球菌肺炎常有局部感染或侵入性治疗史,较少咳脓痰。

早期阳性体征不明显,与严重中毒症状和呼吸道症状不一致,其后可出现两肺散在湿啰音。病变较大或融合时可有肺实变体征。

(2)并发症:多并发肺脓肿、肺气囊肿和脓胸。

2.辅助检查

血液检查:白细胞计数增高,中性粒细胞比例增高,核左移。X 线胸片:显示肺段或肺叶实变,可形成空洞或呈小叶状浸润,其中有单个或多发的液气囊腔,X 线阴影的易变性可表现为一处炎性浸滑消失而另有新病灶的出现。

3.诊断要点

根据全身毒血症状,咳嗽、脓血痰,白细胞计数增高、中性粒细胞比例增加、核左移、中毒颗粒和 X 线表现,可初步诊断。细菌学检查结果可作为确诊依据。

4.治疗要点

治疗原则为早期清除原发病灶,抗感染治疗,加强支持疗法。抗生素的选择应参考药物敏感试验结果。由于金黄色葡萄球菌对青霉素高度耐药,因而首选用耐青霉素酶的半合成青霉素或头孢类药物,如苯唑西林钠、氯唑西林等,联合氨基糖苷类药可增强疗效。

(三)克雷伯菌肺炎

克雷伯菌肺炎是由肺炎克雷伯菌引起的急性肺部炎症,亦称肺炎杆菌肺炎。多见于老年、营养不良、慢性酒精中毒、已有慢性支气管-肺疾病和全身衰竭的患者,为院内获得性肺炎的重要致病菌,病死率较高。肺炎克雷伯菌属革兰阴性杆菌,为上呼吸道和肠道寄居菌,有荚膜,当机体抵抗力降低时,在肺泡内生长繁殖时,引起组织坏死、液化、形成单个或多发性脓肿。

症状与其他肺炎类似,典型病例痰液呈黏稠脓性、量多、带血,灰绿色或红砖色、胶胨状,无臭味。可有发绀、气急、心悸,可早期出现休克。X 线显示肺叶或小叶实变,有多发性蜂窝状肺学脓肿,叶间隙下坠。老年体衰患者有急性肺炎、中毒性症状严重、且有血性黏稠痰者须考虑本病。确诊有待于痰的细菌学检查,并与其他肺炎相鉴别。

本病一经确诊应及早用药。首选氨基糖苷类药物,如庆大霉素、卡那霉素、阿米卡星等,重症者联合使用头孢菌类药物。应加强支持疗法,免疫力降低者容易发生菌血症,预后差。

(四)军团菌肺炎

军团菌肺炎主要是嗜肺军团杆菌感染引起的以肺炎为主的全身性疾病。多数病例为散发性,又称军团菌。为革兰阴性杆菌,存在于水和土壤中,可通过供水系统、空调或蒸汽吸入进入呼吸道引起感染。发生于夏末和秋初,吸烟,酗酒和应用免疫抑制者多见。

典型病例起病慢,潜伏期一般为 2～10 天,前期可有倦怠,发热,头痛和咳嗽。随后出现高热,头痛,咳嗽加剧,咳黏液样血丝痰,一般无脓痰,可有消化道症状,腹泻、呕吐等。重者可出现嗜睡等神志改变和呼吸衰竭。患者呈急性病容,可有相对缓脉、湿啰音等体征,重症者有肺部实变体征和胸部摩擦音。早期X线胸片检查显示片状肺泡浸润阴影,随病情进展,可出现肺段、叶实变征象,伴多发性圆形致密影。实验室检查白细胞计数增高,核左移、血沉加快,可有低血钠,肝功能试验异常,肾功能受损者有镜检血尿等。

除支持疗法,临床治疗首选红霉素,每天 1～2 g,分 4 次口服,重症者静脉给药,必要时应用利福平,疗程应超过 3 周,防止复发。

（董庆蓉）

第四章

消化内科护理

第一节　上消化道出血

一、疾病概述

(一)概念和特点

上消化道出血是指屈氏韧带以上的消化道,包括食管、胃、十二指肠、胰腺、胆管等病变引起的出血,以及胃空肠吻合术的空肠病变引起的出血。上消化道大出血是指数小时内失血量超过1 000 mL或循环血容量的20%,主要表现为呕血和/或黑便,常伴有血容量减少而引起急性周围循环衰竭,是临床的急症,严重者可导致失血性休克而危及生命。

近年来,本病的诊断和治疗水平有很大的提高,临床资料统计显示,80%～85%急性上消化道大出血患者短期内能自行停止,仅15%～20%患者出血不止或反复出血,最终死于出血并发症,其中急性非静脉曲张性上消化道出血的发病率在我国仍居高不下,严重威胁人民的生命健康。

(二)相关病理生理

上消化道出血多起因于消化性溃疡侵蚀胃基底血管导致其破裂而引发出血。出血后逐渐影响周围血液循环量,如因出血量多引起有效循环血量减少,进而引发血液循环系统代偿,以致血压降低,心悸、出汗,这急需即刻处理。出血处可能因血块形成而自动止血,但也可能再次出血。

(三)上消化道出血的病因

上消化道出血的病因包括溃疡性疾病、炎症、门脉高压、肿瘤、全身性疾病等。临床上最常见的病因是消化性溃疡,其他依次为急性糜烂出血性胃炎、食管胃底静脉曲张破裂和胃癌。现将病因归纳列述如下。

1.上消化道疾病

(1)食管疾病、食管物理性损伤、食管化学性损伤。

(2)胃、十二指肠疾病:消化性溃疡、胃癌等。

(3)空肠疾病:胃肠吻合术后空肠溃疡、克罗恩病。

2.门静脉高压引起的食管胃底静脉曲张破裂出血

(1)各种病因引起的肝硬化。

(2)门静脉阻塞:门静脉炎、门静脉血栓形成、门静脉受邻近肿块压迫。

(3)肝静脉阻塞:如 Budd-Chiari 综合征。

3.上消化道邻近器官或组织的疾病

(1)胆管出血:胆囊或胆管结石、胆管蛔虫、胆管癌、肝癌、肝脓肿或肝血管瘤破入胆管等。

(2)胰腺疾病:急慢性胰腺炎、胰腺癌、胰腺假性囊肿、胰腺脓肿等。

(3)其他:纵隔肿瘤或囊肿破入食管、主动脉瘤、肝或脾动脉瘤破入食管等。

4.全身性疾病

(1)血液病:白血病、血友病、再生障碍性贫血、DIC 等。

(2)急性感染:脓毒症、肾综合征出血热、钩端螺旋体病、重症肝炎等。

(3)脏器衰竭:尿毒症、呼吸衰竭、肝功能衰竭等。

(4)结缔组织病:系统性红斑狼疮、结节性多动脉炎、皮肌炎等。

5.诱因

(1)服用水杨酸类或其他非甾体抗炎药或大量饮酒。

(2)应激相关胃黏膜损伤:严重感染、休克、大面积烧伤、大手术、脑血管意外等应激状态下,会引起应激相关胃黏膜损伤。应激性溃疡可引起大出血。

(四)临床表现

上消化道大量出血的临床表现主要取决于出血量及出血速度。

1.呕血与黑便

呕血与黑便是上消化道出血的特征性表现。上消化道出血之后,均有黑便。出血部位在幽门以上者常有呕血。若出血量较少、速度慢亦可无呕血。反之,幽门以下出血如出血量大,速度快,可因血反流入胃腔引起恶心、呕吐而表现为呕血。

呕血多棕褐色呈咖啡渣样,如出血量大,未经胃酸充分混合即呕出,则为鲜红色或有血块。黑便呈柏油样,黏稠而发亮,当出血量大,血液在肠内推进快,粪便可呈暗红甚至鲜红色。

2.失血性周围循环衰竭

急性大量失血由于循环血容量迅速减少而导致周围循环衰竭。一般表现为头昏、心慌、乏力,突然起立发生晕厥、肢体冷感、心率加快、血压偏低等。严重者呈休克状态。

3.发热

大量出血后,多数患者在 24 小时内出现低热,持续 3～5 天后降至正常。发热原因可能与循环血量减少和周围循环衰竭导致体温调节中枢功能紊乱等因素有关。

4.氮质血症

上消化道大量出血后,由于大量血液蛋白质的消化产物在肠道被吸收,血中尿素氮浓度可暂时增高,称为肠源性氮质血症。一般于 1 次出血后数小时血尿素氮开始上升,24～48 小时达到高峰,一般不超过 14.3 mmol/L(40 mg/dL),3～4 天后降至正常。

5.贫血和血常规

急性大量出血后均有失血性贫血。但在出血的早期,血红蛋白浓度、红细胞计数与血细胞比容可无明显变化。在出血后,组织液渗入血管内,使血液稀释,一般经 3～4 小时以上才出现贫血,出血后 24～72 小时血液稀释到最大限度。贫血程度取决于失血量外,还和出血前有无贫血、出血后液体平衡状态等因素相关。

急性出血患者为正细胞正色素性贫血,在出血后骨髓有明显代偿性增生,可暂时出现大细胞性贫血,慢性失血则呈小细胞低色素性贫血。出血 24 小时内网织红细胞即见增高,出血停止后逐渐降至正常。白细胞计数在出血后 2～5 小时轻至中度升高,血止后 2～3 天才恢复正常。但在肝硬化患者中,如同时有脾功能亢进,则白细胞计数可不升高。

(五)辅助检查

1.实验室检查

测定红细胞、白细胞和血小板计数,血红蛋白浓度、血细胞比容、肝肾功能、大便隐血检查等(以了解其病因、诱因及潜在的护理问题)。

2.内镜检查

出血后 24～48 小时内行急诊内镜检查,可以直接观察出血部位,明确出血的病因,同时对出血灶进行止血治疗是上消化道出血病因诊断的首选检查方法。

3.X 线钡餐检查

对明确病因亦有价值。主要适用于不宜或不愿进行内镜检查者或胃镜检查未能发现出血原因,需排除十二指肠降段以下的小肠段有无出血病灶者。

4.其他

放射性核素扫描或选择性动脉造影如腹腔动脉、肠系膜上动脉造影帮助确定出血部位,适用于内镜及 X 线钡剂造影未能确诊而又反复出血者。不能耐受 X 线、内镜或动脉造影检查的患者,可作吞线试验,根据棉线有无沾染血迹及其部位,可以估计活动性出血部位。

(六)治疗原则

上消化道大量出血为临床急症,应采取积极措施进行抢救。迅速补充血容量,纠正水电解质失衡,预防和治疗失血性休克,给予止血治疗,同时积极进行病因诊断和治疗。

药物治疗:包括局部用药和全身用药两部分。

1.局部用药

经口或胃管注入消化道内,对病灶局部进行止血,主要如下。

(1)8～16 mg 去甲肾上腺素溶于 100～200 mL 冰盐水口服,强烈收缩出血的小动脉而止血,适用于胃、十二指肠出血。

(2)口服凝血酶,经接触性止血,促使纤维蛋白原转变为纤维蛋白,加速血液凝固,近年来被广泛应用于局部止血。

2.全身用药

经静脉进入体内,发挥止血作用。

(1)抑制胃酸分泌药:对消化性溃疡和急性胃黏膜损伤引起的出血,常规给予 H_2 受体阻滞剂或质子泵抑制剂,以提高和保持胃内较高的 pH,有利于血小板聚集及血浆凝血功能所诱导的止血过程。常用药物有:①西咪替丁 200～400 mg,每 6 小时 1 次;②雷尼替丁 50 mg,每 6 小时1 次;③法莫替丁 20 mg,12 小时 1 次;④奥美拉唑 40 mg,每 12 小时 1 次。急性出血期均为静脉用药。

(2)降低门静脉压力药。①血管升压素及其拟似物:为常用药物,其机制是收缩内脏血管,从而减少门静脉血流量,降低门静脉及其侧支循环的压力。用法为血管升压素 0.2 U/min 持续静脉滴注,视治疗反应,可逐渐加至 0.4 U/min。同时用硝酸甘油静脉滴注或含服,以减轻大剂量用血管升压素的不良反应,并且硝酸甘油有协同降低门静脉压力的作用。②生长抑素及其拟似物:止血效果好,可明显减少内脏血流量,并减少奇静脉血流量,而奇静脉血流量是食管静脉血流量的标志。14肽天然生长抑素,用法为首剂 250 μg 缓慢静脉注射,继以 250 μg/h 持续静脉滴注。人工合成剂奥曲肽,常用首剂 100 μg 缓慢静脉注射,继以25～50 μg/h持续静脉滴注。

(3)促进凝血和抗纤溶药物:补充凝血因子如静脉注入纤维蛋白原和凝血酶原复合物对凝血功能异常引起出血者有明显疗效。抗血纤溶芳酸和 6-氨基己酸有对抗或抑制纤维蛋白溶解的作用。

二、护理评估

(一)一般评估

1.生命体征

大量出血患者因血容量不足,外周血管收缩,体温可能偏低,出血后 2 天内多有发热,一般不超过38.5 ℃,持续 3～5 天;脉搏增快(＞120 次/分)或细速;呼吸急促、浅快;血压降低,收缩压降至 10.7 kPa(80 mmHg)以下,甚至可持续下降至测不出,脉压减小,＜4.0 kPa(30 mmHg)。

2.患者主诉

有无头晕、乏力、心慌、气促、冷、口干口渴等症状。

3.相关记录

呕血颜色、量,皮肤、尿量、出入量、黑便颜色和量等记录结果。

(二)身体评估

1.头颈部

上消化道大量出血,有效循环血容量急剧减少,患者可出现精神萎靡、嗜睡、表情淡漠、烦躁不安、意识模糊甚至昏迷。

2.腹部

(1)有无肝脾大,如果脾大、蜘蛛痣、腹壁静脉曲张或有腹水者,提示肝硬化门脉高压食管静脉破裂出血;肝大、质地硬、表面凹凸不平或有结节,提示肝癌。

(2)腹部肿块的质地软硬度、如果质地硬、表面凹凸不平或有结节应考虑胃、胰腺、肝胆肿瘤。

(3)中等量以上的腹水可有移动性浊音。

(4)肠鸣音活跃,肠蠕动增强,肠鸣音达 10 次/分以上,但音调不特别高调,提示有活动性出血。

(5)直肠和肛门有无结节、触痛和肿块、狭窄等异常情况。

3.其他

(1)出血部位与出血性质的评估:上消化道出血不包括口、鼻、咽喉等部位出血及咯血,应注意鉴别。出血部位在幽门以上,呕血及黑便可同时发生,而幽门以下部位出血,多以黑便为主。下消化道出血较少时,易被误认为是上消化道出血。下消化道出血仅有便血,无呕血,粪便鲜红、暗红或有血块,患者常感下腹部疼痛等不适感。进食动物血、肝,服用骨炭、铁剂、铋剂或中药也可使粪便发黑,但黑而无光泽。

(2)出血量的评估:粪便隐血试验阳性,表示每天出血量＞5 mL;出现黑便时表示每天出血量在50～70 mL,胃内积血量达 250～300 mL,可引起呕血;急性出血量＜400 mL 时,组织液及脾脏贮血补充失血量,可无临床表现,若大量出血数小时内失血量超过 1 000 mL 或循环血容量的 20%，引起急性周围循环衰竭，导致急性失血性休克而危及患者生命。

（3）失血程度的评估：失血程度除按出血量评估外，还应根据全身状况来判断。失血的表现多伴有全身症状，表现为：①轻度失血，失血量达全身总血量 10%～15%，患者表现为皮肤苍白、头晕、怕冷，血压可正常但有波动，脉搏稍快，尿量减少。②中度失血，失血量达全身总血量 20%以上，患者表现为口干、眩晕、心悸，血压波动、脉压变小、脉搏细数，尿量减少。③重度失血，失血量达全身总血量 30%以上，患者表现为烦躁不安、意识模糊、出冷汗、四肢厥冷、血压显著下降、脉搏细数超过 120 次/分，尿少或尿闭，重者失血性休克。

（4）出血是否停止的评估：①反复呕血，呕吐物由咖啡色转为鲜红色，黑便次数增多且粪便稀薄色泽转为暗红色，伴肠鸣音亢进。②周围循环衰竭的表现经充分补液、输血仍未见明显改善，或暂时好转后又恶化，血压不稳，中心静脉压不稳定。③红细胞计数、血细胞比容、血红蛋白测定不断下降，网织红细胞计数持续增高。④在补液足够、尿量正常时，血尿素氮升高。⑤门脉高压患者的脾脏大，因出血而暂时缩小，如不见脾脏恢复肿大，提示出血未止。

（三）心理-社会评估

患者发生呕血与黑便时都可导致患者紧张、烦躁不安、恐惧、焦虑等反应。病情危重者，患者可出现濒死感，而此时其家属表现伤心状态，使患者出现较强烈的紧张及恐惧感。慢性疾病或全身性疾病致反复呕血与黑便者，易使患者对治疗和护理失去信心，表现为护理工作上不合作。患者及其家庭对疾病的认识态度影响患者的生活质量，影响其工作、学习、社交等活动。

（四）辅助检查结果评估

1.血常规

上消化道出血后均有急性失血性贫血；出血后 6～12 小时红细胞计数、血红蛋白浓度及血细胞比容下降；在出血后 2～5 小时白细胞数开始增高，血止后 2～3 天降至正常。

2.血尿素氮测定

呕血的同时因部分血液进入肠道，血红蛋白的分解产物在肠道被吸收，故在出血数小时后尿素氮开始不升，24～48 小时可达高峰，持续时间不等，与出血时间长短有关。

3.粪便检查

隐血试验阳性，但检查前需禁止食动物血、肝、绿色蔬菜等 3～4 天。

4.内镜检查

直接观察出血的原因和部位，黏膜皱襞迂曲可提示胃底静脉曲张曲张。

（五）常用药物治疗效果的评估

1.输血

输血前评估患者的肝功能，肝功能受损宜输新鲜血，因库存血含氨量高易诱发肝性脑病。同时要评估患者年龄、病情、周围循环动力学及贫血状况，注意因输液、输血过快、过多导致肺水肿，原有心脏病或老年患者必要时可根据中心静脉压调节输液量。

2.血管升压素

滴注速度应准确，并严密观察有无出现腹痛、血压升高、心律失常、心肌缺血，甚至发生心肌梗死等不良反应。评估是否药液外溢，一旦外溢用 50%硫酸镁湿敷，因该药有抗利尿作用，突然停用血管升压素会引起反射性尿液增多，故应观察尿量并向家属做好解释工作。同时，孕妇、冠心病、高血压禁用血管升压素。

3.凝血酶

口服凝血酶时评估有无有恶心、头昏等不良反应,并指导患者更换体位。此药不能与酸碱及重金属等药物配伍,应现用现配,若出现过敏现象应立即停药。

4.镇静剂

评估患者的肝功能,肝病患者忌用吗啡、巴比妥类等强镇静药物。

三、主要护理诊断/问题

(一)体液不足

与上消化道大量出血有关。

(二)活动无耐力

与上消化道出血所致周围循环衰竭有关。

(三)营养失调

低于机体需要量:与急性期禁食及贫血有关。

(四)恐惧

与急性上消化道大量出血有关。

(五)知识缺乏

缺乏有关出血的知识及防治的知识。

(六)潜在并发症

休克、急性肾衰竭。

四、护理措施

(一)一般护理

1.休息与体位

少量出血者应卧床休息,大出血时绝对卧床休息,取平卧位并将下肢略抬高,以保证脑部供血。呕吐时头偏向一侧,防止窒息或误吸。指导患者坐起、站起时动作要缓慢,出现头晕、心慌、出汗时立即卧床休息并告知护士。病情稳定后,逐渐增加活动量。

2.饮食护理

急性大出血伴恶心、呕吐者应禁食。少量出血无呕吐者,可进食温凉、清淡流质食物。出血停止后改为营养丰富、易消化、无刺激性半流质、软食,少量多餐逐渐过渡到正常饮食。食管胃底静脉曲张破裂出血者避免粗糙、坚硬、刺激性食物,且应细嚼慢咽。防止损伤曲张静脉而再次出血。

3.安全护理

轻症患者可起身稍做活动,可上厕所大小便。但应注意有活动性出血时,患者常因有便意而至厕所,在排便时或便后起立时晕厥,因此必要时由护士陪同如厕或暂时改为在床上排泄。重症患者应多巡视,用床栏加以保护。

(二)病情观察

上消化道大量出血时,有效循环血容量急剧减少,可导致休克或死亡,所以要严密监测。

(1)精神和意识状态:是否精神萎靡、嗜睡、表情淡漠、烦躁不安、意识模糊甚至昏迷。

(2)生命体征:体温不升或发热,呼吸急促,脉搏细弱、血压降低、脉压变小、必要时行心电监护。

(3)周围循环状况:观察皮肤和甲床色泽,肢体温暖或是湿冷,周围静脉特别是颈静脉充盈情况。

(4)准确记录 24 小时出入量,测每小时尿量,应保持尿量大于每小时 30 mL,并记录呕吐物和粪便的性质、颜色及量。

(5)定期复查红细胞计数、血细胞比容、血红蛋白、网织红细胞计数、血尿素氮、粪潜血,以了解贫血程度、出血是否停止。

(三)用药护理

立即建立静脉通道,遵医嘱迅速、准确地实施输血、输液、各种止血治疗及用药等抢救措施,并观察治疗效果及不良反应。血管升压素可引起腹痛、血压升高、心律失常、心肌缺血,甚至发生心肌梗死,故滴注速度应准确,并严密观察不良反应。同时,孕妇、冠心病、高血压禁用血管升压素。肝病患者忌用吗啡、巴比妥类药物,宜输新鲜血,因库存血含氨量高,易诱发肝性脑病。

(四)三腔两囊管护理

插管前应仔细检查,确保三腔气囊管通畅,无漏气,并分别做好标记,以防混淆,备用。插管后检查管道是否在胃内,抽取胃液,确定管道在胃内分别向胃囊和食管囊注气,将食管引流管、胃管连接负压吸引器,定时抽吸,观察出血是否停止,并记录引流液的性状及量。并做好留置于腔气囊管期间的护理和拔管出血停止后的观察及拔管。

(五)心理护理

护理人员应关心、安慰患者尤其是反复出血者。解释各项检查、治疗措施,耐心细致地解答患者或家属的提问,消除他们的疑虑。同时,经常巡视,大出血时陪伴患者,以减轻患者的紧张情绪。抢救工作应迅速而不忙乱,使其产生安全感、信任,保持稳定情绪,帮助患者消除紧张恐惧心理,更好地配合治疗及护理。

(六)健康教育

1.疾病知识指导

应帮助患者和家属掌握有关疾病的病因和诱因,以及预防、治疗和护理知识,以减少再度出血的危险。并且指导患者及家属学会早期识别出血征象及应急措施。

2.饮食指导

合理饮食是避免诱发上消化道出血的重要措施。注意饮食卫生和规律饮食;进食营养丰富、易消化的食物,避免粗糙、刺激性食物,或过冷、过热、产气多的食物、饮料,禁烟、浓茶、咖啡等对胃有刺激的食物。

3.生活指导

生活起居要有规律,劳逸结合,情绪乐观,保证身心愉悦,避免长期精神紧张。应在医师指导下用药,同时,慢性病者应定期门诊随访。

4.自我观察

教会患者出院后早期识别出血征象及应急措施:出现头晕、心悸等不适,或呕血、黑便时,立即卧床休息,保持安静,减少身体活动;呕吐时取侧卧位以免误吸;立即送医院治疗。

5.及时就诊的指标

(1)有呕血和黑便。

(2)出现血压降低、头晕、心悸等不适。

五、护理效果评估

(1)患者呕血和黑便停止,生命体征正常。

(2)患者活动耐受力增加,活动时无晕厥、跌倒危险。

(3)患者置管期间患者无窒息、意外吸入、食管胃底黏膜无溃烂、坏死。

(4)患者体重逐渐恢复正常,营养状态良好。

(王 杨)

第二节 消化性溃疡

一、疾病概述

(一)概念和特点

消化性溃疡主要指发生在胃和十二指肠的慢性溃疡,即胃溃疡(gastric ulcer,GU)和十二指肠溃疡(duodenal ulcer,DU),因溃疡的形成与胃酸/胃蛋白酶的消化作用有关而得名。溃疡的黏膜缺损超过黏膜肌层,不同于糜烂。

消化性溃疡是全球常见疾病,其患病率在近年来呈下降趋势。本病可发生于任何年龄,但中年最为常见,DU多见于青壮年,而GU多见于中老年,后者发病高峰比前者约晚10年。男性患病比女性多见。临床上DU比GU多见,两者之比为(2~3):1,但有地区差异。

(二)相关病理、生理

目前,对消化性溃疡的病理、生理的认识主要是基于Shay和Sun等人提出的"平衡学说"。即正常情况下,胃黏膜的攻击因子与防御因子应保持生理上的平衡,若攻击因子过强或防御因子减弱,就会造成胃黏膜损伤而引起溃疡。攻击因子主要有胃酸、胃蛋白酶、幽门螺杆菌等。防御因子主要有碳酸氢盐、胃黏液屏障和前列腺素等细胞保护因子。因此,"平衡学说"实际上就是胃酸分泌系统与胃黏膜保护系统之间的平衡。

(三)消化性溃疡的病因

1.幽门螺杆菌感染和非甾体抗炎药

近年的研究已经明确,幽门螺杆菌(Hp)感染和服用非甾体抗炎药(NSAID)是最常见病因。溃疡发生是黏膜侵袭因素和防御因素失平衡的结果,胃酸在溃疡的形成中起关键作用。对胃、十二指肠黏膜有损伤的侵袭因素包括胃酸和胃蛋白酶的消化作用,Hp的感染、NSAID,以及其他如胆盐、胰酶、酒精等,其中Hp和NSAID是损害胃黏膜屏障,导致消化性溃疡的最常见病因。

2.下列因素与消化性溃疡发病有不同程度的关系

(1)吸烟:吸烟者消化性溃疡的发生率比不吸烟者高,吸烟影响溃疡愈合和促进溃疡复发。

(2)遗传:消化性溃疡的家族史可能是Hp感染"家庭聚集"现象,O型血胃上皮细胞表面表达更多黏附受体而有利于Hp定植,故O型血者易患消化性溃疡。

(3)急性应激:情绪应激可能主要起诱因作用,可能通过神经内分泌途径影响胃十二指肠分泌、运动和黏膜血流的调节。

(4)胃十二指肠运动异常:胃肠运动障碍不大可能是原发病因,但可加重 Hp 或 NSAID 对黏膜的损害。

因此,消化性溃疡是一种多因素疾病,其中 Hp 感染和服用 NSAID 是已知的主要病因,溃疡发生是黏膜侵袭因素和防御因素失平衡的结果,胃酸在溃疡形成中起关键作用。

(四)临床表现

上腹痛是消化性溃疡的主要症状,但部分患者可无症状或症状较轻以至于不为患者所注意,而以出血、穿孔等并发症为首发症状。

典型的消化性溃疡有如下临床特点:①慢性过程,病史可达数年至数十年。②周期性发作,发作与自发缓解相交替,发作期可为数周或数月,缓解期亦长短不一,短者数周、长者数年;发作常有季节性,多在秋冬季或冬春之交发病,可因精神情绪不良或过劳而诱发。③发作时上腹痛呈节律性,表现为空腹痛即餐后2~4小时和/或午夜痛,腹痛多为进食或服用抗酸药所缓解,典型节律表现在 GU 多见。

1.症状

上腹痛为主要症状,性质多为灼痛,亦可为钝痛、胀痛、剧痛或饥饿样不适感。多位于中上腹,可偏右或偏左。一般为轻至中度持续性痛。疼痛常有典型的节律性如上述。腹痛多在进食或服用抗酸药后缓解。

2.体征

溃疡活动时上腹部可有局限性轻压痛,缓解期无明显体征。

(五)辅助检查

1.实验室检查

血常规、尿和便常规(粪便潜血试验)、生化、肝肾功能检查(以了解其病因、诱因及潜在的护理问题)。

2.胃镜和胃黏膜活组织检查

胃镜和胃黏膜活组织检查是确诊消化性溃疡首选的检查方法。内镜下消化性溃疡多呈圆形或椭圆形,也有呈线形,边缘光整,底部覆有灰黄色或灰白色渗出物,周围黏膜可有充血、水肿,可见皱襞向溃疡集中。内镜下溃疡可分为活动期(A)、愈合期(H)和瘢痕期(S)3个病期。

3.X 线钡餐检查

其适用于对胃镜检查有禁忌或不愿接受胃镜检查者。溃疡的 X 线征象有直接和间接两种:龛影是直接征象,对溃疡有确诊价值;局部压痛、十二指肠球部激惹和球部畸形、胃大弯侧痉挛性切迹均为间接征象,仅提示可能有溃疡。

4.Hp 检测

该检测应列为消化性溃疡诊断的常规检查项目,因为有无 Hp 感染决定治疗方案的选择。监测方法分为侵入性和非侵入性两大类。前者需通过胃镜检查取胃黏膜活组织进行监测,主要包括快速尿素酶试验、组织学检查和 Hp 培养;后者主要有^{13}C 或^{14}C 尿素呼气试验、粪便 Hp 抗原检测及血清学检查。

(六)治疗原则

消化性溃疡的治疗目的:消除病因、缓解症状、愈合溃疡、防止复发和防治并发症。针对病因的治疗,例如根除 Hp,有可能彻底治愈溃疡病,是近年来消化性溃疡治疗的一大进展。

1.药物治疗

治疗消化性溃疡的药物可分为抑制胃酸分泌的药物和保护胃黏膜的药物两大类,主要起缓解症状和促进溃疡愈合的作用,常与根除 Hp 治疗配合使用。

(1)抑制胃酸药物:溃疡的愈合与抑酸治疗的强度和时间成正比。抗酸药具有中和胃酸作用,可迅速缓解疼痛症状,但一般剂量难以促进溃疡愈合,故目前多作为加强止痛的辅助治疗。常用的抑制胃酸的药物有:①碱性抗酸剂。氢氧化铝、铝碳酸镁等及其复方制剂;②H_2受体阻滞剂:西咪替丁 800 mg,每晚 1 次或400 mg,2 次/天;③雷尼替丁 300 mg,每晚 1 次或 150 mg,2 次/天;④法莫替丁40 mg,每晚 1 次或 20 mg,2 次/天;⑤尼扎替丁 300 mg,每晚 1 次或150 mg,2 次/天;⑥质子泵抑制剂:奥美拉唑 20 mg,1 次/天;⑦兰索拉唑 30 mg,1 次/天。

(2)保护胃黏膜药物:硫糖铝和胶体铋目前已少用作治疗消化性溃疡的一线药物。枸橼酸铋钾(胶体次枸橼酸铋)因兼有较强抑制幽门螺杆菌作用,可作为根除 Hp 联合治疗方案的组分,但要注意此药不能长期服用,因会过量蓄积而引起神经毒性。米索前列醇具有抑制胃酸分泌、增加胃十二指肠黏膜的黏液及碳酸氢盐分泌和增加黏膜血流等作用,主要用于 NSAID 溃疡的预防,腹泻是常见不良反应,因引起子宫收缩故孕妇忌服。

常用的有:①硫糖铝 1 g,4 次/天;②前列腺素类药物,米索前列醇 200 μg,4 次/天;③胶体铋,枸橼酸铋钾120 mg,4 次/天。

根除幽门螺杆菌治疗:凡有 Hp 感染的消化性溃疡,无论初发或复发、活动或静止、有无并发症,均应予以根除 Hp 治疗。根除 Hp 治疗结束后,继续给予 1 个疗程的抗溃疡治疗是最理想的。这对有并发症或溃疡面积大的患者尤为必要。

2.其他治疗

外科手术,仅限于少数有并发症者,包括:①大量出血经内科治疗无效;②急性穿孔;③瘢痕性幽门梗阻;④胃溃疡癌变;⑤严格内科治疗无效的顽固性溃疡。

二、护理评估

(一)一般评估

1.患病及治疗经过

询问发病的有关诱因和病因,例如发病是否与天气变化,饮食不当或情绪激动有关;有无暴饮暴食、喜食酸辣等刺激性食物的习惯;是否嗜烟酒;有无经常服用 NSAID 药物史;家族中有无溃疡病者等。询问患者的病程经过,例如首次疼痛发作的时间,疼痛与进食的关系,是餐后还是空腹出现,有无规律,部位及性质如何,应用何种方法能缓解疼痛。曾做过何种检查和治疗,结果如何。

2.患者主诉与一般情况

有无恶心、呕吐、嗳气、反酸等其他消化道症状,有无呕血、黑便、频繁呕吐等症状。询问此次发病与既往有无变化,日常休息与活动如何等。

3.相关记录

腹痛、体重、体位、饮食、药物、出入量等记录结果。

(二)身体评估

1.头颈部

有无痛苦表情、消瘦、贫血貌等。

2.腹部

(1)上腹部有无固定压痛点,有无胃蠕动波,全腹有无压痛、反跳痛,有无腹肌紧张。

(2)有无空腹振水音,腹部有无肠鸣音变化(亢进、减弱或消失)(结合病例综合考虑)。

3.其他

有无因腹部疼痛而发生的体位改变等。

(三)心理-社会评估

患者及家属对疾病的认识程度,患者有无焦虑或恐惧等心理,患者在疾病治疗过程中的心理反应与需求,家庭及社会支持情况。

(四)辅助检查结果评估

(1)血常规:有无红细胞计数、血红蛋白减少。

(2)粪便潜血试验:是否为阳性。

(3)Hp 检测:是否为阳性。

(4)胃液分析:基础排酸量和最大排酸量是增高、减少还是正常。

(5)X 线钡餐造影:有无典型的溃疡龛影及其部位。

(6)胃镜及黏膜活检:溃疡的部位、大小及性质如何,有无活动性出血。

(五)常用药物治疗效果的评估

1.抗酸药评估要点

(1)每天用药剂量、时间、用药的方法(静脉注射、口服)的评估与记录。

(2)有无磷缺乏症表现:食欲缺乏、软弱无力等症状,甚至有骨质疏松的表现。

(3)有无严重便秘、代谢性碱中毒与钠潴留,甚至肾损害。服用镁剂应注意有无腹泻。

2.H_2 受体阻滞剂评估要点

(1)每天用药剂量、时间、用药的方法(静脉注射、口服)的评估与记录,静脉给药应注意控制速度,速度过快可引起低血压和心律失常。

(2)注意监测肝、肾功能,注意有无头痛、头晕、疲倦、腹泻及皮疹等反应,因药物可随母乳排出,哺乳期应停止用药。

3.质子泵抑制剂的评估要点

(1)患者自觉症状:有无头晕、腹泻等症状。

(2)有无皮肤等反应:例如荨麻疹、皮疹、瘙痒、头痛、口苦和肝功能异常等。

三、主要护理诊断

(1)腹痛:与胃酸刺激溃疡面引起化学性炎症反应有关。

(2)营养失调,低于机体需要量:与疼痛致摄入减少及消化吸收障碍有关。

(3)知识缺乏:缺乏有关消化性溃疡病因及预防知识。

(4)潜在并发症:上消化道大量出血、穿孔、幽门梗阻和癌变。

四、护理措施

(一)休息与活动

溃疡活动期且症状较重者,嘱其卧床休息几天至 1~2 周,可使疼痛等症状缓解。病情较轻者则应鼓励其适当活动,以分散注意力。

(二)指导缓解疼痛

注意观察及详细了解患者疼痛的规律和特点,并按其疼痛特点指导缓解疼痛的方法。如DU表现为空腹痛或午夜痛,指导患者在疼痛前或疼痛时进食碱性食物(如苏打饼干等),或服用制酸剂。也可采用局部热敷或针灸止痛。

(三)合理饮食

选择营养丰富,易消化的食物。症状重者以面食为主。避免食用机械性和化学性刺激强的食物。以少食多餐为主,每天进食 4～5 次,避免过饱,进食宜细嚼慢咽,以增加唾液分泌,稀释和中和胃酸。

(四)用药护理

应严格按医嘱用药,并注意观察常用药的毒副作用,发现问题及时处理。

(五)心理护理

多关心体贴患者,使患者保持良好的情绪,因为过分焦虑和恐惧往往更易诱发和加重消化性溃疡。

(六)健康教育

1.帮助患者认识和去除病因

讲解引起和加重溃疡病的相关因素,指导其保持乐观情绪,规律生活。

2.饮食指导

建立合理的饮食习惯和结构,戒除烟酒,避免摄入刺激性食物。饮食宜清淡、易消化、富营养,少食多餐。

3.用药原则

指导患者按医嘱正确服药,学会观察药效及不良反应,不随便停药或减量,防止溃疡复发。指导患者慎用或勿用致溃疡的药物,如阿司匹林、咖啡因、泼尼松等。

4.适当活动计划

制订个体化的活动计划,选择合适的锻炼方式,提高机体抵抗力。

5.自我观察

教会患者出院后的某些重要指标的自我监测:如腹痛、呕吐、黑便等监测并正确记录。

6.及时就诊的指标

(1)上腹疼痛节律发生变化或疼痛加剧。

(2)出现呕血、黑便等。

(王　杨)

第三节　胃　炎

胃炎是指不同病因所致的胃黏膜炎症,通常包括上皮损伤、黏膜炎症反应和细胞再生 3 个过程,是最常见的消化道疾病之一。

一、急性胃炎

急性胃炎是由多种病因引起的急性胃黏膜炎症,内镜检查可见胃黏膜充血、水肿、出血、糜烂及浅表溃疡等一过性病变。临床上,以急性糜烂出血性胃炎最常见。

(一)病因与发病机制

1.药物

最常引起胃黏膜炎症的药物是非甾体抗炎药(nonsteroidal anti-inflammatory drug, NSAID),如阿司匹林、吲哚美辛等,可破坏胃黏膜上皮层,引起黏膜糜烂。

2.急性应激

严重的重要脏器衰竭、严重创伤、大手术、大面积烧伤、休克甚至精神心理因素等引起的急性应激,导致胃黏膜屏障破坏和 H^+ 弥散进入黏膜,引起胃黏膜糜烂和出血。

3.其他

酒精具有亲脂性和溶脂能力,高浓度酒精可直接破坏胃黏膜屏障。某些急性细菌或病毒感染、胆汁和胰液反流、胃内异物及肿瘤放疗后的物理性损伤,可造成胃黏膜损伤引起上皮细胞损害、黏膜出血和糜烂。

(二)临床表现

1.症状

轻者大多无明显症状;有症状者主要表现为非特异性消化不良的表现。上消化道出血是该病突出的临床表现。

2.体征

上腹部可有不同程度的压痛。

(三)辅助检查

1.实验室检查

大便潜血试验呈阳性。

2.内镜检查

纤维胃镜检查是诊断的主要依据。

(四)治疗要点

治疗原则是去除致病因素和积极治疗原发病。药物引起者,立即停药。急性应激者,在积极治疗原发病的同时,给予抑制胃酸分泌的药物。发生上消化道大出血时,按上消化道出血处理。

(五)护理措施

1.休息与活动

注意休息,减少活动。急性应激致病者应卧床休息。

2.饮食护理

定时、规律进食,少食多餐,避免辛辣刺激性食物。

3.用药指导

指导患者遵医嘱慎用或禁用对胃黏膜有刺激作用的药物,并指导患者正确服用抑酸剂、胃黏膜保护剂等药物。

二、慢性胃炎

慢性胃炎是由各种病因引起的胃黏膜慢性炎症。其发病率在各种胃病中居首位。

(一)病因与发病机制

1.幽门螺杆菌感染

幽门螺杆菌感染被认为是慢性胃炎最主要的病因。

2.饮食和环境因素

饮食中高盐和缺乏新鲜蔬菜、水果与发生慢性胃炎相关。幽门螺杆菌可增加胃黏膜对环境因素损害的易感性。

3.物理及化学因素

物理及化学因素可削弱胃黏膜的屏障功能,使其易受胃酸-胃蛋白酶的损害。

4.自身免疫

由于壁细胞受损,机体产生壁细胞抗体和内因子抗体,使胃酸分泌减少乃至缺失,还可影响维生素 B_{12} 吸收,导致恶性贫血。

5.其他因素

慢性胃炎与年龄相关。

(二)临床表现

1.症状

70%～80%的患者可无任何症状,部分患者表现为非特异性的消化不良,症状常与进食或食物种类有关。

2.体征

体征多不明显,有时上腹部轻压痛。

(三)辅助检查

1.实验室检查

胃酸分泌正常或偏低。

2.幽门螺杆菌检测

可通过侵入性和非侵入性方法检测。

3.胃镜及胃黏膜活组织检查

胃镜及胃黏膜活组织检查是诊断慢性胃炎最可靠的方法。

(四)治疗要点

治疗原则是消除病因、缓解症状、控制感染、防治癌前病变。

1.根除幽门螺杆菌感染

对幽门螺杆菌感染引起的慢性胃炎,尤其在活动期,目前多采用三联疗法,即一种胶体铋剂或一种质子泵抑制剂加上两种抗菌药物。

2.根据病因给予相应处理

若因非甾体抗炎药引起,应停药并给予抑酸剂或硫糖铝;若因胆汁反流,可用氢氧化铝凝胶来吸附,或予以硫糖铝及胃动力药物以中和胆盐,防止反流。

3.对症处理

有胃动力学改变者,可服用多潘立酮、西沙必利等;自身免疫性胃炎伴有恶性贫血者,遵医嘱肌内注射维生素 B_{12}。

(五)护理措施

1.一般护理

(1)休息与活动:急性发作或伴有消化道出血时应卧床休息,并可用转移注意力、做深呼吸等方法来减轻焦虑、缓解疼痛。病情缓解时,进行适当的运动和锻炼,注意避免过度劳累。

(2)饮食护理:以高热量、高蛋白、高维生素及易消化的饮食为原则,宜定时定量、少食多餐、细嚼慢咽,避免摄入过咸、过甜、过冷、过热及辛辣刺激性食物。

2.病情观察

观察患者消化不良症状,腹痛的部位及性质,呕吐物和粪便的颜色、量及性状等,用药前后患者的反应。

3.用药护理

注意观察药物的疗效及不良反应。

(1)慎用或禁用阿司匹林、吲哚美辛等对胃黏膜有刺激的药物。

(2)胶体铋剂:枸橼酸铋钾宜在餐前半小时用吸管吸入服用。部分患者服药后出现便秘和大便呈黑色,停药后可自行消失。

(3)抗菌药物:服用阿莫西林前应询问患者有无青霉素过敏史,应用过程中注意有无迟发性变态反应。甲硝唑可引起恶心、呕吐等胃肠道反应。

4.症状、体征的护理

腹部疼痛或不适者,避免精神紧张,采取转移注意力、做深呼吸等方法缓解疼痛;或用热水袋热敷胃部,以解除痉挛,减轻腹痛。

5.健康指导

(1)疾病知识指导:向患者及家属介绍本病的相关病因和预后,避免诱发因素。

(2)饮食指导:指导患者加强饮食卫生和营养,规律饮食。

(3)生活方式指导:指导患者保持良好的心态,生活要有规律,合理安排工作和休息时间,劳逸结合。

(4)用药指导:指导患者遵医嘱服药,如有异常及时就诊,定期门诊复查。

(王 杨)

第四节 反流性食管炎

反流性食管炎是指胃、十二指肠内容物反流入食管所引起的食管黏膜炎症、糜烂、溃疡和纤维化等病变,甚至引起咽喉、气道等食管以外的组织损害。其发病男性多于女性,男女比例为(2~3):1,发病率为1.92%。随着年龄的增长,食管下段括约肌收缩力的下降,胃、十二指肠内容物自发性反流,而使老年人反流性食管炎的发病率有所增加。

一、病因与发病机制

(一)抗反流屏障削弱

食管下括约肌是指食管末端3~4 cm长的环形肌束。正常人静息时压力为1.3~4.0 kPa

（10～30 mmHg），为一高压带，防止胃内容物反流入食管。由于年龄的增长，机体老化导致食管下括约肌的收缩力下降引起食物反流。一过性食管下括约肌松弛也是反流性食管炎的主要发病机制。

（二）食管清除作用减弱

正常情况下，一旦发生食物的反流，大部分反流物通过 1～2 次食管自发和继发性的蠕动性收缩将食管内容物排入胃内，即容量清除，剩余的部分则由唾液缓慢地中和。老年人食管蠕动缓慢和唾液产生减少，影响了食管的清除作用。

（三）食管黏膜屏障作用下降

反流物进入食管后，可以凭借食管上皮表面黏液、不移动水层和表面 HCO_3^-、复层鳞状上皮等构成上皮屏障，以及黏膜下丰富的血液供应构成的后上皮屏障，发挥其抗反流物对食管黏膜损伤的作用。随着机体老化，食管黏膜逐渐萎缩，黏膜屏障作用下降。

二、护理评估

（一）健康史

询问患者的饮食结构及习惯、有无长期服用药物史。

（二）身体评估

1.反流症状

反酸、反食、反胃（指胃内容物在无恶心和不用力的情况下涌入口腔）、嗳气等，多在餐后明显或加重，平卧或躯体前屈时易出现。

2.反流物引起的刺激症状

胸骨后或剑突下烧灼感、胸痛、吞咽困难等。常由胸骨下段向上伸延，常在餐后 1 小时出现，平卧、弯腰或腹压增高时可加重。反流物刺激食管痉挛导致胸痛，常发生在胸骨后或剑突下。严重时可为剧烈刺痛，可放射到后背、胸部、肩部、颈部、耳后，有的酷似心绞痛的特点。

3.其他症状

咽部不适，有异物感、棉团感或堵塞感，可能与酸反流引起食管上段括约肌压力升高有关。

4.并发症

（1）上消化道出血：因食管黏膜炎症、糜烂及溃疡可以导致上消化道出血。

（2）食管狭窄：食管炎反复发作致使纤维组织增生，最终导致瘢痕性狭窄。

（3）Barrett 食管：在食管黏膜的修复过程中，食管-贲门交界处 2 cm 以上的食管鳞状上皮被特殊的柱状上皮取代，称之为 Barrett 食管。Barrett 食管发生溃疡时，又称 Barrett 溃疡。Barrett食管是食管癌的主要癌前病变，其腺癌的发生率较正常人高 30～50 倍。

（三）辅助检查

1.内镜检查

内镜检查是反流性食管炎最准确、最可靠的诊断方法，能判断其严重程度和有无并发症，结合活检可与其他疾病相鉴别。

2.24 小时食管 pH 监测

应用便携式 pH 记录仪在生理状态下对患者进行 24 小时食管 pH 连续监测，可提供食管是否存在过度酸反流的客观依据。在进行该项检查前 3 日，应停用抑酸药与促胃肠动力的药物。

3.食管吞钡 X 线检查

对不愿意接受或不能耐受内镜检查者行该检查。严重患者可发现阳性 X 线征。

（四）心理社会状况

反流性食管炎长期持续存在,病情反复、病程迁延,因此患者会出现食欲减退,体重下降,导致患者心情烦躁、焦虑;合并消化道出血时会使患者紧张、恐惧。应注意评估患者的情绪状态及对本病的认知程度。

三、常见护理诊断及问题

（一）疼痛

与胃食管黏膜炎性病变有关。

（二）营养失调:低于机体需要量

与害怕进食、消化吸收不良等有关。

（三）有体液不足的危险

与合并消化道出血引起活动性体液丢失、呕吐及液体摄入量不足有关。

（四）焦虑

与病情反复、病程迁延有关。

（五）知识缺乏

缺乏对反流性食管炎病因和预防知识的了解。

四、诊断要点与治疗原则

（一）诊断要点

临床上有明显的反流症状,内镜下有反流性食管炎的表现,食管过度酸反流的客观依据即可作出诊断。

（二）治疗原则

以药物治疗为主,对药物治疗无效或发生并发症者可做手术治疗。

1.药物治疗

目前多主张采用递减法,即开始使用质子泵抑制剂加促胃肠动力药,迅速控制症状,待症状控制后再减量维持。

(1)促胃肠动力药:目前主要常用的药物是西沙必利。常用量为每次 5～15 mg,每天 3～4 次,疗程8～12 周。

(2)抑酸药:①H_2 受体阻滞剂:西咪替丁 400 mg、雷尼替丁 150 mg、法莫替丁20 mg,每天 2 次,疗程 8～12 周。②质子泵抑制剂(PPI):奥美拉唑 20 mg、兰索拉唑 30 mg、泮托拉唑 40 mg、雷贝拉唑 10 mg 和埃索美拉唑 20 mg,1 天 1 次,疗程 4～8 周。③抗酸药:仅用于症状轻、间歇发作的患者作为临时缓解症状用。反流性食管炎有并发症或停药后很快复发者,需要长期维持治疗。H_2 受体阻滞剂、西沙必利、PPI 均可用于维持治疗,其中以 PPI 效果最好。维持治疗的剂量因患者而异,以调整至患者无症状的最低剂量为合适剂量。

2.手术治疗

手术为不同术式的胃底折叠术。手术指征为:①严格内科治疗无效。②虽经内科治疗有效,但患者不能忍受长期服药。③经反复扩张治疗后仍反复发作的食管狭窄。④确证由反流性食管炎引起的严重呼吸道疾病。

3.并发症的治疗

(1)食管狭窄:大部分狭窄可行内镜下食管扩张术治疗。扩张后予以长程 PPI 维持治疗可防止狭窄复发。少数严重瘢痕性狭窄需行手术切除。

(2)Barrett 食管:药物治疗是预防 Barrett 食管发生和发展的重要措施,必须使用 PPI 治疗及长期维持。

五、护理措施

(一)一般护理

为减少平卧时及夜间反流可将床头抬高 15～20 cm。避免睡前 2 小时内进食,白天进餐后亦不宜立即卧床。应避免食用使食管下括约肌压力降低的食物和药物,如高脂肪、巧克力、咖啡、浓茶及硝酸甘油、钙通道阻滞剂等。应戒烟及禁酒。减少一切影响腹压增高的因素,如肥胖、便秘、紧束腰带等。

(二)用药护理

遵医嘱给予药物治疗,注意观察药物的疗效及不良反应。

1.H$_2$ 受体阻滞剂

药物应在餐中或餐后即刻服用,若需同时服用抗酸药,则两药应间隔 1 小时以上。若静脉给药应注意控制速度,过快可引起低血压和心律失常。西咪替丁对雄性激素受体有亲和力,可导致男性乳腺发育、阳痿及性功能紊乱,应做好解释工作。该药物主要通过肾排泄,用药期间应监测肾功能。

2.质子泵抑制剂

奥美拉唑可引起头晕,应嘱患者用药期间避免开车或做其他必须高度集中注意力的工作。兰索拉唑的不良反应包括荨麻疹、皮疹、瘙痒、头痛、口苦、肝功能异常等,轻度不良反应不影响继续用药,较严重时应及时停药。泮托拉唑的不良反应较少,偶可引起头痛和腹泻。

3.抗酸药

该药在饭后 1 小时和睡前服用。服用片剂时应嚼服,乳剂给药前应充分摇匀。

抗酸剂应避免与奶制品、酸性饮料及食物同时服用。

(三)饮食护理

(1)指导患者有规律地定时进餐,饮食不宜过饱,选择营养丰富,易消化的食物。避免摄入过咸、过甜、过辣的刺激性食物。

(2)制订饮食计划:与患者共同制订饮食计划,指导患者及家属改进烹饪技巧,增加食物的色、香、味,刺激患者食欲。

(3)观察并记录患者每天进餐次数、量、种类,以了解其摄入营养素的情况。

六、健康指导

(一)疾病知识的指导

向患者及家属介绍本病的有关病因,避免诱发因素。保持良好的心理状态,平时生活要有规律,合理安排工作和休息时间,注意劳逸结合,积极配合治疗。

(二)饮食指导

指导患者加强饮食卫生和饮食营养,养成有规律的饮食习惯;避免过冷、过热、辛辣等刺激性食物及浓茶、咖啡等饮料;嗜酒者应戒酒。

(三)用药指导

根据病因及病情进行指导,嘱患者长期维持治疗,介绍药物的不良反应,如有异常及时复诊。

(王 杨)

第五节 炎症性肠病

炎症性肠病是一种病因不明的肠道慢性非特异性炎症性疾病。包括溃疡性结肠炎(ulcerative colitis,UC)和克罗恩病(Crohn's disease,CD)。一般认为,UC 和 CD 是同一疾病的不同亚类,组织损伤的基本病理过程相似,但可能由于致病因素不同,发病的具体环节不同,最终导致组织损害的表现不同。

一、溃疡性结肠炎

UC 是一种病因不明的直肠和结肠慢性非特异性炎症性疾病。病变主要位于大肠的黏膜与黏膜下层。主要症状有腹泻、黏液脓血便和腹痛,病程漫长,病情轻重不一,常反复发作。本病多见于 20~40 岁,男女发病率无明显差别。

(一)病理

病变主要位于直肠和乙状结肠,可延伸到降结肠,甚至整个结肠。病变一般仅限于黏膜和黏膜下层,少数重症者可累及肌层。活动期黏膜呈弥漫性炎症反应,可见水肿、充血与灶性出血,黏膜脆弱,触之易出血。由于黏膜与黏膜下层有炎性细胞浸润,大量中性粒细胞在肠腺隐窝底部聚集,形成小的隐窝脓肿。当隐窝脓肿融合破溃,黏膜即出现广泛的浅小溃疡,并可逐渐融合成不规则的大片溃疡。结肠炎症在反复发作的慢性过程中,大量新生肉芽组织增生,常出现炎性息肉。黏膜因不断破坏和修复,丧失其正常结构,并且由于溃疡愈合形成瘢痕,黏膜肌层与肌层增厚,使结肠变形缩短,结肠袋消失,甚至出现肠腔狭窄。少数患者有结肠癌变,以恶性程度较高的未分化型多见。

(二)临床分型

临床上根据本病的病程、程度、范围和病期进行综合分型。

1.根据病程经过分型

(1)初发型:无既往史的首次发作。

(2)慢性复发型:最多见,发作期与缓解期交替。

(3)慢性持续型:病变范围广,症状持续半年以上。

(4)急性暴发型:少见,病情严重,全身毒血症状明显,易发生大出血和其他并发症。

上述后 3 型可相互转化。

2.根据病情程度分型

(1)轻型:多见,腹泻每天 4 次以下,便血轻或无,无发热、脉速,贫血轻或无,血沉正常。

（2）重型：腹泻频繁并有明显黏液脓血便，有发热、脉速等全身症状，血沉加快、血红蛋白下降。

（3）中型：介于轻型和重型之间。

3.根据病变范围分型

可分为直肠炎、直肠乙状结肠炎、左半结肠炎、全结肠炎及区域性结肠炎。

4.根据病期分型

可分为活动期和缓解期。

（三）临床表现

起病多数缓慢，少数急性起病，偶见急性暴发起病。病程长，呈慢性经过，常有发作期与缓解期交替，少数症状持续并逐渐加重。

1.症状

（1）消化系统表现：主要表现为腹泻与腹痛。①腹泻为最主要的症状，黏液脓血便是本病活动期的重要表现。腹泻主要与炎症导致大肠黏膜对水钠吸收障碍，以及结肠运动功能失常有关。粪便中的黏液或黏液脓血，为炎症渗出和黏膜糜烂及溃疡所致。排便次数和便血程度可反映病情程度，轻者每天排便2～4次，粪便呈糊状，可混有黏液、脓血，便血轻或无，重者腹泻每天可达10次以上，大量脓血，甚至呈血水样粪便。病变限于直肠和乙状结肠的患者，偶有腹泻与便秘交替的现象，此与病变直肠排空功能障碍有关。②腹痛，轻者或缓解期患者多无腹痛或仅有腹部不适，活动期有轻或中度腹痛，为左下腹的阵痛，亦可涉及全腹。有疼痛-便意-便后缓解的规律，大多伴有里急后重，为直肠炎症刺激所致。若并发中毒性巨结肠或腹膜炎，则腹痛持续且剧烈。③其他症状可有腹胀、食欲缺乏、恶心、呕吐等。

（2）全身表现：中、重型患者活动期有低热或中等度发热，高热多提示有并发症或急性暴发型。重症患者可出现衰弱、消瘦、贫血、低清蛋白血症、水和电解质平衡紊乱等表现。

（3）肠外表现：本病可伴有一系列肠外表现，包括口腔黏膜溃疡、结节性红斑、外周关节炎、坏疽性脓皮病、虹膜睫状体炎等。

2.体征

患者呈慢性病容，精神状态差，重者呈消瘦贫血貌。轻者仅有左下腹轻压痛，有时可触及痉挛的降结肠和乙状结肠。重症者常有明显腹部压痛和鼓肠。若有反跳痛、腹肌紧张、肠鸣音减弱等应注意中毒性巨结肠和肠穿孔等并发症。

（四）护理

1.护理目标

患者大便次数减少，便质正常；腹痛缓解，营养改善，体重恢复，未发生并发症，焦虑减轻。

2.护理措施

（1）一般护理。①休息与活动：在急性发作期或病情严重时均应卧床休息，缓解期适当休息，注意劳逸结合。②合理饮食：指导患者食用质软、易消化、少纤维素又富含营养、有足够热量的食物，以利于吸收、减轻对肠黏膜的刺激并供给足够的热量，以维持机体代谢的需要。避免食用冷饮、水果、多纤维的蔬菜及其他刺激性食物，忌食牛乳和乳制品。急性发作期患者，应进流质或半流质饮食，病情严重者应禁食，按医嘱给予静脉高营养，以改善全身状况。应注意给患者提供良好的进餐环境，避免不良刺激，以增进患者食欲。

（2）病情观察：观察患者腹泻的次数、性质，腹泻伴随症状，如发热、腹痛等，监测粪便检查结果。严密观察腹痛的性质、部位及生命体征的变化,以了解病情的进展情况,如腹痛性质突然改变,应注意是否发生大出血、肠梗阻、中毒性巨结肠、肠穿孔等并发症。观察患者进食情况,定期测量患者的体重,监测血红蛋白、血清电解质和清蛋白的变化,了解营养状况的变化。

(3)用药护理:遵医嘱给予柳氮磺吡啶、糖皮质激素、免疫抑制剂等治疗,以控制病情,使腹痛缓解。注意药物的疗效及不良反应,如应用柳氮磺吡啶时,患者可出现恶心、呕吐、皮疹、粒细胞减少及再生障碍性贫血等。应嘱患者餐后服药,服药期间定期复查血常规,应用糖皮质激素者,要注意激素不良反应,不可随意停药,防止反跳现象,应用硫唑嘌呤或巯嘌呤时患者可出现骨髓抑制的表现,应注意监测白细胞计数。

(4)心理护理:安慰鼓励患者,向患者解释病情,使患者以平和的心态应对疾病,自觉地配合治疗。

(5)健康指导。①心理指导:由于病情反复发作,迁延不愈,常给患者带来痛苦,尤其是排便次数的增加,给患者的精神和日常生活带来很多困扰,易产生自卑、忧虑,甚至恐惧心理。应鼓励患者以平和的心态应对疾病,积极配合治疗。②指导患者合理饮食及活动:指导患者食用质软、易消化、少纤维素又富含营养、有足够热量的食物,避免食用冷饮、水果、多纤维的蔬菜及其他刺激性食物,忌食牛乳和乳制品。在急性发作期或病情严重时均应卧床休息,缓解期适当休息,注意劳逸结合。③用药指导:嘱患者坚持治疗,不要随意更换药物或停药。教会患者识别药物的不良反应,出现异常症状要及时就诊,以免耽搁病情。

3.护理评价

患者腹泻、腹痛缓解,营养改善,体重恢复。

二、克罗恩病

CD 是一种病因尚不十分清楚的胃肠道慢性炎性肉芽肿性疾病。病变多见于末段回肠和邻近结肠,但从口腔至肛门各段消化道均可受累,呈节段性或跳跃式分布。临床上以腹痛、腹泻、体重下降、腹块、瘘管形成和肠梗阻为特点,可伴有发热等全身表现,以及关节、皮肤、眼、口腔黏膜等肠外损害。本病有终生复发倾向,重症患者迁延不愈,预后不良。

(一)病理

病变表现为同时累及回肠末段与邻近右侧结肠者,只涉及小肠者,局限在结肠者。病变可涉及口腔、食管、胃、十二指肠,但少见。

大体形态上,克罗恩病特点为:①病变呈节段性或跳跃性,而不呈连续性。②黏膜溃疡早期呈鹅口疮样溃疡,随后溃疡增大、融合,形成纵行溃疡和裂隙溃疡,将黏膜分割呈鹅卵石样外观。③病变累及肠壁全层,肠壁增厚变硬,肠腔狭窄。

组织学上,克罗恩病的特点为:①非干酪性肉芽肿,由类上皮细胞和多核巨细胞构成,可发生在肠壁各层和局部淋巴结。②裂隙溃疡,呈缝隙状,可深达黏膜下层甚至肌层。③肠壁各层炎症,伴固有膜底部和黏膜下层淋巴细胞聚集、黏膜下层增宽、淋巴管扩张及神经节炎等。肠壁全层病变致肠腔狭窄,可发生肠梗阻。溃疡穿孔引起局部脓肿,或穿透至其他肠段、器官、腹壁,形成内瘘或外瘘。肠壁浆膜纤维素渗出、慢性穿孔均可引起肠粘连。

(二)临床分型

区别本病不同临床情况,有助全面估计病情和预后,制订治疗方案。

1.临床类型

依疾病行为分型,可分为狭窄型(以肠腔狭窄所致的临床表现为主)、穿通型(有瘘管形成)和非狭窄非穿通型(炎症型)。各型可有交叉或互相转化。

2.病变部位

参考影像和内镜结果确定,可分为小肠型、结肠型、回结肠型。如消化道其他部分受累亦应注明。

3.严重程度

根据主要临床表现的程度及并发症计算 CD 活动指数(CDAI),用于疾病活动期与缓解期区分、病情严重程度估计(轻、中、重度)和疗效评定。

(三)临床表现

起病大多隐匿、缓渐,从发病早期症状出现至确诊往往需数月至数年。病程呈慢性,长短不等的活动期与缓解期交替,有终生复发倾向。少数急性起病,可表现为急腹症,酷似急性阑尾炎或急性肠梗阻。腹痛、腹泻和体重下降三大症状是本病的主要临床表现。但本病的临床表现复杂多变,这与临床类型、病变部位、病期及并发症有关。

1.消化系统表现

(1)腹痛:为最常见症状。多位于右下腹或脐周,间歇性发作,常为痉挛性阵痛伴腹鸣。常于进餐后加重,排便或肛门排气后缓解。腹痛的发生可能与进餐引起胃肠反射或肠内容物通过炎症、狭窄肠段,引起局部肠痉挛有关。体检常有腹部压痛,部位多在右下腹。腹痛亦可由部分或完全性肠梗阻引起,此时伴有肠梗阻症状。出现持续性腹痛和明显压痛,提示炎症波及腹膜或腹腔内脓肿形成。全腹剧痛和腹肌紧张,提示病变肠段急性穿孔。

(2)腹泻:亦为本病常见症状,主要由病变肠段炎症渗出、蠕动增加及继发性吸收不良引起。腹泻先是间歇发作,病程后期可转为持续性。粪便多为糊状,一般无脓血和黏液。病变涉及下段结肠或肛门直肠者,可有黏液血便及里急后重。

(3)腹部包块:见于 10%～20% 患者,由于肠粘连、肠壁增厚、肠系膜淋巴结肿大、内瘘或局部脓肿形成所致。多位于右下腹与脐周。固定的腹块提示有粘连,多已有内瘘形成。

(4)瘘管形成:是克罗恩病的特征性临床表现,因透壁性炎性病变穿透肠壁全层至肠外组织或器官而成。瘘分内瘘和外瘘,前者可通向其他肠段、肠系膜、膀胱、输尿管、阴道、腹膜后等处,后者通向腹壁或肛周皮肤。肠段之间内瘘形成可致腹泻加重及营养不良。肠瘘通向的组织与器官因粪便污染可致继发性感染。外瘘或通向膀胱、阴道的内瘘均可见粪便与气体排出。

(5)肛门周围病变:包括肛门周围瘘管、脓肿形成及肛裂等病变,见于部分患者,有结肠受累者较多见。有时这些病变可为本病的首发或突出的临床表现。

2.全身表现

(1)发热:为常见的全身表现之一,与肠道炎症活动及继发感染有关。间歇性低热或中度热常见,少数呈弛张高热伴毒血症。少数患者以发热为主要症状,甚至较长时间不明原因发热之后才出现消化道症状。

(2)营养障碍:由慢性腹泻、食欲减退及慢性消耗等因素所致。主要表现为体重下降,可有贫血、低蛋白血症和维生素缺乏等表现。青春期前患者常有生长发育迟滞。

3.肠外表现

本病肠外表现与溃疡性结肠炎的肠外表现相似,但发生率较高,据我国统计报道以口腔黏膜溃疡、皮肤结节性红斑、关节炎及眼病为常见。

（四）护理

1.护理目标

患者腹泻、腹痛缓解，营养改善，体重恢复，无并发症。

2.护理措施

（1）一般护理。①休息与活动：在急性发作期或病情严重时均应卧床休息，缓解期适当休息，注意劳逸结合。必须戒烟。②合理饮食：一般给高营养低渣饮食，适当给予叶酸、维生素B_{12}等多种维生素。重症患者酌情使用要素饮食或全胃肠外营养，除营养支持外还有助诱导缓解。

（2）病情观察：观察患者腹泻的次数、性质，腹泻伴随症状，如发热、腹痛等，监测粪便检查结果。严密观察腹痛的性质、部位及生命体征的变化，测量患者的体重，监测血红蛋白、血清电解质和清蛋白的变化，了解营养状况的变化。

（3）用药护理：遵医嘱腹痛、腹泻可使用抗胆碱能药物或止泻药，合并感染者静脉途径给予广谱抗生素。给予柳氮磺吡啶、糖皮质激素、免疫抑制剂等治疗，以控制病情，使腹痛缓解。注意避免药物的不良反应，如应嘱患者餐后服药，服药期间定期复查血常规，不可随意停药，防止反跳现象等。

（4）心理护理：向患者解释病情，使患者树立战胜疾病信心，自觉地配合治疗。

（5）健康指导。①疾病知识指导：指导患者合理休息与活动，戒烟，食用质软、易消化、少纤维素又富含营养、有足够热量的食物，避免食用冷饮、水果、多纤维的蔬菜及其他刺激性食物，忌食牛乳和乳制品。②安慰鼓励患者：使患者树立信心，积极地配合治疗。③用药指导：嘱患者坚持服药并了解药物的不良反应，病情有异常变化要及时就诊。

3.护理评价

患者腹泻、腹痛缓解，无发热、营养不良，体重增加。

（王　杨）

第六节　脂肪性肝病

一、非酒精性脂肪性肝病

非酒精性脂肪性肝病是指除外酒精和其他明确的损肝因素所致的肝细胞内脂肪过度沉积为主要特征的临床病理综合征，与胰岛素抵抗和遗传易感性密切相关的获得性代谢应激性肝损伤。包括单纯性脂肪肝、非酒精性脂肪性肝炎（NASH）及其相关肝硬化。随着肥胖及其相关代谢综合征全球化的流行趋势，非酒精性脂肪性肝病现已成为欧美等发达国家和我国富裕地区慢性肝病的重要病因，普通成人非酒精性脂肪性肝病患病率10%～30%，其中10%～20%为NASH，后者10年内肝硬化发生率高达25%。

非酒精性脂肪性肝病除可直接导致失代偿期肝硬化、肝细胞癌和移植肝复发外，还可影响其他慢性肝病的进展，并参与2型糖尿病和动脉粥样硬化的发病。代谢综合征相关恶性肿瘤、动脉硬化性心脑血管疾病及肝硬化是影响非酒精性脂肪性肝病患者生活质量和预期寿命的重要因素。

(一)临床表现

(1)脂肪肝的患者多无自觉症状,部分患者可有乏力、消化不良、肝区隐痛、肝脾大等非特异性症状及体征。

(2)可有体重超重和/或内脏性肥胖、空腹血糖增高、血脂紊乱、高血压等代谢综合征相关症状。

(二)并发症

肝纤维化、肝硬化、肝癌。

(三)治疗

(1)基础治疗:制订合理的能量摄入及饮食结构、中等量有氧运动、纠正不良生活方式和行为。

(2)避免加重肝脏损害、体重急剧下降、滥用药物及其他可能诱发肝病恶化的因素。

(3)减肥:所有体重超重、内脏性肥胖及短期内体重增长迅速的非酒精性脂肪性肝病患者,都需通过改变生活方式、控制体重、减小腰围。

(4)胰岛素增敏剂:合并2型糖尿病、糖耐量损害、空腹血糖增高及内脏性肥胖者,可考虑应用二甲双胍和噻唑烷二酮类药物,以期改善胰岛素抵抗和控制血糖。

(5)降血脂药:血脂紊乱经基础治疗、减肥和应用降糖药物3~6个月,仍呈混合性高脂血症或高脂血症合并2个以上危险因素者,需考虑加用贝特类、他汀类或普罗布考等降血脂药物。

(6)针对肝病的药物:非酒精性脂肪性肝病伴肝功能异常、代谢综合征、经基础治疗3~6个月仍无效,以及肝活体组织检查证实为NASH和病程呈慢性进展性者,可采用针对肝病的药物辅助治疗,但不宜同时应用多种药物。

(四)健康教育与管理

(1)树立信心,相信通过长期合理用药、控制生活习惯,可以有效地治疗脂肪性肝病。

(2)了解脂肪性肝病的发病因素及危险因素。

(3)掌握脂肪性肝病的治疗要点。

(4)矫正不良饮食习惯,少食高脂饮食,戒烟酒。

(5)建立合理的运动计划,控制体重,监测体重的变化。

(6)定期随访,与医师一起制订合理的健康计划。

(五)预后

绝大多数非酒精性脂肪性肝病预后良好,肝组织学进展缓慢甚至呈静止状态,预后相对良好。部分患者即使已并发脂肪性肝炎和肝纤维化,如能得到及时诊治,肝组织学改变仍可逆转,罕见脂肪囊肿破裂并发脂肪栓塞而死亡。少数脂肪性肝炎患者进展至肝硬化,一旦发生肝硬化则其预后不佳。对于大多数脂肪肝患者,有时通过节制饮食、坚持中等量的有氧运动等非药物治疗措施就可达到控制体重、血糖、降低血脂和促进肝组织学逆转的目的。

(六)护理

见表4-1。

表 4-1　非酒精性脂肪性肝病的护理

日期	项目	护理内容
入院当天	评估	1.一般评估:生命体征、体重、皮肤等
		2.专科评估:脂肪厚度、有无胃肠道反应、出血点等
	治疗	根据病情避免诱因,调整饮食,根据情况使用保肝药
	检查	按医嘱行相关检查,如血常规、肝功能、B超、CT、肝穿刺等
	药物	按医嘱正确使用保肝药物,注意用药后的观察
	活动	嘱患者卧床休息为主,避免过度劳累
	饮食	1.低脂、高纤维、高维生素、少盐饮食
		2.禁止进食高脂肪、高胆固醇、高热量食物,如动物内脏、油炸食物
		3.戒烟酒,嘱多饮水
	护理	1.做好入院介绍,主管护士自我介绍
		2.制订相关的护理措施,如饮食护理、药物护理、皮肤护理、心理护理
		3.视病情做好各项监测记录
		4.密切观察病情,防止并发症的发生
		5.做好健康宣教
		6.根据病情留陪员,上床挡,确保安全
	健康宣教	向患者讲解疾病相关知识、安全知识、服药知识等,教会患者观察用药效果,指导各种检查的注意事项
第2天	评估	神志、生命体征及患者的心理状态,对疾病相关知识的了解等情况
	治疗	按医嘱执行治疗
	检查	继续完善检查
	药物	密切观察各种药物作用和不良反应
	活动	卧床休息,进行适当的有氧运动
	饮食	同前
	护理	1.进一步做好基础护理,如导管护理、饮食护理、药物护理、皮肤护理等
		2.视病情做好各项监测记录
		3.密切观察病情,防止并发症的发生
		4.做好健康宣教
	健康宣教	讲解药物的使用方法及注意事项,各项检查前后注意事项
第3~9天	活动	进行有氧运动,如太极、散步、慢跑等
	健康宣教	讲解有氧运动的作用、运动的时间及如何根据自身情况调整运动量,派发健康教育宣传单
	其他	同前
出院前1天	健康宣教	出院宣教
		1.服药指导
		2.疾病相关知识指导

日期	项目	护理内容
		3.调节饮食,控制体重
		4.保持良好的生活习惯和心理状态
		5.定时专科门诊复诊
出院随访		出院1周内电话随访第1次,3个月内随访第2次,6个月内随访第3次,以后1年随访1次

二、酒精性肝病

酒精性肝病是由于长期大量饮酒导致的肝脏疾病。初期通常表现为脂肪肝,进而可发展成酒精性肝炎、肝纤维化和肝硬化。其主要临床特征是恶心、呕吐、黄疸,可有肝脏肿大和压痛,并可并发肝功能衰竭和上消化道出血等。严重酗酒时可诱发广泛肝细胞坏死,甚至肝功能衰竭。酒精性肝病是我国常见的肝脏疾病之一,严重危害人民健康。

(一)临床表现

临床症状为非特异性,可无症状,或有右上腹胀痛、食欲缺乏、乏力、体质减轻、黄疸等;随着病情加重,可有神经精神症状和蜘蛛痣、肝掌等表现。

(二)并发症

肝性脑病、肝功能衰竭、上消化道出血。

(三)治疗

治疗酒精性肝病的原则是:戒酒和营养支持,减轻酒精性肝病的严重程度,改善已存在的继发性营养不良和对症治疗酒精性肝硬化及其并发症。

1.戒酒

戒酒是治疗酒精性肝病的最重要的措施,戒酒过程中应注意防治戒断综合征。

2.营养支持

酒精性肝病患者需良好的营养支持,应在戒酒的基础上提供高蛋白、低脂饮食,并注意补充B族维生素、维生素C、维生素K及叶酸。

3.药物治疗

糖皮质激素、保肝药等。

4.手术治疗

肝移植。

(四)健康教育与管理

(1)树立信心,坚持长期合理用药并严格控制生活习惯。

(2)了解酒精性肝病的发病因素及危险因素。

(3)掌握酒精性肝病的治疗要点。

(4)矫正不良饮食习惯,戒烟酒,合理饮食。

(5)遵医嘱服药,学会观察用药效果及注意事项。

(6)定期随访,与医师一起制订合理的健康计划。

(五)预后

一般预后良好,戒酒后可完全恢复。酒精性肝炎如能及时戒酒和治疗,大多可以恢复,主要死亡原因为肝功能衰竭。若不戒酒,酒精性脂肪肝可直接或经酒精性肝炎阶段发展为酒精性肝硬化。

(六)护理

见表 4-2。

表 4-2　酒精性脂肪性肝病的护理

日期	项目	护理内容
入院当天	评估	1.一般评估:神志、生命体征等
		2.专科评估:饮酒的量、有无胃肠道反应、出血点等
	治疗	根据医嘱使用保肝药
	检查	按医嘱行相关检查,如血常规、肝功能、B超、CT、肝穿刺等
	药物	按医嘱正确使用保肝药物,注意用药后的观察
	活动	嘱患者卧床休息为主,避免过度劳累
	饮食	1.低脂、高纤维、高维生素、少盐饮食
		2.禁食高脂肪、高胆固醇、高热量食物,如动物内脏、油炸食物
		3.戒烟酒,嘱多饮水
	护理	1.做好入院介绍,主管护士自我介绍
		2.制订相关的护理措施,如饮食护理、药物护理、皮肤护理、心理护理
		3.视病情做好各项监测记录
		4.密切观察病情,防止并发症的发生
		5.做好健康宣教
		6.根据病情留陪员,上床挡,确保安全
	健康宣教	向患者讲解疾病相关知识、安全知识、服药知识等,教会患者观察用药效果,指导各种检查的注意事项
第2天	评估	神志、生命体征及患者的心理状态,对疾病相关知识的了解等情况
	治疗	按医嘱执行治疗
	检查	继续完善检查
	药物	密切观察各种药物作用和不良反应
	活动	卧床休息,可进行散步等活动
	饮食	同前
	护理	1.做好基础护理,如皮肤护理、导管护理等
		2.按照医嘱正确给药,并观察药物疗效及不良反应
		3.视病情做好各项监测记录
		4.密切观察病情,防止并发症的发生
		5.做好健康宣教
	健康宣教	讲解药物的使用方法及注意事项、各项检查前后注意事项
第3~10天	活动	同前
	健康宣教	讲解有氧运动的作用、运动的时间及如何根据自身情况调整运动量,派发健康教育宣传单

续表

日期	项目	护理内容
	其他	同前
出院前 1 天	健康宣教	出院宣教
		1.服药指导
		2.疾病相关知识指导
		3.戒酒,调整饮食
		4.保持良好的生活习惯和心理状态
		5.定时专科门诊复诊
	出院随访	出院 1 周内电话随访第 1 次,3 个月内随访第 2 次,6 个月内随访第 3 次,以后 1 年随访 1 次

(王 杨)

第七节 肝 硬 化

一、疾病概述

(一)概念和特点

肝硬化是各种慢性肝病发展的晚期阶段。病理上以肝脏弥漫性纤维化、再生结节和假小叶形成为特征。临床上,起病隐匿,病程发展缓慢,晚期以肝功能减退和门静脉高压为主要表现,常出现多种并发症。

肝硬化是常见病,世界范围内的年发病率为(25~400)/10 万,发病高峰年龄在 35~50 岁,男性多见,出现并发症时病死率高。

(二)相关病理、生理

肝硬化的病理改变主要是正常肝小叶结构被假小叶所替代后,在大体形态上:肝脏早期肿大、晚期明显缩小,质地变硬。

肝硬化的病理、生理改变主要是肝功能减退(失代偿)和门静脉高压,临床上表现为由此而引起的多系统、多器官受累所产生的症状和体征,进一步发展可产生一系列并发症。

(三)肝硬化的病因

引起肝硬化的病因很多,在我国以病毒性肝炎为主,欧美国家以慢性酒精中毒多见。

(1)病毒性肝炎:主要为乙型、丙型和丁型肝炎病毒的感染,通常经过慢性肝炎阶段演变而来,急性或亚急性肝炎如有大量肝细胞坏死和肝纤维化可以直接演变为肝硬化,乙型和丙型或丁型肝炎病毒的重叠感染可加速发展至肝硬化。

(2)慢性酒精中毒:长期大量饮酒(一般为每天摄入酒精 80 g 达 10 年以上),酒精及其代谢产物(乙醛)的毒性作用,引起酒精性肝炎,继而可发展为肝硬化。

(3)非酒精性脂肪性肝炎:非酒精性脂肪性肝炎可发展成肝硬化。

(4)胆汁淤积:持续肝内胆汁淤积或肝外胆管阻塞时,高浓度胆酸和胆红素对肝细胞有损害作用,引起原发性胆汁性肝硬化或继发性胆汁性肝硬化。

(5)肝静脉回流受阻:慢性充血性心力衰竭、缩窄性心包炎、肝静脉阻塞综合征、肝小静脉闭塞等引起肝脏长期淤血缺氧,引起肝细胞坏死和纤维化。

(6)遗传代谢性疾病:先天性酶缺陷疾病,致使某些物质不能被正常代谢而沉积在肝脏,如肝豆状核变性(铜沉积)、血色病(铁沉积)、α_1-抗胰蛋白酶缺乏症等。

(7)工业毒物或药物:长期接触四氯化碳、磷、砷等或服用双醋酚汀、甲基多巴、异烟肼等可引起中毒性或药物性肝炎而演变为肝硬化;长期服用甲氨蝶呤可引起肝纤维化而发展为肝硬化。

(8)自身免疫性肝炎可演变为肝硬化。

(9)血吸虫病:虫卵沉积于汇管区,引起肝纤维化组织增生,导致窦前性门静脉高压,亦称为血吸虫病性肝硬化。

(10)隐源性肝硬化:部分原因不明的肝硬化。

(四)临床表现

1.代偿期肝硬化

代偿期肝硬化症状轻且无特异性。可有乏力、食欲减退、腹胀不适等。患者营养状况一般,可触及肿大的肝脏、质偏硬,脾可肿大。肝功能检查正常或仅有轻度酶学异常。常在体检或手术中被偶然发现。

2.失代偿期肝硬化

临床表现明显,可发生多种并发症。

(1)症状。

全身症状:乏力为早期症状,其程度可自轻度疲倦至严重乏力。体重下降往往随病情进展而逐渐明显。少数患者有不规则低热,与肝细胞坏死有关,但注意与合并感染、肝癌鉴别。

消化道症状:食欲缺乏为常见症状,可有恶心、偶伴呕吐。腹胀亦常见,与胃肠积气、腹水和肝脾大等有关,腹水量大时,腹胀成为患者最难忍受的症状。腹泻往往表现为对脂肪和蛋白质耐受差,稍进油腻肉食即易发生腹泻。部分患者有腹痛,多为肝区隐痛,当出现明显腹痛时要注意合并肝癌、原发性腹膜炎、胆道感染、消化性溃疡等情况。

出血倾向:可有牙龈、鼻腔出血、皮肤紫癜,女性月经过多等。

与内分泌紊乱有关的症状:男性可有性功能减退、男性乳房发育,女性可发生闭经、不孕。部分患者有低血糖的表现。

门脉高压症状:如食管胃底静脉曲张破裂而致上消化道出血时,表现为呕血及黑便;脾功能亢进可致血细胞减少,贫血而出现皮肤黏膜苍白。

(2)体征:患者呈肝病容,面色黝黑而无光泽。晚期患者消瘦、肌肉萎缩。皮肤可见蜘蛛痣、肝掌、男性乳房发育。腹壁静脉以脐为中心显露至曲张,严重者脐周静脉突起呈水母状并可听见静脉杂音。黄疸提示肝功能储备已明显减退,黄疸呈持续性或进行性加深提示预后不良。腹水伴或不伴下肢水肿是失代偿期肝硬化最常见表现,部分患者可伴肝性胸腔积液,以右侧多见。

肝脏早期肿大可触及,质硬而边缘钝;后期缩小,肋下常触不到。半数患者可触及肿大的脾脏,常为中度,少数重度。

各型肝硬化起病方式与临床表现并不完全相同。如大结节性肝硬化起病较急进展较快,门静脉高压症相对较轻,但肝功能损害则较严重;血吸虫病性肝纤维化的临床表现则以门静脉高压症为主,巨脾多见,黄疸、蜘蛛痣、肝掌少见,肝功能损害较轻,肝功能试验多基本正常。

(五)辅助检查

1.实验室检查

血常规、尿、粪常规、血清免疫学、内镜、腹腔镜、腹水和门静脉压力生化检查(以了解其病因、诱因及潜在的护理问题)。

2.肝功能检查

代偿期大多正常或仅有轻度的酶学异常,失代偿期普遍异常,且异常程度往往与肝脏的储备功能减退程度相关。具体表现为转氨酶升高,清蛋白下降、球蛋白升高,A/G 倒置,凝血酶原时间延长,结合胆红素升高等。

3.影像学检查

(1)X 线检查:食管静脉曲张时行食管吞钡 X 线检查显示虫蚀样或蚯蚓状充盈缺损,纵行黏膜皱襞增宽,胃底静脉曲张时胃肠钡餐可见菊花瓣样充盈缺损。

(2)腹部超声检查:B 超检查常示肝脏表面不光滑、肝叶比例失调、肝实质回声不均匀等,以及脾大、门静脉扩张和腹水等超声图像。

(3)CT 和 MRI 检查对肝硬化的诊断价值与 B 超检查相似。

(六)治疗原则

本病目前无特效治疗,关键在于早期诊断,针对病因给予相应处理,阻止肝硬化进一步发展,后期积极防治并发症,终末期则只能有赖于肝移植。

二、护理评估

(一)一般评估

1.生命体征

伴感染时可有发热、有心脏功能不全时可有呼吸、脉搏和血压的改变,余无明显特殊变化。

2.患病及治疗经过

询问本病的有关病因,例如:有无肝炎或输血史、心力衰竭、胆道疾病;有无长期接触化学毒物、使用损肝药物或嗜酒,其用量和持续时间。有无慢性肠道感染、消化不良、消瘦、黄疸、出血史。有关的检查、用药和其他治疗情况。

3.患者主诉及一般情况

饮食及消化情况,例如食欲、进食量及食物种类、饮食习惯及爱好。有无食欲减退甚至畏食,有无恶心、呕吐、腹胀、腹痛,呕吐物和粪便的性质及颜色。日常休息及活动量、活动耐力、尿量及颜色等。

4.相关记录

体重、饮食、皮肤、肝脏大小、出入量、出血情况、意识等记录结果。

(二)身体评估

1.头颈部

(1)面部颜色,有无肝病面容,脱发。

(2)患者的精神状态,对人物、时间、地点的定向力(表情淡漠、性格改变或行为异常多为肝脏病的前驱表现)。

2.胸部

呼吸的频率和节律,有无呼吸浅速、呼吸困难和发绀,有无因呼吸困难、心悸而不能平卧,有无胸腔积液形成。

3.腹部

(1)测量腹围有无腹壁紧张度增加、脐疝、腹式呼吸减弱等腹水征象。

(2)腹部有无移动性浊音,大量腹水可有液波震颤。

(3)有无腹壁静脉显露,腹壁静脉曲张时在剑突下,脐周腹壁静脉曲张处可听见静脉连续性潺潺声(结合病例综合考虑)。

(4)肝脾大小、质地、表面情况及有无压痛(结合B超检查结果综合考虑)。

4.其他

是否消瘦,皮下脂肪消失、肌肉萎缩;皮肤是否干枯、有无黄染、出血点、蜘蛛痣、肝掌等。

(三)心理-社会评估

评估时应注意患者的心理状态,有无个性、行为的改变,有无焦虑、抑郁、易怒、悲观等情绪。并发肝性脑病时,患者可出现嗜睡、兴奋、昼夜颠倒等神经精神症状,应注意鉴别。评估患者及家属对疾病的认识及态度、家庭经济情况和社会支持等。

(四)辅助检查结果评估

1.血常规检查

有无红细胞减少或全血细胞减少。

2.血生化检查

肝功能有无异常,有无电解质和酸碱平衡紊乱,血氨是否增高,有无氮质血症。

3.腹水检查

腹水的性质是漏出液或渗出液,有无找到病原菌或恶性肿瘤细胞。

4.其他检查

钡餐造影检查有无食管胃底静脉曲张,B超检查有无静脉高压征象等。

(五)常用药物治疗效果的评估

1.准确记录患者出入量(尤其是24小时尿量)

大量利尿可引起血容量过度降低,心输血量下降,血尿素氮增高。患者皮肤弹性减低,出现直立性低血压和少尿。

2.血生化检查的结果

长期使用噻嗪类利尿剂有可能导致水、电解质紊乱,产生低钠、低氯和低钾血症。

三、主要护理诊断

(一)营养失调:低于机体需要量

低于机体需要量与肝功能减退、门静脉高压引起食欲减退、消化和吸收障碍有关。

(二)体液过多

体液过多与肝功能减退、门静脉高压引起水钠潴留有关。

(三)潜在并发症

(1)上消化道出血:与食管胃底静脉曲张破裂有关。

(2)肝性脑病:与肝功能障碍、代谢紊乱致神经系统功能失调有关。

四、护理措施

(一)休息与活动

睡眠应充足,生活起居有规律。代偿期患者无明显的精神、体力减退,可适当参加工作,避免过度疲劳;失代偿期患者以卧床休息为主,并视病情适量活动,活动量以不加重疲劳感和其他症状为度。腹水患者宜平卧位,可抬高下肢,以减轻水肿。阴囊水肿者可用拖带托起阴囊,大量腹水者卧床时可取半卧位,以减轻呼吸困难和心悸。

(二)合理饮食

既保证饮食营养又遵守必要的饮食限制是改善肝功能、延缓病情进展的基本措施。与患者共同制订符合治疗需要而又为其接受的饮食计划。饮食治疗原则:高热量、高蛋白质、高维生素、限制水钠、易消化饮食,并根据病情变化及时调整。

(三)用药护理

应严格按医嘱用药,并注意观察常用药的毒副作用,发现问题及时处理。如使用利尿药注意维持水电解质和酸碱平衡,利尿速度不宜过快,以每天体重减轻≤0.5 kg为宜。

(四)心理护理

多关心体贴患者,使患者保持愉快心情,树立治病的信心。

(五)健康教育

1.饮食指导

切实遵循饮食治疗原则和计划,禁酒。

2.用药原则

遵医嘱按时、正确服用相关药物,加用药物需征得医师同意,以免加重肝脏负担和肝功能损害。让患者了解常用药物不良反应及自我观察要点。

3.预防感染的措施

注意保暖和个人卫生保健。

4.适当活动计划

睡眠应充足,生活起居有规律。制订个体化的活动计划,避免过度疲劳。

5.皮肤的保护

沐浴时应注意避免水温过高,或使用有刺激性的皂类和沐浴液,沐浴后使用性质柔和的润肤品;皮肤瘙痒者给予止痒处理,嘱患者勿用手抓搔,以免皮肤破损。

6.及时就诊的指标

(1)患者出现性格、行为改变等可能为肝性脑病的前驱症状时。

(2)出现消化道出血等其他并发症时。

(王 杨)

第八节 胆 囊 结 石

一、概述

胆囊结石(cholecystolithiasis)是指原发于胆囊的结石,是胆石症中最多的一种疾病。近年来随着卫生条件的改善及饮食结构的变化,胆囊结石的发病率呈升高趋势,已高于胆管结石。胆囊结石以女性多见,男女之比为1∶(3~4);其以胆固醇结石或以胆固醇为主要成分的混合性结石为主。少数结石可经胆囊管排入胆总管,大多数存留于胆囊内,且结石越聚越大,可呈多颗小米粒状,在胆囊内可存在数百粒小结石,也可呈单个巨大结石;有些终身无症状而在尸检中发现(静止性胆囊结石),大多数反复发作腹痛症状,一般小结石容易嵌入胆囊管发生阻塞引起胆绞痛症状,发生急性胆囊炎。

二、诊断

(一)症状

1.胆绞痛

胆绞痛是胆囊结石并发急性胆囊炎时的典型表现,多在进油腻食物后胆囊收缩,结合移位并嵌顿于胆囊颈部,胆囊压力升高后强力收缩而发生绞痛。小结石通过胆囊管或胆总管时可发生典型的胆绞痛,疼痛位于右上腹,呈阵发性,可向右肩背部放射,伴恶心、呕吐,呕吐物为胃内容物,吐后症状并不减轻。存留在胆囊内的大结石堵塞胆囊腔时并不引起典型的胆绞痛,故胆绞痛常反映结石在胆管内的移动。急性发作特别是坏疽性胆囊炎时还可出现高热、畏寒等显著的感染症状,严重病例由于炎性渗出或胆囊穿孔可引起局限性腹膜炎,从而出现腹膜刺激症状。胆囊结石一般无黄疸,但30%的患者因伴有胆管炎或肿大的胆囊压迫胆管,肝细胞损害时也可有一过性黄疸。

2.胃肠道症状

大多数慢性胆囊炎患者有不同程度的胃肠道功能紊乱,表现为右上腹隐痛不适、厌食油腻、进食后上腹饱胀感,常被误认为"胃病"。有近半数的患者早期无症状,称为静止性胆囊结石,此类患者在长期随访中仍有部分出现腹痛等症状。

(二)体征

1.一般情况

无症状期间患者大多一般情况良好,少数急性胆囊炎患者在发作期可有黄疸,症状重时可有感染中毒症状。

2.腹部情况

如无急性发作,患者腹部常无明显异常体征,部分患者右上腹可有深压痛;急性胆囊炎患者可有右上腹饱满、呼吸运动受限、右上腹触痛及肌紧张等局限性腹膜炎体征,Murphy征阳性。有1/3~1/2的急性胆囊炎患者,在右上腹可扪及肿大的胆囊或由胆囊与大网膜粘连形成的炎性肿块。

(三)检查

1.化验检查

胆囊结石合并急性胆囊炎有白细胞计数升高,少数患者丙氨酸氨基转移酶也升高。

2.B超

B超检查简单易行,价格低廉,且不受胆囊大小、功能、胆管梗阻或结石含钙多少的影响,诊断正确率可达96%以上,是首选的检查手段。典型声像特征是胆囊腔内有强回声光团并伴声影,改变体位时光团可移动。

3.胆囊造影

能显示胆囊的大小及形态并了解胆囊收缩功能,但易受胃肠道功能、肝功能及胆囊管梗阻的影响,应用很少。

4.X线

腹部X线平片对胆囊结石的显示率为10%~15%。

5.十二指肠引流

有无胆汁可确定是否有胆囊管梗阻,胆汁中出现胆固醇结晶提示结石存在,但此项检查目前已很少用。

6.CT、MRI、ERCP、PTC

在 B 超不能确诊或者怀疑有肝内胆管、肝外胆管结石或胆囊结石术后多年复发又疑有胆管结石者,可选用其中某一项或几项诊断方法。

(四)诊断要点

1.症状

20%～40%的胆囊结石可终生无症状,称"静止性胆囊结石"。有症状的胆囊结石的主要临床表现:进食后,特别是进油腻食物后,出现上腹部或右上腹部隐痛不适、饱胀,伴嗳气、呃逆等。

2.胆绞痛

胆囊结石的典型表现,疼痛位于上腹部或右上腹部,呈阵发性,可向肩胛部和背部放射,多伴恶心、呕吐。

3.Mirizzi 综合征

持续嵌顿和压迫胆囊壶腹部和颈部的较大结石,可引起肝总管狭窄或胆囊管瘘,以及反复发作的胆囊炎、胆管炎及梗阻性黄疸,称"Mirizzi 综合征"。

4.Murphy 征

右上腹部局限性压痛、肌紧张,Murphy 征阳性。

5.B 超

胆囊暗区有一个或多个强回声光团,并伴声影。

(五)鉴别诊断

1.肾绞痛

胆绞痛需与肾绞痛相鉴别,后者疼痛部位在腰部,疼痛向外生殖器放射,伴有血尿,或尿路刺激症状。

2.胆囊非结石性疾病

胆囊良、恶性肿瘤、胆囊息肉样病变等,B 超、CT 等影像学检查可提供鉴别线索。

3.胆总管结石

可表现为高热、黄疸、腹痛,超声等影像学检查可以鉴别,但有时胆囊结石可与胆总管结石并存。

4.消化性溃疡性穿孔

多有溃疡病史,腹痛发作突然并很快波及全腹,腹壁呈板状强直,腹部 X 线平片可见膈下游离气体。较小的十二指肠穿孔,或穿孔后很快被网膜包裹,形成一个局限性炎性病灶时,易与急性胆囊炎混淆。

5.内科疾病

一些内科疾病如肾盂肾炎、右侧胸膜炎、肺炎等,亦可发生右上腹疼痛症状,根据实验室检查可鉴别。

三、治疗

(一)一般治疗

饮食宜清淡,防止急性发作,对无症状的胆囊结石应定期 B 超随诊;伴急性炎症者宜进食,注意维持水、电解质平衡。

(二)药物治疗

溶石疗法服用鹅去氧胆酸或熊去氧胆酸对胆固醇结石有一定溶解效果,主要用于胆固醇结石。但此种药物有肝毒性,服药时间长,反应大,价格贵,停药后结石易复发。其适应证为:胆囊结石直径在 2 cm 以下;结石为含钙少的 X 线能够透过的结石;胆囊管通畅;患者的肝脏功能正常,无明显的慢性腹泻史。目前多主张采取熊去氧胆酸单用或与鹅去氧胆酸合用,不主张单用鹅去氧胆酸。鹅去氧胆酸总量为15 mg/(kg·d),分次口服。熊去氧胆酸为 8~10 mg/(kg·d),分餐后或晚餐后 2 次口服。疗程 1~2 年。

(三)手术治疗

对于无症状的静止胆囊结石,一般认为无须施行手术切除胆囊。但有下列情况时,应进行手术治疗:①胆囊造影胆囊不显影;②结石直径超过 2~3 cm;③并发糖尿病且在糖尿病已控制时;④老年人或有心肺功能障碍者。

腹腔镜胆囊切除术适于无上腹创伤及手术史者,无急性胆管炎、胰腺炎和腹膜炎及腹腔脓肿的患者。对并发胆总管结石的患者应同时行胆总管探查术。

1.术前准备

胆囊切除术手后引起死亡的最常见原因是心血管疾病。这强调了详细询问病史发现心绞痛和仔细进行心电图检查注意有无心肌缺血或以往心肌梗死证据的重要性。此外,还应寻找脑血管疾病特别是一过性缺血发作的症状。若病史阳性或有问题时应做非侵入性颈动脉血流检查。此时胆囊切除术应当延期,按照指征在冠状动脉架桥或颈动脉重新恢复血管流通后施行。除心血管病外,引起胆囊切除术后第 2 位的死亡原因是肝胆疾病,主要是肝硬化。除了术中出血外,还可发生肝衰竭和败血症。自从在特别挑选的患者中应用预防性措施以来,胆囊切除术后感染中毒性并发症的发生率已有显著下降。慢性胆囊炎患者胆汁内的细菌滋生率占10%~15%;而在急性胆囊炎消退期患者中则高达 50%。细菌菌种为肠道菌如大肠埃希菌、产气克雷伯菌和粪链球菌,其次也可见到产气荚膜杆菌、类杆菌和变形杆菌等。胆管内细菌的发生率随年龄而增长,故主张年龄在 60 岁以上、曾有过急性胆囊炎发作刚恢复,术前应预防性使用抗生素。

2.手术治疗

已成定论对有症状胆石症的治疗是建议腹腔镜胆囊切除术。虽然此技术的常规应用时间尚短,但是其结果十分突出,以致仅在不能施行腹腔镜手术或手术不安全时,才选用开腹胆囊切除术,包括无法安全地进入腹腔完成气腹,或者由于腹内粘连,或者解剖异常不能安全地暴露胆囊等。外科医师在遇到胆囊和胆管解剖不清时,以及遇到止血或胆汁渗漏而不能满意地控制时,应当及时中转开腹。目前,中转开腹率在 5% 以下。

(四)其他治疗

体外震波碎石适用于胆囊内胆固醇结石,直径不超过 3 cm,且胆囊具收缩功能。治疗后部分患者可发生急性胆囊炎或结石碎片进入胆总管而引起胆绞痛和急性胆管炎,此外碎石后仍不能防止结石的复发。因并发症多,疗效差,现已基本不用。

四、护理措施

(一)术前护理

1.饮食

指导患者选用低脂肪、高蛋白质、高糖饮食。因为脂肪饮食可促进胆囊收缩排出胆汁,加剧疼痛。

2.术前用药

严重的胆石症发作性疼痛可使用镇痛剂和解痉剂,但应避免使用吗啡,因吗啡有收缩胆总管的作用,可加重病情。

3.病情观察

应注意观察胆石症急性发作患者的体温、脉搏、呼吸、血压、尿量及腹痛情况,及时发现有无感染性休克征兆。注意患者皮肤有无黄染及粪便颜色变化,以确定有无胆管梗阻。

(二)术后护理

1.症状观察及护理

定时监测患者生命体征的变化,注意有无血压下降、体温升高及尿量减少等全身中毒症状,及时补充液体,保持出入量平衡。

2.T形管护理

胆总管切开放置T形管的目的是为了引流胆汁,使胆管减压:①T形管应妥善固定,防止扭曲、脱落;②保持T形管无菌,每天更换引流袋,下地活动时引流袋应低于胆囊水平,避免胆汁回流;③观察并记录每天胆汁引流量、颜色及性质,防止胆汁淤积引起感染;④如果T形管引流通畅,胆汁色淡黄、清澄、无沉渣且无腹痛无发热等症状,术后10～14天可夹闭管道。开始每天夹闭2～3小时,无不适可逐渐延长时间,直至全日夹管。在此过程中要观察患者有无体温增高,腹痛,恶心,呕吐及黄疸等。经T形管造影显示胆管通畅后,再引流2～3天,以及时排出造影剂。经观察无特殊反应,可拔除T形管。

3.健康指导

进少油腻、高维生素、低脂饮食。烹调方式以蒸煮为宜,少吃油炸类的食物。

(王　杨)

第五章

妇科护理

第一节　外阴炎及阴道炎

一、外阴炎

外阴炎是妇科常见病,是外阴部的皮肤与黏膜的炎症,可发生于任何年龄,以生育期及绝经后妇女多见。

(一)护理评估

1.健康史

(1)病因评估:外阴炎主要指外阴部的皮肤与黏膜的炎症,以大、小阴唇为多见。由于外阴与尿道、肛门、阴道邻近且暴露,同时,阴道分泌物、月经血、产后的恶露、尿液、粪便的刺激、糖尿病患者的糖尿的长期浸渍,均可引起外阴不同程度的炎症,此外,穿化纤内裤、紧身内裤、使用卫生巾使局部透气性差等,均可诱发外阴部的炎症。

(2)病史评估:评估有无外阴炎的因素存在,有无糖尿病、阴道炎病史。

2.身心状况

(1)症状:外阴瘙痒、疼痛、红、肿、灼热,性交及排尿时加重。

(2)体征:局部充血、肿胀、糜烂,常有抓痕,严重者形成溃疡或湿疹。慢性炎症者,外阴局部皮肤或黏膜增厚、粗糙、皲裂等。

(3)心理-社会状况:了解病程,了解患者对症状的反应,有无烦躁、不安等心理。

(二)护理诊断及合作性问题

(1)皮肤或黏膜完整性受损:与皮肤黏膜炎症有关。

(2)舒适改变:与外阴瘙痒、疼痛、分泌物增多有关。

(3)焦虑:与性交障碍、行动不便有关。

(三)护理目标

(1)患者皮肤与黏膜完整。

(2)患者病情缓解或好转,舒适感增加。

(3)患者情绪稳定,积极配合治疗与护理。

(四)护理措施

1.一般护理

炎症期间宜进食清淡且富含营养的食物,禁食辛辣、刺激性食物。

2.心理护理

患者常出现烦躁不安、焦虑紧张,应帮助患者树立信心,减轻心理负担,坚持治疗,讲究患者常出现烦躁不安、焦虑紧张,应帮助患者树立信心,减轻心理负担,坚持治疗,讲究卫生。

3.病情监护

积极寻找病因,消除刺激原。

4.治疗护理

(1)治疗原则:去除病因,积极治疗原发病,如阴道炎、尿瘘、粪瘘、糖尿病等。

(2)治疗配合:保持外阴清洁干燥,局部使用约 40 ℃的 1∶5 000 高锰酸钾溶液坐浴,每天2 次,每次15～30分钟,5～10 次为 1 个疗程。如有破溃,可涂抗生素软膏或紫草油,急性期可用物理治疗。

(五)健康指导

(1)卫生宣教,指导妇女穿棉质内裤,减少分泌物刺激,对公共场所,如游泳池、公共浴室等谨慎出入,注意经期、孕期、产期及流产后的生殖道清洁,防止感染。

(2)定期妇科检查,积极参与普查与普治。

(3)指导用药方法及注意事项。

(4)加强性道德教育,纠正不良性行为。

(六)护理评价

(1)患者诉说外阴瘙痒症状减轻,舒适感增加。

(2)患者焦虑缓解或消失,掌握了卫生保健常识,能养成良好卫生习惯。

二、前庭大腺炎

细菌侵入前庭大腺腺管内致腺管充血、水肿称为前庭大腺炎。

(一)护理评估

1.健康史

(1)病因评估:前庭大腺腺管开口位于小阴唇与处女膜之间,在性交、流产、分娩或其他情况污染外阴部时,病原体易侵入引起炎症,因此,以育龄妇女多见,主要病原体为葡萄球菌、链球菌、大肠埃希菌、淋病奈瑟菌及沙眼衣原体等。急性炎症发作时,细菌先侵犯腺管,腺管口因炎症肿胀阻塞,渗出物不能排出,积存而形成脓肿,称为前庭大腺脓肿(又称巴氏腺脓肿),多发于一侧。如急性炎症消退,腺管口粘连阻塞,分泌物不能外流,脓液转清,则形成前庭大腺囊肿,多为单侧,大小不等,可持续数年不增大。患者往往无自觉症状。

(2)病史评估:了解患者有无反复的外阴感染史及卫生习惯。

2.身心状况

(1)症状:初起时局部肿胀、疼痛、烧灼感,行走不便,可伴有大小便困难等。有时可出现发热等全身症状(表 5-1)。

(2)体征:外阴部皮肤红肿、压痛明显。当脓肿形成时,疼痛加剧,并可触及波动感,脓肿直径可达5～6 cm。

表 5-1　前庭大腺炎临床类型及身体状况

临床类型	身体状况
急性期	(1)大阴唇下 1/3 处疼痛、肿胀,严重时行走受限。检查局部可见皮肤红、肿、热、压痛 (2)脓肿形成时,可触及波动感,脓肿直径可达 5～6 cm,可自行破溃。如破口大,引流通畅,脓液流出后炎症消退;如破口小,引流欠佳,炎症持续不退或反复发作 (3)可出现全身不适、发热等全身症状
慢性期	慢性期囊肿形成,患者感到外阴部有坠胀感或性交不适。检查时局部可触及囊性肿物,大小不一,有时可反复急性发作

(3)心理-社会状况:了解病程,了解患者对症状的反应,有无烦躁、不安等心理,患者常有因害羞或怕痛而未及时诊治的心理障碍。

(二)辅助检查

取前庭大腺开口处分泌物作细菌培养,确定病原体。

(三)护理诊断及合作性问题

(1)皮肤完整性受损:与脓肿自行破溃或手术切开引流有关。

(2)疼痛:与局部炎症刺激有关。

(四)护理目标

(1)患者皮肤保持完整。

(2)疼痛缓解或好转。

(五)护理措施

1.一般护理

急性期患者应卧床休息,饮食易消化,富含营养。

2.心理护理

患者常常烦躁不安、焦虑紧张,应尊重患者,为患者保密,以解除其忧虑,使其积极治疗,帮助其建立治愈疾病的信心和生活的勇气。

3.病情监护

观察患者的生命体征,重点观察体温变化,观察伤口愈合情况。

4.治病护理

(1)治疗原则:急性期局部热敷或坐浴,抗生素消炎治疗;脓肿形成或囊肿较大时,切开引流或行囊肿造口术,保持腺体功能,防止复发。

(2)治疗配合:急性炎症发作时,取前庭大腺开口处分泌物作细菌培养,确定病原体。根据细菌培养结果和药物敏感试验选用抗生素口服或肌内注射。脓肿形成或囊肿较大时,切开引流或行囊肿造口术,并放置引流条。术后保持局部清洁,引流条每天更换 1 次,外阴用 1:5 000 氯己定棉球擦拭,每天擦洗外阴 2 次,也可用清热解毒中药热敷或坐浴,每天 2 次。

(六)健康指导

(1)向患者及家属讲解此病的病因及预防措施,指导患者注意外阴清洁卫生。

(2)告知患者及家属月经期、产褥期禁止性交;月经期应使用消毒卫生巾预防感染;术后注意事项及正确用药。告知患者相关卫生保健常识,养成良好卫生习惯。

(七)护理评价

(1)患者诉说外阴不适症状减轻,舒适感增加。

(2)患者接受医护人员指导,焦虑缓解或消失。

阴道炎是阴道黏膜及黏膜下结缔组织的炎症,是妇科常见病。正常健康妇女由于解剖结构、组织特点,阴道对病原体的侵入有自然防御功能。当各种因素导致自然防御功能降低,阴道内生态平衡遭到破坏时,病原体侵入导致阴道炎症。幼女及绝经后妇女由于雌激素缺乏,阴道上皮薄,阴道抵抗力低,比青春期及育龄期妇女更易受感染。

三、滴虫性阴道炎

滴虫性阴道炎(trichomonal vaginitis)是由阴道毛滴虫引起的最常见的阴道炎。阴道毛滴虫主要寄生于女性阴道,也可存在于尿道、尿道旁腺及膀胱。男性可存在于包皮皱襞、尿道及前列腺内。滴虫适宜生长在温度为25～40 ℃,pH为5.2～6.6的潮湿环境。月经前后,阴道内酸性减弱,接近中性,隐藏在腺体及阴道皱襞中的滴虫常得以繁殖,而发生滴虫性阴道炎。此病的传播途径有经性交的直接传播及经游泳池、浴盆、厕所、衣物、器械等途径的间接传播。

(一)护理评估

1.健康史

(1)病因评估:阴道毛滴虫呈梨形,体积为多核白细胞的2～3倍。滴虫顶端有4根鞭毛,体部有波动膜,后端尖并有轴柱凸出。活的滴虫透明无色,如水滴,鞭毛随波动膜的波动而活动(图5-1)。阴道毛滴虫极易传播,pH在4.5以下时便受到抑制甚至致死。pH上升至7.5时,其繁殖可完全被抑制。在妊娠期和月经来潮前后,阴道pH升高,可使阴道毛滴虫的感染率和发病率升高。

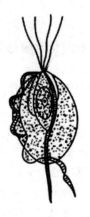

图 5-1　滴虫模式图

(2)病史评估:评估发作与月经周期的关系,既往阴道炎病史,个人卫生情况;分析感染经过;了解治疗经过。

2.身心状况

(1)症状:主要症状为白带呈稀薄泡沫状,量多及伴有外阴、阴道口瘙痒。如有其他细菌混合感染,白带可呈黄绿色、血性、脓性且有臭味。局部可有灼热、疼痛、性交痛。合并尿路感染,可有尿频、尿痛、血尿。阴道毛滴虫能吞噬精子,阻碍乳酸生成,影响精子在阴道内存活,可致不孕。

(2)体征:妇科检查时可见阴道黏膜充血,严重时有散在的出血点。有时可见阴道后穹隆处有液性或脓性泡沫状分泌物。

(3)心理-社会状况:患者常因炎症反复发作而烦恼,出现无助感。

(二)辅助检查

(1)悬滴法:在玻片上加 1 滴温生理盐水,自阴道后穹隆处取少许分泌物混于生理盐水中,用低倍镜检查,如有滴虫,可见其活动。阳性率可达 80%～90%。取分泌物检查前 24～48 小时,避免性交、阴道灌洗及阴道上药。

(2)培养法:适于症状典型而悬滴法未见滴虫者,可用培养基培养,其准确率可达 98%。

(三)护理诊断及合作性问题

(1)知识缺乏:缺乏对疾病传染途径的认识及缺乏阴道炎治疗的知识。

(2)舒适改变:与外阴瘙痒、分泌物增多有关。

(3)组织完整性受损:与分泌物增多、外阴瘙痒、搔抓有关。

(四)护理目标

(1)患者能说出疾病传染的途径、阴道炎的治疗与日常防护知识。

(2)患者分泌物减少.舒适度提高。保持组织完整性,无破损。

(五)护理措施

1.一般护理

注意个人卫生,保持外阴部清洁、干燥,避免搔抓外阴导致皮肤破损。

2.心理护理

解除患者因疾病带来的烦恼,减轻其对确诊后的心理压力,增强治疗疾病的信心。告知患者夫妇滴虫性阴道炎的传播途径、临床表现、治疗方法和注意事项,减轻他们的焦虑心理,同时鼓励他们积极配合治疗。

3.病情观察

观察患者的外阴瘙痒症状、阴道分泌物的量及颜色等。

4.治疗护理

(1)治疗原则:杀灭阴道毛滴虫,保持阴道的自净作用,防止复发,夫妻双方要同时治疗,切断直接传染途径。

(2)治疗配合。①局部治疗:增强阴道酸性环境,用 1%乳酸溶液、0.5%醋酸溶液或 1:5 000 高锰酸钾溶液冲洗阴道后,每晚睡前用甲硝唑 200 mg,置于阴道后穹隆,每天 1 次,10 天为 1 个疗程。②全身治疗:甲硝唑(灭滴灵)每次 200～400 mg,每天 3 次口服,10 天为 1 个疗程。③指导患者正确用药,按疗程坚持用药,注意冲洗液的浓度、温度。④观察用药后反应:甲硝唑口服后偶见胃肠道反应,如食欲缺乏、恶心、呕吐及白细胞减少、皮疹等,一旦发现,应报告医师并停药。妊娠期、哺乳期妇女应慎用,因为药能通过胎盘进入胎儿体内,并可由乳汁排泄。

(六)健康指导

(1)做好卫生宣教,积极开展普查普治,消灭传染源,严格禁止滴虫阴道炎或带虫者进入游泳池。医疗单位做好消毒隔离,防止交叉感染。治疗期间勤换内裤,内裤、坐浴及洗涤用物应煮沸消毒 5～10 分钟以消灭病原体,禁止性生活,避免交叉或重复感染的机会。哺乳期妇女在用药期间或用药后 24 小时内不宜哺乳。经期暂停坐浴、阴道冲洗及阴道用药。

(2)夫妻应双双检查,男方若查出毛滴虫,夫妻应同治,有助于提高疗效,治疗期间应禁止性生活。

(3)治愈标准:治疗后应在每次月经干净后复查1次,连续3次均为阴性,方为治愈。

(七)护理评价

(1)患者自诉外阴不适症状减轻,舒适感增加,悬滴法试验连续3个周期复查为阴性。

(2)患者正确复述预防及治疗此疾病的相关知识。

四、外阴阴道假丝酵母菌病

外阴阴道假丝酵母菌病(vulvovaginal candidiasis,VVC)也称外阴阴道念珠菌病,是一种常见的外阴、阴道炎,80%~90%的病原体为白假丝酵母菌,其发病率仅次于滴虫阴道炎。白假丝酵母菌是真菌,不耐热,加热至60 ℃,持续1小时,即可死亡;但对干燥、日光、紫外线及化学制剂的抵抗力较强。

(一)护理评估

1.健康史

(1)病因评估:念珠菌为条件致病菌,可存在口腔、肠道和阴道而不引起症状。当阴道内糖原增多、酸度增加、局部细胞免疫力下降时,念珠菌可繁殖并引起炎症,故外阴阴道假丝酵母菌病多见于孕妇、糖尿病患者及接受大量雌激素治疗者。此外,长期应用抗生素、服用皮质类固醇激或免疫缺陷综合征等,可以改变阴道内微生物之间的相互制约关系,易发此症;紧身化纤内裤、肥胖可使会阴局部的温度及湿度增加,也易使念珠菌得以繁殖而引起感染。

(2)传播途径评估:①内源性感染为主要感染,假丝酵母菌除寄生阴道外,还可寄生于人的口腔、肠道,这些部位的假丝酵母菌可互相传染。②通过性交直接传染。③通过接触感染的衣物等间接传染。

(3)病史评估:了解有无糖尿病及长期使用抗生素、雌激素、类固醇皮质激素病史,了解个人卫生习惯及有无不洁性生活史。

2.身心状况

(1)症状:外阴、阴道奇痒,坐卧不安,痛苦异常,可伴有尿痛、尿频、性交痛。阴道分泌物为干酪样或豆渣样。

(2)体征:妇科检查见小阴唇内侧、阴道黏膜红肿并附着白色块状薄膜,容易剥离,下面为糜烂及溃疡。

(3)心理-社会状况:患者常因外阴瘙痒痛苦不堪,由于影响休息与睡眠,产生忧虑与烦躁,评估患者心理障碍及影响疾病治疗的原因。

3.辅助检查

(1)悬滴法:在玻片上加1滴温生理盐水,自阴道后穹隆处取少许分泌物混于生理盐水中,用低倍镜检查,若找到白假丝酵母菌的芽孢和假菌丝即可确诊。

(2)培养法:适用于症状典型而悬滴法未见白假丝酵母菌者,可用培养基培养。

(二)护理诊断及合作性问题

1.焦虑

与易复发,影响休息与睡眠有关。

2.组织完整性受损

与分泌物增多、外阴瘙痒、搔抓有关。

(三)护理目标

(1)患者情绪稳定,积极配合治疗与护理。

(2)患者病情改善,舒适度提高。

(3)保持组织完整性,组织无破损。

(四)护理措施

1.一般护理

注意个人卫生,保持外阴部清洁、干燥,避免搔抓外阴以免皮肤破损。

2.心理护理

向患者讲解外阴阴道假丝酵母菌病的病因、治疗方法和注意事项等,消除患者的顾虑和焦虑心理,使其积极配合治疗。

3.病情观察

观察患者的外阴瘙痒症状、阴道分泌物的量及颜色等。

4.治疗护理

(1)治疗原则:消除诱因,改变阴道酸碱度,根据患者情况选择局部或全身应用抗真菌药杀灭致病菌。

(2)用药护理。①局部治疗:用2%~4%碳酸氢钠溶液冲洗阴道或坐浴,再选用制霉菌素栓剂、克霉唑栓剂、咪康唑栓剂等置于阴道内,一般7~10天为1个疗程。②全身用药:若局部用药效果较差或病情顽固者,可选用伊曲康唑、氟康唑、酮康唑等口服。③用药注意:孕妇要积极治疗,否则阴道分娩时新生儿易感染发生鹅口疮。妊娠期坚持局部治疗,禁用口服唑类药物。勤换内裤,内裤、坐浴及洗涤用物应煮沸消毒5~10分钟以消灭病原体,避免交叉和重复感染的机会。④用药护理:嘱阴道灌洗或坐浴应注意药液浓度和治疗时间,灌洗药物要充分溶化,温度一般为40 ℃,切忌过烫,以免烫伤皮肤。

(五)健康指导

(1)做好卫生宣教,养成良好的卫生习惯,每天洗外阴、换内裤。切忌搔抓。

(2)约15%男性与女性患者接触后患有龟头炎,对有症状男性也应进行检查与治疗。

(3)鼓励患者坚持用药,不随意中断疗程。

(4)嘱积极治疗糖尿病等疾病,正确使用抗生素、雌激素,以免诱发外阴阴道假丝酵母菌病。

(六)护理评价

(1)患者分泌物减少,性状转为正常,舒适感增加。

(2)患者正确复述预防及治疗此疾病的相关知识,做到积极配合并坚持治疗。

五、萎缩性阴道炎

萎缩性阴道炎属非特异性阴道炎,常见于绝经后及卵巢切除后或盆腔放射治疗者。绝经后的萎缩性阴道炎又称老年性阴道炎。

(一)护理评估

1.健康史

(1)病因评估:①妇女绝经后;②手术切除卵巢;③产后闭经;④药物假绝经治疗;⑤盆腔放射治疗后等。由于雌激素水平降低,阴道上皮萎缩变薄,上皮细胞内糖原减少,阴道内 pH 增高,阴道自净作用减弱,局部抵抗力降低,致病菌入侵后易繁殖引起炎症。

(2)病史评估:了解有无糖尿病及长期使用抗生素、雌激素、类固醇皮质激素病史;了解个人卫生习惯及有无不洁性生活史;了解有无进行盆腔放疗等。

2.身心状况

(1)症状:白带增多,多为黄水状,严重感染时可呈脓性,有臭味。黏膜有浅表溃疡时,分泌物可为血性,有的患者可有点滴出血,可伴有外阴瘙痒、灼热、尿频、尿痛、尿失禁等症状。

(2)体征:妇科检查可见阴道皱襞消失,上皮菲薄,黏膜出血,表面可有小出血点或片状出血点;严重时可形成浅表溃疡,阴道弹性消失、狭窄,慢性炎症、溃疡还可引起阴道粘连,导致阴道闭锁。

(3)心理-社会状况:老年人常因思想比较保守,不愿就医而出现无助感。其他患者常因知识缺乏而病急乱投医,因此,应注意评估影响患者不愿就医的因素及家庭支持系统。

3.辅助检查

取分泌物检查,悬滴法排除滴虫性阴道炎和外阴阴道假丝酵母菌病;有血性分泌物时,常需做宫颈刮片或分段诊刮排除宫颈癌和子宫内膜癌。

(二)护理诊断及合作性问题

(1)舒适改变:与外阴瘙痒、疼痛、分泌物增多有关。

(2)知识缺乏:与缺乏绝经后妇女预防保健知识有关。

(3)有感染的危险:与局部分泌物增多、破溃有关。

(三)护理目标

(1)患者分泌物减少,性状转为正常,舒适感增加。

(2)患者正确复述预防及治疗此疾病的相关知识,做到积极配合并坚持治疗。

(3)患者无感染发生或感染被及时发现和控制,体温、血象正常。

(4)患者无感染发生或感染被及时发现和控制,体温、血象正常。

(四)护理措施

1.一般护理

嘱患者保持外阴清洁,勤换内裤。穿棉织内裤,减少刺激等。

2.心理护理

使患者了解老年性阴道炎的病因和治疗方法,减轻其焦虑;对卵巢切除、放疗者给予心理安慰与相关医学知识解释,增强其治疗疾病的信心;解释雌激素替代疗法可缓解症状,帮助其建立治愈疾病的信心。

3.病情观察

观察白带性状、量、气味,有无外阴瘙痒、灼热及膀胱刺激症状等。

4.治疗护理

(1)治疗原则:增强阴道黏膜的抵抗力,抑制细菌生长繁殖。

(2)治疗配合。①增加阴道酸度:用0.5%醋酸或1%乳酸溶液冲洗阴道,每天1次。阴道冲洗后,将甲硝唑200 mg或氧氟沙星200 mg,放入阴道深部,每天1次,7～10天为1个疗程。②增加阴道抵抗力:针对病因给予雌激素制剂,可局部用药,也可全身用药。将己烯雌酚0.125～0.25 mg,每晚放入阴道深部,7天为1个疗程。③全身用药:可口服尼尔雌醇,首次4 mg,以后每2～4周1次,每晚2 mg,维持2～3个月。

（五）健康指导

（1）对围绝经期、老年妇女进行健康教育，使其掌握预防老年性阴道炎的措施及技巧。

（2）指导患者及其家属阴道灌洗、上药的方法和注意事项。用药前洗净双手及会阴，减少感染的机会。自己用药有困难者，指导其家属协助用药或由医务人员帮助使用。

（3）告知使用雌激素治疗可出现的症状，嘱乳癌或子宫内膜癌患者慎用雌激素制剂。

（六）护理评价

（1）患者分泌物减少，性状转为正常，舒适感增加。

（2）患者正确复述预防及治疗此疾病的相关知识，做到积极配合并坚持治疗。

（董庆蓉）

第二节　盆腔炎性疾病

盆腔炎性疾病（PID）是指女性上生殖道的一组炎性疾病，主要包括子宫内膜炎、输卵管炎、输卵管卵巢脓肿、盆腔腹膜炎。最常见的是输卵管炎及输卵管卵巢脓肿。

女性生殖系统具有比较完善的自然防御功能，当自然防御功能遭到破坏，或机体免疫力降低、内分泌发生变化或外源性病原体入侵而导致子宫内膜、输卵管、卵巢、盆腔腹膜、盆腔结缔组织发生炎症。感染严重时，可累及周围器官和组织，当病原体毒性强、数量多、患者抵抗力低时，常发生败血症及脓毒血症，若未得到及时治疗可能发生盆腔炎性疾病后遗症。

一、护理评估

（一）健康史

（1）了解既往疾病史、用药史、月经史及药物过敏史。

（2）了解流产、分娩的时间、经过及处理。

（3）了解本次患病的起病时间、症状、疼痛性质、部位、有无全身症状。

（二）生理状况

1.症状

（1）轻者无症状或症状轻微不易被发现，常表现为持续性下腹痛，活动或性交后加重；发热、阴道分泌物增多等。

（2）重者可表现为寒战、高热、头痛、食欲减退；月经期发病者可表现为经量增多、经期延长；腹膜炎者出现消化道症状，如恶心、呕吐、腹胀等；若脓肿形成，可有下腹包块及局部刺激症状。

2.体征

（1）急性面容、体温升高、心率加快。

（2）下腹部压痛、反跳痛及肌紧张。

（3）检查见阴道充血；大量脓性臭味分泌物从宫颈口外流；穹隆有明显触痛；宫颈充血、水肿、举痛明显；子宫体增大有压痛且活动受限；一侧或双侧附件增厚，有包块，压痛。

3.辅助检查

（1）实验室检查：宫颈黏液脓性分泌物，或阴道分泌物0.9％氯化钠溶液湿片中见到大量白细胞;红细胞沉降率升高;血C反应蛋白升高;宫颈分泌物培养或革兰染色涂片淋病奈瑟菌阳性或沙眼衣原体阳性。

（2）阴道超声检查:显示输卵管增粗,输卵管积液,伴或不伴有盆腔积液、输卵管卵巢肿块。

（3）腹腔镜检查:输卵管表面明显充血;输卵管壁水肿;输卵管伞端或浆膜面有脓性渗透物。

（4）子宫内膜活组织检查证实子宫内膜炎。

(三)高危因素

1.年龄

盆腔炎性疾病高发年龄为15～25岁。

2.性活动及性卫生

初次性交年龄小、有多个性伴侣、性交过频,以及性伴侣有性传播疾病;有使用不洁的月经垫、经期性交等。

3.下生殖道感染

性传播疾病,如淋病奈瑟菌性宫颈炎、衣原体性宫颈炎及细菌性阴道病。

4.子宫腔内手术操作后感染

刮宫术、输卵管通液术、子宫输卵管造影术、宫腔镜检查、人工流产、放置宫内节育器等手术时,消毒不严格或术前适应证选择不当,导致感染。

5.邻近器官炎症直接蔓延

如阑尾炎、腹膜炎等蔓延至盆腔。

6.复发

盆腔炎性疾病再次发作。

(四)心理-社会因素

1.对健康问题的感受

是否存在因无明显症状或症状轻,而不重视致延误治疗。

2.对疾病的反应

是否由于慢性疾病过程长,患者思想压力大而产生焦虑、烦躁情绪;若病情严重,则担心预后,患者往往有恐惧、无助感。

3.家庭、社会及经济状况

是否存在因炎症反复发作,严重影响妇女生殖健康甚至导致不孕,且增加家庭与社会经济负担。

二、护理诊断

(一)疼痛

其与感染症状有关。

(二)体温过高

其与盆腔急性炎症有关。

(三)睡眠型态紊乱

其与疼痛或心理障碍有关。

(四)焦虑

其与病程长治疗效果不明显或不孕有关。

(五)知识缺乏

其与缺乏经期卫生知识有关。

三、护理措施

(一)症状护理

1.密切观察

分泌物增多,观察阴道分泌物颜色、性状、气味及量,选择合适的药液进行阴道冲洗。在不清楚阴道炎的种类时,不可滥用冲洗液,指导患者勤换会阴垫及内裤,保持外阴清洁干燥。

2.支持疗法

卧床休息,取半卧位,有利于脓液积聚于直肠子宫陷凹,使炎症局限;给高热量、高蛋白、高维生素饮食或半流质饮食,及时补充丢失的液体;对出现高热的患者,采取物理降温,出汗时及时更衣,保持身体清洁舒服;若患者腹胀严重,应行胃肠减压。

3.症状观察

密切监测生命体征,测体温、脉搏、呼吸、血压,每4小时1次;物理降温后30分钟测体温,以观察降温效果。若患者突然出现腹痛加剧、寒战、高热、恶心、呕吐、腹胀,应立即报告医师,同时做好剖腹探查的准备。

(二)用药护理

1.门诊治疗

指导患者遵医嘱用药,了解用药方案并告知注意事项。常用方案:头孢西丁钠2 g,单次肌内注射,同时口服丙磺舒1 g,然后改为多西环素100 mg,每天2次,连服14天,可同时加服甲硝唑400 mg,每天2～3次,连服14天;或选用其他第三代头孢菌素与多西环素、甲硝唑合用。

2.住院治疗

严格遵医嘱用药,了解用药方案并密切观察用药反应。

(1)头孢霉素类或头孢菌素类药物:头孢西丁钠2 g,静脉滴注,每6小时1次。头孢替坦二钠2 g,静脉滴注,每12小时1次。加多西环素100 mg,每12小时1次,静脉输注或口服。对不能耐受多西环素者,可用阿奇霉素替代,每次500 mg,每天1次,连用3天。对输卵管卵巢脓肿患者,可加用克林霉素或甲硝唑。

(2)克林霉素与氨基糖苷类药物联合方案:克林霉素900 mg,每8小时1次,静脉滴注;庆大霉素先给予负荷量(2 mg/kg),然后予维持量(1.5 mg/kg),每8小时1次,静脉滴注;临床症状、体征改善后继续静脉应用24～48小时,克林霉素改口服,每次450 mg,1天4次,连用14天;或多西环素100 mg,每12小时1次,连续用药14天。

3.观察药物疗效

若用药后48～72小时,体温持续不降,患者症状加重,应及时报告医师处理。

4.中药治疗

主要为活血化瘀、清热解毒药物。可遵医嘱指导服中药或用中药外敷腹部,若需进行中药保留灌肠,按保留灌肠操作规程完成。

(三)手术护理

1.药物治疗无效

经药物治疗 48～72 小时,体温持续不降,患者中毒症状加重或包块增大者。

2.脓肿持续存在

经药物治疗病情好转,继续控制炎症数天(2～3周),包块仍未消失但已局限化。

3.脓肿破裂

突然腹痛加剧,寒战、高热、恶心、呕吐、腹胀,检查腹部拒按或有中毒性休克表现。

(四)心理护理

(1)关心患者,倾听患者诉说,鼓励患者表达内心感受,通过与患者进行交流,建立良好的护患关系,尽可能满足患者的合理需求。

(2)加强疾病知识宣传,解除患者思想顾虑,增加其对治疗的信心。

(3)与家属沟通,指导家属关心患者,与患者及家属共同探讨适合个人的治疗方案,取得家人的理解和帮助,减轻患者心理压力。

四、健康指导

(一)讲解疾病知识

向患者讲解盆腔炎性疾病的疾病知识,告知及时就诊和规范治疗的重要性。

(二)个人卫生指导

保持会阴清洁做好经期、孕期及产褥期的卫生宣传。

(三)性生活指导及性伴侣治疗

注意性生活卫生,月经期禁止性交。

(四)饮食生活指导

给高热量、高蛋白、高维生素饮食,增加营养,积极锻炼身体,注意劳逸结合,不断提高机体抵抗力。

(五)随访指导

对于抗生素治疗的患者,应在 72 小时内随诊,明确有无体温下降、反跳痛减轻等临床症状改善。若无改善,需做进一步检查。对沙眼衣原体及淋病奈瑟菌感染者,可在治疗后 4～6 周复查病原体。

五、注意事项

(一)倾听患者主诉

应仔细倾听患者主诉,全面了解患者疾病史,认真阅读治疗方案,制订相应的护理计划,配合完成相应治疗和处理。

(二)预防宣传

(1)注意性生活卫生,减少性传播疾病。

(2)及时治疗下生殖道感染。

(3)进行公共卫生教育,提高公民对生殖道感染的认识,明白预防感染的重要性。

(4)严格掌握妇科手术指征,做好术前准备,严格无菌操作,预防感染。

(5)及时治疗盆腔炎性疾病,防止后遗症发生。

（董庆蓉）

第三节 子宫颈炎

子宫颈炎是指子宫颈发生的急性/慢性炎症。子宫颈炎是妇科常见疾病之一,包括宫颈阴道部炎症及宫颈管黏膜炎症。临床上分为急性子宫颈炎和慢性子宫颈炎。临床多见的子宫颈炎是急性子宫颈管黏膜炎,若急性子宫颈炎未经及时诊治或病原体持续存在,可导致慢性子宫颈炎症。

由于宫颈管黏膜上皮为单层柱状上皮,抗感染能力较差,当遇到多种病原体侵袭、物理化学因素刺激、机械性子宫颈损伤、子宫颈异物等,引起子宫颈局部充血、水肿,上皮变性、坏死,黏膜、黏膜下组织、腺体周围大量中性粒细胞浸润,或子宫颈间质内有大量淋巴细胞、浆细胞等慢性炎细胞浸润,可伴有子宫颈腺上皮及间质增生和鳞状上皮化生。因子宫颈阴道部鳞状上皮与阴道鳞状上皮相延续,亦可由阴道炎症引起宫颈阴道部炎症。

病原体种类:①性传播疾病的病原体主要是淋病奈瑟菌及沙眼衣原体。②内源性病原体与细菌性阴道病病原体、生殖道支原体感染有关。

一、护理评估

(一)健康史

1.一般资料

年龄、月经史、婚育史,是否处在妊娠期。

2.既往疾病史

详细了解有无阴道炎、性传播疾病及子宫颈炎症的病史,包括发病时间、病程经过、治疗方法及效果。

3.既往手术史

详细询问分娩手术史,了解阴道分娩时有无宫颈裂伤;是否做过妇科阴道手术操作及有无宫颈损伤、感染史。

4.个人生活史

了解个人卫生习惯,分析可能的感染途径。

(二)生理状况

1.症状

(1)急性子宫颈炎:阴道分泌物增多,呈黏液脓性,阴道分泌物的刺激可引起外阴瘙痒及灼热感;可出现月经间期出血、性交后出血等症状;常伴有尿道症状,如尿急、尿频、尿痛。

(2)慢性子宫颈炎:患者多无症状,少数患者可有阴道分泌物增多,呈淡黄色或脓性,偶有接触性出血、月经间期出血,偶有分泌物刺激引起外阴瘙痒或不适。

2.体征

(1)急性子宫颈炎:检查见脓性或黏液性分泌物从子宫颈管流出;用棉拭子擦拭子宫颈管时,容易诱发子宫颈管内出血。

(2)慢性子宫颈炎:检查可见宫颈呈糜烂样改变,或有黄色分泌物覆盖子宫颈口或从宫颈管流出,也可见子宫颈息肉或子宫颈肥大。

3.辅助检查

(1)实验室检查:分泌物涂片做革兰染色,中性粒细胞>30/高倍视野;阴道分泌物湿片检查白细胞>10/高倍视野;做淋菌奈瑟菌及沙眼衣原体检测,以明确病原体。

(2)宫腔镜检查:镜下可见血管充血,宫颈黏膜及黏膜下组织、腺体周围大量中性粒细胞浸润,腺腔内可见脓性分泌物。

(3)宫颈细胞学检查:宫颈刮片、宫颈管吸片,与宫颈上皮瘤样病变或早期宫颈癌相鉴别。

(4)阴道镜及活组织检查:必要时进行,以明确诊断。

(三)高危因素

(1)性传播疾病,年龄低于25岁,多位性伴侣或新性伴侣且为无保护性交。

(2)细菌性阴道病。

(3)分娩、流产或手术致子宫颈损伤。

(4)卫生不良或雌激素缺乏,局部抗感染能力差。

(四)心理-社会因素

1.对健康问题的感受

是否存在因无明显症状,而不重视或延误治疗。

2.对疾病的反应

是否因病变在宫颈,又涉及生殖器官与性,而不愿及时就诊;或因阴道分泌物增多引起不适;或治疗效果不明显而烦躁不安;或遇有白带带血或接触性出血时,担心疾病的严重程度,疑有癌变而恐惧、焦虑。

3.家庭、社会及经济状况

家人对患者是否关心;家庭经济状况及是否有医疗保险。

二、护理诊断

(一)皮肤完整性受损

其与宫颈上皮糜烂及炎性刺激有关。

(二)舒适的改变

其与白带增多有关。

(三)焦虑

其与害怕宫颈癌有关。

三、护理措施

(一)症状护理

1.阴道分泌物增多

观察阴道分泌物颜色、性状、气味及量,选择合适的药液进行阴道冲洗。在不清楚种类时,不可滥用冲洗液,指导患者勤换会阴垫及内裤,保持外阴清洁干燥。

2.外阴瘙痒与灼痛

嘱患者尽量避免搔抓,防止外阴部皮肤破损,减少活动,避免摩擦外阴。

(二)用药护理

药物治疗主要用于急性子宫颈炎。

1.遵医嘱用药

(1)经验性抗生素治疗:在未获得病原体检测结果前,采用针对衣原体的经验性抗生素治疗,阿奇霉素 1 g,单次顿服,或多西环素 100 mg,每天 2 次,连服 7 天。

(2)针对病原体的抗生素治疗:临床上除选用抗淋病奈瑟菌的药物外,同时应用抗衣原体感染的药物。对于单纯急性淋病奈瑟菌性子宫颈炎,常用药物有头孢菌素,如头孢曲松钠 250 mg,单次肌内注射,或头孢克肟 400 mg,单次口服等;对沙眼衣原体所致子宫颈炎,治疗药物有四环素类,如多西环素 100 mg,每天 2 次,连服 7 天。

2.用药观察

注意观察药物的不良反应,若出现不良反应,立即停药并通知医师。

3.用药注意事项

注意药物的半衰期及有效作用时间;注意药物的配伍禁忌;抗生素应现配现用。

4.用药指导

若病原体为沙眼衣原体及淋病奈瑟菌,应对性伴侣进行相应的检查和治疗。

(三)物理治疗及手术治疗的护理

1.宫颈糜烂样改变

若为无症状的生理性柱状上皮异位,无需处理;对伴有分泌物增多、乳头状增生或接触性出血,可给予局部物理治疗,包括激光、冷冻、微波等,也可以给予中药作为物理治疗前后的辅助治疗。

2.慢性子宫颈黏膜炎

针对病因给予治疗,若病原体不清可试用物理治疗,方法同上。

3.子宫颈息肉

配合医师行息肉摘除术。

4.子宫颈肥大

一般无需治疗。

(四)心理护理

(1)加强疾病知识宣传,引导患者正确认识疾病,及时就诊,接受规范治疗。

(2)向患者解释疾病与健康的问题,鼓励患者表达自己的想法。对病程长、迁延不愈的患者,给予关心和耐心解说,告知疾病的过程及防治措施;对病理检查发现宫颈上皮有异常增生的病例,告知通过密切监测,坚持治疗,可阻断癌变途径,以缓解焦虑心理,增加治疗的信心。

(3)与家属沟通,让其多关心患者,支持患者,坚持治疗,促进康复。

四、健康指导

(一)讲解疾病知识

向患者讲解子宫颈炎的疾病知识,告知及时就诊和规范治疗的重要性。

(二)个人卫生指导

嘱患者保持外阴清洁,每天清洗外阴 2 次,养成良好的卫生习惯,尤其是经期、孕产期及产褥期卫生,避免感染发生。

(三)随访指导

告知患者,物理治疗后有分泌物增多,甚至有多量水样排液,在术后 1～2 周脱痂时可有少量出血,是创面愈合的过程,不必应诊;如出血量多于月经量则需到医院就诊处理;在物理治疗后

2个月内禁止性生活、盆浴和阴道冲洗;治疗后经过2个月经周期,于月经干净后3~7天来院复查,评价治疗效果,效果欠佳者可进行第二次治疗。

(四)体检指导

坚持每1~2年做1次体检,及早发现异常,及早治疗。

五、注意事项

(1)治疗前,应常规做宫颈刮片行细胞学检查。

(2)在急性生殖器炎症期不做物理治疗。

(3)治疗时间应选在月经干净后3~7天内进行。

(4)物理治疗后可出现阴道分泌物增多,甚至有大量水样排液,在术后1~2周脱痂时可有少许出血。

(5)应告知患者,创面完全愈合时间为4~8周,期间禁盆浴、性交和阴道冲洗。

(6)物理治疗有引起术后出血、宫颈管狭窄、感染的可能,应定期复查,观察创面愈合情况直到痊愈,同时检查有无宫颈管狭窄。

(董庆蓉)

第四节 痛 经

痛经是指在行经前、后或月经期出现下腹疼痛、坠胀伴腰酸及其他不适,严重影响生活和工作质量者。痛经分为原发性痛经与继发性痛经两类。前者指生殖器官无器质性病变的痛经,称功能性痛经;后者指盆腔器质性病变引起的痛经,如子宫内膜异位症等。本节仅叙述原发性痛经。

一、护理评估

(一)健康史

原发性痛经常见于青少年,多发生在有排卵的月经周期,精神紧张、恐惧、寒冷刺激及经期剧烈运动可加重疼痛。评估时需了解患者的年龄和月经史、疼痛特点及与月经的关系、伴随症状和缓解疼痛的方法等。

(二)身体状况

1.痛经

痛经是主要症状,多自月经来潮后开始,最早出现在月经来潮前12小时,月经第1天疼痛最剧烈,持续2~3天后逐渐缓解。疼痛呈痉挛性,多位于下腹正中,常放射至腰骶部、外阴与肛门,少数人的疼痛可放射至大脚内侧。可伴面色苍白、出冷汗、恶心、呕吐、腹泻、头晕、乏力等。痛经多于月经初潮后1~2年发病。

2.妇科检查

生殖器官无器质性病变。

(三)心理-社会状况

患者缺乏痛经的相关知识,担心痛经可能影响健康及婚后的生育能力,表现为情绪低落、烦躁、焦虑;伴随着月经的疼痛,常常使患者抱怨自己是女性。

(四)辅助检查

B超检查生殖器官有无器质性病变。

(五)处理要点

以解痉、镇痛等对症治疗为主,并注意对患者的心理治疗。

二、护理问题

(一)急性疼痛

与经期宫缩有关

(二)焦虑

与反复疼痛及缺乏相关知识有关。

三、护理措施

(一)一般护理

(1)下腹部局部可用热水袋热敷。

(2)鼓励患者多饮热茶、热汤。

(3)注意休息,避免紧张。

(二)病情观察

(1)观察疼痛的发生时间、性质、程度。

(2)观察疼痛时的伴随症状,如恶心、呕吐、腹泻。

(3)了解引起疼痛的精神因素。

(三)用药护理

遵医嘱给予解痉、镇痛药,常用药物有前列腺素合成酶抑制剂如吲哚美辛(消炎痛)、布洛芬等,亦可选用避孕药或中药治疗。

(四)心理护理

讲解有关痛经的知识及缓解疼痛的方法,使患者了解经期下腹坠胀、腰酸、头痛等轻度不适是生理反应。原发性痛经不影响生育,生育后痛经可缓解或消失,从而消除患者紧张、焦虑的情绪。

(五)健康指导

进行经期保健的教育,包括注意经期清洁卫生,保持精神愉快,加强经期保护,避免剧烈运动及过度劳累,防寒保暖等。疼痛难忍时一般选择非麻醉性镇痛药治疗。

(董庆蓉)

第五节 闭 经

闭经是妇科常见症状,分为原发性闭经和继发性闭经两类。原发性闭经指年龄超过16岁,第二性征已发育,或年龄超过14岁,第二性征尚未发育,且无月经来潮者;继发性闭经指正常月经建立后,因病理性原因月经停止6个月,或按自身原来月经周期计算停经3个周期以上者。青春期以前、妊娠期、哺乳期及绝经后的无月经均属生理现象。

一、护理评估

(一)健康史

原发性闭经较少见,常由于遗传性因素或先天性发育缺陷所致,评估时应注意患者生殖器官和第二性征发育情况及家族史。继发性闭经发病率高,病因复杂,评估时应详细询问患者月经史,已婚者应注意有无产后大出血、不孕及流产史。根据控制正常月经周期的 4 个环节,按病变部位将闭经分为下丘脑性闭经、垂体性闭经、卵巢性闭经及子宫性闭经。

1.下丘脑性闭经

最常见,以功能性原因为主。

(1)精神因素:精神创伤、紧张忧虑、环境改变、过度劳累、盼子心切或畏惧妊娠等可使内分泌调节功能紊乱而发生闭经。闭经多为一时性,可自行恢复。

(2)剧烈运动、体重下降和神经性厌食:均可诱发闭经。因初潮发生和月经维持有赖于一定比例(17%～20%)的机体脂肪,中枢神经对体重下降极为敏感。

(3)药物:一般在停药后 3～6 个月月经恢复。

2.垂体性闭经

垂体器质性病变或功能失调可影响卵巢功能而引起闭经。

(1)垂体梗死:常见于产后出血使垂体缺血坏死,出现闭经、性欲减退、毛发脱落、第二性征衰退等希恩综合征。

(2)垂体肿瘤:可引起闭经溢乳综合征。

3.卵巢性闭经

因性激素水平低落,子宫内膜不发生周期性变化而导致闭经。

(1)卵巢功能早衰:40 岁前绝经者称卵巢功能早衰,常伴有围绝经期综合征的表现。

(2)卵巢功能性肿瘤、卵巢切除或组织破坏。

(3)多囊卵巢综合征:表现为闭经、不孕、多毛、肥胖、双侧卵巢增大。

4.子宫性闭经

月经调节功能及第二性征发育正常,但子宫内膜受到破坏或对卵巢激素不能产生正常的反应而引起闭经。

(1)先天性子宫发育不良或子宫切除术后者。

(2)子宫内膜损伤:子宫腔放射治疗后、结核性子宫内膜炎、子宫腔粘连综合征,后者因人工流产刮宫过度,使子宫内膜损伤粘连而无月经产生。

5.其他内分泌功能异常

甲状腺功能减退或亢进、肾上腺皮质功能亢进、糖尿病等可引起闭经。

(二)身体状况

了解患者的闭经类型、时间及伴随症状。注意观察患者精神状态、智力发育、营养与健康状况;检查全身发育状况,测量身高、体重、四肢与躯干比例;第二性征如音调、毛发分布、乳房发育状况,挤压乳腺有无乳汁分泌;妇科检查生殖器官有无发育异常和肿瘤等。

(三)心理-社会状况

患者担心闭经对自己的健康、性生活及生育能力有影响,病程过长及治疗效果不佳会加重患者及其家属的心理压力,产生情绪低落、焦虑,反过来又加重闭经。

(四)辅助检查

1.子宫功能检查

(1)诊断性刮宫:适用于已婚妇女,必要时可在宫腔镜直视下检查。

(2)子宫输卵管碘油造影:了解子宫腔及输卵管情况。

(3)药物撤退试验:①孕激素试验可评估内源性雌激素水平;②雌、孕激素序贯疗法。

2.卵巢功能检查

通过 B 超检查、基础体温测定、宫颈黏液结晶检查、阴道脱落细胞检查、血清激素测定、诊断性刮宫,了解排卵情况及体内性激素水平。

3.垂体功能检查

如垂体兴奋试验等。

4.其他检查

B 超检查、染色体检查及内分泌检查等。

(五)处理要点

(1)全身治疗积极治疗全身性疾病,增强体质,加强营养,保持正常体重。

(2)心理治疗精神因素所致闭经,应行心理疏导。

(3)病因治疗子宫腔粘连、先天畸形、卵巢及垂体肿瘤等采取相应手术治疗。

(4)性激素替代疗法:根据病变部位及病因,给予相应激素治疗,常用雌激素替代疗法,雌、孕激素序贯疗法和雌、孕激素合并疗法。

(5)诱发排卵常用氯米芬、HCG。

二、护理问题

(一)焦虑

与担心闭经对健康、性生活及生育的影响有关。

(二)功能障碍性悲哀

与长期闭经及治疗效果不佳,担心丧失女性形象有关。

三、护理措施

(一)一般护理

1.鼓励患者增加营养

营养不良引起的闭经者,应供给足够的营养。

2.保证睡眠

工作紧张引起的闭经者,鼓励患者加强锻炼,增强体质,注意劳逸结合。如为肥胖引起的闭经,指导患者进低热量饮食,但需要富有维生素和矿物质,嘱咐患者适当增加运动量。

(二)病情观察

(1)观察患者情绪变化,有无引起闭经的精神因素,如工作、家庭、生活等情况。

(2)对有人工流产、剖宫产史的闭经患者,应监测阴道流血情况及月经变化。

(3)注意患者体重增加或减少的数据和时间,与闭经前、后的关系。

(4)观察患者甲状腺有无肿大、有无糖尿病症状。

（三）用药护理

指导患者合理使用性激素，说明性激素的作用、不良反应、用药方法及注意事项。

（四）心理护理

讲解月经的生理知识，使患者了解闭经与女性特征、生育及健康的关系，减轻心理压力，避免闭经加重。对原发性闭经者，特别是生殖器官畸形者进行心理疏导，保持心情舒畅，正确对待疾病，提高对自我形象的认识。

（五）健康指导

（1）告知患者要耐心坚持规范治疗，在医师的指导下接受全身系统检查。

（2）短期治疗效果可能不明显，要有心理准备，不要放弃治疗，树立战胜疾病的信心。

（黄永梅）

第六节　功能失调性子宫出血

功能失调性子宫出血（dysfunctional uterine bleeding，DUB）简称功血，为妇科常见病。它是由于调节生殖系统的神经内分泌机制失常引起的异常子宫出血，而全身及内、外生殖器官无器质性病变存在。常表现为月经周期长短不一、经期延长、经量过多或不规则阴道出血。功血可分为排卵性功血和无排卵性功血两类，约85%病例属无排卵性功血。功血可发生于月经初潮至绝经期间的任何年龄，约50%患者发生于绝经前期，育龄期约占30%，青春期约占20%。

一、护理评估

（一）健康史

1.无排卵性功血

（1）青春期：与下丘脑-垂体-卵巢轴调节功能未健全有关，过度劳累、精神紧张、恐惧、忧伤、环境及气候改变等应激刺激，及肥胖、营养不良等因素易导致下丘脑-垂体-卵巢轴调节功能紊乱，卵巢不能排卵。

（2）绝经过渡期：因卵巢功能衰退，卵巢对促性腺激素敏感性降低，卵泡在发育过程中因退行性变而不能排卵。

（3）生育期：可因内、外环境改变，如劳累、应激、流产、手术或疾病等引起短暂无排卵。亦可因肥胖、多囊卵巢综合征、高泌乳素血症等因素长期存在，引起持续无排卵。

2.排卵性功血

黄体功能不足原因在于神经内分泌调节功能紊乱，导致卵泡期促卵泡激素（FSH）缺乏，卵泡发育缓慢，雌激素分泌减少，正反馈作用不足，黄体生成素（LH）峰值不高，使黄体发育不全、功能不足。子宫内膜不规则脱落者，由于下丘脑-垂体-卵巢轴调节功能紊乱或黄体机制异常引起萎缩过程延长。

评估时注意了解患者的发病年龄、月经史、婚育史及发病诱因，有无性激素治疗不当及全身性出血性疾病史。

(二)身体状况

1.月经紊乱

(1)无排卵性功血:最常见的症状是子宫不规则性出血,特点是月经周期紊乱,经期长短不一,经量多少不定。可先有数周或数月停经,然后阴道流血,量较多,持续 2~3 周或更长时间,不易自止,无腹痛或其他不适。

(2)排卵性功血:黄体功能不足者月经周期缩短,月经频发(月经周期短于 21 天),不易受孕或怀孕早期易流产;子宫内膜不规则脱落者月经周期正常,但经期延长,长达 9~10 天,多发生于产后或流产后。

2.贫血

因出血多或时间长,患者出现头晕、乏力、面色苍白等贫血征象。

3.体格检查

体格检查包括全身检查和妇科检查,排除全身性疾病及生殖器官器质性病变。

(三)心理-社会状况

青春期患者常因害羞而影响及时诊治,生育期患者担心影响生育而焦虑,围绝经期患者因治疗效果不佳或怀疑为恶性肿瘤而焦虑、紧张、恐惧。

(四)辅助检查

1.诊断性刮宫

诊断性刮宫可了解子宫内膜反应、子宫内膜病变,达到止血的目的。不规则流血者可随时刮宫,用以止血。确定有无排卵或黄体功能,于月经前一天或者月经来潮 6 小时内做诊断性刮宫,无排卵性功血的子宫内膜呈增生期改变,黄体功能不足显示子宫内膜分泌不良。子宫内膜不规则脱落,于月经周期第 5~6 天进行诊断性刮宫,增生期与分泌期子宫内膜共存。

2.B超检查

了解子宫内膜厚度及生殖器官有无器质性改变。

3.血常规及凝血功能检查

了解有无贫血、感染及凝血功能障碍。

4.宫腔镜检查

直接观察子宫内膜,选择病变区进行活组织检查。

5.卵巢功能检查

判断卵巢有无排卵或黄体功能。

(五)处理要点

1.无排卵性功血

青春期和生育期患者以止血、调整周期、促排卵为原则。围绝经期患者以止血、防止子宫内膜癌变为原则。

2.排卵性功血

黄体功能不足的治疗原则是促进卵泡发育,刺激黄体功能及黄体功能替代,分别应用氯米芬、人绒毛膜促性腺激素(HCG)和黄体酮;子宫内膜不规则脱落的治疗原则是促使黄体及时萎缩,子宫内膜及时完整脱落,常用药物有孕激素和 HCG。

二、护理问题

(一)潜在并发症

贫血。

(二)知识缺乏

缺乏性激素治疗的知识。

(三)有感染的危险

与经期延长、机体抵抗力下降有关。

(四)焦虑

与性激素使用及药物不良反应有关。

三、护理措施

(一)一般护理

患者体质往往较差,应加强营养,改善全身情况,可补充铁剂、维生素 C 和蛋白质。成人体内大约每 100 mL 血中含 50 mg 铁,行经期妇女,每天从食物中吸收铁 0.7~2.0 mg,经量多者应额外补充铁。向患者推荐含铁较多的食物如猪肝、胡萝卜、葡萄干等。按照患者的饮食习惯,为患者制订适合于个人的饮食计划,保证患者获得足够的营养。

(二)病情观察

观察并记录患者的生命体征、出量及入量,嘱患者保留出血期间使用的会阴垫及内裤,以便更准确地估计出血量,出血较名者,督促其卧床休息,避免过度疲劳和剧烈活动,贫血严重者,遵医嘱做好配血、输血、止血措施,执行治疗方案,维持患者正常血容量。

(三)对症护理

1.无排卵性功血

(1)止血:对大量出血患者,要求在性激素治疗 8 小时内见效,24~48 小时内出血基本停止,若 96 小时以上仍不止血者,应考虑有器质性病变存在。

1)性激素止血:①应用大剂量雌激素可迅速提高血内雌激素浓度,促使子宫内膜生长,短期内修复创面而止血,主要用于青春期功血。目前多选用妊马雌酮 2.5 mg 或己烯雌酚 1~2 mg。②孕激素适用于体内已有一定水平雌激素的患者。常用药物如甲羟孕酮或炔诺酮,用药原则同雌激素。③雄激素可拮抗雌激素、增加子宫平滑肌及子宫血管张力而减少出血,主要用于围绝经期功血患者的辅助治疗,可随时停用。④联合用药,止血效果优于单一药物,可用三合激素或口服短效避孕药,血止后逐渐减量。

2)刮宫术:止血及排除子宫内膜癌变,适用于年龄超过 35 岁、药物治疗无效或存在子宫内膜癌高危因素的患者。

3)其他止血药:卡巴克洛和酚磺乙胺可减少微血管的通透性,氨基己酸、氨甲苯酸、氨甲环酸等可抑制纤维蛋白溶酶,有减少出血量的辅助作用,但不能赖以止血。

(2)调整月经周期:一般连续用药 3 个周期。在此过程中务必积极纠正贫血,加强营养,以改善体质。

1)雌、孕激素序贯疗法:人工周期,通过模拟自然月经周期中卵巢的内分泌变化,将雌、孕激素序贯应用,使子宫内膜发生相应变化,引起周期性脱落。适用于青春期功血或生育期功血者,可诱发卵巢自然排卵。雌激素自月经来潮第 5 天开始用药,妊马雌酮 1.25 mg 或己烯雌酚 1 mg,每晚 1 次,连服 20 天,于服雌激素最后 10 天加用甲羟孕酮每天 10 mg,两药同时用完,停药后 3~7 天出血。于出血第 5 天重复用药,一般连续使用 3 个周期。用药 2~3 个周期后,患者常能自发排卵。

2)雌、孕激素联合疗法:可周期性口服短效避孕药,适用于生育期功血、内源性雌激素水平较高者或绝经过渡期功血者。

3)后半周期疗法:于月经周期的后半周期开始(撤药性出血的第 16 天)服用甲羟孕酮,每天 10 mg,连服 10 天为 1 个周期,共 3 个周期为 1 个疗程。适用于青春期或绝经过渡期功血者。

(3)促排卵:适用于育龄期功血者。常用药物如氯米芬、人绒毛膜促性腺激素(HCG)等。于月经第 5 天开始每天口服氯米芬 50 mg,连续 5 天,以促进卵泡发育。B 超监测卵泡发育接近成熟时,可大剂量肌内注射 HCG 5 000 U 以诱发排卵。青春期不提倡使用。

(4)手术治疗:以刮宫术最常用,既能明确诊断,又能迅速止血。绝经过渡期出血患者激素治疗前宜常规刮宫,最好在子宫镜下行分段诊断性刮宫,以排除子宫内细微器质性病变。对青春期功血刮宫应持慎重态度。必要时行子宫次全切除或子宫切除术。

2.排卵性功血

(1)黄体功能不足:药物治疗如下。①黄体功能替代疗法:自排卵后开始每天肌内注射黄体酮 10 mg,共 10~14 天,用以补充黄体分泌黄体酮的不足。②黄体功能刺激疗法:通常应用 HCG 以促进及支持黄体功能。于基础体温上升后开始,隔天肌内注射 HCG 1 000~2 000 U,共 5 次,可使血浆黄体酮明显上升,随之正常月经周期恢复。③促进卵泡发育:于月经第 5 天开始,每晚口服氯米芬 50 mg,共 5 天。

(2)子宫内膜不规则脱落:药物治疗如下。①孕激素:自排卵后第 1~2 天或下次月经前 10~14 天开始,每天口服甲羟孕酮 10 mg,连续 10 天,有生育要求可肌内注射黄体酮。②HCG:用法同黄体功能不足。

3.性激素治疗的注意事项

(1)严格遵医嘱正确用药,不得随意停服或漏服,以免使用不当引起子宫出血。

(2)药物减量必须按规定在血止后开始,每 3 天减量 1 次,每次减量不超过原剂量的 1/3,直至维持量,持续用至血止后 20 天停药。

(3)雌激素口服可能引起恶心、呕吐等胃肠道反应,可饭后或睡前服用;对存在血液高凝倾向或血栓性疾病史者禁忌使用。

(4)雄激素用量过大可能出现男性化不良反应。

(四)预防感染

(1)测体温、脉搏。

(2)指导患者保持会阴部清洁,出血期间禁止盆浴及性生活。

(3)注意有无腹痛等生殖器官感染征象。

(4)按医嘱使用抗生素。

(五)心理护理

注意情绪调节,避免过度紧张与精神刺激。特别是青春期少女,父母们不仅要关注女孩的学习状况与膳食状况,还要重视女孩的情绪变化,与其多沟通,了解其内心世界的变化,帮助其释放不良情绪,以使其保持相对稳定的精神-心理状态,避免情绪上的大起大落。

（六）健康指导

（1）宜清淡饮食，多食富含维生素 C 的新鲜瓜果、蔬菜。注意休息，保持心情舒畅。

（2）强调严格掌握雌激素的适应证，并合理使用，对更年期及绝经后妇女更应慎用，应用时间不宜过长，量不宜大，并应严密观察反应。

（3）月经期避免剧烈运动，禁止盆浴及性生活，保持会阴部清洁。

（黄永梅）

第七节　经前紧张综合征

经前紧张综合征是指妇女在月经来潮前出现的一系列异常现象，如头痛、乳房胀痛、失眠、情绪不稳定、抑郁、焦虑、全身水肿等。严重时影响正常的生活和社会活动。

一、护理评估

（一）病史

经前紧张综合征常发生于 30～40 岁的妇女，年轻女性很少出现。症状在排卵后即开始，月经来潮前几天达高峰，经血出现后消失。

（二）身心状况

主要表现为紧张、烦躁易怒、抑郁、焦虑、失眠、注意力不集中、疲乏无力、头痛等。有些妇女出现手足及面部水肿、乳房胀痛，少数妇女因肠黏膜水肿而出现腹泻现象。

（三）检查

盆腔检查及实验室检查均属正常。

二、护理诊断

（一）焦虑

其与一系列精神症状及不被人理解有关。

（二）体液过多

其与水、钠潴留有关。

三、护理目标

让患者正确认识经前紧张综合征，以减轻症状。

四、护理措施

（1）进行关于经前紧张综合征的有关知识的教育和指导，避免经前过度紧张，注意休息和充足的睡眠。

（2）帮助患者适当控制食盐和水的摄入。

（3）给患者服用适当的镇静剂如安定，也可服用谷维素来控制神经和精神症状，还可服用适当的利尿剂减轻水肿，以改善头痛等不适。

（4）遵医嘱用孕激素或雄激素拮抗雌激素与醛固酮的作用。

五、评价

（1）患者能够了解经前紧张综合征的相关知识。
（2）患者症状减轻，自我控制能力增强。

（黄永梅）

第八节　围绝经期综合征

绝经是每一个妇女生命过程中必然发生的生理过程。绝经提示卵巢功能衰退，生殖功能终止，绝经过渡期是指围绕绝经前、后的一段时期，包括从绝经前出现与绝经有关的内分泌、生理学和临床特征起，至最后一次月经后一年。

围绝经期综合征（menopausal syndrome，MPS）以往称为更年期综合征，是指妇女在绝经前、后由于卵巢功能衰退、雌激素水平波动或下降所致的以自主神经功能紊乱为主，伴有神经心理症状的一组综合征。多发生于45～55岁，约2/3的妇女出现不同程度的低雌激素血症引发的一系列症状。绝经分为自然绝经和人工绝经。自然绝经是指卵巢内卵泡生理性耗竭所致的绝经；人工绝经是指双侧卵巢经手术切除或受放射线损坏导致的绝经，后者更易发生围绝经期综合征。

一、护理评估

（一）健康史

了解患者的发病年龄、职业、文化水平及性格特征，询问月经情况及生育史，有无卵巢切除或盆腔肿瘤放疗，有无心血管疾病及其他疾病病史。

（二）身体状况

1.月经紊乱

半数以上妇女出现2～8年无排卵性月经，表现为月经频发、不规则子宫出血、月经稀发（月经周期超过35天）以至绝经，少数妇女可突然绝经。

2.雌激素下降相关征象

（1）血管舒缩症状：主要表现为潮热、出汗，是血管舒缩功能不稳定的表现，是围绝经期综合征最突出的特征性症状。潮热起自前胸，涌向头颈部，然后波及全身。在潮红的区域患者感到灼热，皮肤发红，紧接着大量出汗。持续数秒至数分钟不等。此种血管功能不稳定可历时1年，有时长达5年或更长。

（2）精神神经症状：常有焦虑、抑郁、激动、喜怒无常、脾气暴躁、记忆力下降、注意力不集中、失眠多梦等。

（3）泌尿生殖系统症状：出现阴道干燥、性交困难及老年性阴道炎，排尿困难、尿频、尿急、尿失禁及反复发作的尿路感染。

（4）心血管疾病：绝经后妇女冠状动脉粥样硬化性心脏病（简称冠心病）、高血压和脑出血的发病率及病死率逐渐增加。

(5)骨质疏松症:绝经后妇女约有 25％患骨质疏松症、腰酸背痛、腿抽搐、肌肉关节疼痛等。

3.体格检查

全身检查注意血压、精神状态、皮肤、毛发、乳房改变及心脏功能,妇科检查注意生殖器官有无萎缩、炎症及张力性尿失禁。

(三)心理-社会状况

因家庭和社会环境的变化或绝经前曾有精神状态不稳定等,更易引起患者心情不畅、忧虑、多疑、孤独等。

(四)辅助检查

根据患者的具体情况不同,可选择血常规、尿常规、心电图及血脂检查、B超、宫颈刮片及诊断性刮宫等。

(五)处理要点

1.一般治疗

加强心理治疗及体育锻炼,补充钙剂,必要时选用镇静剂、谷维素。

2.激素替代疗法

补充雌激素是关键,可改善症状、提高生活质量。

二、护理问题

(一)自我形象紊乱

与对疾病不正确认识及精神神经症状有关。

(二)知识缺乏

缺乏性激素治疗相关知识。

三、护理措施

(一)一般护理

改善饮食,摄入高蛋白质、高维生素、高钙饮食,必要时可补充钙剂,能延缓骨质疏松症的发生,达到抗衰老效果。

(二)病情观察

(1)观察月经改变情况,注意经量、周期、经期有无异常。

(2)观察面部潮红时间和程度。

(3)观察血压波动、心悸、胸闷及情绪变化。

(4)观察骨质疏松症的影响,如关节酸痛、行动不便等。

(5)观察情绪变化,如情绪不稳定、易怒、易激动、多言多语、记忆力降低。

(三)用药护理

指导应用性激素。

1.适应证

主要用于治疗雌激素缺乏所致的潮热多汗、精神症状、老年性阴道炎、尿路感染,预防存在高危因素的心血管疾病、骨质疏松症等。

2.药物选择及用法

在医师指导下使用,尽量选用天然性激素,剂量个体化,以最小有效量为佳。

3.禁忌证

原因不明的子宫出血、肝胆疾病、血栓性静脉炎及乳腺癌等。

4.注意事项

(1)雌激素剂量过大可引起乳房胀痛、白带多、头痛、水肿、色素沉着、体重增加等,可酌情减量或改用雌三醇。

(2)用药期间可能发生异常子宫出血,多为突破性出血,但应排除子宫内膜癌。

(3)较长时间的口服用药可能影响肝功能,应定期复查肝功能。

(4)单一雌激素长期应用,可使子宫内膜癌危险性增加,雌、孕激素联合用药能够降低风险。坚持体育锻炼,多参加社会活动;定期健康体检,积极防治围绝经期妇女常见病。

(四)心理护理

使患者及其家属了解围绝经期是必然的生理过程,介绍减轻压力的方法,改变患者的认知、情绪和行为,使其正确评价自己。

(五)健康指导

(1)向围绝经期妇女及其家属介绍绝经是一个生理过程,绝经发生的原因及绝经前、后身体将发生的变化,帮助患者消除因绝经变化产生的恐惧心理,并对将发生的变化做好心理准备。

(2)介绍绝经前、后减轻症状的方法,适当的摄取钙质和维生素 D;坚持锻炼如散步、骑自行车等。合理安排工作,注意劳逸结合。

(3)定期普查,更年期妇女最好半年至一年进行 1 次体格检查,包括妇科检查和防癌检查,有选择地做内分泌检查。

(4)绝经前行双侧卵巢切除术者,宜适时补充雌激素。

(黄永梅)

第九节　子宫内膜异位症

子宫内膜异位症是指具有生长功能的子宫内膜生长在子宫腔内壁以外引起的症状和体征。异位的子宫内膜绝大多数局限在盆腔内的生殖器官和邻近器官的腹膜面,故临床上称为盆腔子宫内膜异位症。当子宫内膜生长在子宫肌层内称子宫腺肌病,部分患者两者可合并存在。

子宫内膜异位症的发病率近年来明显增高,是目前常见的妇科病之一。多见于 $30\sim40$ 岁的妇女。本病为良性病变,但有远距离转移和种植能力。初潮前无发病者,绝经后异位的子宫内膜组织可逐渐萎缩吸收,妊娠或使用性激素抑制卵巢功能可暂时阻止本病的发展,因此,子宫内膜的发病与卵巢的周期性变化有关。也发生周期性出血,引起周围组织纤维化、粘连,病变局部形成紫蓝色硬结或包块。卵巢的子宫内膜异位症最为常见,卵巢内的异位内膜因反复出血而形成多个囊肿,但以单个多见,故又称为卵巢子宫内膜异位囊肿。囊肿内含暗褐色黏稠的陈旧血,状似巧克力液体,故又称为卵巢巧克力囊肿。

一、护理评估

(一)病史

1.月经史

初潮年龄,月经周期、经期、经量是否正常,有无痛经或其他伴随症状。痛经的性质,是否为进行性加重。

2.婚育史

结婚年龄,婚次,夫妻性生活情况,有无经期性交,生育情况,足月产、早产、流产次数,现有子女数等。

3.既往病史

有无先天性生殖道畸形、子宫手术或经期盆腔检查等情况。

(二)身心状态

1.身体状态

(1)痛经:痛经是子宫内膜异位症的典型症状,其特点为继发性和进行性加重。疼痛多位于下腹部和腰骶部,可放射至阴道、会阴、肛门或大腿,常于月经来潮前1~2天开始,经期第一天最为剧烈,以后逐渐减轻,至月经干净时消失。

(2)月经失调:部分患者有经量增多和经期延长,少数出现经前期点滴出血。月经失调可能与卵巢无排卵、黄体功能不足等有关。

(3)性交痛:由于异位的内膜出现在子宫直肠陷凹或病变导致子宫后倾固定,性交时子宫颈受到碰撞及子宫收缩和向上提升,可引起疼痛。

(4)不孕:占40%左右,其不孕的原因可能与盆腔内器官和组织广泛粘连和输卵管的蠕动减弱,影响卵子的排出、摄取和受精卵的运行有关。

2.心理状态

由于疼痛、不孕造成患者顾虑重重,心理压力大,需要手术的患者会有紧张、恐惧等心理问题。

(三)诊断性检查

1.妇科检查

典型者子宫后倾固定,盆腔检查可扪及盆腔内有触痛性结节或子宫旁有不活动的囊性包块。

2.辅助检查

(1)B型超声检查:可确定卵巢子宫内膜异位囊肿的位置、大小和形状。

(2)腹腔镜检查:可发现盆腔内器官或子宫直肠陷凹、子宫骶骨韧带等处有紫蓝色结节。

二、护理诊断

(一)焦虑

其与不孕和需要手术有关。

(二)知识缺乏

其与缺乏自我照顾及与手术相关的知识有关。

(三)舒适改变

其与痛经及手术后伤口有关。

三、护理目标

(1)患者能正确认识疾病的性质及发生原因,解除紧张、恐惧的心理,坚定治疗信心。

(2)患者自觉疼痛症状缓解。

四、护理措施

(1)心理护理:许多年轻患者因顽固的痛经、不孕等情况而焦虑。护理人员应多关心和理解患者,说明该病只要坚持用药或采取必要的手术便可改善症状,鼓励患者树立信心,积极配合治疗,对尚未生育的患者应给予指导和帮助,促使其尽早受孕。

(2)做好卫生宣传教育工作,防止经血逆流,如有先天性生殖道畸形或后天性炎性阴道狭窄、宫颈粘连等应及时手术。凡进入宫腔内的经腹手术,应保护腹壁切口和子宫切口,防止子宫内膜种植到腹壁切口或子宫切口。经期应避免盆腔检查和性交。

(3)使用激素治疗患者,应介绍服药的注意事项及用后可能出现的反应(恶心、食欲缺乏、闭经、乏力或体重增加等),使其解除思想顾虑,提高治疗效果。

(4)用药期间注意有无卵巢子宫内膜异位囊肿破裂的征象,如出现急性腹痛应及时通知医师,并做好剖腹探查的各项准备。

(5)对需要手术者应按腹部手术做好术前准备和术后护理。

(6)出院健康教育,加强患者对病程及治疗的认识,指导伤口处理和康复教育,术后6周避免盆浴和性生活,6周后来院复查。

五、评价

(1)患者无焦虑的表现并对治疗充满信心。

(2)患者能按时服药并了解药物的反应。

(3)自觉症状缓解和消失。

(黄永梅)

第十节　子宫肌瘤

子宫肌瘤是女性生殖器官中最常见的一种良性肿瘤,主要由子宫平滑肌组织增生而成,其间还有少量的纤维结缔组织。多见于30~50岁女性。由于肌瘤生长速度慢,对机体影响不大。所以,子宫肌瘤的临床报道发病率远比真实的要低。

一、病因

确切病因仍不清楚。好发于生育年龄女性,而且绝经后肌瘤停止生长,甚至萎缩、消失,发生子宫肌瘤的女性常伴发子宫内膜的增生。所以,绝大多数的人认为子宫肌瘤的发生与女性激素有关,特别是雌激素。雌激素可以使子宫内膜增生,使子宫肌纤维增生肥大,肌层变厚,子宫增大,而且肌瘤组织经过检验,其中雌激素受体和雌二醇的含量比正常子宫肌组织高。所以,目前认为子宫肌瘤与长期和大量的雌激素刺激有关。

二、病理

(一)巨检

肌瘤为实质性球形结节,表面光滑,与周围肌组织有明显界限。外无包膜,但是肌瘤周围的肌层受压可形成假包膜。肌瘤切开后,切面呈漩涡状结构,颜色和质地与肌瘤成分有关,若含平滑肌较多,则肌瘤质地较软,颜色略红;若纤维结缔组织多,则质地较硬、颜色发白。

(二)镜检

肌瘤由皱纹状排列的平滑肌纤维相互交叉组成,切面呈漩涡状,其间掺有不等量的纤维结缔组织。细胞大小均匀,呈卵圆形或杆状,核染色质较深。

三、分类

(一)按肌瘤生长部位分类

子宫体肌瘤(90%)与子宫颈肌瘤(10%)。

(二)按肌瘤生长方向与子宫肌壁的关系分类

1.肌壁间肌瘤

最多见,占总数的60%~70%。肌瘤全部位于肌层内,四周均被肌层包围。

2.浆膜下肌瘤

占总数的20%。肌瘤向子宫浆膜面生长,突起于子宫表面,外面仅有一层浆膜包裹。这种肌瘤还可以继续向浆膜面生长,仅留一细蒂与子宫相连,成为带蒂的浆膜下肌瘤,活动度大。蒂内有供应肌瘤生长的血管,若因供血不足,肌瘤易变性、坏死;若发生蒂扭转,可出现急腹痛。若因扭转而造成断裂,肌瘤脱落至腹腔或盆腔,可形成游离性肌瘤。有些浆膜下肌瘤生长在宫体侧壁,突入阔韧带,形成阔韧带肌瘤。

3.黏膜下肌瘤

占总数的10%~15%。肌瘤向宫腔内生长,并突出于宫腔,仅由黏膜层覆盖,称黏膜下肌瘤。黏膜下肌瘤使宫腔变形、增大,易形成蒂。在宫腔内就好像长了异物一样,可刺激子宫收缩,在宫缩的作用下,黏膜下肌瘤可被挤压出宫颈口外,或堵于宫颈口处,或脱垂于阴道。

各种类型的肌瘤可发生在同一子宫,称为多发性子宫肌瘤(图5-2)。

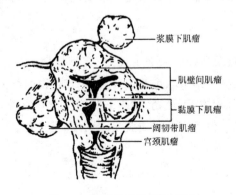

图 5-2 各型子宫肌瘤示意图

四、临床表现

(一)症状

多数患者无明显症状,只是偶尔在进行盆腔检查时发现。肌瘤临床表现的出现与肌瘤的部位、生长速度及是否发生变性有关。而与其数量及大小关系不大。

1.月经改变

最常见的症状。主要表现为月经周期缩短,经期延长,经量过多,不规则阴道出血。其中以黏膜下肌瘤最常见。其次是肌壁间肌瘤。浆膜下肌瘤及小的肌壁间肌瘤对月经影响不明显。若肌瘤发生坏死、溃疡、感染,则可出现持续或不规则阴道流血或脓血性白带。

2.腹部包块

常为患者就诊的主诉。当肌瘤增大超过妊娠 3 个月子宫大小时,可在下腹部扪及肿块,质硬,无压痛,清晨膀胱充盈将子宫推向上方时更加清楚。

3.白带增多

子宫肌瘤使宫腔面积增大,内膜腺体分泌增多,加之盆腔充血,所以患者白带增多。若为黏膜下肌瘤脱垂于阴道,则表面易感染、坏死,产生大量脓血性排液及腐肉样组织排出,伴臭味。

4.腰酸、腹痛、下腹坠胀

常为腰酸或下腹坠胀,经期加重。通常无腹痛,只是在发生一些意外情况时才会出现:如浆膜下肌瘤蒂扭转时,可出现急性腹痛;妊娠期肌瘤发生红色变性时,可出现腹痛剧烈伴发热、恶心,黏膜下肌瘤被挤出宫腔时,可因宫缩引起痉挛性疼痛。

5.压迫症状

大的子宫肌瘤使子宫体积增大,可对周围的组织器官产生一定的压迫症状。如前壁肌瘤压迫膀胱可出现尿频、尿急;宫颈肌瘤可引起排尿困难、尿潴留,后壁肌瘤可压迫直肠引起便秘、里急后重;较大的阔韧带肌瘤压迫输尿管可致肾盂积水。

6.不孕或流产

肌瘤压迫输卵管使其扭曲管腔不通,或使宫腔变形,影响受精或受精卵着床,导致不孕、流产。

7.继发性贫血

长期月经过多、不规则出血,部分患者可出现继发性贫血,严重时全身乏力,面色苍白、气短、心悸。

(二)体征

肌瘤较大时,可在腹部触及质硬。表面不规则,结节状物质。妇科检查时,肌壁间肌瘤子宫增大,表面不规则,有单个或多个结节状突起。浆膜下肌瘤外面仅包裹一层浆膜,所以质地坚硬,呈球形块状物,与子宫有细蒂相连,可活动;黏膜下肌瘤突出于宫腔,像孕卵一样,所以整个子宫均匀增大,有时宫口扩张,肌瘤位于宫口内或脱出于阴道,呈红色、实质、表面光滑,若感染则表面有渗出液覆盖或溃疡形成,排液有臭味。

五、治疗原则

根据患者的年龄、症状、有无生育要求及肌瘤的大小等情况综合考虑。

(一)随访观察

若肌瘤小(子宫<孕 2 月):且无症状,通常不需治疗,尤其近绝经年龄患者,雌激素水平低落,肌瘤可自然萎缩或消失,每 3～6 个月随访 1 次;随访期间若发现肌瘤增大或症状明显时,再考虑进一步治疗。

(二)药物治疗(保守治疗)

肌瘤在 2 个月妊娠子宫大小以内,症状不明显或较轻,近绝经年龄及全身情况不能手术者,均可给予药物对症治疗。

1.雄性激素

常用药物有丙酸睾酮。可对抗雌激素,使子宫内膜萎缩,直接作用于平滑肌,使其收缩而减少出血,并使近绝经期的患者提早绝经。

2.促性腺激素释放激素类似物

常用药物有亮丙瑞林或戈舍瑞林。可抑制垂体及卵巢的功能,降低雌激素水平,使肌瘤缩小或消失。适用于肌瘤较小、经量增多或周期缩短、围绝经期患者。不宜长期使用,以免因雌激素缺乏导致骨质疏松。

3.其他药物

常用药物有米非司酮。作为术前用药或提前绝经使用。但不宜长期使,以防其拮抗糖皮质激素的不良反应。

(三)手术治疗

为子宫肌瘤的主要治疗方法。若肌瘤≥2.5 个月妊娠子宫大小或症状明显出现贫血者,应手术治疗。

1.肌瘤切除术

适用于年轻要求保留生育功能的患者,可经腹或腹腔镜切除肌瘤,突出宫内或脱出于阴道内的带蒂的黏膜下肌瘤也可经阴道或经宫腔镜下摘除。

2.子宫切除术

肌瘤较大,多发,症状明显,年龄较大,无生育要求或已有恶变者可行子宫全切。50 岁以下,卵巢外观正常者,可保留卵巢。

六、护理评估

(一)健康史

了解患者一般情况,评估月经史、婚育史,是否有不孕、流产史;询问有无长期使用雌激素类药物。如果接受过治疗,还应了解治疗的方法及所用药物的名称、剂量、用法及用药后的反应等。

(二)身体状况

1.症状

了解有无月经异常、腹部肿块、白带增多或贫血、腹痛等临床表现,了解出现症状的时间及具体表现。

2.体征

了解妇科检查结果,子宫是否均匀或不规则增大、变硬,阴道有无子宫肌瘤脱出等情况。了解 B 超检查所示结果中肌瘤的大小、个数及部位等。

（三）心理-社会状况

患者及家属对子宫肌瘤缺乏认识,担心肿瘤为恶性,对治疗方案的选择犹豫不决,对需要手术治疗而焦虑不安,担心手术切除子宫可能会影响其女性特征,影响夫妻生活。

七、护理诊断

（1）营养失调:低于机体需要量与月经改变、长期出血导致贫血有关。

（2）知识缺乏:缺乏子宫肌瘤疾病发生、发展、治疗及护理知识。

（3）焦虑:与月经异常,影响正常生活有关。

（4）自我形象紊乱:与手术切除子宫有关。

八、护理目标

（1）患者获得子宫肌瘤及其健康保健知识。

（2）患者贫血得到纠正,营养状况改善。

（3）患者出院时,不适症状缓解。

九、护理措施

（一）心理护理

评估患者对疾病的认知程度,尊重患者,耐心解答患者提出的问题,告知患者和家属子宫肌瘤是妇科最常见的良性肿瘤,手术或药物治疗都不会影响今后日常生活和工作,让患者消除顾虑,纠正错误认识,配合治疗。

（二）缓解症状

对出血多需住院的患者,护士应严密观察并记录其生命体征变化情况,协助医师完成血常规及凝血功能检查、备血、核对血型、交叉配血等。注意收集会阴垫,评估出血量。按医嘱给予止血药和子宫收缩剂,必要时输血、补液、抗感染或刮宫止血。巨大子宫肌瘤者常出现局部压迫症状,如排尿不畅者应予以导尿;便秘者可用缓泻剂缓解不适症状。带蒂的浆膜下肌瘤发生扭转或肌瘤红色变性时应评估腹痛的程度、部位、性质,有无恶心、呕吐、体温升高征象。需剖腹探查时,护士应迅速做好急诊手术前准备和术中术后护理。保持患者的外阴清洁干燥,如黏膜下肌瘤脱出宫颈口者,应保持其局部清洁,预防感染,为经阴道摘取肌瘤者做好术前准备。

（三）手术护理

经腹或腹腔镜下行肌瘤切除或子宫切除术的患者按腹部手术患者的一般护理,并要特别注意观察术后阴道流血情况。经阴道黏膜下肌瘤摘除术常在蒂部留置止血钳24～48小时,取出止血钳后需继续观察阴道流血情况,按阴道手术患者进行护理。

（四）健康教育

1.保守治疗的患者

需定期随访,护士要告知患者随访的目的、意义和随访时间。应3～6个月定期复查,期间监测肌瘤生长状况、了解患者症状的变化,如有异常及时和医师联系,修正治疗方案。对应用激素治疗的患者,护士要向患者讲解用药的相关知识,使患者了解药物的治疗作用、使用剂量、服用时间、方法、不良反应及应对措施,避免擅自停药和服药过量引起撤退性出血和男性化。

2.手术后的患者

出院后 1 个月门诊复查,了解患者术后康复情况,并给予术后性生活、自我保健、日常工作恢复等健康指导。任何时候出现不适或异常症状,需及时随诊。

十、结果评价

(1)患者能叙述子宫肌瘤保守治疗的注意事项或术后自我护理措施。

(2)患者面色红润,无疲倦感。

(3)患者出院时,能列举康复期随访时间及注意问题。

(黄永梅)

第十一节 子宫腺肌病

子宫腺肌病是指当子宫内膜腺体和间质侵入子宫肌层时,形成弥漫或局限性的病变,是妇科常见病。多发生于 30~50 岁经产妇;约 15%患者同时合并子宫内膜异位症;约 50%患者合并子宫肌瘤;临床病理切片检查,发现 10%~47%子宫肌层中有子宫内膜组织,但 35%无临床症状。

多次妊娠及分娩、人工流产、慢性子宫内膜炎等造成子宫内膜基底层损伤,子宫内膜自基底层侵入子宫肌层内生长,可能是主要原因。此外,由于内膜基底层缺乏黏膜下层的保护,在解剖机构上子宫内膜易于侵入肌层。腺肌病常合并子宫肌瘤和子宫内膜增生,提示高水平雌孕激素刺激,也可能是促进内膜向肌层生长的原因之一。

应视患者症状、年龄、生育要求而定。药物治疗,适用于症状较轻,有生育要求和接近绝经期的患者;年轻或希望生育的子宫腺肌瘤患者,可试行病灶挖除术;症状严重、无生育要求或药物治疗无效者,应行全子宫切除术。

一、护理评估

(一)健康史

了解患者年龄、婚姻、月经史、婚育史、生育史、出现典型症状的情况及对患者身心的影响,了解患者既往患病史。子宫腺肌病多发生于生育年龄的经产妇,常合并内异症和子宫肌瘤,有多次妊娠及分娩或过度刮宫史。生殖道阻塞,如单角子宫、宫颈阴道不通畅患者等常同时合并腺肌病。

(二)生理状况

1.症状

询问患者是否有经量过多、经期延长和逐渐加重的进行性痛经。

2.体征

妇科检查时子宫均匀性增大或局限性隆起、质硬且有压痛。

3.辅助检查

阴道 B 超提示子宫增大,肌层中不规则回声增强;盆腔 MRI 可协助诊断;宫腔镜下取子宫肌肉活检,可确诊。

(三)高危因素

1.年龄

40岁以上的经产妇。

2.子宫损伤

多次妊娠、人工流产、慢性子宫内膜炎等造成子宫内膜基底层损伤。

3.先天不足

生殖道阻塞,如单角子宫、宫颈阴道不通、有子宫无阴道的先天畸形等。

4.卵巢功能失调

高水平雌孕激素刺激者,如子宫肌瘤、子宫内膜增生患者。

(四)心理-社会因素

了解患者对疾病的认知,是否存在焦虑、恐惧等表现;了解患者家庭关系,是否因不孕或继发不孕影响夫妻、家庭关系;了解患者的经济水平等。

二、护理诊断

(一)焦虑

其与月经改变和痛经有关。

(二)知识缺乏

其与缺乏自我照顾及与手术相关的知识有关。

(三)舒适改变

其与痛经有关。

三、护理目标

(1)患者能正确认识疾病的性质及发生原因,解除紧张、恐惧的心理,坚定治疗信心。

(2)患者自觉疼痛症状缓解。

四、护理措施

(一)症状护理

1.月经改变

经量增多者,指导患者使用透气棉质卫生巾,保留卫生巾称重,以评估月经量;经期延长者,早晚用温开水清洗外阴各1次,以防逆行感染。若合并贫血,需指导患者遵医嘱服用药物,观察贫血的改善情况。

2.痛经

询问患者疼痛部位、性质、疼痛开始时间及持续时间。疼痛轻者,指导患者腹部热敷、卧床休息;疼痛重者,遵医嘱给予前列腺素合成酶抑制剂。

(二)用药护理

1.口服避孕药

其适用于轻度内异症患者,常用低剂量高效孕激素和炔雌醇复合制剂,用法为每天1片,连续用6～9个月,护士需观察药物疗效,观察有无恶心、呕吐等不良反应。

2.促性腺激素释放激素激动剂

常用药物:亮丙瑞林 3.75 mg,月经第 1 天皮下注射后,每隔28 天注射 1 次,共 3～6 次。需观察有无潮热、阴道干燥、性欲减退和骨质丢失等不良反应,停药后可消失。连续用药 3 个月以上者,需添加小剂量雌激素和孕激素,以防止骨质丢失。

3.左炔诺黄体酮宫内节育器(LNG-ZUS)

治疗初期部分患者会出现淋漓出血、下移甚至脱落等,需加强随访。

(三)手术护理

1.保守手术

如小病灶挖除术或子宫肌壁楔形切除术,可明显减轻症状并增加妊娠概率。指导其术后 6 个月受孕。

2.子宫切除术

年轻或未绝经的患者可保留卵巢;绝经后或合并严重子宫内膜异位症者,可行双卵巢切除术。

(四)心理护理

(1)痛经、月经改变,以及贫血者影响生活质量,患者焦虑烦躁,向患者说明月经时轻度疼痛不适是生理反应,给予舒缓的音乐、舒适的环境,保证足够的休息和睡眠,患者及家属、护士共同制订规律而适度的锻炼计划,家属督促患者适度锻炼,可缓解患者的心理压力。

(2)手术患者担心预后和性生活,说明子宫切除术后症状可基本消失,生活质量会得到改善。此外,子宫是月经来潮和孕育胎儿的器官,切除子宫不会男性化,增加对治疗的信心。

(五)健康指导

(1)指导患者随访:手术患者出院后 3 个月到门诊复查,了解术后康复情况。

(2)保守手术和子宫切除患者,术后休息 1～3 个月,3 个月之内避免性生活及阴道冲洗,避免提举重物,防止正在愈合的腹部肌肉用力,并应逐渐加强腹部肌肉的力量。未经医护人员许可避免从事可增加盆腔充血的活动,如跳舞、久站等。

(3)有生殖道阻塞疾病时,嘱患者积极治疗,实施整形手术。

(4)对实施保守手术治疗的患者,指导其术后 6 个月受孕。

(5)注意高危因素与妇科疾病的相关性,定期做好妇科病普查。

五、评估

(1)医务人员避免过度刮宫,减少内膜碎片进入肌层的机会。

(2)药物治疗过程中如出现严重的绝经期症状,可酌情反向添加治疗提高雌激素水平,降低相关血管症状和骨质疏松的发生,也可提高患者的顺应性。

(黄永梅)

第十二节　子宫脱垂

子宫脱垂是指子宫从正常位置沿阴道下降,子宫颈外口达到坐骨棘水平以下,甚至子宫部分或全部脱出阴道口外,常伴有阴道前后壁膨出。

一、护理评估

(一)健康史

1.病因与发病机制

(1)分娩损伤:分娩损伤是最主要的原因。在分娩过程中,产妇过早屏气,第二产程延长或经阴道手术助产,盆底肌肉、筋膜及子宫韧带过度伸展,甚至撕裂,分娩后未及时修补或修补不佳。产褥期产妇过早体力劳动,过高的腹压会压迫子宫向下移位发生脱垂。

(2)长期腹压增加:如长期慢性咳嗽、习惯性便秘、久站、久蹲等使腹内压增高,迫使子宫向下移位,导致脱出,产褥期腹压增加更容易导致子宫脱垂。

(3)盆底组织发育不良或退行性变:子宫脱垂偶见于未产妇女,主要为先天性盆底组织发育不良所致。老年妇女盆底组织萎缩退化或支持组织削弱,也可发生子宫脱垂。

2.病史评估

了解患者分娩史,评估其有无第二产程延长、阴道助产等难产史,产后恢复情况;了解患者有无慢性病病史,如长期慢性咳嗽等;是否存在先天性盆底组织发育不良。

(二)身心状况

1.症状

子宫脱垂轻度时(Ⅰ度)可无自觉症状,加重后(Ⅱ、Ⅲ度)出现以下症状。

(1)下坠感及腰背酸痛:常在久站、走路与重体力劳动时加重,卧床休息后症状减轻。

(2)肿物自阴道脱出:走路、蹲或排便等腹压增加时,阴道口有一肿物脱出。轻者平卧休息后可自行恢复,重者不能自行恢复,需用手还纳,甚至用手也难以还纳,行走不便。

(3)阴道分泌物增多:脱出的子宫及阴道壁由于反复摩擦而发生感染,有脓血性分泌物渗出。

(4)大小便异常:由于膀胱、尿道膨出,患者常伴有尿频、尿急甚至尿潴留或压力性尿失禁。直肠膨出的患者可伴有便秘和排便困难等。

2.体征

患者取膀胱截石位,根据患者向下用力屏气时子宫下降的程度,将子宫脱垂分为三度。

Ⅰ度:轻型为子宫颈外口距处女膜处小于 4 cm,但未达处女膜缘;重型为宫颈外口已达处女膜缘,检查时在阴道口可见子宫颈。

Ⅱ度:轻型为宫颈已脱出阴道口,但宫体仍在阴道内;重型为宫颈或部分宫体脱出阴道口外。

Ⅲ度:子宫颈及宫体全部脱出至阴道口外。脱出的子宫及阴道壁由于长期暴露摩擦,导致宫颈及阴道壁可见溃疡,有少量阴道出血或脓性分泌物。

3.心理-社会状况

由于长期的子宫脱垂使患者行动不便,不能从事体力劳动,使工作和生活受到影响,患者感到烦恼、痛苦;严重会影响性生活,患者常出现烦躁、焦虑、情绪低落等。

二、辅助检查

注意检查血常规,注意张力性尿失禁及妇科检查情况。

三、护理诊断及合作性问题

(1)焦虑:与长期的子宫脱出影响日常生活和工作有关。

(2)舒适的改变:与子宫脱出影响行动有关。

(3)组织完整性受损:与外露子宫、阴道前后壁长期摩擦有关。

四、护理目标

(1)患者情绪稳定,能配合治疗、护理活动。

(2)患者病情缓解,舒适感增加。

(3)患者组织完整,无受损。

五、护理措施

(一)一般护理

(1)指导患者保持外阴干燥、清洁,每天用流水冲洗外阴,禁止使用刺激性强的药液。有溃疡者每天用 0.02% 高锰酸钾液坐浴 1～2 次,每次 20～30 分钟,勤换内衣裤。

(2)有肿块脱出者及早就医,及时回纳脱出物并教会患者正确的回纳手法,病情重不能回纳者,应卧床休息,减少下地活动次数和时间。

(3)教给患者做盆底肌肉锻炼,如做提肛运动;指导患者避免增加腹压的因素,如咳嗽、久站及久蹲等;保持大便通畅,每天进食蔬菜应保持 500 g。

(4)每天为患者提供酸性果汁,可保持尿液呈酸性,不利于细菌生长;指导患者练习卧床排尿;若有肿块脱出影响排尿,指导患者排尿前先将脱出物还纳;尿潴留留置尿管者,应间歇放尿以训练膀胱功能。排尿功能恢复正常后,鼓励患者每天饮水 2 000 mL 以上。

(5)嘱患者加强营养,进食高蛋白、高维生素食物,增强体质。

(二)心理护理

帮助患者树立战胜疾病的信心,耐心讲解子宫脱垂的知识和预后,鼓励病友间交流沟通,促进积极因素。

(三)病情监护

观察患者有无外阴异物感,子宫脱垂的程度;注意阴道分泌物的颜色、气味、性状。

(四)治疗护理

1.治疗原则

治疗以安全、简单、有效为原则。

(1)非手术治疗:用于Ⅰ度轻型子宫脱垂,年老不能耐受手术或需要生育者。①支持疗法:注意休息,增加营养,保持大便通畅,避免重体力劳动,治疗增加腹压的疾病,加强盆底肌的锻炼。②子宫托:子宫托是一种支持子宫和阴道壁使其维持在阴道内不脱出的工具,适用于各度子宫脱垂及阴道前后壁膨出的患者。重度子宫脱垂伴盆底肌明显萎缩,以及宫颈或阴道壁有炎症或有溃疡者均不宜使用,经期和妊娠期停用。

(2)手术治疗:适用于非手术治疗无效或Ⅱ度、Ⅲ度子宫脱垂者。手术方式主要包括:阴道前后壁修补术;阴道前后壁修补加主韧带缩短及宫颈部分切除术,也叫曼彻斯特(Manchester)手术;经阴道子宫全切除及阴道前后壁修补术;阴道纵隔成形术等。

2.治疗配合及特殊专科护理

(1)支持治疗的护理:教会患者做盆底肌肉锻炼增强盆底肌肉张力。做缩肛运动,用力收缩 3～10 秒,放松 5～10 秒,每次连续 5～10 分钟,每天 3～4 次,持续 3 个月。

(2)教会患者使用子宫托(图 5-2)。①放托:患者排空直肠、膀胱,洗净双手,取半卧位或蹲位,双腿分开,一手持子宫托盘呈倾斜位进入阴道内,将托柄向内、向上旋转,直至托盘达子宫颈,向下屏气,使托盘吸附于宫颈,托柄弯曲度朝前,对正耻骨弓后面。②取托:手指捏住托柄轻轻摇晃,待负压消失后向后外方牵拉取出。③注意事项:放置子宫托之前阴道应有一定水平的雌激素作用,绝经后的妇女可用阴道雌激素霜剂,4~6周后再使用子宫托;经期和妊娠期停用;选择大小合适的子宫托,以放置后不脱出又无不适为宜;每晚取出洗净,次晨放入,切忌久置不取,以免过久压迫导致生殖道糜烂、溃疡甚至瘘;放托后,分别于第 1、3、6 个月时到医院检查 1 次,以后每3~6 个月到医院复查。

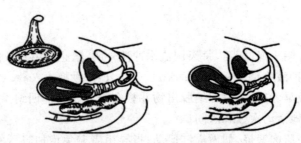

图 5-2 喇叭形子宫托及放置

(3)做好术前、术后护理。术前护理同外阴、阴道手术护理。术后除按外阴、阴道手术患者的护理外,应卧床休息 7~10 天,留尿管 10~14 天。避免增加腹压,坚持肛提肌锻炼。

六、健康指导

休息 3 个月,3 个月内禁止性生活、盆浴,半年内避免重体力劳动;术后 2 个月、3 个月分别门诊复查;宣传产后护理保健知识,进行产后体操锻炼和盆底肌锻炼,增强体质;积极治疗便秘、慢性咳嗽等长期性疾病;实行计划生育。

七、护理评价

评价护理目标是否达到,护理措施的实施情况,健康指导是否落实到位,有无新的护理问题出现。

(黄永梅)

第六章

产科护理

第一节 流 产

流产是指妊娠在 28 周前终止。分自然流产和人工流产,前者是胚胎或胎儿因某种原因不能健康发育,自然脱离母体而排出体外;后者是因某种原因应用人工方法终止妊娠,本节仅叙述自然流产。自然流产分为早期及晚期,妊娠 12 周以前为早期流产,12～28 周为晚期流产,自然流产的发生率为 10％～18％。是由多种原因造成的,大致分为以下几种原因。①遗传因素:基因异常是自然流产最常见的原因,早期流产因染色体异常者占 50％～60％。②免疫因素:妊娠后由于母儿双方免疫不适应,导致母体排斥胎儿而流产,近几年发现多种与流产有关的抗原、抗体。③母儿血型不合常是引起晚期流产的原因,如 ABO、Rh 血型不合。④外界因素:影响妊娠的外界因素很多,如孕妇接触有毒物质、放射线、创伤、机械性刺激等。⑤母体方面的因素多为全身性疾病,如急、慢性传染病,内分泌疾病,生殖器官疾病等。

一、护理评估

(一)病史
采集有无停经、早孕反应、阴道流血、阴道水样排液、组织物排出和腹痛史等,此为判断流产及识别流产类型的重要依据之一。

(二)身心状况
1.主要评估患者的生命体征
其包括体温、脉搏、呼吸、血压。
2.阴道流血的量及性状
阴道流血是否有血块、组织、量、味道、开始的时间及状况。
3.患者的一般情况
如面色、腹痛的程度、开始出现的时间及患者的心理状态。

(三)诊断检查
1.妇科检查
重点注意宫颈口有无扩张,有无组织物堵塞,子宫大小是否与停经月份相符,子宫质地、有无压痛,双侧附件有无压痛等。

2.实验室检查

(1)尿妊娠试验,血 HCG 测定,注意流产后血中 HCG 的消失约需 1 个月。

(2)抽血查血常规,以了解 RBC、WBC、血小板、HCT、Hb。

3.B 超

其用来确定诊断并指导正确处理。

二、护理诊断

(一)有组织灌注量改变的危险

其与流产出血有关。

(二)有感染的危险

其与反复出血、抵抗力下降、宫腔内组织物残留、宫口扩张长时间不闭合、刮宫无菌操作技术不严等有关。

(三)自理能力缺陷

其与先兆流产保胎需绝对卧床休息、静脉输液有关。

(四)焦虑

其与腹痛、流血、担心保胎能否有效或胎儿健康是否受影响有关。

(五)预感性悲伤

其与即将失去胎儿有关。

三、护理目标

(1)经过恰当的医护处理后,患者能维持正常的生命体征。

(2)不出现感染的征象。

(3)患者在卧床期间的生活需要得到满足。

(4)患者情绪稳定,能积极配合治疗和护理。

四、护理措施

(一)一般护理

由于流产的类型不同,所采用的护理措施也不同。但均应卧床休息,禁止性生活,以减少刺激、避免宫缩。给予高蛋白、富含维生素、矿物质的食物,以保证母儿的营养需要。

(二)病情观察

对先兆流产和习惯性流产,要严密观察阴道流血量及腹痛变化,经休息与治疗后阴道流血减少、腹痛消失,经辅助检查证实胎儿存活,说明保胎成功。反之,阴道流血增多、腹痛加重或有组织排出,提示已由先兆流产发展为难免流产。如果阴道流血量很多,应立即阴道检查,以明确诊断,如出现休克,应遵医嘱输血、输液进行抢救,并立即行清宫术、止血,同时要检查有无胎盘、胚胎组织排出。

对稽留流产、感染性流产要注意观察全身症状,如体温升高、脉搏加快、白细胞增高、子宫压痛、阴道分泌物增多且有臭味,应通知医师给予抗感染治疗,防止引起盆腔炎、腹膜炎、败血症等。

（三）对症护理

各种类型的流产孕妇往往情绪紧张，尤其对切盼妊娠和习惯性流产的孕妇，一旦发现有流产先兆，情绪非常紧张、烦躁，甚至伤心。对这类孕妇，护士应关心、同情、给予安慰，使孕妇了解情绪紧张是促使流产的重要因素，调整宽松心情，保持稳定情绪，安心休养，是保胎的重要条件，使其主动配合治疗。

（四）治疗护理

先兆流产除注意休息外，要按医嘱给予药物治疗，对黄体功能不足者可给黄体酮 20 mg 肌内注射，也可给绒毛膜促性腺激素（HCG）1 000 U 肌内注射，以促进黄体的分泌，以及口服维生素 E、叶酸等。对习惯性流产，应根据流产的原因进行治疗。宫颈功能不全者应在妊娠 12～20 周行子宫颈缝合术，术后要注意观察流产先兆，进行保胎治疗。若治疗失败，应及时拆除缝合线，以免造成宫颈裂伤；若手术成功，应提前入院，待分娩发动前拆除缝线。

流产感染，应先用抗生素治疗控制感染后再行清宫术；如阴道流血量多，则应与医师配合，在抗生素治疗的同时用卵圆钳将宫腔内容物夹出止血，但不宜用刮匙搔刮宫腔，以免感染扩散，待感染控制后再行清宫术。

五、评价

流产经治疗成功后要做好孕妇保健，注意适当的休息和营养，定期进行检查，在医师的指导下进行孕期自我监护，以期待胎儿正常发育。经治疗失败者，因失血、身体虚弱，除注意休息与营养外，要注意会阴部清洁，每天以消毒剂洗外阴，在子宫没有复旧前禁止性生活。

（黄永梅）

第二节 异位妊娠

孕卵在子宫腔外着床、生长发育，称异位妊娠，亦称宫外孕。异位妊娠包括输卵管妊娠、卵巢妊娠、宫颈妊娠、子宫残角妊娠。其中以输卵管妊娠最为多见，约占异位妊娠的 95%，是妇女常见的急腹症之一。可因输卵管妊娠流产或破裂引起腹腔内急性大出血，导致腹痛甚至休克，处理不及时可危及生命。

一、护理评估

（一）病史

仔细询问月经史以准确推断停经时间，并对不孕、安置宫内节育器、绝育术、输卵管再通术、盆腔炎等与宫外孕妇科病相关的高危因素予以高度重视。

（二）身心状况

详细询问患者出现腹痛的时间、性质、程度及有无伴随症状；阴道流血出现的时间、量的多少、有无流出物等，仔细评估患者的面色、表情、生命体征，详细进行腹部检查和盆腔检查，注意其阳性体征。

评估患者的心理状况。宫外孕破裂或不全流产者病情发展迅速，患者在较短的时间内经历剧烈腹痛、晕厥、休克等,患者和家属对这突如其来的变化难以接受,往往处于极度恐慌之中。患者不仅要面临死亡的威胁,还要面临此次怀孕失败的结局,以及再次妊娠的挫折,自责、悲观、气愤是最常见的情绪反应。

(三)辅助检查

1.后穹隆穿刺

后穹隆穿刺是一种经济、简单、可靠的诊断方法,适用于疑有腹腔内出血的患者。常规消毒后以10 mL或20 mL一次性注射器自后穹隆穿入直肠子宫陷凹,若抽出暗红色不凝固血液则为阳性结果,陈旧性宫外孕时可以抽出小血块或不凝固的陈旧血液。若穿刺针头误入静脉,则血较红,将标本放置10分钟左右,则血凝固。无内出血、内出血量少、血肿位置较高或直肠子宫陷凹有粘连时,可抽不出血液,因而穿刺阴性不能否认存在输卵管妊娠。

2.妊娠试验

异位妊娠患者体内的 HCG 水平较正常妊娠时低,正常宫内妊娠时,每48小时定量测定血清 β-HCG 值,呈成倍增长,而异位妊娠或宫内妊娠自然流产时,HCG 显著低于此值。尿 β-HCG 定性测定是一种简便、快速的方法,适用于急诊患者。β-HCG 阴性一般可以排除异位妊娠,β-HCG阳性则需鉴别是宫内妊娠还是异位妊娠。

3.超声诊断

超声检查时如发生下列征象,可怀疑为异位妊娠。

(1)子宫增大而宫腔内空虚无妊娠物。

(2)子宫外见到妊娠囊或胚胎。

(3)附件呈囊性块物,边界不规则。

(4)后陷凹内有囊性突出的块物。

(5)腹腔内存在无回声暗区或直肠子宫陷凹处积液暗区像。

4.腹腔镜检查

在直视下观察腹腔和盆腔内脏器可协助明确诊断,并可经腹腔镜切除未破裂的病灶。腹腔内大量出血或伴有休克者禁作腹腔镜检查。

5.血常规检查

可发现血红蛋白、红细胞、血比容下降,白细胞上升。

二、护理诊断

(一)体液不足

其与宫外孕破裂或流产所致的大出血有关。

(二)疼痛

其与宫外孕流产或破裂所致的腹腔内出血、手术创伤有关。

(三)悲伤

其与此次怀孕失败有关。

(四)恐惧

其与生命受到威胁及今后再次妊娠的可能受到阻碍有关。

(五)有感染的危险

其与大出血机体抵抗力降低、术后留置导尿管、皮肤完整性受损等有关。

三、护理目标

(1)患者体液能得到及时补充。

(2)患者能尽早接受手术,尽快解除疼痛。

(3)患者和家属能正确面对现实,尽快度过悲伤期。

(4)患者心态平稳,能主动、积极配合医疗和护理工作。

(5)患者术后不出现感染征象。

四、护理措施

(一)一般护理

异位妊娠在确定手术治疗以前应绝对卧床休息,避免突然变动体位或增加腹压的动作,以预防继发性出血。应食用高蛋白、维生素丰富和铁质多的食物,以辅助纠正贫血。如为大量出血应禁食,防止急症手术麻醉后呕吐。

(二)病情观察

异位妊娠的主要症状是腹痛,因妊娠的部位不同、出血量不同,临床表现各异,故应严密观察腹痛的部位和严重程度,如有昏厥、休克的表现,应注意生命体征变化。早期输卵管妊娠或胚胎已死亡者,常有不规则、点滴状阴道流血,呈深褐色,不超过月经量,可伴有蜕膜管型或蜕膜碎片从阴道排出,应保留送病理检查,切片中如见绒毛可诊断为宫内妊娠,仅见蜕膜、未见绒毛有助于异位妊娠的诊断。在保守治疗期间,应严密观察腹痛及内出血,如突然腹痛加重、血压下降、脉搏加快,为继发内出血的表现,应立即通知医师,及时输液并作手术前准备,严密观察生命体征变化。

(三)对症护理

异位妊娠多为急腹症,因严重腹痛或休克导致患者心情恐惧,迫切要求手术治疗,故应亲切冷静地安慰患者,讲明本病虽然发病急、症状重,但手术不复杂、效果好,鼓励患者配合医师积极治疗,即可康复。

(四)治疗护理

异位妊娠的治疗分为保守治疗和手术治疗。没有明确诊断以前需行后穹隆穿刺者应配合医师行妇科检查,备阴道检查器械、空针、穿刺针头。已明确诊断确定手术治疗者,应立即做手术前准备。有休克者同时进行抢救,输液、输血、给氧气吸入。保守治疗如用中药,以活血化瘀为主。如采用局部或全身化学药物治疗,常用甲氨蝶呤,可杀死胚芽,经治疗后若血或尿妊娠试验仍为阳性,提示胚胎继续存活,应严密观察是否转为阴性,若病情无改善应确定手术,立即作术前准备。

五、评价

术后应早期活动,6 小时后即可于床上翻身,48 小时后可起床,以预防内出血及手术刺激而造成肠粘连。注意生活要有规律,可经常散步、增加营养以促进机体康复。嘱 1 个月后复查,以了解恢复情况。有生育要求者,嘱其在身体完全恢复后到医院检查输卵管通畅情况,以利于再孕或继续治疗。

(黄永梅)

第三节　妊娠剧吐

妊娠剧吐是指妊娠期恶心,频繁呕吐,不能进食,导致脱水,酸、碱平衡失调,以及水、电解质紊乱,甚至肝肾功能损害,严重可危及孕妇生命。其发生率为 0.3%～1%。

一、病因

尚未明确,可能与下列因素有关。

(一)绒毛膜促性腺激素(HCG)水平增高

因早孕反应的出现和消失的时间与孕妇血清 HCG 值上升、下降的时间一致;另外多胎妊娠、葡萄胎患者 HCG 值,显著增高,发生妊娠剧吐的比率也增高;而终止妊娠后,呕吐消失。但症状的轻重与血 HCG 水平并不一定呈正相关。

(二)精神及社会因素

恐惧妊娠、精神紧张、情绪不稳、经济条件差的孕妇易患妊娠剧吐。

(三)幽门螺杆菌感染

近年研究发现妊娠剧吐的患者与同孕周无症状孕妇相比,血清抗幽门螺杆菌的 IgG 浓度升高。

(四)其他因素

维生素缺乏,尤其是维生素 B_6 缺乏可导致妊娠剧吐;变态反应;研究发现几种组织胺受体亚型与呕吐有关,临床上抗组胺治疗呕吐有效。

二、病理生理

(1)频繁呕吐导致失水、血容量不足、血液浓缩、细胞外液减少,钾、钠等离子丢失使电解质平衡失调。

(2)不能进食,热量摄入不足,发生负氮平衡,使血浆尿素氮及尿酸升高;由于机体动用脂肪组织供给热量,脂肪氧化不全,导致丙酮、乙酰乙酸及 β-羟丁酸聚集,产生代谢性酸中毒。

(3)由于脱水、缺氧血转氨酶值升高,严重时血胆红素升高。机体血液浓缩及血管通透性增加,另外,钠盐丢失,不仅尿量减少,尿中可出现蛋白及管型。肾脏继发性损害,肾小管有退行性变,部分细胞坏死,肾小管的正常排泌功能减退,终致血浆中非蛋白氮、肌酐、尿酸的浓度迅速增加。肾功能受损和酸中毒使细胞内钾离子较多地移到细胞外,出现高钾血症,严重时心脏停搏。

(4)病程长达数周者,可致严重营养缺乏,由于维生素 C 缺乏,血管脆性增加,可致视网膜出血。

三、临床表现

(一)恶心、呕吐

多见于年轻初孕妇,一般停经 6 周左右出现恶心、呕吐,逐渐加重直至频繁呕吐不能进食。

（二）水电解质紊乱

严重呕吐、不能进食导致失水、电解质紊乱，使氢、钠、钾离子大量丢失，出现低钾血症。营养摄入不足可致负氮平衡，使血浆尿素氮及尿素增高。

（三）酸、碱平衡失调

机体动用脂肪组织供给能量，使脂肪代谢中间产物酮体增多，引起代谢性酸中毒。病情发展，可出现意识模糊。

（四）维生素缺乏

频繁呕吐、不能进食可引起维生素 B_1 缺乏，导致 Wernicke-Korsakoff 综合征。维生素 K 缺乏，可致凝血功能障碍，常伴血浆蛋白及纤维蛋白原减少，增加孕妇出血倾向。

四、辅助检查

（1）尿液检查：患者尿比重增加，尿酮体阳性，肾功能受损时，尿中可出现蛋白和管型。

（2）血液检查：血液浓缩，红细胞计数增多，血细胞比容上升，血红蛋白值增高；血酮体可为阳性，二氧化碳结合力降低；肝、肾功能受损害时胆红素、转氨酶、肌酐和尿素氮升高。

（3）眼底检查：严重者出现眼底出血。

五、诊断及鉴别诊断

根据病史、临床表现及妇科检查，诊断并不困难。可用 B 型超声检查排除滋养叶细胞疾病，此外尚需与可引起呕吐的疾病，如急性病毒性肝炎、胃肠炎、胰腺炎、胆管疾病、脑膜炎、脑血管意外及脑肿瘤等鉴别。

六、并发症

（一）Wernicke-Korsakoff 综合征

发病率为妊娠剧吐患者的 10%，是由于妊娠剧吐长期不能进食，导致维生素 B_1 缺乏引起的中枢系统疾病，Wernicke 脑病和 Korsakoff 综合征是一个病程中的先后阶段。

维生素 B_1 是糖代谢的重要辅酶，参与糖代谢的氧化脱羧代谢，维生素 B_1 缺乏时，体内丙酮酸及乳酸堆积，发生糖代谢的三羧酸循环障碍，使得主要靠糖代谢供给能量的神经组织、骨骼肌和心肌代谢出现严重障碍。病理变化主要发生在丘脑、下丘脑的脑室旁区域、中脑导水管的周围区灰质、乳头体、第四脑室底部、迷走神经运动背核，可出现不同程度的神经细胞和神经纤维轴索或髓鞘的丧失，伴有星形细胞和小胶质细胞的增生。毛细血管扩张，血管的外膜和内皮细胞明显增生，有散在小出血灶。

Wernicke 脑病表现为眼球震颤、眼肌麻痹等眼部症状，躯干性共济失调及精神障碍，可同时出现，但大多数患者精神症状迟发。Korsakoff 综合征表现为严重的近事记忆障碍，表情呆滞、缺乏主动性，产生虚构与错构。部分伴有周围神经病变。严重时发展为永久性的精神、神经功能障碍，出现神经错乱、昏迷甚至死亡。

（二）Mallory-Weis 综合征

胃-食管连接处的纵向黏膜撕裂出血，引起呕血和黑粪。严重时，可使食管穿孔，表现为胸痛、剧吐、呕血，需急症手术治疗。

七、护理措施

(一)病情观察

观察患者生命体征、全身营养状况及病情变化。严密观察病情变化,若发现孕妇呕吐物为胆汁、血性或咖啡色样,应通知医师。根据医嘱每天监测生命体征 2～3 次,每天观察孕妇的精神状态、皮肤弹性、巩膜颜色、尿量(每天尿量应在 1 000 mL 以上),准确记录液体出入量,发现异常及时通知医师。通过 B 超检查了解胎儿的发育情况。

(二)心理护理

反复发生孕吐的孕妇,会产生不同的压力及焦虑情绪,应关注其心理状态,关心、体贴孕妇,避免其情绪激动。使其了解妊娠呕吐是一种常见的生理现象,经过治疗和护理是可以缓解的,消除其不必要的思想顾虑,树立妊娠的信心,提高心理舒适度。

(三)生活护理

保持室内整洁、安静,避免异味、异物刺激,每天通风 2 次,每次 30 分钟。保证充足休息睡眠(7～8 h/d),待病情稳定后鼓励孕妇下床活动,促进胃肠蠕动,增加食欲。注意口腔卫生,除早晚刷牙外要经常漱口。

(四)饮食护理

呕吐剧烈时遵医嘱先禁食 2～3 天,给予补液治疗,每天 2 000～3 000 mL,待病情好转后少量进流食,给予清淡、易消化、适合口味、营养丰富的饮食,少量多餐。

(五)健康指导

(1)保持心情舒畅,有充分的休息和睡眠,进餐前有良好的口腔卫生。

(2)饮食宜清淡,易消化,少量多餐,禁食过甜、油炸及味道过浓食物。

(3)指导孕妇起床前,吃一些干食物(饼干),可吃一些咸的食物,或尝试一些冷饮如酸奶、清凉果汁等。

(4)指导孕妇掌握自测脉搏,如活动后脉搏＞100 次/分钟,应停止活动立即休息,活动后如有头晕,应立即蹲下或坐下以防摔伤。

八、预后

绝大多数妊娠剧吐患者预后良好,仅少数病例因病情严重而需终止妊娠。然而对胎儿方面,曾有报道妊娠剧吐发生酮症者,所生后代的智商较低。

(黄永梅)

第四节 早 产

妊娠满 28 周至不满 37 足周(196～258 天)间分娩者称早产。此时娩出的新生儿称早产儿,出生体重为 1 000～2 499 g,各器官发育尚不够成熟。早产占分娩总数的 5%～15%。常见的原因有母体、胎儿和胎盘 3 个方面的因素。孕妇合并子宫畸形、宫颈内口松弛、子宫肌瘤、急慢性疾病及妊娠并发症时,易诱发早产;前置胎盘、胎盘早剥、胎儿畸形、胎膜早破、羊水过多、多胎等,亦可致早产。

临床表现主要是子宫收缩,最初为不规律宫缩,并常伴有少许阴道流血或血性分泌物,以后可发展为规律宫缩,与足月临产相似。胎膜早破的发生较足月临产多。以往有流产、早产史或本次妊娠期有阴道流血史的孕妇,容易发生早产。诊断并不困难,若子宫收缩较规律,间隔5~6分钟,持续30秒钟以上,伴以进行性宫口扩张2 cm以上时,可诊断为早产临产。处理原则主要是通过休息和药物治疗控制宫缩,尽量维持妊娠至足月。如早产已不可避免时,则应尽可能地预防新生儿合并症,以提高早产儿的存活率。

一、护理评估

(一)病史

详细评估孕妇的健康史及孕产史,注意孕妇有无可致早产的病因存在,并详细询问、记录孕妇既往出现的症状及接受治疗的经过。

(二)身心状况

妊娠晚期出现子宫收缩,5~10分钟1次,持续30秒以上并伴有阴道血性分泌物,宫颈管缩短及宫口进行性扩张,即可诊断为先兆早产。如宫口≥4 cm或胎膜早破,则早产已不可避免。

有的孕妇因不了解先兆早产的临床表现及早产的危害性,即使出现先兆早产征象,也不能及时到医院接受检查和治疗,只是到了早产不可避免时,才匆匆来医院就诊。

由于事发突然,孕妇尚未做好迎接新生命到来的准备,且担心胎儿提早娩出能否存活,往往感到恐惧、焦虑或愧疚,怀疑是否因为自己的过失而造成早产。

(三)诊断检查

通过全身检查及产科检查,核实孕周,评估胎儿体重、胎方位等,监测宫缩的强度及频率,监测胎心音变化,观察产程进展,确定早产的进程。

二、护理诊断

(一)知识缺乏

其与不了解先兆早产的征象和早产对新生儿的危害性有关。

(二)焦虑

其与担心早产儿的预后有关。

(三)有新生儿受伤的危险

其与早产儿发育不成熟有关。

三、护理目标

(1)孕妇能陈述先兆早产的临床表现及早产对新生儿的危害性,出现早产征象能及时就诊。
(2)孕妇自诉焦虑、恐惧感减轻。
(3)早产儿不存在因护理不当而发生的并发症。

四、护理措施

(一)一般护理

取左侧卧位卧床休息,以减少自发性宫缩,提高子宫血流量,改善胎盘功能,增加胎儿营养。

多食用粗纤维食物,防止便秘,以免腹压增加而导致早产。同时避免吃不洁或刺激性强的食物,以防发生腹泻,诱发早产。

(二)病情观察

孕妇良好的身心状况可减少早产的发生,突然的精神创伤亦可诱发早产。故应随时观察、了解孕妇的精神状态和心理障碍,以便及早对症护理。此外,应注意孕妇有无腹痛或腹痛加重、阴道流血增多或出现阴道流水等,如有异常应及时通知医师,并协助处理。

(三)对症护理

若胎膜早破早产已不可避免,应尽快采用合理的治疗方案,充分估计胎儿的成熟度,避免发生呼吸窘迫综合征,估计短时间内不能分娩者,可选用剖宫产结束分娩。经阴分娩者,应考虑使用产钳和会阴切开术助产,以缩短产程,减少分娩过程中对胎头的压迫,以防早产儿颅内出血。同时充分做好早产儿保暖和复苏的准备,临产后慎用镇静剂,避免发生新生儿呼吸抑制。产程中孕妇应吸氧,新生儿出生后立即结扎脐带,防止过多母血进入新生儿血液循环,造成循环负荷过重。

(四)治疗护理

先兆早产的治疗主要是抑制宫缩,故应熟悉药物的用法、作用及不良反应。常用的抑制宫缩药物有如下几类。

1.β肾上腺素受体激动剂

其作用为激动子宫平滑肌中的 β_2 受体,抑制子宫平滑肌收缩,减少子宫的活动而延长妊娠期。但其不良反应较多,常使母儿双方的心率增快,孕妇血压下降、恶心、呕吐、血糖增高等,应予以注意。常用药物有利托君、沙丁胺醇等。

2.硫酸镁

其镁离子直接作用于子宫肌细胞,拮抗钙离子对子宫的活性,从而抑制子宫收缩。用药过程中应注意孕妇呼吸(不少于 16 次/分钟)、膝反射(存在)及尿量(不少于 25 mL/h)等。

3.其他

为避免早产儿发生呼吸窘迫综合征,在分娩前给予孕妇糖皮质激素如地塞米松等。可促进胎肺成熟。

五、评价

为减轻孕妇精神紧张,可安排时间与孕妇进行交谈、聊天,分散孕妇的注意力,也可指导孕妇采用放松疗法,如缓慢的深呼吸、全身肌肉放松,以增加睡意,保证充足的睡眠。加强营养,以增强体质。嘱孕妇避免诱发宫缩的活动,如保持平静的心情,勿抬举重物、性生活等。宫颈内口松弛者应于孕 14～16 周行子宫内口缝合术,防止早产的发生。

(黄永梅)

第五节 过期妊娠

平时月经周期规则,妊娠达到或超过 42 周(＞294 天)尚未分娩者,称为过期妊娠。其发生率占妊娠总数的 3％～15％。过期妊娠使胎儿窘迫、胎粪吸入综合征、过熟综合征、新生儿窒息、围生儿死亡、巨大儿,以及难产等不良结局发生率增高,并随妊娠期延长而增加。

一、病因

过期妊娠可能与下列因素有关。

(一)雌、孕激素比例失调

内源性前列腺素和雌二醇分泌不足而黄体酮水平增高,导致孕激素优势,抑制前列腺素和缩宫素的作用,延迟分娩发动,导致过期妊娠。

(二)头盆不称

部分过期妊娠胎儿较大,导致头盆不称和胎位异常,使胎先露部不能紧贴子宫下段及宫颈内口,反射性子宫收缩减少,容易发生过期妊娠。

(三)胎儿畸形

如无脑儿,由于无下丘脑,垂体肾上腺轴发育不良或缺如,促肾上腺皮质激素产生不足,胎儿肾上腺皮质萎缩,使雌激素的前身物质 16α-羟基硫酸脱氢表雄酮不足,从而雌激素分泌减少;小而不规则的胎儿不能紧贴子宫下段及宫颈内口诱发宫缩,导致过期妊娠。

(四)遗传因素

某家族、某个体常反复发生过期妊娠,提示过期妊娠可能与遗传因素有关。胎盘硫酸酯酶缺乏症是一种罕见的伴性隐性遗传病,可导致过期妊娠。其发生机制是因胎盘缺乏硫酸酯酶,胎儿肾上腺与肝脏产生的 16α-羟基硫酸脱氢表雄酮不能脱去硫酸根转变为雌二醇及雌三醇,从而使血雌二醇及雌三醇明显减少,降低子宫对缩宫素的敏感性,使分娩难以启动。

二、临床表现

(一)胎盘

过期妊娠的胎盘病理有两种类型:一种是胎盘功能正常,除重量略有增加外。胎盘外观和镜检均与妊娠足月胎盘相似;另一种是胎盘功能减退,肉眼观察胎盘母体面呈片状或多灶性梗死及钙化,胎儿面及胎膜常被胎粪污染,呈黄绿色。

(二)羊水

正常妊娠 38 周后,羊水量随妊娠推延逐渐减少,妊娠 42 周后羊水减少迅速,约 30％减至 300 mL 以下;羊水粪染率明显增高,是足月妊娠的 2～3 倍,若同时伴有羊水过少,羊水粪染率达 71％。

(三)胎儿

过期妊娠胎儿生长模式与胎盘功能有关,可分以下 3 种。

1.正常生长及巨大儿

胎盘功能正常者,能维持胎儿继续生长,约 25％成为巨大儿,其中 1.4％胎儿出生体重＞4 500 g。

2.胎儿成熟障碍

10％～20％过期妊娠并发胎儿成熟障碍。胎盘功能减退与胎盘血流灌注不足、胎儿缺氧及营养缺乏等有关。由于胎盘合成、代谢、运输及交换等功能障碍,胎儿不易再继续生长发育。临床分为3期:第Ⅰ期为过度成熟期,表现为胎脂消失、皮下脂肪减少、皮肤干燥松弛多皱褶,头发浓密,指(趾)甲长,身体瘦长,容貌似"小老人"。第Ⅱ期为胎儿缺氧期,肛门括约肌松弛,有胎粪排出,羊水及胎儿皮肤黄染,羊膜和脐带绿染,同胎儿患病率及围生儿死亡率最高。第Ⅲ期为胎儿全身因粪染历时较长广泛黄染,指(趾)甲和皮肤呈黄色,脐带和胎膜呈黄绿色,此期胎儿已经历和渡过第Ⅱ期危险阶段,其预后反较第Ⅱ期好。

3.胎儿生长受限

小样儿可与过期妊娠共存,后者更增加胎儿的危险性,约1/3过期妊娠死产儿为生长受限小样儿。

三、处理原则

应根据胎盘功能、胎儿大小、宫颈成熟度综合分析,以确诊过期妊娠,并选择恰当的分娩方式终止妊娠,在产程中密切观察羊水情况、胎心监护,出现胎儿窘迫征象,行剖宫产尽快结束分娩。

四、护理

(一)护理评估

1.病史

准确核实孕周,确定胎盘功能是否正常是关键。诊断过期妊娠之前必须准确核实孕周。

2.身心诊断

平时月经周期规则,妊娠达到或超过42周(>294天)未分娩者,可诊断为过期妊娠。由于孕妇结果的不可预知、恐惧、焦虑、猜测是过期妊娠孕妇常见的情绪反应。

3.诊断检查

实验室检查:①根据B型超声检查确定孕周,妊娠20周内,B型超声检查对确定孕周有重要意义。妊娠5~12周内以胎儿顶臀径推算孕周较准确,妊娠12~20周以内以胎儿双顶径、股骨长度推算预产期较好。②根据妊娠初期血、尿HCG增高的时间推算孕周。

(二)可能的护理诊断

1.有新生儿受伤的危险

与过期胎儿生长受限有关。

2.焦虑

与担心分娩方式、过期胎儿预后有关。

(三)预期目标

(1)新生儿不存在因护理不当而产生的并发症。

(2)患者能平静地面对事实,接受治疗和护理。

(四)护理措施

1.预防过期妊娠

(1)加强孕期宣教,使孕妇及家属认识过期妊娠的危害性。

(2)定期进行产前检查,适时结束妊娠。

2.加强监测,判断胎儿在宫内情况

(1)教会孕妇进行胎动计数:妊娠超过40周的孕妇,通过计数胎动进行自我监测尤为重要。胎动计数>30次/12小时为正常,<10次/12小时或逐日下降,超过50%,应视为胎盘功能减退,提示胎儿宫内缺氧。

(2)胎儿电子监护仪检测:无应激试验(NST)每周2次,胎动减少时应增加检测次数;住院后需每天1次监测胎心变化。NST无反应型需进一步做缩宫素激惹试验(OCT),若多次反复相互现胎心晚期减速,提示胎盘功能减退、胎儿明显缺氧。因 NST 存在较高假阳性率,需结合 B 型超声检查,估计胎儿安危。

3.终止妊娠应根据胎盘功能、胎儿大小、宫颈成熟度综合分析,选择恰当的分娩方式

(1)终止妊娠的指征:已确诊过期妊娠,严格掌握终止妊娠的指征。①宫颈条件成熟;②胎儿体重＞4 000 g 或胎儿生长受限;③12 小时内胎动＜10 次或 NST 为无反应型,OCT 可疑;④尿 E/C 比值持续低值;⑤羊水过少(羊水暗区＜3 cm)和/或羊水粪染;⑥并发重度子痫前期或子痫。终止妊娠的方法应酌情而定。

(2)引产:宫颈条件成熟、Bishop 评分＞7 分者,应予引产;胎头已衔接者,通常采用人工破膜,破膜时羊水多而清者,可静脉滴注缩宫素。在严密监视下经阴道分娩。对羊水Ⅱ度污染者,若阴道分娩,要求在胎肩娩出前用负压吸管或吸痰管吸净胎儿鼻咽部黏液。

(3)剖宫产:出现胎盘功能减退或胎儿窘迫征象,不论宫颈条件成熟与否,均应行剖宫产尽快结束分娩。过期妊娠时,胎儿虽有足够储备力,但临产后宫缩应激力的显著增加超过其储备力,出现隐性胎儿窘迫,对此应有足够认识。最好应用胎儿监护仪,及时发现问题,采取应急措施,适时选择剖宫产挽救胎儿。进入产程后,应鼓励产妇左侧卧位、吸氧。产程中最好连续监测胎心,注意羊水性状,必要时取胎儿头皮血测 pH,及早发现胎儿窘迫,并及时处理。过期妊娠时,常伴有胎儿窘迫、羊水粪染,分娩时应做相应准备。胎儿娩出后立即在直接喉镜指引下行气管插管吸出气管内容物,以减少胎粪吸入综合征的发生。过期儿患病率和死亡率均增高,应及时发现和处理新生儿窒息、脱水、低血容量及代谢性酸中毒等并发症。

(五)护理评价

(1)患者能积极配合医护措施。

(2)新生儿未发生窒息。

(黄永梅)

第六节　羊水栓塞

羊水栓塞(amniotic fluid embolism,AFE)是指在分娩过程中,羊水突然进入母体血循环而引起的急性肺栓塞、休克和弥散性血管内凝血(DIC)、肾衰竭和猝死的严重分娩并发症。其起病急、病情凶险,是造成孕产妇死亡的重要原因之一,发生于足月分娩者死亡率高达 70%～80%。也可发生在妊娠早、中期的流产,但病情较轻,死亡率较低。

一、病因

羊水栓塞是由污染羊水中的有形物质(胎儿毳毛、角化上皮、胎脂、胎粪)进入母体血循环引起。通常有以下几个原因。

(1)羊膜腔内压力增高(子宫收缩过强),胎膜与宫颈壁分离或宫颈口扩张引起宫颈黏膜损伤时,静脉血窦开放,羊水进入母体血循环。

(2)宫颈裂伤、子宫破裂、前置胎盘、胎盘早剥或剖宫产术中羊水通过病理性开放的子宫血窦进入母体血循环。

(3)羊膜腔穿刺或钳刮术时子宫壁损伤处静脉窦也可以成为羊水进入母体通道。

二、病理生理

近年来研究认为,羊水栓塞主要是变态反应。羊水进入母体循环后,通过阻塞肺小血管,引起变态反应而导致凝血机制异常,使机体发生一系列的病理生理变化。

(一)肺动脉高压

羊水内的有形物质如胎儿毳毛、胎脂、胎粪、角化上皮细胞等直接形成栓子。一方面,羊水的有形物质激活凝血系统,使小血管内形成广泛的血栓而阻塞肺小血管,反射性引起迷走神经兴奋,使肺小血管痉挛加重。另一方面,羊水内有形物质经肺动脉进入肺循环,阻塞小血管,引起肺内小支气管痉挛,支气管内分泌物增加,使肺通气、换气量减少,反射性地引起肺小血管痉挛,肺小管阻塞而引起肺动脉压增高,导致急性右心衰竭,继而发生呼吸和循环功能衰竭、休克,甚至死亡。

(二)过敏性休克

羊水中有形物质成为致敏原,作用于母体,引起变态反应所导致的过敏性休克,多在羊水栓塞后立即出现血压骤降甚至消失,甚至心、肺功能衰竭的表现。

(三)弥散性血管内凝血(DIC)

妊娠时母体血液呈高凝状态。羊水中含有大量促凝物质可激活母体凝血系统,进入母血循环后,在血管内产生大量的微血栓,消耗大量的凝血因子和纤维蛋白原,从而导致 DIC。同时纤维蛋白原下降时,可激活纤溶系统,由于大量凝血物质的消耗和纤溶系统的激活,产妇血液系统由高凝状态转变为纤溶亢进,血液不凝固,极易发生严重的产后出血及失血性休克。

(四)急性肾衰竭

由于休克和 DIC,导致肾脏急剧缺血,进一步发生肾衰竭。

三、临床表现

(一)症状

羊水栓塞起病急骤、来势凶险,多发生于分娩过程中,尤其发生在胎儿娩出前后的短时间内。临床经过可分为以下 3 个阶段。

1.急性休克期

在分娩过程中。尤其是刚破膜不久,产妇突感寒战、烦躁不安、气急、恶心、呕吐等先兆症状,继而出现呛咳、呼吸困难、发绀、抽搐、昏迷,迅速出现循环衰竭,进入休克或昏迷状态。病情严重者仅在数分钟内死亡。

2.出血期

患者渡过呼吸、循环衰竭和休克而进入凝血功能障碍阶段,表现为难以控制的大量出血,血液不凝,身体其他部位出血如切口渗血、全身皮肤黏膜出血、血尿、消化道大出血或肾脏出血,产妇可死于出血性休克。

3.急性肾衰竭

后期存活的患者出现少尿、无尿和尿毒症的症状。主要为循环功能衰竭引起的肾脏缺血,DIC 早期形成的血栓堵塞肾内小血管,引起肾脏缺血、缺氧,导致肾脏器质性损害。

(二)体征

心率增快,血压骤降,肺部听诊可闻及湿啰音。全身皮肤黏膜有出血点及瘀斑,阴道流血不止,切口渗血不凝。

四、处理原则

及时处理,立即抢救,抗过敏,纠正呼吸、循环系统衰竭和改善低氧血症,抗休克,防止 DIC 和肾衰竭的发生。

五、护理

(一)护理评估

1.病史

评估发生羊水栓塞临床表现的各种诱因,有无胎膜早破或人工破膜,前置胎盘或胎盘早剥,宫缩过强或强直性宫缩,中期妊娠引产或钳刮术,羊膜腔穿刺术等病史。

2.身心状况

胎膜破裂后,胎儿娩出后或手术中产妇突然出现寒战、呛咳、气急、烦躁不安、尖叫、呼吸困难、发绀、抽搐、出血不凝、不明原因休克等症状和体征,血压下降或消失,应考虑为羊水栓塞,立即进行抢救。

3.辅助检查

(1)血涂片查找羊水有形物质:采集下腔静脉血,镜检见到羊水有形成分可确诊。

(2)床旁胸部 X 线摄片:可见肺部双侧弥漫性点状、片状浸润影,沿肺门分布,伴轻度肺不张和右心扩大。

(3)床旁心电图或心脏彩色多普勒超声检查:提示有心房、有心室扩大,ST 段下降。

(4)若患者死亡,行尸检时,可见肺水肿、肺泡出血。心内血液查到有羊水有形物质,肺小动脉或毛细血管有羊水有形成分栓塞,子宫或阔韧带血管内查到羊水有形物质。

(二)护理诊断

(1)气体交换受损:与肺血管阻力增加、肺动脉高压、肺水肿有关。

(2)组织灌注无效:与弥散性血管内凝血及失血有关。

(3)有胎儿窘迫的危险:与羊水栓塞、母体血循环受阻有关。

(三)护理目标

(1)实施抢救后,患者胸闷、气急、呼吸困难等症状有所改善。

(2)患者心率、血压恢复正常,出血量减少,肾功能恢复正常。

(3)新生儿无生命危险。

(四)护理措施

1.羊水栓塞的预防

加强产前检查,及时注意有无诱发因素,及时发现前置胎盘、胎盘早剥等并发症并予以积极处理。严密观察产程进展情况,正确掌握缩宫素的使用方法,防止宫缩过强。严格掌握人工破膜的指征和时间,宜在宫缩间歇期行人工破膜术,破口要小,并注意控制羊水流出的速度。

2.配合医师,并积极抢救患者

(1)吸氧:最初阶段是纠正缺氧。给予患者半卧位,加压给氧,必要时给予气管插管或者气管切开,减轻肺水肿,改善脑缺氧。

(2)抗过敏:根据医嘱,尽快给予大剂量肾上腺糖皮质激素抗过敏、解除痉挛,保护细胞。可予地塞米松 20～40 mg 静脉推注,以后根据病情可静脉滴注维持。氢化可的松 100～200 mg 加入 5%～10% 葡萄糖注射液 50～100 mL 快速静脉滴注,后予 300～800 mg 加入 5% 葡萄糖注射液 250～500 mL 静脉滴注,日用上限可达 500～1 000 mg。

(3)缓解肺动脉高压:解痉药物能改善肺血流灌注,预防有心衰竭所致的呼吸循环衰竭。首选盐酸罂粟碱,30～90 mg 加入 25% 葡萄糖注射液 20 mL 缓慢推注,能松弛平滑肌,扩张冠状动脉、肺和脑动脉,降低小血管阻力。与阿托品合用扩张小动脉效果更佳。其次使用阿托品,阿托品能阻断迷走神经反射所导致的肺血管和支气管痉挛。1 mg 阿托品加入 10%～25% 葡萄糖注射液 10 mL,每 15～30 分钟静脉推注 1 次。直至症状缓解,微循环改善为止。第三,使用氨茶碱。氨茶碱具有松弛支气管平滑肌、解除肺血管痉挛的作用,250 mg 氨茶碱加入 25% 葡萄糖注射液 20 mL 缓慢推注。第四,酚妥拉明为 α 肾上腺素能抑制剂,能解除肺血管痉挛,降低肺动脉阻力,消除肺动脉高压。可用 5～10 mg 加入 10% 葡萄糖注射液 100 mL 静脉滴注。

(4)抗休克:①补充血容量、使用升压药物。扩容常使用右旋糖酐-40 静脉滴注,并且补充新鲜的血液和血浆。在抢救过程中,监测中心静脉压,了解心脏负荷情况,并据此调节输液量和输液速度。升压药物可用多巴胺 20 mg 加入 5% 葡萄糖溶液 250 mL 静脉滴注,随时根据血压调节滴速。②纠正酸中毒。根据血氧分析和血清电解质结果,判断是否存在酸中毒。一旦发现,5% 碳酸氢钠 250 mL 静脉滴注。及时应用可纠正休克和代谢失调,并根据血清电解质,及时纠正电解质紊乱。③纠正心力衰竭消除肺水肿。使用毛花苷 C 或毒毛花苷 K 静脉滴注。同时使用呋塞米静脉推注,有利于消除肺水肿,防止急性肾衰竭。

(5)防治 DIC:DIC 阶段应早期抗凝,补充凝血因子,及时输注新鲜血液和血浆、纤维蛋白原等;应用肝素钠,尤其在羊水栓塞时其血液呈高凝状态时短期内使用。用药过程中监测出凝血时间,如使用肝素过量(凝血时间＞30 分钟),则出现出血倾向,如伤口渗血、血肿、阴道流血不止等,可用鱼精蛋白对抗。

DIC 晚期纤溶时期,抗纤溶可使用氨基己酸、氨甲苯酸、氨甲环酸抑制纤溶激活酶,使纤溶酶原不被激活,从而抑制纤维蛋白溶解。抗纤溶的同时补充纤维蛋白原和凝血因子,防止大出血。

(6)预防肾衰竭:抢救的同时注意尿量,如补足血容量后仍然少尿或无尿,需要及时使用呋塞米等利尿剂,预防与治疗肾衰竭。

(7)预防感染:使用肾毒性较小的抗生素防止感染。

(8)产科处理:第一产程发病的产妇应立即考虑行剖宫产终止妊娠,去除病因。第二产程发病者,及时行阴道助产结束分娩,并且密切观察出血量、出凝血时间等,如果发生产后出血不止,应及时配合医师,做好子宫切除术的准备。

3.提供心理支持

如果在发病抢救过程中,产妇神志清醒,应给予产妇鼓励,安抚其紧张和恐惧的心理,使其配合医师抢救;对于家属要表示理解和抚慰,向家属解释产妇的病情,争取家属的支持和配合。在产妇病情稳定的情况下,可允许家属探视并且陪伴产妇,同时,病情稳定的康复期,可与产妇和家属一起制定康复计划,适时地给予相应的健康教育。

(黄永梅)

第七节 产后出血

产后出血是指胎儿娩出后 24 小时内失血量超过 500 mL。它是分娩期的严重并发症。居我围产妇死亡原因首位。其发病率占分娩总数 2%～3%，其中 80% 以上在产后 2 小时内发生产后出血。

一、病因

临床上产后出血的主要原因有子宫收缩乏力、胎盘因素、软产道裂伤及凝血功能障碍等，这些病因可单一存在，也可互相影响，共同并存。

(一)子宫收缩乏力

子宫收缩乏力是产后出血的最主要、最常见的病因，占产后出血总数的 70%～80%。

1.全身因素

产妇对分娩有恐惧心理，精神高度紧张；产程过长，造成产妇体力衰竭；产妇合并慢性全身性疾病；临产后过多地使用镇静剂、麻醉剂或子宫收缩抑制剂。

2.局部因素

(1)子宫过度膨胀，肌纤维过度伸展：多胎妊娠、巨大儿、羊水过多等。

(2)子宫肌水肿或渗血：前置胎盘、胎盘早剥、妊娠期高血压、宫腔感染等。

(3)宫肌壁损伤：剖宫产史、子宫肌瘤剔除术后、急产等。

(4)子宫病变：子宫肌瘤、子宫畸形等。

(二)胎盘因素

1.胎盘滞留

胎盘大多在胎儿娩出后 15 分钟内娩出，如 30 分钟后胎盘仍不娩出，胎盘剥离面血窦不能关闭而导致产后出血。常见于膀胱充盈，使已剥离的胎盘滞留宫腔；宫缩剂使用不当，使剥离后的胎盘嵌顿于宫腔内；第三产程时过早牵拉脐带或挤压宫底，影响胎盘正常剥离。胎盘剥离不全部位血窦开放而出血。

2.胎盘粘连或胎盘植入

胎盘绒毛仅穿入子宫壁表层为胎盘粘连。胎盘绒毛穿入子宫壁肌层为胎盘植入。部分性胎盘粘连或植入表现为胎盘部分剥离，部分未剥离，导致子宫收缩不良，已剥离面的血窦开放而致出血。完全性胎盘粘连或植入因胎盘未剥离而无出血。

3.胎盘部分残留

当部分胎盘小叶、胎膜或副胎盘残留于宫腔时，影响子宫收缩而出血。

(三)软产道裂伤

常因为急产、子宫收缩过强、产程进展过快、软产道未经充分扩张、软产道组织弹性差、巨大儿分娩、会阴助产不当、未做会阴侧切或会阴侧切切口过小等，在胎儿娩出时可致软产道撕裂。

(四)凝血功能障碍

任何原因引起的凝血功能异常均可导致产后出血。

(1)妊娠合并凝血功能障碍性疾病：如血小板减少症、白血病、再生障碍性贫血、重症肝炎等。

(2)妊娠并发症导致凝血功能障碍：如重度妊娠期高血压疾病、胎盘早剥、死胎、羊水栓塞等均可影响凝血功能，从而发生弥散性血管内凝血(DIC)，导致子宫大量出血。

二、临床表现

产后出血主要表现为阴道大量流血及失血性休克导致的相关症状和体征。

(一)症状

产后出血产妇会出现休克症状,面色苍白、冷汗淋漓、口渴、心慌、头晕、烦躁、畏寒、寒战,甚至表情淡漠、呼吸急促,很快会陷入昏迷状态。

胎儿娩出后立即出现鲜红色的阴道流血,应为软产道裂伤;胎儿娩出数分钟后出现暗红色阴道流血,可能是胎盘因素引起;胎盘娩出后见阴道流血较多,可能为子宫收缩乏力或胎盘、胎膜残留。胎儿娩出后阴道持续流血并且有出血不凝的现象,可能发生凝血功能障碍;如果产妇休克症状明显,但阴道流血量不多,可能发生软产道裂伤而造成阴道壁血肿,此类产妇会有尿频或明显的肛门坠胀感。

(二)体征

产妇会出现脉压缩小、血压下降、脉搏细速,子宫收缩乏力和胎盘因素所致产后出血的产妇,子宫轮廓不清、触不到宫底,按摩后子宫可收缩变硬,停止按摩子宫又变软,按摩子宫时会有大量出血。如有宫腔积血或胎盘滞留,宫底可升高,按摩子宫并挤压宫底部等刺激宫缩时,可使胎盘或者积血排出。若腹部检查宫缩较好、子宫轮廓清晰,但阴道流血不止,可考虑为软产道裂伤或凝血功能障碍所致。

三、处理原则

针对出血原因,迅速止血,补充血容量。纠正失血性休克。同时防止感染。

四、护理评估

(一)病史

评估产妇有无与产后出血相关的病史。例如,孕前有无出血性疾病,有无重症肝炎,有无子宫肌壁损伤史,有无多次人流史,有无产后出血史。孕期产妇有无妊娠合并妊娠期高血压疾病、前置胎盘、胎盘早剥、多胎妊娠,产妇有无合并内科疾病。分娩期产妇有无过多使用镇静剂,情绪是否稳定,是否产程过长或者急产,有无产妇衰竭、有无软产道裂伤等情况。

(二)身心状况

评估产妇产后出血所导致症状和体征的严重程度。产后出血发生初期,产妇有代偿功能,症状、体征可能不明显,待机体出现失代偿情况,可能很快进入休克期,并且容易发生感染。当产妇合并有内科疾病时,可能出血不多,也会很快进入休克状态。

(三)辅助检查

1.评估产后出血量

注意阴道流血是否凝固,同时估计出血量。通常有以下 3 种方法。①称重法:失血量(mL) =[胎儿娩出后所有使用纱布、敷料总重(g)－使用前纱布、敷料总重(g)]/1.05(血液比重 g/mL)。②容积法:用产后接血容器收集血液后,放入量杯测量失血量。③面积法:可按接血纱布血湿面积粗略估计失血量。

2.测量生命体征和中心静脉压

观察血压下降的情况;呼吸短促,脉搏细速,体温开始低于正常后升高,通过观察体温情况来判断有无感染征象。中心静脉压测定结果若低于 1.96×10^{-2} kPa 提示右心房充盈压力不足,即血容量不足。

3.实验室检查

抽取产妇血进行生化指标化验,如血常规、出凝血时间、凝血酶原时间、纤维蛋白原测定等。

五、护理诊断

(1)潜在并发症:出血性休克。

(2)有感染的危险:与出血过多、机体抵抗力下降有关。

(3)恐惧:与出血过多、产妇担心自身预后有关。

六、护理目标

(1)及时补充血容量,产妇生命体征尽快恢复平稳。

(2)产妇无感染症状发生,体温、血常规指标等正常。

(3)产妇能理解病情,并且预后无异常。

七、护理措施

(一)预防产后出血

1.妊娠期

加强孕前及孕期保健,如有凝血功能障碍等相关疾病的产妇,应积极治疗后再孕,定期接受产检,及时治疗高危妊娠。对有产后出血危险的高危妊娠者,应提早入院,住院待产。

2.分娩期

第一产程严密观察产妇的产程进展,鼓励产妇进食和休息,防止疲劳和产妇衰竭,同时合理使用宫缩剂,防止产程延长或急产,适当使用镇静剂以保证产妇休息。第二产程严格执行无菌技术,指导产妇正确使用腹压;严格掌握会阴切开的时机,保护会阴,避免胎儿娩出过快,胎儿娩出后立即使用宫缩剂,以加强子宫收缩,减少出血。第三产程时,不可过早牵拉脐带,挤压子宫,待胎盘剥离征象出现后及时协助胎盘娩出,并仔细检查胎盘、胎膜,软产道有无裂伤或血肿。若阴道出血量多,应查明原因,及时处理。

3.产后观察

产后 2 小时产妇仍于产房观察,80%的产后出血发生在这一期间。注意观察产妇子宫收缩,恶露的色、质、量,会阴切口处有无血肿,定时测量产妇的生命体征,发现异常,及时处理。督促产妇及时排空膀胱,以免因膀胱充盈影响宫缩致产后出血。尽可能进行早接触、早吸吮,可刺激子宫收缩,减少阴道出血量。重视产妇主诉,同时对有高危因素的产妇,保持静脉通畅。做好随时急救的准备。

(二)积极止血,纠正失血性休克

1.子宫收缩乏力

子宫收缩乏力所致产后出血,可加强子宫收缩,通过使用宫缩剂、按摩子宫、宫腔填塞或结扎血管等方法止血。

(1)使用宫缩剂:胎儿、胎盘娩出后即刻使用宫缩剂促进子宫收缩。可用缩宫素肌内注射或静脉滴注,卡前列甲酯栓纳肛、地诺前列酮宫肌内注射等均可促进子宫收缩,用药前注意产妇有无禁忌证。

(2)按摩子宫:胎盘娩出后,一手置于产妇腹部,触摸子宫底部,拇指在前,其余四指在后,均匀而有节律地按摩子宫,促使子宫收缩,直至子宫收缩正常为止(图 6-5)。如效果不佳,可采用腹部-阴道双手压迫子宫方法。一手在子宫体部按摩子宫体后壁,另一手戴无菌手套深入阴道握拳置于阴道前穹隆处,顶住子宫前壁,两手相对紧压子宫,均匀而有节律地按摩,不仅可以刺激子宫收缩且可压迫子宫内血窦,减少出血(图 6-6)。

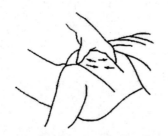

图 6-5 按摩子宫

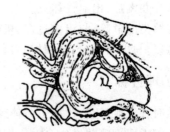

图 6-6 腹部-阴道双手压迫子宫

(3)宫腔填塞:一种是宫腔纱条填塞法。应用无菌纱布条填塞宫腔,有明显的局部止血作用,适用于子宫全部松弛无力,以及经过子宫按摩、应用宫缩剂仍然无效者。术者用卵圆钳将无菌纱布条送入宫腔内,自宫底由内向外填紧宫腔。压迫止血,助手在腹部固定子宫。一般于 24 小时后取出纱条,填塞纱条后要严密观察子宫收缩情况,观察生命体征,警惕填塞不紧,若留有空隙,可造成隐匿性出血,以及宫腔内继续出血、积血而阴道不流血的假象。24 小时后取出纱条,取出前应先使用宫缩剂。另一种是宫腔填塞气囊(图 6-7)。宫腔纱布条填塞可能会造成填塞不均匀、填塞不紧等情况而造成隐性出血,纱条填塞无效时或可直接使用宫腔气囊填塞。在气泵的作用下向气球囊充气配合止血辅料对子宫腔进行迅速止血,它对宫腔加压均匀,并且止血效果较好,操作简单,便于抢救时能及时使用。

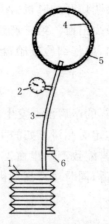

图 6-7 宫腔填塞气囊

气囊球 4 外球面上设置有止血敷料 5,硅胶管 3 一端固定连接气球囊 4,另

一端连接气泵 1,硅胶管 3 上设置有压力显示表 2 和放气开关 6

（4）结扎盆腔血管：如遇子宫收缩乏力、前置胎盘等严重后出血的产妇，上述处理无效时，可经阴道结扎子宫动脉上行支或结扎髂内动脉。

（5）动脉栓塞：在超声提示下，行股动脉穿刺插入导管至髂内动脉或子宫动脉，注入吸收性明胶海绵栓塞动脉。栓塞剂可于2～3周自行吸收，血管恢复畅通，但需要在产妇生命体征平稳时进行。

（6）子宫切除：如经积极抢救无效者，危及产妇生命，根据医嘱做好全子宫切除术的术前准备。

2.胎盘因素

怀疑有胎盘滞留时应立即做阴道检查或宫腔探查，做好必要的刮宫准备。胎盘已剥离者，可协助产妇排空膀胱，牵拉脐带，按压宫底，协助胎盘娩出。若胎盘部分剥离、部分粘连时，可徒手进入宫腔，协助剥离胎盘后取出。若胎盘部分残留者。徒手不能取出胎盘，使用大刮匙刮取残留胎盘；胎盘植入者，不可强行剥离，做好子宫切除的准备。

3.软产道裂伤

应及时准确地进行修复缝合。如果出现血肿，则需要切开血肿、清除积血、缝合止血，同时补充血容量，必要时可置橡皮引流。

4.凝血功能障碍

排除以上各种因素后，根据血生化报告，针对不同病因治疗，及时补充新鲜全血，补充血小板、纤维蛋白原，或凝血酶原复合物、凝血因子等。如果发生弥散性血管内凝血应进行抗凝与抗纤溶治疗。积极抢救。

5.失血性休克

对失血量多的产妇，其休克程度与出血量、出血速度和产妇自身状况有关。在抢救的同时，尽可能正确地判断出血量，判断出血程度，并补充相同的血量为原则，止血治疗的同时进行休克抢救。建立有效的静脉通路，测量中心静脉压，根据医嘱补充晶体和胶体，纠正低血压。给予产妇安静的环境，平卧，吸氧并保暖，纠正酸中毒，同时观察产妇的意识状态、皮肤颜色、生命体征和尿量。根据医嘱使用广谱抗生素防止感染。

（三）健康指导

（1）产后出血后，产妇抵抗力下降、活动无耐力，医护人员应主动给予产妇关心，使其增加安全感，并且帮助产妇进行生活护理，鼓励产妇说出内心感受，针对产妇的情况，逐步改善饮食，纠正贫血，逐步增加活动量，促进预后。

（2）指导产妇加强营养和适度活动等自我保健知识，同时宣教关于自我观察子宫复旧和恶露情况，自我护理会阴伤口、功能锻炼等方法，指导其定时产后检查，随时根据医师的检查结果调节产后自我恢复的方案。向产妇提供产后避孕指导，产褥期禁止盆浴，禁止性生活。晚期产后出血可能发生于分娩24小时之后，于产褥期发生大量出血，也可能发生于产后1～2周，应予以高度警惕。

（黄永梅）

第七章

助 产 护 理

第一节　助产操作技术

一、守(观察)宫缩

(一)目的

定时连续观察子宫收缩持续时间、间歇期时间、强度及节律,并及时记录。这是了解产程进展的重要手段,发现异常及早处理。

(二)物品准备

无须特殊物品准备。

(三)操作步骤

(1)评估当时孕妇产程进展情况,了解宫口开大、先露下降、是否破膜等。

(2)助产士坐在产妇一侧,将手掌放于产妇腹壁宫底处,感觉宫缩时宫体部隆起变硬,间歇期松弛变软,连续观察 3 次宫缩持续时间、强度、间歇时间及规律性,方可记录。

(3)产程中每 1～2 小时观察记录一次。

(四)注意事项

(1)在连续 3 次宫缩观察期间,助产士的手不得离开产妇腹壁,手掌自然放松,不得施压刺激子宫。

(2)宫缩观察记录包括:子宫收缩持续时间、间歇期时间、强度及节律。

(3)产程开始时子宫收缩持续时间较短(约 30 秒)且弱,间歇期时间较长(5～6 分钟),随着产程进展,持续时间渐长(50～60 秒)且强度不断增加,间歇期时间渐短(2～3 分钟)。

二、四步触诊法

(一)目的

通过对孕妇的腹部触诊,评估宫底高度、胎儿大小、胎方位、胎先露是否入盆或衔接。

(二)物品准备

测量用皮尺。

（三）操作步骤

（1）操作者洗手后至孕妇床旁，向孕妇解释四步触诊检查的目的。

（2）指导孕妇平卧，双腿屈膝，解开衣服暴露出腹部。

（3）触诊操作检查。

第一步：检查者站在孕妇右侧，双手置于宫底部，了解子宫底部形状，用皮尺测量子宫底高度，评估胎儿大小与妊娠周数是否相符。用手相对在子宫底轻轻触摸，分辨子宫底部胎儿部分是头还是臀。

第二步：检查者双手平放于孕妇腹部两侧，一手固定，另一手轻按检查，两手交替辨别胎背及四肢，如触到平坦部分即为胎儿背部。

第三步：检查者右手置于耻骨联合上方，拇指与其他四指分开，轻轻深按并握住胎儿先露部，进一步查清是头或臀，左右推动胎先露确定是否与骨盆衔接。若胎儿先露部仍可左右移动，表示尚未衔接入盆。若不能移动，表明先露已衔接入盆。

第四步：检查者面向孕妇足端，两手放于先露部两侧，轻轻向骨盆入口方向深压，再次核对胎先露部分与第一步手法判断是否相符，并确定胎先露部入盆程度。

（4）检查完毕，协助孕妇整理好衣服，取舒适卧位或将孕妇扶起。

（5）检查者洗手，告诉孕妇检查结果并记录。

（四）注意事项

（1）检查者温暖双手后方可操作，避免孕妇感觉不适。

（2）检查时注意遮挡孕妇保护隐私。

（3）检查时注意为孕妇保暖，减少不必要的暴露。

（4）检查时注意动作轻柔。

三、阴道检查

（一）目的

检查宫口开大情况，了解产程进展，骨盆内径线，胎先露下降水平及胎方位等。

（二）物品准备

无菌敷料罐一个，无菌纱布若干放于敷料罐中。聚维酮碘原液一瓶，将适量的聚维酮碘原液倒入上述敷料罐中，以浸透纱布为宜，无菌镊子罐（干罐）一个。

（三）操作步骤

（1）检查者戴好帽子、口罩。

（2）按六步洗手法将双手洗干净，戴单只无菌手套（检查者右手）。

（3）用聚维酮碘原液纱布消毒外阴部。外阴消毒范围和顺序为：阴裂、双侧小阴唇、双侧大阴唇、会阴体、肛门。

（4）检查者用右手示指和中指轻轻进入阴道进行检查。检查内容：宫口扩张程度，是否有水肿、胎先露下降程度，胎膜是否破裂、骨盆内壁形态、径线等。

（5）检查完毕后，脱去手套，帮助孕妇整理衣服，告知检查结果并记录。

（四）注意事项

（1）检查时注意为孕妇保暖，注意保护孕妇隐私（可使用隔帘或屏风）。

（2）注意检查时手法，避免阴道检查时造成人工剥膜和人工破膜。

四、产时会阴冲洗（分娩或阴道操作前的会阴清洁和消毒）

（一）目的

在进行阴道或宫腔无菌操作前，对外阴进行清洁和消毒，避免阴道、宫腔检查和接产时造成生殖道上行感染。产时会阴冲洗临床通常应用于接产、内诊、人工破膜、阴道手术操作、宫腔操作等技术之前的准备。

（二）物品准备

冲洗盘 1 个，内有：盛 39～41 ℃温水 500 mL 的容器 2 个、无菌镊子罐 1 个、无菌镊子 4 把、无菌敷料罐 2 个（其中 1 个盛放 10％～20％肥皂水纱布，另一个盛放聚维酮碘纱布）、无菌接生巾 1 块、一次性冲洗垫一个、污水桶 1 个。

（三）操作步骤

（1）向孕妇或产妇解释操作内容，目的是取得她们的配合。协助孕妇或产妇取仰卧位，脱去裤子和内裤，双腿屈曲分开充分暴露外阴部，操作人员站在床尾部或右侧。

（2）将产床调节成床尾稍向下倾斜的位置，并将孕妇或产妇腰下的衣服向上拉，以免冲洗时打湿衣服。

（3）清洁操作。

用第一把镊子夹取肥皂水纱布一块，清洁顺序为：阴阜→左右腹股沟→左右大腿内侧上 1/3～1/2 处→会阴体→两侧臀部，擦洗时稍用力，要将皮肤处的血迹、污物等清洁干净，然后弃掉纱布。

从无菌敷料罐中取第 2 块肥皂水纱布，需使用无菌镊子传递，按下列顺序清洁擦洗：阴裂→左右小阴唇→左右大阴唇→会阴体（该处稍用力，反复擦洗）→肛门，弃掉纱布及第一把镊子，此过程需要 2 分 30 秒。

用温水由外至内缓慢冲净肥皂，约需 1 分钟。

第 2 把无菌镊子夹肥皂水纱布：再按（1）、（2）、（3）程序重复冲洗一遍。

（4）消毒操作：第 3 把无菌镊子夹取聚维酮碘纱布一块，擦洗外阴一遍。按下列顺序：阴裂→左右小阴唇→左右大阴唇→阴阜→腹股沟→大腿内上 1/3～1/2 处→左右臀部→会阴体→肛门，消毒范围不要超出肥皂擦洗清洁范围，弃掉镊子。

（5）撤出臀下一次性会阴垫，垫好无菌接生巾。

（四）注意事项

（1）注意为孕妇或产妇保暖和遮挡。

（2）用水冲洗前，操作者应先测试水温，可将水倒在操作者的手腕部测水温，水温为 39～41 ℃以产妇感觉适合为宜。

（3）所有冲洗用物均为灭菌物品，每天更换一次，并注明开启时间和日期，操作者严格无菌操作。

（4）冲洗过程中要注意与孕妇或产妇交流和观察产程进展，发现异常，应及时告知医师，并遵医嘱给予相应处理。

五、铺产台

（一）目的

使新生儿分娩在无菌区域内，减少产妇及新生儿的感染机会，使无菌技术得以实施。

（二）物品准备

产包内有：一号包皮 1 个、内包皮 1 个、产单 1 个、接生巾 4～6 块、长袜 2 只、计血器 1 个、持针器1 把、齿镊 1 把、止血钳 3 把（其中至少有一把直钳）、断脐剪 1 把、脐带卷 1 个、敷料碗 2 个、长棉签 4 个、纱布7 块、尺子 1 把、洗耳球 1 个、尾纱 1 个。

（三）操作步骤

(1)在宫缩间歇，向孕妇解释操作内容和目的，取得孕妇配合。

(2)打开新生儿辐射台提前预热（调节到 28～30 ℃，早产儿需要调节的温度更高）。

(3)接产者刷手后，取屈肘手高姿势进入产房（注意手不能高过头部，不能低于腰部）。

(4)助手按无菌原则将产包内、外包皮逐层打开。

(5)接产者穿隔离衣，检查产包内灭菌指示剂是否达消毒标准，接产者双手拿住产单的上侧两角，用两端的折角将双手包住，嘱孕妇抬起臀部，将产单的近端铺于孕妇臀下，取长袜（由助手协助抬起孕妇左腿），将一只长袜套于孕妇左腿上，助手尽量拉长袜开口处至孕妇大腿根部，在大腿外侧打结。用同样方法穿右侧长袜。

(6)接产者戴无菌手套，将一块接生巾打开，一侧反折盖于腹部，第 2 块接生巾折叠后放于孕妇会阴下方，用于保护会阴。另取 2 块接生巾，按新生儿复苏要求放置于新生儿辐射台上，一块做成肩垫，另一块用于擦拭新生儿。其余物品和器械，按接产使用顺序依次摆好，用无菌接生巾覆盖。

(7)助手将新生儿褟褓准备好，室温保持 26～28 ℃。

（四）注意事项

(1)准备物品时，检查产包有无潮湿、松散等被污染的情况，如有上述情况应更换。

(2)向孕妇解释相关内容，以取得配合。

(3)嘱孕妇及陪产家属勿触摸无菌敷料和物品。

(4)注意为孕妇保暖。

(5)铺台时接产者要注意产程进展，与孕妇保持交流，使其安心，指导孕妇宫缩时屏气用力。

六、胎心监护

（一）目的
通过描记的胎心基线、胎动时胎心变化，动态观察胎儿在宫腔内的反应。

（二）物品准备
胎心监护仪、超声耦合剂、腹带（固定探头用）。

（三）操作步骤

(1)向孕妇解释做胎心监护的目的。

(2)协助孕妇取仰卧位或坐位。

(3)用四步触诊手法了解胎方位，将胎心探头、宫腔压力探头固定于孕妇腹部，胎心探头应放在胎心最清晰的部位，宫腔压力探头应放在近宫底处。

(4)胎儿反应正常时，胎心监护只需做 20 分钟，异常时可根据情况酌情延长监护时间（胎动反应不佳时可以给予腹部适当的声音刺激或触摸刺激，促进胎动）。

(5)医师作出报告，并将所做胎心监护曲线图粘贴于病历报告单上保存。

(6)帮助孕妇整理好衣服，取舒适的卧位或坐位。

(7)整理胎心监护用物。

(四)注意事项

(1)帮助孕妇采取舒适体位,告知大约所需时间。

(2)固定胎心探头和宫腔压力探头时松紧应适度,避免孕妇不舒适。

(3)刺激胎动时,动作要轻柔适度。

(4)胎心监护结束后将结果告知孕妇。

(5)腹带应每天更换、清洁备用。

七、正常分娩接产术

(一)操作目的

规范操作流程,按分娩机转娩出胎儿,适时保护会阴,保障母婴安全。

(二)操作评估

1.适应证

评估能自然分娩的孕妇。

2.禁忌证

头盆不称;异常胎位,如臀位、面先露或胎位不清;无阴道分娩条件如骨盆狭窄、产道梗阻;宫口未开全。

(三)操作准备

1.用物准备

接生台、无菌器械包、一次性产包、消毒棉球、脐带夹(气门芯)、20 mL 针筒、长针头、2%利多卡因、生理盐水、可吸收缝线、无影灯。

2.环境准备

关门窗,调节室温 24~28 ℃;注意隐私。

3.人员准备

操作者着装规范、修剪指甲、外科洗手、戴口罩;孕妇意识清醒能配合,排空膀胱。

(四)操作步骤

(1)向孕妇解释操作目的、签署阴道分娩知情同意书。

(2)评估孕妇的精神状况、合作程度、产程进展情况及胎儿情况,做好沟通,取得配合。

(3)孕妇取舒适的自由体位,会阴消毒,铺无菌操作台。

(4)接产。操作者外科洗手,穿无菌手术衣,戴无菌手套,两人清点器械纱布,摆放好物品。阴道检查:评估会阴条件、胎方位及骨盆情况等。正确把握接生时机,正确指导产妇配合用力,一手适度控制胎儿娩出速度,一手适度保护会阴,尽可能在宫缩间歇期娩出胎头。胎头娩出后,以左手至鼻根向下颏挤压,挤出口鼻内的黏液和羊水。协助复位和外旋转,操作者左手下压胎儿颈部,协助前肩自耻骨弓下娩出,再托胎颈向上使后肩缓缓娩出(或左右手分别放置颈部上下,先左手向下轻压胎儿颈部娩前肩,再右手托胎颈向上娩出后肩)。将储血器置产妇臀下以准确计量出血量。

(5)新生儿护理:如新生儿有窒息,立即按新生儿复苏流程。①初步复苏:擦干保暖、摆正体位、清理呼吸道、刺激。②脐部护理:用气门芯或脐带夹断脐。WHO 建议晚扎脐带。③分娩后1 小时内做好新生儿早吸吮。④进行新生儿常规体检及护理。

(6)协助胎盘娩出。①确认胎盘剥离。②正确手法协助胎盘娩出:宫缩时左手轻压宫底,右手牵拉脐带,当胎盘娩出至阴道口时,用双手捧住胎盘,向同一个方向边旋转边向外牵拉,直至胎盘完全娩出。③检查胎盘,胎膜是否完整,脐带有无异常及有无副胎盘,测量胎盘大小及脐带长度。

(7)检查软产道,如有裂伤或会阴切开,按解剖进行缝合修复(见会阴切开缝合术和会阴裂伤缝合术)。

(8)准确评估出血量。

(9)整理用物,再次双人清点纱布。

(10)协助产妇取舒适体位,整理床单位,注意保暖。

(11)给予相关健康教育指导并协助早吸吮。

(12)分类处置用物。

(13)洗手、记录。

(五)健康指导

1.操作前

解释此项操作的目的,取得孕妇的理解与配合,排空膀胱。

2.操作中

注意与孕产妇沟通,指导配合方法,保持放松状态。

3.操作后

做好饮食、活动、排尿及母乳喂养指导;告知保持会阴部清洁。注意阴道流血,若流血多、肛门有坠胀感或切口疼痛剧烈,应及时告诉医护人员。

(六)注意事项

(1)操作前做好沟通,取得孕妇的配合;排空膀胱,必要时行导尿术。

(2)操作中注意保暖和隐私保护,注意人文关怀。

(3)操作者应遵循自然分娩理念,不亦过早、过多地干预产程。

(4)接产过程中应严密观察宫缩和胎心,及时评估母儿状况,适时接产。

(5)协助胎盘娩出时,不应在胎盘未完全剥离前用力按压子宫和用力牵拉脐带,以免发生拉断脐带甚至造成子宫内翻。

(6)接产过程严格无菌操作规程。

八、胎头吸引器助产术

(一)操作目的

利用负压原理,通过外力按分娩机转进行牵引,配合产力,达到协助胎儿娩出的目的。

(二)操作评估

1.适应证

第二产程延长,包括持续性枕横位,硬膜外麻醉导致孕妇用力差;需要缩短第二产程时间,如产妇心脏病、高血压等内科疾病,胎儿宫内窘迫等;瘢痕子宫,有子宫手术史,不宜过分使用腹压者;轻度头盆不称,胎头内旋转受阻者。

2.禁忌证

头盆不称;异常胎位,如臀位、面先露或胎位不清;无阴道分娩条件如骨盆狭窄、产道梗阻;子宫脱垂或尿瘘修补术后;孕周较小的早产(＜34 周);怀疑胎儿凝血功能异常;产钳助产失败后;胎头未衔接;宫口未开全或胎膜未破者。

(三)操作准备

1.用物准备

胎头吸引器、导尿管、无菌器械包(同会阴侧切术)、聚维酮碘棉球、20 mL 针筒、长针头、麻醉药、生理盐水。

2.环境准备

关闭门窗,调节室温 24～28 ℃,注意隐私,必要时围帘或屏风遮挡。

3.人员准备

操作者着装规范、修剪指甲、戴口罩、外科洗手;孕妇意识清醒能配合,排空膀胱。

(四)操作步骤

(1)向产妇解释操作目的,做好沟通,取得配合。签署知情同意书。

(2)评估孕妇的精神状况、产程进展及胎儿情况,排除禁忌证。

(3)注意保暖和隐私保护。

(4)协助孕妇取膀胱截石位,会阴消毒,铺无菌操作台。

(5)操作者外科洗手,穿无菌手术衣,戴无菌手套,检查胎头吸引器有无损坏、漏气、器械组装是否严密。

(6)阴道检查:评估会阴条件、胎方位及骨盆情况等。

(7)检查是否排空膀胱,必要时导尿。

(8)放置胎头吸引器:吸引杯头端消毒,涂无菌液状石蜡,左手分开两侧小阴唇,暴露阴道外口,以左手中、示指掌侧向下撑开阴道后壁,右手持吸引器将吸引杯头端向下压入阴道后壁前方,然后左手中、示指掌面向上,分开阴道壁右侧,使吸引杯右侧缘滑入阴道内,继而手指转向上,提拉阴道前壁,使吸引杯上缘滑入阴道内,最后拉开左侧阴道壁,使吸引杯完全滑入阴道内与胎头顶部紧贴。

(9)抽吸负压:①电动吸引器抽气法,胎头位置低可用 40.0 kPa(300 mmHg)负压,胎头位置高或胎儿偏大可用 60.0 kPa(450 mmHg)负压,一般情况用 50.7(380 mmHg)负压;②注射器抽吸法,一般由助手用50 mL空针缓慢抽气,一般抽出空气 150 mL 左右;③一次性整体负压胎吸装置,反复按压抽吸至负压标尺达绿色区域[60.0～80.0 kPa(450～600 mmHg)]。

(10)牵引:右手握持牵引柄,左手中指。示指顶住胎头枕部,缓慢牵引。牵引方向根据胎先露平面,循产轴方向在宫缩时进行,先向下向外牵引协助胎头俯屈,当胎头枕部抵达耻骨联合下方时,逐渐向上向外牵引,使胎头仰伸直至双顶径娩出。宫缩间歇期停止牵引,但保持牵引器不随胎头回缩。胎位不正时,牵引同时应顺势旋转胎头,每次宫缩旋转 45°为宜,必要时辅助腹部外倒转进行。

(11)取下吸引器:看到胎儿颌骨时,可拨开橡皮管或放开气管夹,或按压泄气阀,消除吸引器内负压,取出吸引器。

(12)按分娩机转娩出胎儿,处理同正常分娩接产术。

(13)协助产妇穿好衣裤,取舒适体位。

(14)胎盘娩出和新生儿处理同正常分娩接产术。

(15)准确评估出血量。

(16)整理用物,再次双人清点纱布。

(17)协助产妇取舒适体位,整理床单位,注意保暖。

(18)给予相关健康教育指导并协助早吸吮。

(19)分类处置用物。

(20)洗手、记录。

(五)健康指导

1.操作前

解释此项操作的目的,取得产妇的理解与配合,嘱产妇排空膀胱,并签署知情同意书。

2.操作中

注意与产妇沟通,指导配合方法,保持放松状态。

3.操作后

做好饮食、活动、排尿及母乳喂养指导;关注新生儿情况,如有异常及时医护人员。

(六)注意事项

(1)操作前做好沟通,取得产妇的配合,签署知情同意书;排空膀胱,必要时行导尿术。

(2)操作前评估全面,排除禁忌证。

(3)操作中注意保暖和隐私保护;注意人文关怀,指导配合。

(4)放置胎头吸引器位置正确:①吸引杯中心应位于胎头"俯屈点",即矢状缝上,后囟前方二横指(约 3 cm)处;②吸引器纵轴应与胎头矢状缝一致,并可作为旋转的标志(整体吸引装置除外);③牵引前应再次检查吸引杯附着位置,右手中、示指伸入阴道,沿吸引杯与胎头衔接处触摸1周,检查是否紧密连接,避免阴道壁及宫颈组织夹入。

(5)把握吸引持续时间和次数:大多数文献报道胎吸助产的牵引次数应不超过 3 次,持续时间不超过 20 分钟。

(6)仔细检查新生儿有无头皮气肿、头皮血肿等产伤。

九、肩难产接产术

(一)操作目的

规范操作手法,掌握肩难产处理技术,保障母婴安全。

(二)操作评估

适应证:阴道分娩过程中发生的肩难产。

(三)操作准备

1.用物准备

接生台、无菌器械包、一次性产包、消毒棉球、脐带夹(气门芯)、20 mL 针筒、长针头、2%利多卡因、生理盐水、可吸收缝线、无影灯、新生儿复苏用物。

2.环境准备

关门窗,调节室温 24～28 ℃;注意隐私。

3.人员准备

增加 3 名操作人员,操作者着装规范、外科洗手、戴口罩;孕妇意识清醒能配合,排空膀胱。

(四)操作步骤

(1)胎头娩出后,发生娩肩困难,快速判断肩难产征兆。

（2）立即启动肩难产处理流程（HELPERR 操作法）。

H-寻求支援：呼叫上级医师、新生儿医师、助产士等到位。

E-评估会阴：是否行会阴切开或扩大会阴切口。

L-屈大腿：协助孕妇大腿向腹壁屈曲。

P-耻骨上加压配合接生者牵引胎头。

E-阴道内操作。①Rubin 手法：助产者的示、中指放在前肩的背侧将肩膀向胸椎方向推动，使胎儿前肩内收压缩肩围；②Woods 手法：助产者的示、中指紧贴胎儿后肩的前侧，将后肩向侧上旋转，至前肩位置娩出；③Rubin＋Woods 联合旋转、反向旋转：当正常旋转方向不能实施时，可以尝试反向旋转。

R-先娩后肩：沿后肩探及肘关节，进而探及前臂，牵引前臂使肘关节屈曲于胸前，以洗脸的方式从胸前娩出后臂，再常规牵引胎头娩出前肩。注意牵引时不能牵引腕关节。

R-翻转孕妇：协助孕妇翻转呈四肢着地位，使双手双膝关节着地。常规牵引胎头，依靠重力作用，先娩出胎儿后肩。

最后方法：不建议采用，仅在上述方法无效时试行，需充分病情告知。方法有：胎儿锁骨切断法；耻骨联合切开术；经腹子宫切开术；胎头复位剖宫产（Zavanelli）。

（3）胎儿娩出后处理同正常分娩接产术，如新生儿有窒息，立即按新生儿复苏流程。

（4）检查新生儿有无骨折等产伤发生。

（五）健康指导

1.操作前

解释此项操作的目的，取得产妇的理解。

2.操作中

注意与产妇沟通，协助产妇变换体位，指导其与助产人员主动配合。

3.操作后

告知新生儿情况，做好饮食、活动、排尿及心理指导。

（六）注意事项

（1）操作前评估孕妇情况，识别肩难产高危因素：既往有肩难产史、妊娠期糖尿病、过期妊娠、巨大儿、孕妇身材矮小及骨盆解剖异常、产程缓慢、行胎头吸引术或产钳助产术。

（2）正确判断肩难产征兆 胎头娩出后在会阴部伸缩（乌龟征），按常规助产方法不能娩出胎肩（建议60秒为宜）。一旦发生，立即呼叫救援人员，启动 HELPERR 流程。

（3）操作中要不断评估胎心情况，避免先剪断脐带的操作。

（4）耻骨联合加压时注意，手放在胎儿前肩的后部，手掌向下，向侧方用力，使前肩内收。建议压力先持续，后间断，禁忌宫底加压。

（5）每项操作耗时建议以 30～60 秒为宜，做好抢救时间、步骤与结果的记录。

（6）做好新生儿复苏抢救准备。

（7）操作前后告知病情，做好沟通，取得产妇的配合。

十、软产道检查

（一）操作目的

阴道分娩后常规检查，及时发现宫颈裂伤、阴道裂伤及有无血肿等，及时处理，预防和减少产后出血的发生。

(二)操作评估

适应证:阴道分娩后常规检查。

(三)操作准备

1.用物准备

聚维酮碘液、无菌纱布、无菌垫巾、无菌手套、无影灯,无齿卵圆钳、阴道拉钩、导尿管。

2.环境准备

关门窗,调节室温 24～28 ℃;注意隐私,必要时围帘或屏风遮挡。

3.人员准备

操作者着装规范、修剪指甲、戴口罩、外科洗手;产妇意识清醒能配合。

(四)操作步骤

(1)核对产妇姓名、住院号,向产妇解释操作目的,评估产妇情况、自理能力及合作程度。

(2)注意保暖和隐私保护。

(3)协助取仰卧膀胱截石位,外阴常规消毒,铺无菌巾,必要时导尿排空膀胱。

(4)操作者戴好无菌手套,左手分开阴道,暴露阴道壁,右手持纱布擦干阴道壁血迹,查看阴道壁有无损伤程度。若裂伤严重需用阴道拉钩充分暴露宫颈和阴道。

(5)宫颈检查:持宫颈钳钳夹住宫颈前唇、固定,再持三把无齿卵圆钳顺时针方向依次查看整个宫颈有无裂伤及损伤程度。

(6)宫颈探查后,助手再用拉钩暴露宫颈的前后穹隆和两侧穹隆,以及阴道伤口的顶端和阴道的四周。

(7)如有裂伤,按解剖组织逐层缝合。

(8)缝合后常规肛查,肠线有无穿过直肠黏膜及血肿,发现异常,及时处理。

(9)准确评估出血量。

(10)协助产妇穿好衣裤,取舒适体位。

(11)整理床单位,注意保暖。

(12)给予相关健康指导。

(13)整理用物并分类处置。

(14)洗手、记录。

(五)健康指导

1.操作前

解释此项操作的目的,取得产妇的理解与配合,嘱产妇排空膀胱。

2.操作中

注意与产妇沟通,指导配合方法,保持放松状态。

3.操作后

做好饮食、活动、排尿指导;告知保持会阴部清洁;注意阴道流血,若流血多、肛门有坠胀感或切口疼痛剧烈,应及时告诉医护人员。

(六)注意事项

(1)操作前做好沟通,取得产妇的配合;是否排空膀胱,必要时行导尿术。

(2)操作中注意保暖和隐私保护。

(3)严格无菌操作规程,暴露充分。

(4)操作中注意人文关怀,动作轻柔,对裂伤严重者,必要时行麻醉镇痛。

十一、会阴切开术

(一)操作目的

阴道分娩时,为了避免会阴严重裂伤,减少会阴阻力,以利于胎儿娩出,缩短第二产程,保护盆底功能,减少母婴并发症等。

(二)操作评估

初产头位会阴紧、会阴部坚韧或发育不良、炎症、水肿,估计有严重撕裂者;需产钳助产、胎头吸引器助产或初产臀位经阴道分娩者;巨大儿、早产、胎儿生长受限或胎儿窘迫需减轻胎头受压并及早娩出者;产妇患心脏病或高血压等疾病需缩短第二产程者。

(三)操作准备

1.用物准备

聚维酮碘液、无菌棉球和纱布、麻醉药物(1%利多卡因)、20 mL 注射器、长穿刺针、器械产包(侧切剪、线剪、持针器、有齿镊、血管钳、小量杯)、无菌纱布、有尾纱布、可吸收肠线等。

2.环境准备

关门窗,调节室温 24~28 ℃;注意隐私,必要时围帘或屏风遮挡。

3.人员准备

操作者着装规范、修剪指甲、戴口罩、外科洗手;产妇意识清醒能配合。

(四)操作步骤

(1)向产妇解释操作目的,评估产妇情况、自理能力及合作程度。

(2)产妇取膀胱截石位,注意保暖和隐私保护。

(3)操作者外科洗手、穿无菌衣、戴无菌手套,双人清点纱布。

(4)再次评估产妇产程进展情况、会阴条件及胎儿情况,掌握会阴切开指征,签署知情同意书。

(5)未实施硬膜外镇痛者,采用阴部神经阻滞麻醉。

(6)麻醉起效后,适时行会阴切开。左手中、示指伸入胎先露和阴道侧后壁间,右手持剪刀在会阴后联合正中偏左 0.5 cm 处,与正中线呈 45°,于宫缩时剪开皮肤和黏膜 3~4 cm(正中切开时沿会阴正中线向下切开 2~3 cm)。用纱布压迫止血,必要时结扎小动脉止血。

(7)胎儿胎盘娩出后,会阴切口缝合。检查软产道有无裂伤,阴道内置有尾纱条。

(8)按解剖结构逐层缝合。①缝合阴道黏膜:暴露阴道黏膜切口顶端,用 2/0 可吸收缝线自顶端上方 0.5 cm 处开始,间断或连续缝合阴道黏膜及黏膜下组织,至处女膜环对合打结。②缝合肌层:用 2/0 可吸收缝线间断或连续缝合会阴部肌层、皮下组织。③缝合皮肤:用 3/0 或 4/0 可吸收缝线连续皮内缝合。

(9)取出有尾纱布,检查缝合处有无出血或血肿。

(10)肛诊检查肠线是否穿过直肠黏膜及有无阴道后壁血肿。

(11)准确评估出血量。

(12)整理用物,再次双人清点纱布。

(13)协助产妇取舒适体位,整理床单位,注意保暖。

（14）给予相关健康教育指导。

（15）分类处置用物。

（16）洗手、记录。

（五）健康指导

1.操作前

解释此项操作的目的,取得产妇的理解与配合,嘱产妇排空膀胱。

2.操作中

注意与产妇沟通,指导配合方法,保持放松状态。

3.操作后

做好饮食、活动及排尿指导;告知保持会阴部清洁;注意阴道流血,若流血多、肛门有坠胀感或切口疼痛剧烈,应及时告诉医护人员。

（六）注意事项

（1）操作前做好沟通,取得产妇的配合;排空膀胱,必要时行导尿术。

（2）操作中注意保暖和隐私保护。

（3）严格掌握会阴切开术的适应证和切开时机,切开不宜过早,一般预计在2～3次宫缩胎儿可娩出。

（4）切开时剪刀应与皮肤垂直,会阴皮肤与黏膜切口整齐、内外一致;宫缩时,侧切角度宜在60°左右。

（5）正中切开的切口易向下延伸,伤及肛门括约肌。故手术助产、胎儿较大或接产技术不够熟练者不宜采用。

（6）缝合时按解剖结构逐层缝合,注意止血,不留无效腔;从切口顶端上 0.5 cm 缝合第一针。缝合时缝针不宜过密过紧,一般针距为 1 cm。

（7）缝合后仔细检查有无渗血和血肿,肠线有无穿过直肠黏膜,发现异常,及时处理。

十二、会阴裂伤修复术(Ⅰ、Ⅱ度)

（一）操作目的

按解剖结构修复损伤的会阴组织,达到止血、防止伤口感染的目的。

（二）操作评估

1.适应证

不同程度的会阴裂伤。

2.禁忌证

伤口急性感染期。

（三）操作准备

1.用物准备

阴道纱条、聚维酮液、无菌手套、2/0 可吸收线、3/0 可吸收线、持针器、线剪、血管钳、麻醉药物。

2.环境准备

关门窗,调节室温 24～28 ℃;注意隐私,必要时围帘或屏风遮挡。

3.人员准备

操作者着装规范、修剪指甲、戴口罩、外科洗手;产妇意识清醒能配合。

(四)操作步骤

(1)核对产妇姓名、住院号,向产妇解释操作目的,评估产妇情况、自理能力及合作程度。

(2)注意保暖和隐私保护。

(3)协助产妇取仰卧膀胱截石位,外阴常规消毒,铺无菌巾,必要时导尿排空膀胱。

(4)操作者外科洗手、穿无菌衣、戴无菌手套,双人清点纱布。

(5)未实施硬膜外镇痛者,采用阴部神经阻滞麻醉或局部麻醉。

(6)操作者左手分开阴道,暴露阴道壁,右手持纱布擦干阴道壁血迹,查看阴道壁损伤程度,置有尾纱条。

(7)Ⅰ度裂伤修复:用2/0可吸收缝线间断或连续缝合阴道黏膜;3/0或4/0可吸收缝线连续皮内缝合或4号丝线间断缝合皮肤。

(8)Ⅱ度裂伤修复:暴露阴道黏膜切口顶端,自顶端上方0.5 cm处开始,用2/0可吸收缝线间断或连续缝合阴道黏膜和黏膜下组织,裂伤较深者建议间断缝合;用2/0可吸收缝线间断缝合会阴部肌层;3/0或4/0可吸收缝线连续皮内缝合或4号丝线间断缝合皮肤。

(9)取出有尾纱布,检查缝合处有无出血或血肿。

(10)肛诊检查肠线是否穿过直肠黏膜及有无阴道后壁血肿。

(11)准确评估出血量。

(12)整理用物,再次双人清点纱布。

(13)协助产妇穿好衣裤,取舒适体位。

(14)整理床单位。

(15)给予相关健康指导。

(16)整理用物并分类处置。

(17)洗手、记录。

(五)健康指导

1.操作前

解释此项操作的目的,取得产妇的理解与配合,嘱产妇排空膀胱。

2.操作中

注意与产妇沟通,指导配合方法,保持放松状态。

3.操作后

强调饮食指导,无渣半流或流质3天,后根据伤口愈合情况修改饮食;做好活动及排尿指导;告知保持会阴部清洁;注意阴道流血,若流血多、肛门有坠胀感或切口疼痛剧烈,应及时告诉医护人员。

(六)注意事项

(1)操作前做好沟通,取得产妇的配合;排空膀胱,必要时行导尿术。

(2)操作中注意保暖和隐私保护。

(3)正确评估裂伤程度,按解剖结构对合整齐,逐层修复。

(4)选择正确的麻醉方式,对充分暴露、修复组织及镇痛有着重要作用。

(5)缝合后仔细检查有无渗血和血肿,肠线有无穿过直肠黏膜,发现异常,及时处理。

(6)缝合时从伤口顶端上0.5 cm缝合第一针,缝合时缝针不宜过密过紧,一般针距为1 cm,注意止血,不留无效腔。

(7)完善术后谈话和病历书写完整,加强饮食指导。

十三、新生儿窒息复苏

(一)目的

新生儿问世的瞬间有时是十分危急的,产科和儿科的医护人员,尤其是产房的医务人员应熟练掌握新生儿窒息复苏技能和流程,在新生儿出现窒息时能立即得以实施复苏技术,并能相互配合。

(二)物品准备

氧气湿化瓶、氧气管、新生儿复苏气囊(自动充气式或气流充气式)、婴儿低压吸引器、各种型号的气管插管、吸痰管、新生儿喉镜(带有为足月儿和早产儿应用的 2 个叶片)、肾上腺素、生理盐水、胶布、新生儿辐射台、胎粪吸引管、听诊器、各种型号的空针、胃管、胶布等,连接好氧气装置,氧流量调节到每分钟 5 L。

(三)操作步骤

(1)A 建立通畅的气道。

(2)B 建立呼吸。

(3)C 建立正常的循环。

(4)D 药物治疗。

其中为新生儿开放气道和给予通气是最为重要的部分,大部分新生儿窒息复苏在实施了ABC 方案后很少再需要用药。

1.评估复苏的适应证

新生儿出生时负责复苏的人员应明确有无以下问题。

(1)羊水情况,有无胎粪污染:胎粪污染,新生儿没有活力时,清理呼吸道应气管插管连接胎粪吸引管,将污染的羊水吸出。

(2)有无呼吸或哭声:出生后没有呼吸或只有喘息时需要复苏。

(3)肌张力情况:肌张力差,没有呼吸时,应实施复苏。

(4)是否足月:早产儿发生窒息的风险更大,不足月时更应做好复苏的准备。

2.复苏的最初步骤(A——建立通畅的气道)

(1)保暖:新生儿娩出前应关闭门窗、空调,避免空气对流。出生后放在辐射保暖台上(新生儿辐射台,应提前预热),摆正体位(鼻吸气位)。

(2)摆正体位,清理呼吸道。

接生者可以在胎头娩出时,用手将口鼻中的大部分黏液挤出,清理鼻腔黏液时应两侧鼻孔交替进行。

胎儿娩出后,使其仰卧在辐射台上,将新生儿颈部轻度仰伸呈"鼻吸气状",可使用肩垫(肩垫高度2～3 cm)抬高肩部,使呼吸道通畅,更有助于保持最佳复苏体位。黏液多的新生儿,则应把头部转向一侧,使黏液积聚在口腔一侧,并尽快吸出。

吸引黏液时,应先清除口腔黏液,后吸鼻腔黏液,以免刺激新生儿呼吸,将羊水或黏液吸入肺部。吸引的负压和吸引管插入的深度都要适度。用吸引管吸引时要边吸边转动吸管,以避免吸管持续吸在一处黏膜上造成损伤。用吸球者,应先捏瘪吸球,排出球腔内的空气再吸,这样可避免气流把黏液推入深部。用电动吸引器的负压应不高于 13.3 kPa(100 mmHg),负压过大易致新生儿气道黏膜损伤。

对于羊水有胎粪污染者,应在胎头娩出产道时即用手法将胎儿口鼻中的黏液挤出,待新生儿全身都娩出后,迅速置于辐射台上,再次用手挤口鼻黏液。如新生儿有活力(新生儿有活力的定义为:哭声响亮或呼吸好,肌张力好,心率>100次/分),则新生儿不需特殊处理,常规给予吸痰法清理呼吸道。反之,新生儿无活力(新生儿有活力的定义中任何一项被否定时称之为无活力),负责新生儿复苏的儿科或产科医师应立即用新生儿喉镜暴露气管,使用一次性气管插管吸净呼吸道羊水和胎粪,然后再继续下一步。

(3)迅速擦干:待吸净气道后,用毛巾迅速擦干新生儿全身羊水、血迹,注意头部擦干,并将湿巾撤掉。如果此时新生儿仍没有哭声或呼吸,重新摆正体位(新生儿仰卧,头部轻度仰伸——鼻吸气位)。

(4)触觉刺激,诱发呼吸:新生儿被擦干、刺激以后仍没有呼吸或哭声时,可给予触觉刺激诱发呼吸。触觉刺激的方法有两种:①操作者用一只手轻柔地摩擦新生儿背部或躯体两侧;②轻弹或轻拍足底。新生儿大声啼哭,表示呼吸道已通畅,诱发呼吸成功。

上述步骤又称新生儿初步处理,应在30秒内完成。初步处理完成后,应对新生儿进行评估,评估内容为:呼吸、心率、皮肤颜色。

常压给氧的原则:如果新生儿给予触觉刺激诱发呼吸成功,就进行常规护理。若新生儿有呼吸,但躯干皮肤发绀,应观察数分钟左右,如没有改善应给予常压吸氧,氧流量调节到每分钟5 L。对于触觉刺激2次无效者(不能诱发新生儿呼吸),应立即改用气囊面罩复苏器进行人工呼吸(正压通气)。复苏时短期常压给氧者,可用鼻导管给氧,氧流量以每分钟5 L为宜。长时间给氧者,氧气要预热并湿化,以防止体温丢失和气道黏膜干燥,有条件者应检测新生儿血氧浓度。

3.气囊面罩正压通气(B——建立呼吸)

(1)正压通气的指征:新生儿在给予初步处理后,仍然呼吸暂停或喘息;或心率<100次/分。

(2)自动充气式复苏气囊组成:由面罩(有不同大小,使用时可根据新生儿体重及孕周选择)、气囊、储氧器、减压阀组成。

(3)面罩的安置:操作者位于新生儿的头侧或一侧,新生儿头部轻度仰伸,即"鼻吸气位"使气道通畅。操作者右手持复苏器,面罩放置时按下颏、口、鼻的顺序放置,注意解剖形面罩要把尖端放在鼻根上。操作者一手拇指和中指呈"C"字形环绕在面罩边缘帮助密闭,其余手指注意不要压迫颈部致使气道受阻,另一只手挤压气囊。操作者将面罩紧贴患儿面部形成密闭的空间,但不可过分用力压紧面罩,致使新生儿体位改变和眼部、面部损伤。面罩放置正确后,可挤压气囊加压给氧。加压给氧时,要注意观察胸廓有无起伏,若挤压气囊,胸廓随之起伏,说明面罩密闭良好,此时两肺可闻及呼吸音。如果胸廓抬高呈深呼吸状或听到减压阀开启的声音,则说明充气过量,应减少用力,以防新生儿发生气胸。如观察到上腹部隆起,是气体进入胃内所致,应置胃管将胃内气体、液体抽出。

若挤压气囊,胸廓起伏不明显,应检查原因。可能的原因有:①面罩密闭不良,常见于鼻背与面颊间有漏气者;②新生儿体位不当;③口鼻内有黏液阻塞,导致气道受阻;④新生儿口未张开;⑤按压气囊的压力不足。

(4)挤压气囊的速率与压力:气囊正压通气的速率为40～60次/分,与胸外按压配合时速率为30次/分,首次呼吸所需压力为2.94～3.92 kPa(30～40 cmH$_2$O),以后挤压气囊的压力为1.47～1.96 kPa(15～20 cmH$_2$O)。

注意:为很好地控制正压通气的频率,操作者应大声计数(大声数一、二、三,当数到一时,按压气囊,数到二、三时,松开气囊)。

(5)气囊面罩正压通气实施 30 秒后,必须对新生儿状况进行评价,评价内容:若心率>100 次/分,皮肤红润且有自主呼吸,可停止加压给氧,改为常压吸氧,并给予触觉刺激使其大声啼哭。若心率60~100 次/分;应继续正压通气;若心率低于 60 次/分,则需继续正压人工呼吸,并同时插入心脏按压。

正压通气使用超过 2 分钟时,应插胃管吸净胃内容物,并保留胃管至正压人工呼吸结束。插入胃管的长度为:从新生儿鼻梁部至耳垂再至剑突和脐之间连线中点的距离。胃管插入后用20 mL注射器吸净胃内容物,取下空针将胃管用胶布固定在新生儿面部,保持胃管外端开放,以便进入胃内的空气继续排出。

4.胸外心脏按压(C——建立正常的循环)

胸外按压必须与正压通气有效配合。

(1)胸外按压的指征:经过 30 秒有效的正压通气后,对新生儿进行评价,评价内容同上。新生儿如心率低于 60 次/分时,应在实施正压通气的同时实施胸外心脏按压。

(2)胸外按压的方法:胸外按压时新生儿仍需保持头部轻度仰伸"鼻吸气位"。操作者可位于新生儿一侧,站在能接触到新生儿胸部并能正确摆放手的位置,不干扰另一位复苏者的正压通气。按压部位在胸骨下 1/3 处,即两乳头连线与剑突之间(避开剑突)按压深度为新生儿前后胸直径的 1/3。按压手法有拇指法和双指法两种。①拇指法:操作者用双手环绕新生儿胸廓,双手拇指端并排或重叠放置胸骨下 1/3 处,其余手指托住新生儿背部,而且拇指第一指关节应稍弯曲直立,使着力点垂直胸骨。②双指法:操作者用一只手的中指和示指或中指和无名指,手指并拢指端垂直向下按压胸骨下 1/3 处,另一只手放在新生儿背部做支撑。

(3)按压频率:每按压 3 次,正压通气 1 次,4 个动作为一个周期,耗时 2 秒,故 1 分钟 90 次胸外按压,30 次正压通气。胸外按压与正压通气的比例为 3∶1。

(4)胸外按压注意事项:要有足够的压力使胸骨下陷达前后胸直径 1/3,然后放松,放松时用力的手指抬起,但不离开胸壁皮肤,否则每次按压都需要重新定位,不仅耗时,而且按压的深度、速率和节律不易掌控。

注意:胸外按压与正压通气相配合时,由胸外按压的人大声计数,负责正压通气的人进行配合。负责胸外按压的人大声计数:"1、2、3,吸"。数到:"1、2、3"同时给予 3 次胸外按压,当数到"吸"时,负责胸外按压的人手抬起使胸壁回弹,但手指不离开皮肤,负责正压通气的人同时挤压气囊给予一次正压通气。

(5)评估:有效的胸外按压和正压通气实施 30 秒后,应对新生儿情况进行评价(评估内容同前),以决定下一步的复苏该如何进行。

可用听诊器测心率,为节约时间,每次听心率 6 秒,当心率已达 60 次/分以上时,胸外按压可以停止,正压通气仍需继续。若心率仍低于 60 次/分,心脏按压和正压通气应继续实施,同时给予肾上腺素(遵医嘱给药)。心率达到 100 次/分或以上,新生儿又有自主呼吸,应停止正压通气给予常压给氧。

5.复苏后的护理

新生儿经过复苏,生命体征恢复正常以后仍有可能恶化,应给予严密观察和护理。护理分为:常规护理、观察护理、复苏后护理。

(1)常规护理:新生儿出生前没有危险因素,羊水清、足月,出生后只接受了初步复苏步骤就能正常过渡者,可将新生儿放在母亲胸前进行皮肤接触,并继续观察呼吸、活动和肤色。

(2)观察护理:新生儿出生前有危险因素,羊水污染,出生后呼吸抑制、肌张力低、皮肤发绀,新生儿经过复苏后应严密观察,密切评估生命体征,必要时转入新生儿室进行心肺功能和生命体征的监测。病情稳定后,允许父母去探望,抚摸和搂抱新生儿。

(3)复苏后护理:应用正压人工呼吸或更多复苏措施的新生儿需要继续给予支持,他们有再次恶化的可能,应转送到新生儿重症监护室。复苏后护理包括温度控制,生命体征、血氧饱和度、心率、血压等监测。

气管插管的指征:需长时间正压通气、气囊面罩正压通气无效或效果不佳、需要气管内给药及可疑膈疝者。

(四)复苏时注意事项

(1)复苏前做好复苏人员和物品的准备,尤其在胎儿娩出前已经出现胎儿宫内缺氧迹象。

(2)复苏设备应处于备用、完整状态。

(3)实施复苏时应按照复苏流程进行,不可省略复苏步骤。

(4)物品准备时,应将肩垫准备好,辐射台提前打开预热。

(5)正压通气时,操作者一定要大声计数,以保证正压通气的频率。

(6)胸外按压时,按压的手指垂直下压,确保施力在胸骨下 1/3(压迫心脏)。

(7)正压通气和心脏按压应 2 人操作,并默契配合。

(8)给予肾上腺素时要注意浓度配比和剂量。

(9)复苏成功后,仍需严密观察新生儿情况,以防病情反复。

十四、产钳助产的配合

(一)目的

当子宫收缩乏力致第二产程延长;或产妇患有某些疾病,不宜在第二产程过度用力;或胎儿在宫内缺氧,产钳助产是一种应急处理方式,助产士与医师的配合可帮助产妇缩短产程,协助胎儿娩出。

(二)物品准备

无菌侧切包一个,无菌产钳一把,无菌油纱一块(将产钳用无菌油纱快速擦拭一遍待用)。

(三)操作步骤

(1)助产士常规进行会阴神经阻滞及会阴局部麻醉,行会阴侧切。

(2)助产士站在医师左侧,当医师按常规以"三左法则"放置产钳时协助固定先上的左叶,然后协助上好右叶。

(3)当医师在产妇宫缩牵拉产钳时,助产士左手协助胎儿俯屈,右手适时保护会阴。

(4)当胎儿双顶径通过阴道口时,示意医师停止牵拉,由医师依次卸下产钳右叶、左叶,助产士协助胎头娩出,然后进行外旋转,娩出胎肩。

(5)分娩结束后,与医师共同仔细检查宫颈和阴道有无裂伤及裂伤程度,共同评价新生儿有无产伤(包括:锁骨骨折、头皮血肿、头皮撕裂或擦伤、面神经瘫痪等)。

(6)缝合会阴伤口。

(四)注意事项

(1)不要强行牵引,充分估计头盆情况,必要时改为剖宫产。

(2)紧急情况下,应尽快娩出胎儿,但不可粗暴操作。产钳术一般不超过 20 分钟,产钳牵拉不能超过 3 次。

(3)手术后要注意观察宫缩和阴道出血情况,如果宫颈或阴道裂伤,须立即止血和缝合。

(4)产妇产程较长,出现血尿可留置导尿管,并酌用抗感染药物。

(5)仔细检查新生儿后,报告儿科医师适当给予抗感染药。

十五、宫颈裂伤缝合术

(一)目的

防止由于宫颈裂伤造成的产后出血、陈旧的宫颈裂伤造成宫颈功能不全而致习惯性流产。

(二)准备用物

聚维酮碘原液的无菌纱布、阴道壁拉钩、卵圆钳 2 把、2/0 带针可吸收缝合线、组织剪、线剪、持针器、无菌接生巾、无菌纱布。

(三)操作步骤

(1)用聚维酮碘原液的纱布消毒阴道壁黏膜,清除血迹。

(2)铺无菌接生巾,保证整个操作不被污染。有良好的光源或充足的照明。

(3)以阴道拉钩扩开阴道,用宫颈钳或两把卵圆钳钳夹宫颈,并向下牵拉使之充分暴露。

(4)直视下用卵圆钳循序交替,按顺时针或逆时针方向依次检查宫颈一周,如发生裂伤处,将两把卵圆钳夹于裂口两侧,自裂伤的顶端上 0.5 cm 开始用 2/0 可吸收线向子宫颈外口方向做连续或间断缝合。

(5)宫颈环形脱落伴活动性出血,可循宫颈撕脱的边缘处,用 3/0 号可吸收线做连续锁边缝合。

(四)注意事项

(1)充分暴露宫颈,寻找裂伤顶端,查清裂伤部位,缝合的第一针必须在裂伤的顶端 0.5～1 cm,以防回缩的血管漏缝。

(2)当裂伤深达穹隆、子宫下段甚至子宫破裂,从阴道缝合困难时,应行开腹缝合。

(3)伤及子宫动静脉或其分支,引起严重的出血或形成阔韧带内血肿,需要剖腹探查。

(4)较浅的宫颈裂伤,没有活动性出血,可不做处理。

(5)偶尔可见到宫颈环形裂伤或脱落,即使出血不多,也应进行缝合。

(6)宫颈裂伤超过 3 cm 以上,需要缝合。

十六、臀助产

(一)目的

使软产道充分扩张,并按照臀位分娩机制采用一系列手法使胎儿顺利娩出。

(二)物品准备

无菌产包、会阴侧切包、缝合线、20 mL 注射器、7 号长针头、0.9％生理盐水、2％盐酸利多卡因、隔离衣、无菌手套。

(三)操作步骤

(1)检查者戴好帽子、口罩。

(2)按六步洗手法将双手洗干净,常规刷手。

(3)穿隔离衣,戴无菌手套。

(4)消毒会阴,铺产台。

(5)"堵臀":当胎臀在阴道口拨露时,用一无菌接生巾堵住阴道口,直至手掌感到压力相当大,阴道充分扩张。

(6)导尿。

(7)局麻:阴部神经阻滞麻醉,会阴局部麻醉。

(8)行会阴侧切术。

上肢助产滑脱法:右手握住胎儿双足,向前上方提,使后肩显露于会阴,左手示指、中指伸入阴道,由后肩沿上臂至肘关节处,协助后肩及肘关节沿胸前滑出阴道,将胎体放低,前肩由耻骨弓自然娩出。

旋转胎体法:用接生巾包裹胎儿臀部,双手紧握,两手拇指在背侧,另4指在腹侧,将胎体按逆时针方向旋转,同时稍向下牵拉,右肩及右臂娩出,再将胎体顺时针旋转,左肩及左臂娩出。

(9)胎头助产。①将胎背转至前方,使胎头矢状缝于骨盆出口前后径一致。②将胎体骑跨在术者左前臂上,同时术者左手中指伸入胎儿口中、示指及无名指扶于两侧上颌骨。③术者右手中指压低胎头枕部使其俯屈,示指及无名指置于胎儿两侧锁骨上,向下牵拉,使胎头保持俯屈。④当胎头枕部抵于耻骨弓时,逐渐将胎体上举,以枕部为支点,娩出胎头,记录时间。

(10)断脐。

(11)新生儿初步处理。

(12)协助娩出胎盘,并检查是否完整。

(13)检查软产道,缝合侧切伤口。

(14)清洁整理用物。

(四)注意事项

(1)术前必须确定无头盆不称、宫口开全、胎臀已入盆,并查清臀位的种类。

(2)充分堵臀。

(3)脐部娩出后2～3分钟内娩出胎头,最长不超过8分钟。

(4)操作动作不可粗暴。

(5)胎头娩出困难时,可由助手在耻骨联合上向下、向前轻推胎头,或产钳助产。

(6)准备好新生儿复苏设备,仔细检查新生儿有无肩臂丛神经损伤和产道损伤。

十七、新生儿与母亲皮肤接触

(一)目的

分娩后尽快母婴皮肤接触可以提高新生儿体温,能够增加母婴感情,促进乳汁分泌。通过触摸、温暖和气味这些感官刺激,促进母乳分泌。

(二)操作步骤

母婴皮肤接触应在出生后60分钟以内开始,接触时间不得少于30分钟。助产士协助产妇暴露出乳房,用毛巾擦拭产妇的双乳及胸部,新生儿娩出后如无异常即刻将其趴在产妇的胸腹部,身体纵轴与母亲保持一致。新生儿双臂及双腿分开放于产妇身体两侧。头偏向一侧防止阻塞呼吸道造成窒息。将新生儿衣被盖于身上,注意保暖,同时勿污染无菌区域。

为保证新生儿安全,嘱产妇双手放于新生儿臀部抱好,防滑落。

(三)注意事项

(1)操作时注意为母婴保暖,并注意保护产妇隐私。

(2)密切观察新生儿有无异常变化,如有异常即刻将新生儿取下进行紧急处理。

(3)母婴皮肤接触时,应有目光交流。

(王苗苗)

第二节 正常分娩期产妇的护理

一、第一产程的临床经过及护理

(一)临床经过

1.规律宫缩

分娩开始时,子宫收缩力较弱,持续时间较短(约 30 秒),间歇时间较长(5～6 分钟)。随着产程进展,宫缩持续时间逐渐延长,间歇时间逐渐缩短。子宫口接近开全时,持续时间可达 60 秒及以上,间歇时间1～2分钟,且强度不断增加。

2.宫颈口扩张

临产后宫缩规律并逐渐增强,使宫颈口逐渐扩张,胎先露逐渐下降。宫颈口扩张规律是先慢后快,分为潜伏期和活跃期。

(1)潜伏期:从规律宫缩开始至宫颈口扩张 3 cm,此期宫颈口扩张速度较为缓慢,约需 8 小时,最大时限为 16 小时。

(2)活跃期:从宫颈口扩张 3 cm 至宫颈口开全。此期宫颈口扩张速度较快,约需 4 小时,最大时限为 8 小时。

3.胎先露下降

胎先露下降程度作为判断分娩难易的指标之一。潜伏期胎头下降不明显,进入活跃期胎头下降速度加快。判断胎头下降程度是以坐骨棘平面为标志,胎头颅骨最低点达坐骨棘时,记为"0",在坐骨棘平面上 1 cm 时记为"－1",在坐骨棘平面下 1 cm 时记为"＋1",依此类推。图 7-1所示为胎头高低判断示意图。根据每次检查的结果绘制成产程图。产程图是连续描记子宫口扩张和胎先露下降情况的坐标图。它以临产时间(h)为横坐标,以子宫口扩张程度(cm)和胎先露下降程度(cm)为纵坐标,画出子宫口扩张曲线和胎先露下降曲线,便于直观地了解产程进展情况(图 7-2)。

4.胎膜破裂

胎膜破裂(简称破膜)。随着子宫口逐渐开大,胎先露逐渐下降将羊水阻隔为前、后两部分,形成前羊膜囊。胎先露进一步下降使前羊膜囊压力逐渐升高,当压力增高至一定程度时,胎膜自然破裂,多发生在第一产程末期子宫口接近开全或开全时。

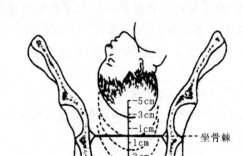

图 7-1　胎头高低判断示意图

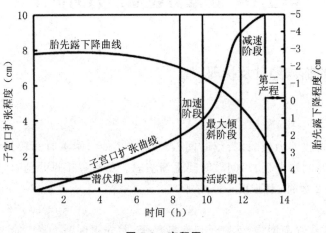

图 7-2　产程图

(二)护理评估

1.健康史

根据产前检查记录了解待产妇的一般情况,包括年龄、体重、身高、营养情况、既往史、过敏史、月经史、婚育史、分娩史等。了解本次妊娠的经过,孕期有无阴道流血、流液及有无内外科合并症等。了解宫缩出现的时间、强度及频率,了解胎位、胎先露、骨盆测量值及胎心情况。

2.身体状况

观察生命体征,了解胎心情况、宫缩、子宫口扩张和胎头下降情况,以及是否破膜,羊水颜色、性状及流出量。

3.心理-社会状况

由于第一产程时间较长,对分娩的认知及对疼痛的耐受性因人而异,且担心胎儿及自身的健康状况,产妇和家属容易产生紧张、焦虑和急躁情绪。

(三)护理问题

1.知识缺乏

缺乏分娩相关知识。

2.焦虑

与疼痛及担心分娩结局有关。

3.急性疼痛

与宫缩、子宫口扩张有关。

(四)护理措施

1.心理护理

讲解相关知识,减轻焦虑:主动热情接待产妇,耐心回答产妇提出的有关问题,适当讲解分娩相关知识,鼓励产妇积极配合分娩,减轻产妇及家属的焦虑情绪。

2.观察产程进展

(1)监测胎心:用胎心听诊器、多普勒仪于宫缩间歇时听胎心。潜伏期每1~2小时听1次,进入活跃期每15~30分钟听1次,并注意心率、心律、心音强弱。若胎心率超过160次/分或低于120次/分或不规律,提示胎儿宫内窘迫,应立即给产妇吸氧并报告医师。

(2)观察宫缩:医护人员将一手掌放于产妇腹壁子宫体近子宫底处,宫缩时子宫体部隆起变硬,宫缩间歇时松弛变软,一般需连续观察3次,每隔1~2小时观察1次。观察并记录宫缩间歇时间、持续时间及强度。

(4)观察破膜及羊水情况:一旦破膜,应立即监测胎心,记录破膜时间和羊水性状、颜色及量。若破膜后胎头未入盆或胎位异常应嘱产妇卧床并抬高臀部,并注意观察有无脐带脱垂征象。破膜超过12小时尚未分娩者,遵医嘱给予抗生素预防感染。

(5)观察生命体征:每隔4~6小时测量生命体征1次,发现异常应酌情增加测量次数,并予相应处理。

3.生活护理

(1)补充能量和水分:鼓励产妇进食易消化、高热量的清淡食物,摄入足量水分,维持水、电解质平衡,保证充足的体力。

(2)活动与休息:临产后胎膜未破且宫缩不强时,鼓励产妇在室内适当进行活动,以促进宫缩,利于子宫口扩张和胎先露下降。初产妇子宫口近开全或经产妇子宫口扩张4 cm时应取左侧卧位休息。

(3)清洁卫生:协助产妇擦汗、更衣,保持外阴部清洁、干燥。

(4)排便、排尿:鼓励产妇2~4小时排尿1次,并及时排便,以免影响宫缩及产程进展。

(五)护理评价

(1)产妇是否了解分娩过程的相关知识。

(2)在产程中焦虑是否缓解,并主动配合医护人员。

(3)疼痛不适感是否减轻。

二、第二产程的临床经过及护理

(一)临床经过

1.宫缩增强

此期宫缩强度进一步增强,频率进一步加快,宫缩持续时间可达1分钟甚至更长,间歇时间仅1~2分钟。

2.胎儿下降及娩出

子宫口开全后,胎头下降至骨盆出口压迫盆底组织时,产妇出现排便感,不自主向下屏气用力。会阴部逐渐膨隆变薄,阴唇张开,肛门松弛。宫缩时胎头显露于阴道口,间歇时又缩回,称胎头拨露(图7-3)。经过几次胎头拨露以后,胎头双顶径已超过骨盆出口,宫缩间歇不再回缩,称胎头着冠(图7-4)。此时,会阴极度扩张,胎头继续下降,当胎头枕骨抵达耻骨弓下方后,以此为支点进行仰伸、复位及外旋转,胎儿前肩、后肩、胎体相继娩出,羊水随即涌出。经产妇的第二产程较短,有时仅仅几次宫缩即可完成上述过程。

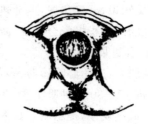

图7-3 胎头拨露　　　　　　　　　　　　图7-4 胎头着冠

(二)护理评估

1.健康史

详细了解第一产程经过及处理情况,并注意了解产妇及胎儿情况。

2.身体状况

了解宫缩及胎心情况、产妇用力方法,观察胎头拨露及胎头着冠情况,评估有无会阴切开指征。

3.心理-社会状况

因剧烈疼痛及对分娩缺乏信心,同时担心胎儿安危而焦虑不安。

4.辅助检查

用胎儿监护仪监测胎心率基线与宫缩的变化。

(三)护理问题

1.焦虑

与担心分娩是否顺利及胎儿健康有关。

2.疼痛

与宫缩及会阴伤口有关。

3.有受伤的危险

与可能的会阴裂伤、新生儿产伤有关。

(四)护理措施

1.观察产程

严密观察宫缩强度和频率;了解胎先露下降情况;每5～10分钟听胎心1次,仔细观察胎儿有无急性缺氧,发现异常及时通知医师并给予相应处理。

2.缓解焦虑

医护人员应给予产妇安慰和鼓励,并及时告之产程进展情况,同时协助产妇擦汗、饮水等,缓解产妇紧张、焦虑情绪。

3.正确指导产妇使用腹压

子宫口开全后指导产妇双足蹬在产床上,双手握住产床把手,宫缩时深吸气屏住,随后如排大便样向下屏气用力,宫缩间歇时放松休息,宫缩再现时重复上述动作。至胎头着冠后,指导产妇宫缩时张口哈气,宫缩间歇时稍向下用力使胎儿缓慢娩出。

4.接生准备

初产妇子宫口开全或经产妇子宫口扩张至3～4 cm时,将产妇送至产房做好消毒接生准备。产妇取膀胱截石位,双腿屈曲分开,臀下置便盆或橡胶单,分3步进行外阴擦洗及消毒(图7-5):①先用消毒肥皂水棉球擦洗外阴,顺序为阴阜、大腿内上1/3、大小阴唇、会阴和肛门周围;擦洗顺序为由上向下、由外向内;②然后将消毒干棉球盖于阴道外口(防止擦洗液进入阴道),再用温开水冲去肥皂水;③最后用0.5%聚维酮碘棉球消毒,顺序为大小阴唇、阴阜、大腿内上1/3、会阴和肛门周围。消毒完后移去阴道口棉球及臀下的便盆或橡胶单,铺消毒中于臀下。检查好接生及新生儿抢救所需的所有用品后,接生者按无菌操作规程行外科洗手、穿手术衣、戴无菌手套、打开产包、铺消毒巾,准备接生。

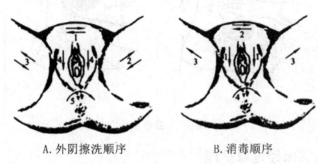

A.外阴擦洗顺序　　　　　B.消毒顺序

图7-5 外阴擦洗及消毒

5.接生前评估

行阴道检查了解胎位是否异常,并了解会阴条件及胎头大小,必要时行会阴切开。

6.接生步骤

接生者站在产妇右侧,当胎头拨露使阴唇后联合紧张时开始保护会阴。会阴部盖消毒中,接生者右肘支在产床上,右手拇指与其余四指分开,利用手掌大鱼际肌压住会阴部,当宫缩时应向上内方托压,左手适度下压胎头枕部,协助胎头俯屈和缓慢下降,宫缩间歇时右手放松但不离开会阴部,以免压迫过久致会阴水肿。当胎头枕骨在耻骨弓下露出时,嘱产妇宫缩时张口哈气,在宫缩间歇时稍用力,待胎头双顶径娩出时,左手协助胎头仰伸,使胎头缓慢娩出。胎头完全娩出后,右手继续保护会阴,左手拇指自胎儿鼻根向下颏挤压,其余四指白喉部向下颌挤压,挤出口鼻内的黏液和羊水,然后协助胎头复位及外旋转,左手将胎儿颈部向下轻压,使前肩自耻骨弓下完全娩出,再轻托胎颈向上,协助娩出后肩(图7-6)。双肩娩出后松开右手,然后双手协助胎体及下肢以侧位娩出。

7.脐带绕颈的处理

胎头娩出后若有脐带绕颈1周且较松时,应将脐带顺肩上推或从胎头滑下;若缠绕过紧或绕颈2周以上,则用两把止血钳夹住后从中间剪断,注意勿使胎儿受伤。

(五)护理评价

(1)产妇情绪是否稳定。

(2)疼痛是否缓解。

(3)产妇是否有严重会阴裂伤,新生儿是否发生产伤。

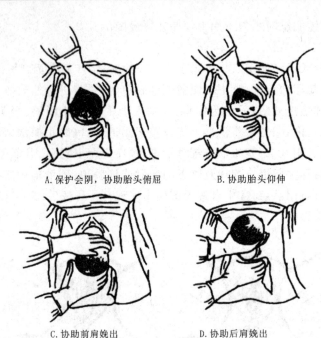

A.保护会阴,协助胎头俯屈　　　　　B.协助胎头仰伸

C.协助前肩娩出　　　　　D.协助后肩娩出

图 7-6　接生步骤

三、第三产程的临床经过及护理

(一)临床经过

1.宫缩胎儿娩出后

子宫底下降至平脐部,宫缩暂停,产妇顿感轻松,几分钟后宫缩再现。

2.胎盘娩出

由于宫缩,附着于子宫壁的胎盘不能相应缩小而与子宫壁发生错位剥离,剥离面出血形成胎盘后血肿。子宫继续收缩,胎盘剥离面越来越大,最终完全剥离而排出。

(二)护理评估

1.健康史

内容同第一、二产程,并了解第二产程的临床经过及处理。

2.新生儿身体状况

(1)Apgar 评分:用于判断新生儿有无窒息及窒息的严重程度。以出生后 1 分钟的心率、呼吸、肌张力、喉反射及皮肤颜色五项体征为依据,每项为 0~2 分(表 7-1)。

表 7-1　新生儿 Apgar 评分法

体征	0分	1分	2分
每分钟心率	0	<100 次	≥100 次
呼吸	0	浅、慢而不规则	佳
肌张力	松弛	四肢稍屈曲	四肢活动好
喉反射	无反射	有少量动作	咳嗽、恶心
皮肤颜色	全身苍白	躯干红,四肢青紫	全身红润

(2)一般情况评估:测量身长、体重及头径,判断是否与孕周相符,有无胎头水肿及头颅血肿,体表有无畸形如唇裂、多指(趾)、脊柱裂等。

3.母亲身体状况

(1)胎盘娩出评估。

胎盘剥离征象包括以下几种:①子宫底上升至脐上,子宫体变硬呈球形(图7-7)。②阴道少量流血。③阴道口外露的脐带自行下移延长。④用手掌尺侧按压产妇耻骨联合上方,子宫体上升而外露的脐带不回缩。

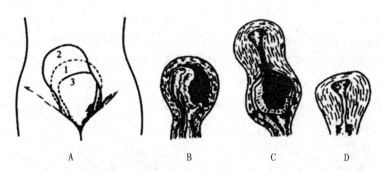

A   B   C   D

图 7-7 胎盘剥离时子宫位置、形状示意图

胎盘娩出的方式有以下2种。①胎儿面娩出式:胎盘从中央开始剥离,而后向周边剥离,其特点是先胎盘娩出,后有少量阴道流血,较多见。②母体面娩出式:胎盘从边缘开始剥离,血液沿剥离面流出,其特点是先有较多阴道流血,后胎盘娩出,较少见。

(2)宫缩及阴道流血量评估:正常情况下,胎儿娩出后宫缩迅速,经短暂间歇后,再次收缩致胎盘剥离。胎盘排出后,若宫缩良好,子宫底下降至脐下两横指,子宫壁坚硬,轮廓清楚,呈球形。若子宫轮廓不清、子宫底位置高为宫缩乏力的表现。阴道出血量多者,多由宫缩乏力、软产道损伤或胎盘残留等因素引起。

(3)软产道检查:胎盘娩出后,应仔细检查会阴、小阴唇内侧、尿道口周围、阴道和宫颈有无裂伤。

(三)护理问题

1.潜在并发症

如新生儿窒息、产后出血等。

2.有母儿依恋关系改变的危险

与产后疲惫及对新生儿性别不满意有关。

(四)护理措施

1.新生儿处理

(1)清理呼吸道:新生儿娩出后应立即置于辐射台保暖,用吸痰管清除口鼻腔内黏液和羊水,保持呼吸道通畅。若新生儿仍不啼哭,可轻抚背部或轻弹足底使其啼哭。

(2)进行 Apgar 评分:出生后 1 分钟进行评分,8~10 分为正常;4~7 分为轻度窒息,缺氧较严重,除一般处理外需采用人工呼吸、吸氧、用药等措施;0~3 分为重度窒息,又称苍白窒息,为严重缺氧,需紧急抢救。缺氧新生儿 5 分钟、10 分钟后应再次评分并进行相应处理,直至连续 2 次大于或等于 8 分为止。

(3)脐带处理:用 75% 乙醇或 0.5% 聚维酮碘消毒脐根及其周围直径约 5 cm 的皮肤,在距脐根 0.5 cm 处用粗棉线结扎第一道,距脐根 1 cm 处结扎第二道(注意必须扎紧脐带以防出血,但要避免过度用力致脐带断裂),距脐根 1.5 cm 处剪断脐带,挤出残余血,用饱和高锰酸钾溶液消毒断面(药液切勿触及新生儿皮肤,以免灼伤),待干后以无菌纱布覆盖,再用脐带卷包裹。目前还有用气门芯、脐带夹、血管钳等方法结扎脐带。处理脐带时注意新生儿保暖。

(4)一般护理:评估新生儿一般情况后,擦净足底胎脂,盖新生儿的足印及产妇拇指印于新生儿记录单上,系上标明母亲姓名、住院号、床号、新生儿性别及体重和出生时间的手圈。用抗生素眼药水滴眼以预防结膜炎。如无禁忌证,产后半小时内进行母婴皮肤早接触、早吸吮,注意新生儿保暖及安全。

2.协助胎盘娩出

胎盘未完全剥离前,切忌牵拉脐带或按摩子宫。当出现胎盘剥离征象时,接生者左手轻压子宫底,右手轻拉脐带使其向外牵引,当胎盘下降至阴道口时,双手捧住胎盘向一个方向旋转并缓慢向外牵拉,协助胎盘、胎膜完整娩出(图 7-8)。若这期间发现胎膜部分断裂,用血管钳夹住断裂上端的胎膜,继续沿原方向旋转直至胎膜完全娩出。

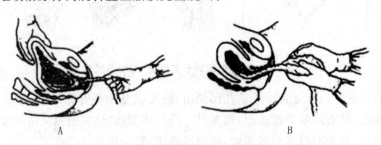

A   B

图 7-8　协助胎盘、胎膜完整娩出

3.检查胎盘、胎膜

胎盘娩出后应立即检查胎盘小叶有无缺损、胎膜是否完整。若疑有副胎盘、胎盘小叶或大部分胎膜残留,应及时行子宫腔探查并取出。

4.检查软产道

胎盘娩出后,应仔细检查软产道,如有裂伤立即予以缝合。

5.预防产后出血

胎儿前肩娩出后立即静脉注射缩宫素 10～20 U,加强宫缩促进胎盘迅速娩出。胎盘娩出后,按摩子宫刺激宫缩,必要时遵医嘱予缩宫素或麦角新碱肌内注射。

6.心理护理

及时告知产妇分娩情况及新生儿情况,给予心理安慰和鼓励,协助母婴接触,建立母子感情。

7.产后 2 小时护理

胎盘娩出后产妇继续留在产房内观察 2 小时。严密观察血压、脉搏、宫缩、子宫底高度、膀胱充盈及会阴切口情况。如发现宫缩乏力、阴道流血量多、会阴血肿等立即报告医师并给予相应处理。观察 2 小时无异常后,方可送产妇回休养室休息。

(五)护理评价

(1)是否发生了产后出血或新生儿窒息等并发症。

(2)产妇是否接受新生儿并进行皮肤接触和早吸吮。

(王苗苗)

第三节　催产、引产的观察与护理

一、概述

(一)定义

1.催产

催产是指正式临产后因宫缩乏力需用人工及药物等方法,加强宫缩促进产程进展,以减少由于产程延长而导致母儿并发症。催产常用方法包括人工破膜、缩宫素应用、刺激乳头、自然催产法(如活动、变换体位、进食饮水、放松等)。

2.引产

引产是指在自然临产之前通过药物等手段使产程发动,达到分娩的目的,是产科处理高危妊娠常用的手段之一。引产是否成功主要取决于宫颈成熟程度。但如果应用不得当,将危害母儿健康,因此,应严格掌握引产的指征、规范操作,以减少并发症的发生。促宫颈成熟的目的是促进宫颈变软、变薄并扩张,降低引产失败率、缩短从引产到分娩的时间。若引产指征明确但宫颈条件不成熟,应采取促宫颈成熟的方法。

(二)主要作用机制

1.催产

通过输入人工合成缩宫素和/或刺激内源性缩宫素的分泌,增加缩宫素与体内缩宫素受体的结合,达到诱发和增强子宫收缩的目的。

2.引产

通过在宫颈口放置前列腺素制剂,改变宫颈状态,宫颈变软、变薄并扩张;或通过人工破膜、机械性扩张等,刺激内源性前列腺素释放,诱发宫缩,从而促使产程发动,达到分娩的目的。

(三)原则

严格掌握催产引产的指征、规范操作,以减少并发症的发生。

二、护理评估

(一)健康史

既往病史、孕产史、分娩史、月经周期及末次月经、本次妊娠经过,查看历次产前检查记录,核对孕周。

(二)生理状况

1.评价宫颈成熟度

目前公认的评估成熟度常用的方法是 Bishop 评分法,包括宫口开大、宫颈管消退、先露位置、宫颈硬度、宫口位置五项指标,满分 13 分,评分≥6 分提示宫颈成熟。评分越高,引产成功率越高。评分<6 分提示宫颈不成熟,需要促宫颈成熟。

2.产科检查

判断是否临产及产程进展(有规律宫缩及每小时 1 cm 的宫口开大)、母儿头盆关系。

3.辅助检查

行胎心监护,了解胎儿宫内状况;行超声检查,了解胎盘功能及胎儿成熟度。

(三)适应证和禁忌证

1.引产的主要指征

(1)延期妊娠(妊娠已达41周仍未临产者)或过期妊娠。

(2)妊娠期高血压疾病:达到一定孕周并具有阴道分娩条件者。

(3)母体合并严重疾病需提前终止妊娠,如严重的糖尿病、高血压、肾病等。

(4)足月妊娠胎膜早破,2小时以上未临产者。

(5)胎儿及其附属物因素,如严重胎儿生长受限、死胎及胎儿严重畸形;附属物因素如羊水过少、生化或生物物理监测指标提示胎盘功能不良,但胎儿尚能耐受宫缩者。

2.引产绝对禁忌证

(1)孕妇严重合并症及并发症,不能耐受阴道分娩者或不能阴道分娩者(如心功能衰竭、重型肝肾疾病、重度子痫前期并发器官功能损害者等)。

(2)子宫手术史,主要是指古典式剖宫产术,未知子宫切口的剖宫产术,穿透子宫内膜的肌瘤剔除术,子宫破裂史等。

(3)完全性及部分性前置胎盘和前置血管。

(4)明显头盆不称,不能经阴道分娩者。

(5)胎位异常,如横位,初产臀位估计经阴道分娩困难者。

(6)宫颈浸润癌。

(7)某些生殖道感染性疾病,如疱疹感染活动期。

(8)未经治疗的 HIV 感染者。

(9)对引产药物过敏者。

(10)其他,包括生殖道畸形或有手术史,软产道异常,产道阻塞,估计经阴道分娩困难者;严重胎盘功能不良,胎儿不能耐受阴道分娩;脐带先露或脐带隐性脱垂。

3.引产相对禁忌证

(1)臀位(符合阴道分娩条件者)。

(2)羊水过多。

(3)双胎或多胎妊娠。

(4)分娩次数≥5次者。

4.催产主要适应证

宫颈成熟的引产;协调性子宫收缩乏力;死胎,无明显头盆不称者。

5.缩宫素应用禁忌证

(1)胎位异常或子宫张力过大如羊水过多、巨大儿或多胎时避免使用。

(2)多次分娩史(6次以上)避免使用。

(3)瘢痕子宫(既往有古典式剖宫产术史)且胎儿存活者禁用。

6.前列腺素制剂应用禁忌证

(1)孕妇有下列疾病,包括哮喘、青光眼、严重肝肾功能不全;急性盆腔炎;前置胎盘或不明原因阴道流血等。

(2)有急产史或有3次以上足月产史的经产妇。

(3)瘢痕子宫妊娠。

(4)有宫颈手术史或宫颈裂伤史。

(5)已临产。

(6)Bishop 评分≥6 分。

(7)胎先露异常。

(8)可疑胎儿窘迫。

(9)正在使用缩宫素。

(10)对地诺前列酮或任何赋形剂成分过敏者。

(四)心理-社会因素

(1)渴望完成分娩,难以忍受缓慢的产程进展,管理"不确定"有困难。

(2)担心孩子在子宫内的情况,又担心催产、引产方法及药物对孩子不好。

(3)害怕疼痛,自感无力应对,担心强烈的子宫收缩会导致子宫破裂。

(4)担心引产不成功,要做剖宫产。

三、护理措施

(一)引产的护理

(1)核对预产期,确定孕周。

(2)查看医师查房记录和辅助检查结果,了解宫颈成熟度、胎儿成熟度、头盆关系、妊娠合并症及并发症的防治方案。

(3)协助完成胎心监护和超声检查,了解胎儿宫内状况。

(4)若胎肺未成熟,遵医嘱,先完成促胎肺成熟治疗后引产。

(5)根据医嘱准备药物。①可控释地诺前列酮栓:是 1 种可控制释放的前列腺素 E_2 栓剂,含有 10 mg 地诺前列酮,以 0.3 mg/h 的速度缓慢释放,需低温保存。②米索前列醇:是 1 种人工合成的前列腺素 E_1 制剂,有 100 μg 和 200 μg 两种片剂。

(6)做好预防并发症的准备,包括阴道助产及剖宫产的人员和设备准备。

(二)用药护理

协助医师完成药物置入,并记录上药时间。

1.可控释地诺前列酮栓促宫颈成熟

(1)方法:外阴消毒后将可控释地诺前列酮栓置于阴道后穹隆深处,并旋转 90°角,使栓剂横置于阴道后穹隆,在阴道口外保留 2～3 cm 终止带以便于取出。

(2)护理:置入地诺前列酮栓后,嘱孕妇平卧 20～30 分钟以利栓剂吸水膨胀;2 小时后经复查,栓剂仍在原位,孕妇可下地活动。

2.米索前列醇促宫颈成熟

(1)方法:外阴消毒后将置米索前列醇于阴道后穹隆深处,每次阴道内放药剂量为 25 μg,放药时不要将药物压成碎片。

(2)护理:用药后,密切监测宫缩、胎心率及母儿状况。

3.药物取出指征

出现下列情况,应通知医师评估后取出药物。①规律宫缩,Bishop 评分≥6 分。②自然破膜或行人工破膜术。③子宫收缩过频(每 10 分钟 5 次及以上的宫缩)。④置药 24 小时。⑤有胎儿出现不良状况的证据：胎动减少或消失、胎动过频、电子胎心监护结果分级为Ⅱ类或Ⅲ类。⑥出现不能用其他原因解释的母体不良反应，如恶心、呕吐、腹泻、发热、低血压、心动过速或者阴道流血增多。

(三)催产护理

根据产程评估情况，选择催产方法，并准备相应设备、用具和药品。

(1)选择人工破膜者，按人工破膜操作准备。

(2)选择自然催产法者，提供活动放松、变换体位、进食饮水的支持和指导。

(3)选择应用缩宫素者，则遵医嘱准备药物及溶酶、胎心监护仪，安排专人守护。

(四)用药护理

缩宫素应用。

(1)开放静脉通道。先接入乳酸钠林格液 500 mL(不加缩宫素)，行静脉穿刺，按 8 滴/分调节好滴速。

(2)遵医嘱，配置缩宫素。将 2.5 U 缩宫素加入 500 mL 林格液或生理盐水中，充分摇匀，配成0.5％浓度的缩宫素溶液，相当于每毫升液体含 5 mU 缩宫素，以每毫升 15 滴计算相当于每滴含缩宫素0.33 mU。从每分钟 8 滴开始。若使用输液泵，起始剂量为 0.5 mL/min。

(3)根据宫缩、胎心情况调整滴速，一般每隔 20 分钟调整 1 次。应用等差法，即从每分钟 8 滴(2.7 mU/min)调整至 16 滴(5.4 mU/min)，再增至 24 滴(8.4 mU/min)；为安全起见也可从每分钟 8 滴开始，每次增加 4 滴，直至出现有效宫缩(10 分钟内出现 3 次宫缩，每次宫缩持续30~60 秒)。最大滴速不得超过 40 滴/分即 13.2 mU/min，如达到最大滴速仍不出现有效宫缩，可增加缩宫素的浓度，但缩宫素的应用量不变。增加浓度的方法是以乳酸钠林格注射液 500 mL中加 5U 缩宫素变成 1％缩宫素浓度，先将滴速减半，再根据宫缩情况进行调整，增加浓度后，最大增至每分钟 40 滴(26.4 mU)，原则上不再增加滴数和缩宫素浓度。

(4)专人守护，密切监测宫缩情况、产程进展及胎心率变化，有条件者建议使用胎儿电子监护仪连续监护。

(五)心理护理

(1)关注孕妇焦虑、紧张程度并分析原因；营造安全舒适的环境，缓解紧张情绪，降低焦虑水平。

(2)向孕产妇及家人讲解催产引产相关知识，做到知情选择。

(3)专人守护，增加信任度和安全感，降低发生风险的可能。

(4)允许家人陪伴，可降低孕产妇焦虑水平。

(六)危急状况处理

若出现宫缩过强/过频(连续两个 10 分钟内都有 6 次或以上宫缩，或者宫缩持续时间超过120 秒)、胎心率变化(>160 次/分或<110 次/分，宫缩过后不恢复)、子宫病理性缩复环、孕产妇呼吸困难等，应进行下述处理。

(1)立即停止使用催产引产药物。

(2)立即改变体位呈左侧或右侧卧位；面罩吸氧 10 L/min；静脉输液(不含缩宫素)。

(3)报告责任医师，遵医嘱静脉给子宫松弛剂，如利托君或 25％硫酸镁等。

(4)立即行阴道检查，了解产程进展，未破膜者给予人工破膜术，观察羊水有无胎粪污染及其程度。

（5）如果胎心率不能恢复正常，进行可能剖宫产的准备。

（6）如母儿情况、时间及条件允许，可考虑转诊。

四、健康指导

（1）向孕妇及家人讲解催产引产的目的、药物和方法选择，达到充分知情，理性选择。

（2）讲解催产、引产的注意事项。①不得自行调整缩宫素滴注速度。②未征得守护医护人员的允许，不得自行改变体位及下床活动。

（3）随时告知临产、产程及母儿状况的信息，增强缩宫引产成功的信心。

（4）孕产妇在催产、引产期间须经守护的医护人员判断，符合如下条件：①缩宫素剂量稳定。②孕产妇情况稳定，没有并发症。③胎儿情况稳定，没有窘迫的征象时，才被允许活动、改变体位。

（5）指导孕产妇利用呼吸的方法来放松及减轻宫缩痛。

五、注意事项

（1）严格掌握适应证及禁忌证，杜绝无指征的引产。

（2）催产、引产前，一定要认真阅读病历资料，仔细核对预产期，尽量避免被动、单纯执行医嘱，防止人为的早产和不必要的引产。

（3）严格遵循操作规范，正确选择催产方法，尽量应用自然催产法。

（4）遵医嘱准备和使用药物时，认真核对药物名称、用量、给药途径及方法，确保操作准确无误，不能随意更改和追加药物剂量、浓度及速度。

（5）密切观察母儿情况，包括宫缩强度、频率、持续时间、产程进展及胎心率变化，有条件的医院，应常规进行胎心监护并随时分析监护结果，及时记录。

（6）对于促宫颈成熟引产者，如需加用缩宫素，应该在米索前列醇最后一次放置后 4 小时以上，并阴道检查证实药物已经吸收；地诺前列酮栓取出至少 30 分钟后方可。

（7）应用米索前列醇者应在产房观察，监测宫缩和胎心率，如放置后 6 小时仍无宫缩，在重复使用米索前列醇前应行阴道检查，重新评估宫颈成熟度，了解原放置的药物是否溶化、吸收，如未溶化和吸收者则不宜再放。每天总量不得超过 50 μg，以免药物吸收过多。一旦出现宫缩过频，应立即进行阴道检查，并取出残留药物。

（8）因缩宫素个体敏感度差异极大，应用时应特别注意：①要有专人观察宫缩强度、频率、持续时间及胎心率变化并及时记录，调好宫缩后行胎心监护。破膜后要观察羊水量及有无胎粪污染及其程度。②应从小剂量开始循序增量。③禁止肌内、皮下、穴位注射及鼻黏膜用药。④输液量不宜过大，以防止发生水中毒。⑤警惕变态反应。⑥宫缩过强应及时停用缩宫素，必要时使用宫缩抑制剂。

（9）因缩宫素的应用可能会影响体内激素的平衡和产后子宫收缩，而愉悦的心情会增加内源性缩宫素的分泌，故应创造条件，改变分娩环境，允许产妇家人陪伴，让产妇愉快、舒适、充满自信，保持内源性缩宫素的分泌，尽量少用或不用缩宫素。

（王苗苗）

第四节　分娩期焦虑及疼痛产妇的护理

一、焦虑产妇的护理

分娩是一个生理过程,但对产妇而言却是一个持久而强烈的应激源。由于分娩阵痛的刺激及对分娩结局的担忧、产室环境陌生、分娩室的紧张氛围等常使产妇处于焦虑不安甚至恐惧的心理状态。其护理要点如下。

(一)心理护理

建立良好的护患关系,尊重产妇并富有同情心,态度和蔼,耐心听取并解答产妇及家属的疑惑,促使产妇积极配合。允许家属陪伴,减轻产妇的焦虑心理。

(二)产前教育

认真仔细地向产妇讲明妊娠和分娩的经过、可能的变化及出现的问题,帮助产妇了解分娩的过程,还要教给产妇一些分娩过程中的放松技术,使产妇对分娩有充分的思想准备,增强顺利分娩的信心,以减轻产妇的焦虑、恐惧心理。勤测胎心音和监测产妇的生命体征,让产妇休息好,鼓励产妇在宫缩间歇期间,少量多次进食易消化、富有营养的食物,供给足够的饮水,以保证分娩时充沛的精力和体力。

(三)产时指导

指导或帮助按摩下腹部及腰骶部以减轻疼痛,避免消耗过多的体力。第一产程适时鼓励产妇下地活动,促进产程进展。第二产程指导产妇正确使用腹压,使产妇保持信心,顺利娩出胎儿。待产妇有过度换气时,指导其进行深而慢的呼吸,并应用放松技巧,转移其注意力。

(四)做好家属的宣教工作

发挥社会支持系统的作用,产前向产妇的丈夫、父母讲解有关知识和信息,如分娩过程及必要的检查、治疗等,鼓励家人参与及配合,帮助产妇减轻焦虑情绪。

二、疼痛产妇的护理

分娩疼痛主要来自宫缩、宫颈扩张、盆底组织受压、阴道扩张、会阴拉长等,产妇对疼痛的感受因人而异。通过药物性或非药物性干预,疼痛可以减轻。其护理要点如下。

(一)心理支持

态度和蔼,认真听取产妇有关疼痛的诉说,对其予以同情和理解。让产妇的丈夫、家人或医务人员陪伴在旁以便让其随时诉说疼痛,有助于缓解疼痛。

(二)产前教育

向产妇解释分娩过程可能产生的疼痛及原因、疼痛出现的时间及持续时间,使产妇有充分的思想准备,增加自信性和自控感。指导产妇减轻分娩疼痛的方法(如呼吸训练)和放松的方法。

(三)产时指导

在活跃期后,除指导产妇做深呼吸外,医务人员可按压腰骶部的酸胀处或按摩子宫下部,减轻产妇的疼痛感。

（四）暗示、转移方法

通过让产妇听音乐、看相关图片，或和产妇进行谈话等方法转移产妇对疼痛的注意，也可用按摩、热敷、淋浴等方法减轻疼痛。

（五）配合应用镇痛药、麻醉药

按医嘱给予镇静止痛剂可缓解疼痛。用药前应认真评估，并取得产妇同意；用药时应注意剂量、时间、方法；用药后观察产妇及胎儿对药物的反应，发现异常应及时报告医师并进行相应护理。

（王苗苗）

第五节　硬膜外麻醉分娩镇痛的观察及护理

一、概述

（一）定义

硬膜外麻醉分娩镇痛是指通过向硬膜外腔隙置管后，选择注入局麻药、阿片类药和/或肾上腺素及一些新药，以达到阻滞分娩过程中痛觉神经的传导，解除由于子宫收缩引起的疼痛，用于阴道分娩及剖宫产分娩。常用方法包括：①连续硬膜外麻醉镇痛。②产妇自控硬膜外麻醉镇痛。③腰麻-硬膜外联合阻滞等。

（二）主要机制

1.分娩致痛机制

造成疼痛的原因尚不明确。一般认为，分娩痛有如下几种可能的原因：①收缩致子宫肌缺氧。②交锁的肌束压迫宫颈和下段神经节。③宫颈扩张中的牵拉。④宫底覆盖腹膜的牵拉。

2.分娩痛的神经传导机制

分娩痛的主要感觉神经传导至 T_{11}～S_4 脊神经后，经脊髓上传至大脑痛觉中枢，因此，阴道分娩麻醉镇痛需将神经阻滞范围控制在 T_{11}～S_4。

3.分娩镇痛机制

通过药物的应用，阻断特定神经纤维的传导作用，抑制痛觉向中枢的传递，达到解除疼痛的作用。

（三）原则

理想的分娩镇痛技术的应用，应对维护母婴健康有意义。基本原则：①简便。②安全。③对胎循环无影响。

二、护理评估

（一）健康史

既往病史、孕产史、分娩史、月经周期及末次月经、本次妊娠经过，查看历次产前检查记录，核对孕周。

(二)生理状况

1.临床表现

疼痛评估与分级;宫缩情况、宫口开大、产程阶段及进展情况;胎儿大小、胎方位、胎心率及胎儿宫内状况。

2.适应证和禁忌证

(1)适应证:①无剖宫产适应证。②无硬膜外麻醉禁忌证。③产妇自愿。

(2)禁忌证:①产妇拒绝。②凝血功能障碍、接受抗凝治疗期间。③局部皮肤感染和全身感染未控制。④产妇难治性低血压及低血容量、显性或隐性大出血。⑤原发性或继发性宫缩乏力和产程进展缓慢。⑥对所使用的药物过敏。⑦已经过度镇静。⑧合并严重的基础疾病,包括神经系统严重病变引起的颅内压增高、严重主动脉瓣狭窄和肺动脉高压、上呼吸道水肿等。

3.辅助检查

行胎心监护,了解胎儿宫内状况;行超声检查,了解胎盘功能及胎儿成熟度;实验室检查,血尿常规及出凝血时间。

(三)高危因素

(1)孕产妇基础疾病、妊娠分娩合并症及并发症。

(2)麻醉的问题:包括直立性低血压、胃食管反流、药物过敏、麻醉意外。

(3)知情不够充分。

(四)心理-社会因素

(1)孕产妇的身心状态、对产痛的恐惧程度及对镇痛技术的渴求。

(2)孕产妇及家人对分娩镇痛观念的认同、技术的了解及接受程度。

(3)家人的支持及孕产妇配合程度。

三、护理措施

(一)一般护理

同分娩期妇女的护理。

(二)硬膜外麻醉镇痛的护理

(1)评估孕产妇疼痛的程度、耐受性、镇痛愿望及身心状态等,做好记录。

(2)详细介绍硬膜外麻醉镇痛的适应证、禁忌证、镇痛效果及利弊,同时介绍可以提供的其他分娩镇痛的方法(包括药物镇痛和非药物镇痛),让孕产妇知情选择。

(3)备麻醉穿刺间,配齐麻醉穿刺及急救所有物品和设备,包括多普勒听诊仪、胎心监护仪、正压通气复苏囊、给氧面罩、喉镜(母儿各1套)、气管导管(多种型号)、吸氧装置及氧源、吸痰装置、自控式给药泵、分娩支持工具、紧急呼叫系统。

(4)若孕产妇选择硬膜外麻醉分娩镇痛,则由专业麻醉师完成术前谈话,签署知情同意书。做好下列准备:①常规建立输液通道。②留取血标本,进行血常规及出凝血时间检查,并进行交叉配血备用。③监护孕产妇生命体征及胎儿情况。④协助孕产妇摆好麻醉体位。

(5)麻醉术后配合麻醉师,严密监测生命体征,防止并发症发生。

(6)密切观察产程进展及母儿情况变化,完善各项记录。

(7)做好接产、可能剖宫产及新生儿复苏的准备。

(三)心理护理

(1)鼓励产妇表达自己的感受、意愿与需求,加强与医护人员的沟通,消除紧张恐惧情绪。

(2)提供陪伴支持,增加分娩信心。

(四)危急状况处理

主要是麻醉相关并发症的处理与预防。

1.麻醉相关并发症

低血压(心血管虚脱);局麻药毒性反应;高位阻滞;麻醉意外。

2.处理

(1)配合麻醉医师进行相应急救处理(麻醉医师应在产妇身边守护)。

(2)团队协作,包括助产士、产科医师、麻醉师、新生儿医师。

3.预防

(1)要避免与麻醉相关的并发症和产妇死亡,需要对麻醉医师进行良好的培训、选择恰当的麻醉药物、仔细谨慎地用药。

(2)倡导非药物镇痛。

四、健康指导

(1)讲解分娩的生理过程。

(2)告诉孕产妇及其家属一般情况下,分娩痛属生理性的,可以承受且不构成伤害,然而,分娩时剧烈的疼痛也可以导致体内一系列神经内分泌反应,对产妇及胎儿产生相应的影响。

(3)逐项介绍分娩镇痛的方法、效果、适用性和局限性、对母儿健康的影响、相关要求及注意事项,包括非药物镇痛、药物镇痛和麻醉镇痛等镇痛技术的利与弊,达到充分知情,理性选择。

五、注意事项

(1)客观评价孕产妇疼痛的程度及耐受水平,做好记录。

(2)掌握疼痛评估技术,并能正确评价、解读分娩痛。

(3)客观解读硬膜外麻醉分娩镇痛技术的效果及注意事项,不可夸大宣传和刻意引导,孕妇及家属在知情基础上理性选择。

(4)熟悉理想的分娩镇痛的标准,能合理选择分娩镇痛技术并有效实施。理想的分娩镇痛的标准:①对产妇及胎儿不良反应小。②药物起效快,作用可靠,便于给药。③避免运动阻滞,不影响子宫收缩和产妇活动。④产妇清醒,能配合分娩过程。⑤能满足整个产程镇痛要求。

(5)严格执行操作规程,不可小视风险的存在,做好充分应对风险的准备。

(6)尽量让产妇避免持续仰卧位。

(7)实施麻醉分娩镇痛时,麻醉医师必须坚守在产妇身边,不时地检查并与产妇交谈,对药物滴注速度或局麻药的浓度进行必要的调整,及时识别任何导管进入血管或蛛网膜下腔的迹象,并与产科医师、助产士密切合作,共同监测,注意药物的不良反应。

(8)注意产程进展,不严格控制第2产程,经产妇分娩镇痛者允许达3小时,初产妇分娩镇痛者允许达4小时。

(9)做好可能剖宫产、新生儿复苏及产妇抢救准备。

(王苗苗)

第 八 章

麻 醉 护 理

第一节 不同麻醉方式的护理

　　麻醉学是研究临床麻醉、急救复苏、重症监测治疗和疼痛治疗的专门学科,其中临床麻醉是麻醉学的主要内容。麻醉是应用药物或其他方法,使患者机体或机体的一部分痛觉暂时消失,为手术创造良好条件的技术。理想的麻醉要求做到安全、无痛和适当的肌肉松弛。根据麻醉作用部位和所用药物的不同将临床麻醉分为局部麻醉、全身麻醉两大类。椎管内麻醉属于局部麻醉范畴,因有其自身的特殊性,临床上将其作为专门的麻醉方法。护理人员承担了麻醉前准备、麻醉中配合和麻醉后的护理工作,因此应熟悉麻醉的基本知识,掌握麻醉患者的护理工作,从而提高患者麻醉的安全性。

一、常用麻醉方法

(一)局部麻醉

1.常用局部麻醉药物(表 8-1)

表 8-1　常用四种局麻药的性能

局麻药	毒性*	麻醉强度*	显效时间(min)	作用时间(h)	常用浓度(%)			次限量(mg)
					表面麻醉	局部麻醉	神经阻滞	
普鲁卡因	1	1	5～10	0.75～1	—	0.5	1～2	1 000
丁卡因	12	10	10	2～3	0.5～1(眼)	—	0.15～0.3	表面麻醉 40
					1～2			神经阻滞 80
								表面麻醉 100
利多卡因	4	4	<2	1～2	2～4	0.25～0.5	1～2	局部麻醉 400
								神经阻滞 400
丁哌卡因	10	16	3～5	5～6	—		0.25～0.5	150

　　*毒性及麻醉强度以普鲁卡因＝1

　　(1)按化学结构分类:可分为酯类和酰胺类。常用的酯类局麻药有普鲁卡因、丁卡因;酰胺类局麻药有利多卡因、丁哌卡因和罗哌卡因等。因酯类局麻药易引起患者变态反应,所以目前临床常用局麻药多为酰胺类。

(2)按临床作用时效分类:可分为短效(如普鲁卡因)、中效(如利多卡因)和长效局麻药(如丁哌卡因、丁卡因和罗哌卡因)。

2.常用局部麻醉方法

局部麻醉分为表面麻醉、局部浸润麻醉、区域阻滞和神经阻滞四类。

(1)表面麻醉:将穿透力强的局麻药与黏膜接触,使其透过黏膜阻滞浅表的神经末梢而产生的局部麻醉现象,称为表面麻醉,常用于眼、鼻、咽喉、气管和尿道等处的浅表手术或内镜检查。一般眼部的表面麻醉多采用滴入法,鼻腔黏膜常采用棉片浸药填敷法,咽及气管内黏膜用喷雾法,尿道内黏膜表面麻醉用灌入法。临床上常用的表面麻醉药有2%~4%利多卡因,1%~2%丁卡因。

(2)局部浸润麻醉:沿手术切口将局麻药按组织层次由浅入深注射在组织中,使神经末梢发生传导阻滞,称为局部浸润麻醉,是应用最广的局麻方法。常用药物为0.5%~1%普鲁卡因,0.25%~0.5%利多卡因。如无禁忌,局麻药中加入少量肾上腺素,可降低吸收速度,延长麻醉时间并减少出血。

(3)区域阻滞麻醉:将局麻药注射在手术区的四周及基底部的组织中,阻滞通向手术区的神经末梢和细小的神经干,称为区域阻滞麻醉。此法常与局部浸润麻醉合用,常用药物为0.5%~1%普鲁卡因,0.25%~0.5%利多卡因。

(4)神经阻滞麻醉:将局麻药注射到神经干、丛、节的周围,使其所支配的区域产生麻醉作用。例如颈丛神经阻滞、臂丛神经阻滞分别用于颈部手术和上肢手术等,常用药物为1%~2%利多卡因,0.5%~0.75%丁卡因。

(二)椎管内麻醉

将局麻药选择性注入椎管内的某一腔隙中,使部分脊神经的传导功能发生可逆性阻滞的麻醉方法,称椎管内麻醉。根据局麻药注入的腔隙不同,分为蛛网膜下腔阻滞、硬脊膜外腔阻滞。椎管内麻醉时,患者神志清醒,镇痛效果确切,肌肉松弛良好,但可引起一系列生理功能紊乱,也不能完全消除内脏牵拉反应,需加强管理。

1.蛛网膜下腔阻滞麻醉

蛛网膜下腔阻滞麻醉,又称腰麻,是将局麻药注入蛛网膜下腔,作用于脊神经根,使一部分脊神经的传导受到阻滞的麻醉方法。特点是使麻醉平面以下区域产生麻醉现象,止痛完善,肌肉松弛良好,操作简便。

(1)适应证:适用于手术时间在2~3小时的下腹部、盆腔、肛门、会阴和下肢手术。

(2)禁忌证:①中枢神经系统疾病。②穿刺部位皮肤感染。③脊柱畸形、外伤。④全身情况极差(如休克等)。⑤婴幼儿及不合作者。⑥老人、孕妇、高血压、心脏病或有水、电解质及酸碱平衡失调者。

(3)常用药物:最常用的是普鲁卡因和丁卡因。一般多使用比重比脑脊液高的重比重液。使用时,用5%葡萄糖溶液或脑脊液溶解至总量3 mL,使之成5%浓度即可。

(4)操作方法:患者屈体侧卧,弓腰抱膝。选择第3、4或第4、5腰椎棘突间隙为穿刺点,见有脑脊液滴出,即注入药液。注射后立即测麻醉平面和血压,如平面过高或血压下降均应立即处理。影响蛛网膜下腔阻滞平面的因素包括药物剂量、比重和容积,其中以药物剂量最为重要。如药物因素不变,则穿刺间隙、患者体位及注药速度等是影响麻醉平面的重要因素。

2.硬脊膜外阻滞麻醉

将局麻药注入硬膜外间隙,作用于脊神经根,使其支配区域产生暂时性麻痹的麻醉方法,称硬脊膜外阻滞或硬膜外麻醉。特点是麻醉效果为节段性,可在硬膜外腔留置导管,技术要求较高。给药方式有单次法和连续法两种。因可间断注入麻醉药,手术时间不受限制。

(1)适应证:适用范围比腰麻广,主要适用于腹部、腰部和下肢手术,尤其适用于上腹部手术,也可用于颈、胸壁和上肢手术。

(2)禁忌证:与腰麻相似,凝血机制障碍者禁用。

(3)常用药物:该类药物应具备穿透性和弥散性强、起效时间短、作用时间长、不良反应小等特点,常用药物为利多卡因、丁卡因和丁哌卡因。

(4)操作方法:穿刺体位、进针部位和针所经过的层次均与腰麻相同,仅硬膜外穿刺在针尖通过黄韧带后即需停止前进。在预定的椎间隙进行穿刺,出现负压证实针头在硬膜外腔后,插入导管退出穿刺针,经留置导管向硬膜外腔注药。影响硬膜外阻滞的因素有药物容量、注药速度、导管位置和方向等。妊娠后期由于下腔静脉受压,硬膜外间隙静脉充盈,间隙相对变小,用药量减少。机体处于低凝状态时,容易引起硬膜外腔出血和血肿等并发症。

(三)全身麻醉

全身麻醉(简称全麻)是麻醉药物经呼吸道吸入或静脉、肌内注射进入人体内,对患者的中枢神经系统产生暂时性抑制,呈现暂时性意识及全身痛觉消失,反射活动减弱,肌肉松弛状态的一种麻醉方法。全身麻醉是临床最常使用的麻醉方法,其安全性、舒适性均优于局部麻醉和椎管内麻醉。按给药途径的不同,全身麻醉可分为吸入麻醉、静脉麻醉和复合全身麻醉。

1.吸入麻醉

经呼吸道吸入挥发性液体或气体麻醉药物而产生全身麻醉的方法称吸入麻醉。吸入麻醉可产生安全、有效的完全无知觉状态,使患者消除焦虑,肌肉松弛,痛觉消失。

(1)吸入麻醉的方法。①开放滴药吸入麻醉:将挥发性液体麻醉药(如乙醚等)直接滴在特制的麻醉面罩纱布上,患者吸入药物的挥发气体而进入麻醉状态。目前很少采用。②气管内吸入麻醉:指在药物诱导下,将特制气管导管经口腔或鼻腔插入气管内,连接麻醉机吸入麻醉药而产生麻醉的方法。优点是便于吸出呼吸道分泌物,确保呼吸道通畅;不受手术体位及手术操作的限制;易控制麻醉药的用量和麻醉深度,适用于各种大手术,尤其是开胸手术。

(2)常用吸入麻醉药。①氟烷:优点是术后恶心、呕吐发生率低,因其可降低心肌耗氧量,适用于冠心病患者的麻醉。缺点是安全范围小,有肝损害的危险;肌松作用不充分。氟烷麻醉期间禁忌用肾上腺素和去甲肾上腺素。②恩氟烷:优点是不刺激气道,不增加分泌物,肌松弛效果好,可与肾上腺素合用。缺点是对心肌有轻微抑制,在吸入浓度过高时可产生惊厥,深麻醉时抑制呼吸和循环。③异氟烷:优点是麻醉诱导及复苏快,肌松良好,麻醉性能好,较少引起颅内压增高,是颅脑手术较好的麻醉剂之一。缺点是价格昂贵,有刺激性气味,可使心率增快。④氧化亚氮:也称笑气,其优点是麻醉诱导及复苏迅速,镇痛效果强,不刺激呼吸道黏膜。缺点是麻醉效能弱,使用高浓度时易产生缺氧。

2.静脉麻醉

自静脉注入麻醉药,通过血液循环作用于中枢神经系统而产生全身麻醉的方法,称为静脉麻醉。静脉麻醉最突出的优点是无需经气道给药,不污染手术间,操作方便,药物无爆炸性等。缺点是镇痛效果不强,肌肉松弛效果差;可控性不如吸入麻醉;药物代谢受肝肾功能影响;个体差异较大;无法连续监测血药浓度变化。

(1)分类。①按给药方式分类:分单次、间断和连续给药,后者可分人工设置或计算机设置给药速度。②按具体用药分类:包括硫喷妥钠、氯胺酮和羟丁酸钠静脉麻醉等。

(2)常用静脉麻醉药。①硫喷妥钠:一种超短效的巴比妥类药物,用药后 1 分钟就进入麻醉状态,消失也快,需小剂量反复注射;患者醒后无任何不适,麻醉效果佳。适用于全身麻醉的诱导及不需肌肉松弛的短小手术。②氯胺酮:属分离性麻醉药,其特点是体表镇痛作用强,临床上出现痛觉消失后而意识可能部分存在,这种意识和感觉分离的现象称为分离麻醉。麻醉中咽喉反射存在,在苏醒后可能出现精神症状。临床主要用于体表小手术的麻醉,以及全身麻醉的诱导。③地西泮类:临床常用的是咪达唑仑,其作用强度为地西泮的 $1.5\sim2$ 倍,诱导剂量为 $0.2\sim0.3\ mg/kg$,静脉注射后迅速起效。④丙泊酚(异丙酚):属于超短效静脉麻醉药,临床主要用于全身麻醉的诱导与维持,尤其适用于小儿和颅脑外科手术的麻醉。复苏迅速,苏醒后无后遗症。

3.复合麻醉

复合麻醉又称平衡麻醉,常以多种药物或方法合理组合使用,借以发挥优势,取长补短,最大限度地减少对患者生理功能的不利影响,同时充分满足麻醉和手术的需要。根据给药途径不同分为全静脉复合麻醉和静吸复合麻醉。

(1)全静脉复合麻醉:在静脉麻醉诱导后,采用多种短效静脉麻醉药复合应用,以间断或连续静脉注射法维持麻醉。其用药包括静脉麻醉药、麻醉性镇痛药和肌松药。

(2)静吸复合麻醉:在静脉麻醉的基础上,于麻醉减浅阶段间断吸入挥发性麻醉药。一方面可维持麻醉相对稳定,另一方面还可减少吸入麻醉药的用量,且有利于麻醉后迅速复苏。

二、麻醉前护理

麻醉前护理是麻醉患者护理工作的首要步骤和重要环节之一。做好麻醉前的护理工作,对于保证患者麻醉期间的安全性、提高患者对麻醉和手术的耐受力、减少麻醉后并发症等均具有重要意义。

(一)护理评估

1.健康史

了解患者既往有无中枢神经系统、心血管系统及呼吸系统疾病等病史;既往麻醉及手术史;近期有无应用强心药、利尿药、抗高血压药、降血糖药、镇静药、镇痛药、抗生素及激素等用药史;有无药物、食物等过敏史;有无遗传性疾病的家族史;有无烟酒嗜好,以及有无药物成瘾等个人史。

2.身体状况

重点评估心、肺、肝、肾和脑等重要脏器功能状况,患者的生命体征及营养状况,水、电解质代谢和酸碱平衡情况,牙齿有无缺少、松动或义齿,局麻穿刺部位有无感染,脊柱有无畸形及活动受限。

3.心理-社会状况

了解患者的情绪状态和性格特征,对疾病、手术和麻醉的认识程度,对术前准备、护理配合和术后康复知识的了解程度,患者的经济状况和社会支持程度等。

（二）护理诊断及医护合作性问题

1.恐惧或焦虑

其与对麻醉和手术缺乏了解有关。

2.知识缺乏

缺乏有关麻醉及麻醉配合的知识。

（三）护理目标

（1）患者恐惧或焦虑减轻。

（2）了解有关麻醉及麻醉配合知识。

（四）护理措施

1.提高机体对麻醉和手术的耐受力

努力改善患者的营养状况,纠正各种生理功能紊乱,使各重要脏器的功能处于较好的状态,为麻醉创造条件。

2.心理护理

用恰当的语言向患者讲解麻醉方法和手术方案、配合方法,安慰并鼓励患者,缓解患者恐惧、焦虑情绪,取得患者的信任和配合,确保麻醉与手术的顺利实施。

3.胃肠道准备

择期手术患者麻醉前常规禁食 12 小时,禁饮 4～6 小时,以减少术中、术后因呕吐和误吸导致窒息的危险。急诊手术的患者,只要时间允许,应尽量准备充分。饱食后的急诊手术患者,可以采取局部麻醉方式,因手术需要必须全麻者,则应清醒插管,主动控制气道,避免引起麻醉后误吸。

4.局麻药过敏试验

应详细了解患者的药物过敏史。普鲁卡因使用前,常规做皮肤过敏试验,并准备好肾上腺素和氧气等急救用品。

5.麻醉前用药

用药目的:稳定患者情绪,减轻患者的心理应激反应;抑制呼吸道及唾液腺分泌,保持呼吸道通畅;消除因手术或麻醉引起的不良反应,提高痛阈,增强麻醉效果,减少麻醉药用量。临床工作中,常根据患者病情、手术方案、拟用麻醉药及麻醉方法等确定麻醉前用药的种类、剂量、用药途径等(表 8-2)。一般手术前一晚给催眠药,术前 30～60 分钟应用抗胆碱药和其他类药物各一种合理配伍,肌内注射。抗胆碱药物能抑制汗腺分泌和影响心血管活动,甲状腺功能亢进、高热、心动过速者不宜使用。吗啡有抑制呼吸中枢的不良反应,故小儿、老年人应慎用,孕妇、呼吸功能障碍者禁用。

6.麻醉物品的准备

药品准备包括麻醉药和急救药。器械准备包括吸引器、面罩、喉镜、气管导管、供氧设备、麻醉机、监测仪等。

7.健康教育

（1）术前向患者详细讲解麻醉方法和手术过程,消除患者不必要的顾虑和恐惧。

（2）指导患者自我调控,保持情绪稳定。

（3）术前指导患者练习术中的特殊体位,便于手术的配合。

（4）讲解术后并发症的表现、预防及康复训练方法,使患者有充分的心理准备。

表 8-2　麻醉前用药的种类、作用及应用方法

药物类型	药名	作用	成人用法和用量
安定镇静药	地西泮	安定镇静、催眠、抗焦虑、抗惊厥、中枢性肌肉松弛及一定的抗局麻药毒性的作用	肌内注射 5～10 mg
	氟哌利多		肌内注射 5 mg
催眠药	苯巴比妥	镇静、催眠、抗惊厥,并能防治局麻药毒性反应	肌内注射 0.1～0.2 g
镇痛药	吗啡	镇痛、镇静,提高痛阈,增强麻醉效果	肌内注射 5～10 mg
	哌替啶		肌内注射 50～100 mg
抗胆碱药	阿托品	抑制腺体分泌,解除平滑肌痉挛和迷走神经兴奋	肌内注射 0.5 mg
	东莨菪碱		肌内注射 0.2～0.6 mg

(五)护理评价

(1)患者紧张、焦虑及恐惧心理是否得到缓解,能否积极主动配合治疗、安静地休息和睡眠。

(2)能否很好地配合麻醉,生命体征是否稳定,是否出现窒息、呼吸困难等麻醉潜在并发症。

三、常用麻醉护理

(一)护理评估

(1)了解麻醉方法、手术方式、术中情况、出血量、尿量、输液输血量及用药情况。

(2)密切观察局部麻醉有无毒性反应及变态反应;椎管内麻醉有无呼吸、循环系统及局部并发症;全麻至苏醒前是否发生呼吸系统、循环系统和中枢神经系统并发症。

(二)护理诊断

(1)有窒息的危险:与麻醉过程中、麻醉后发生呕吐引起的误吸有关。

(2)潜在并发症:局麻药毒性反应、呼吸道梗阻、循环功能衰竭等。

(3)头痛:与脑脊液压力降低有关。

(三)护理目标

(1)避免发生呕吐,呕吐后及时处理,避免窒息。

(2)生命体征稳定。

(3)麻醉后无明显头痛。

(四)护理措施

1.局部麻醉患者的护理

(1)一般护理:局麻药对机体影响小,一般无需特殊护理。门诊手术患者若术中用药多、手术过程长,应于术后休息片刻,经观察无异常后方可离院,若有不适,立即就诊。

(2)局麻药的毒性反应与护理。①毒性反应:局麻药吸收入血后,单位时间内血中局麻药浓度超过机体耐受剂量就可发生毒性反应,严重者可致死。②常见原因:一次用量超过患者的耐量;误将药液注入血管内;局部组织血运丰富,吸收过快或局麻药中未加肾上腺素;患者体质衰弱,耐受力低;肝功能严重受损,局麻药代谢障碍;药物间相互影响使毒性增高。应用小剂量局麻药后即出现毒性反应者称为高敏反应。③临床表现:轻度毒性反应患者表现为嗜睡、眩晕、多语、惊恐不安和定向障碍等症状。此时若药物停止吸收,一般在短时间内症状可自行消失,否则出现意识丧失、谵妄、惊厥,严重时出现呼吸、心跳停止。④急救:立即停止给药,吸氧,保持呼吸道畅

通;烦躁不安患者可进行肌内或静脉注射地西泮 10～20 mg,有惊厥者给予 2.5% 硫喷妥钠 1～2 mg/kg,缓慢静脉注射;出现呼吸、循环功能抑制的患者应进行面罩给氧,人工呼吸,静脉输液,给予升压药麻黄碱或间羟胺维持血压;心率缓慢者静脉注射阿托品等;呼吸、心搏骤停者,立即进行心肺复苏。⑤预防:限定麻醉药剂量,一次最大剂量普鲁卡因不超过 1 g,利多卡因不超过 0.4 g,丁卡因不超过 0.1 g;麻醉前用巴比妥类、地西泮、抗组胺类药物,提高毒性阈值;在每 100 mL局麻药中加入0.1%肾上腺素 0.3 mL,可减慢局麻药的吸收,减少毒性反应的发生,并能延长麻醉时间,但不能用于指(趾)、阴茎神经阻滞麻醉和高血压、心脏病、甲状腺功能亢进、老年患者;注药前常规回抽,无血液时方可注药;根据患者状态或注射部位适当减量,如在血液循环丰富的部位,年老、体弱及对麻醉药耐受力差的患者,用药要适当减量。

(3)局麻药的变态反应与护理:多见于普鲁卡因和丁卡因。预防的关键是麻醉前询问过敏史和进行药物过敏试验。变态反应的临床表现为注入少量局麻药后出现荨麻疹、喉头水肿、支气管痉挛、低血压和血管神经性水肿等体征。必须立即停止用药,给予对症抗过敏处理。病情严重者立即皮下或静脉注射肾上腺素,然后给皮质激素或抗组胺药物。

2.椎管内麻醉患者的护理

(1)蛛网膜下腔麻醉的护理。

1)体位:穿刺时协助麻醉师摆好患者体位,注药后立即帮助患者平卧,以后根据麻醉要求调整体位。麻醉后常规去枕平卧 6～8 小时。

2)观察病情:严密监测血压、脉搏和呼吸的变化。继续输液,连接和固定好各种引流管。

3)并发症及护理。①血压下降,心动过缓:因交感神经抑制,迷走神经亢进所致。应立即快速输液,以扩充血容量。必要时静脉或肌内注射麻黄碱 15～30 mg。心动过缓时静脉注射阿托品0.3～0.5 mg。②呼吸抑制:因麻醉平面过高使呼吸肌运动无力或麻痹所致,表现为胸闷气短、说话无力、发绀,如出现严重呼吸困难,应给予气管插管、人工呼吸、给氧等抢救措施。③腰麻后头痛:因蛛网膜穿刺处脑脊液漏,颅内压降低,颅内血管扩张所致;也可因腰穿出血或药物刺激蛛网膜和脑膜所致。典型的头痛可发生在穿刺后6～12 小时,疼痛常位于枕部、顶部或颞部,呈搏动性,抬头或坐起时加重。约75%的患者在 4 天内症状消失,多数不超过 1 周,但个别患者的病程可长达半年以上。麻醉时采用细针穿刺、提高穿刺技术、缩小针刺裂孔、保证术中术后输入足量液体及手术后常规去枕平卧 6～8 小时可预防头痛发生;出现头痛症状者,应平卧休息,服用镇痛或镇静类药物,每天饮水或静脉补液 2 500～4 000 mL。严重头痛者经上述处理无效时,可在硬膜外腔隙注入生理盐水或中分子右旋糖酐 15～30 mL,疗效较好。

4)对症处理:注意有无恶心呕吐、尿潴留、穿刺处疼痛等,若发现异常,配合医师做相应处理。

(2)硬膜外麻醉的护理。

1)硬脊膜外麻醉的并发症及护理。①全脊髓麻醉:硬膜外麻醉最严重的并发症。因麻醉穿刺时,穿破硬脊膜,将大量药液误注入蛛网膜下腔而产生异常广泛的阻滞,引起意识丧失,呼吸停止,血压下降,继而心搏骤停而致死。一旦疑有全脊髓麻醉,应立即进行面罩正压通气,必要时进行气管插管维持呼吸,输液、用升压药,维持循环功能,如抢救及时,呼吸、血压和神志可能恢复。硬膜外麻醉前常规准备抢救器械,穿刺时认真细致,注药前先回抽,观察有无脑脊液,注射时先用 3～5 mL试验剂量并观察 5～10 分钟,改变体位后需再次注射试验剂量,以重新检验,防止患者术中躁动。②穿刺损伤脊神经根:多由于穿刺不当所致。如穿刺过程中患者主诉有电击样痛并向单侧肢体传导,应调整进针方向。术后出现该神经根分布区疼痛或麻木,一般 2 周内多能缓解或消失,但麻木可遗留数月,可对症治疗。③硬膜外血肿:因穿破血管而引起出血,血肿压迫脊髓可并发截瘫。如发现患者有下肢的感觉运动障碍,应在8小时内手术清除血肿。置管动作宜细致轻柔,对凝血功能障碍或在抗凝治疗期间患者禁用硬膜外阻滞麻醉。④硬膜外脓肿:无菌操作不严格或穿刺经过感染的组织,可引起硬膜外腔隙感染甚至形成脓肿,出现全身感染表现及头痛、呕吐、颈项强直等脑膜刺激症状。应用大剂量抗生素治疗,在出现截瘫前及早手术切开椎板排脓。

2)麻醉后处理:麻醉后患者平卧4～6小时,其他护理同腰麻。

3.全身麻醉患者的护理

(1)并发症的观察和护理。

1)呕吐与窒息:呕吐可发生于麻醉诱导期、术中或麻醉苏醒期,呕吐物误吸入呼吸道可导致窒息或吸入性肺炎。应密切观察呕吐的先兆,如发现恶心、唾液分泌增多且频繁吞咽时,立即将患者上身放低、头偏向一侧,以利呕吐物排出,同时迅速清理口、鼻腔内残留的呕吐物。若呕吐物已进入呼吸道,应诱发咳嗽或进行气管内插管,彻底清除呼吸道内异物。

2)呼吸暂停:多见于使用硫喷妥钠、丙泊酚或氯胺酮等施行的小手术,也见于全身麻醉者苏醒拔管后,是因苏醒不完全而发生呼吸暂停,表现为胸腹部无呼吸动作,发绀。一旦发生,应立即施行人工呼吸,必要时在肌松药辅助下气管内插管进行人工呼吸,吸氧。

3)呼吸道梗阻:上呼吸道梗阻最常见原因是舌后坠及咽部分泌物积聚堵塞气道。吸气困难为主要症状,舌后坠时可听到鼾声,咽部有分泌物则呼吸时有水泡音。完全梗阻时出现鼻翼翕动和三凹征。一旦发生则应立即托起下颌或置入咽导管,及时清除分泌物,梗阻即可解除。下呼吸道梗阻的常见原因为气管、支气管分泌物积聚,应给予气管内插管,清除分泌物。

4)急性支气管痉挛:好发于既往有哮喘病史或对某些麻醉药过敏者,气管内导管插入过深致反复刺激隆突或诱导期麻醉过浅均可诱发。患者表现为呼吸阻力极大,两肺下叶或全肺布满哮鸣音,严重者气道压异常增高可>3.92 kPa(40 cmH$_2$O)。应在保证循环稳定的情况下,快速加深麻醉,经气管或静脉注入利多卡因、氨茶碱、皮质激素、平喘气雾剂等,松弛支气管平滑肌。

5)低血压:麻醉药引起的血管扩张、术中器官牵拉所致的迷走神经反射、大血管破裂引起的大失血,以及术中长时间血容量补充不足或不及时等均可引起低血压。应根据手术刺激强度调整麻醉状态;根据失血量,快速补液,酌情输血,必要时使用升压药。

6)心搏骤停与心室颤动:全身麻醉最严重的并发症。原因复杂,多发生于原有器质性心脏病、低血容量、高或低碳酸血症、高或低钾血症等患者,麻醉深度不当、呼吸道梗阻、手术牵拉内脏等均可成为诱发因素,需立即施行心肺复苏。

(2)全麻恢复期的护理:全麻手术结束至苏醒前,药物对机体的影响将持续一段时间,易发生呼吸系统、循环系统和中枢神经系统并发症。必须重视麻醉恢复期的护理,严密观察生命体征,争取及早发现并及时处理各种并发症。具体护理措施如下。

1)一般护理:了解麻醉和手术方式、术中用药情况、出血量及尿量等。保持输液及各种引流管通畅,监测记录用药及出入量。

2)安置适当卧位:清醒前去枕平卧,头偏向一侧或侧卧。

3)密切观察病情:①全麻苏醒前应有专人护理,每15～30分钟测量脉搏、呼吸、血压1次,同时观察意识、肢体运动和感觉、口唇与皮肤色泽、心电图和血氧饱和度,并做好记录,直至患者完全清醒。②保持呼吸道通畅。床边备吸痰器和气管切开包,防止呕吐物引起误吸和窒息。③保持正常体温。因手术中内脏暴露时间长,多数大手术后患者体温较低,应给予保暖,但避免烫伤。④保证患者安全。麻醉恢复过程中,患者可能出现躁动现象,应专人守护,适当约束,防止坠床、外伤、拔除输液管和引流管等。⑤评估患者麻醉恢复情况,达到以下标准可转回病房。神志清醒,有定向力,能正确回答问题;呼吸平稳,能深呼吸及咳嗽,$SaO_2 > 95\%$;血压、脉搏平稳,心电图无严重心律失常和 ST-T 改变。

(五)护理评估

评估:①患者呼吸道是否通畅,有无缺氧症状。②患者生命体征是否平稳。③各种麻醉的潜在并发症是否避免。

四、术后镇痛管理

(一)术后镇痛的意义

手术后疼痛是一种伤害性刺激,可引起机体一系列的病理生理改变。有效的术后镇痛有利于患者早期下床活动,促进胃肠功能的早期恢复,减少肺部并发症及下肢静脉血栓的形成,加速康复进程。

(二)术后镇痛的方法

1.传统方法

传统镇痛方法是在患者需要时根据医嘱肌内注射阿片类药物镇痛(吗啡或哌替啶)。因需经历患者需要-开处方-肌内注射-起效的过程,不能做到方便及时、反应迅速,结果使多数患者存在不同程度的镇痛不全,且多次肌内注射还增加了患者的痛苦。

2.现代方法

现代术后镇痛的宗旨是尽可能完善地控制术后疼痛,使患者感觉不到疼痛。可请患者参与镇痛方法的选择,使用患者自控镇痛、硬膜外置管镇痛及持续外周神经阻滞镇痛等新型镇痛装置和技术。具体方法如下。

(1)持续镇痛:以镇痛泵持续输入小剂量镇痛药。

(2)患者自控镇痛:在持续镇痛基础上,允许患者根据自身对疼痛的感受,触发释放一定量的药物。该电子泵系统可在预先设定的时间内对患者的第二次要求不做出反应,以防止药物过量。它包括患者自控静脉镇痛:以阿片类药物为主;患者自控硬膜外镇痛:以局麻药为主;皮下自控镇痛:药物注入皮下;神经干旁阻滞镇痛:以局麻药为主。

(3)其他:物理疗法、神经电刺激及心理治疗等。

(三)术后镇痛的并发症及护理

1.并发症

(1)恶心、呕吐:术后引起恶心、呕吐的原因很多,阿片类药物对延髓呕吐中枢化学感受区的兴奋作用可能是引起恶心、呕吐的主要原因。术后呕吐可增加腹压,加剧切口疼痛,引发伤口出血,故出现呕吐时应给予甲氧氯普胺(胃复安)注射,同时采取平卧位头偏向一侧,防止呕吐物误入气管。

(2)呼吸抑制:阿片类药物最危险的不良反应为直接作用于脑干,抑制呼吸中枢,导致呼吸衰竭。开始表现为呼吸频率减慢,继而通气量减少,呼吸运动不规则,最后出现呼吸抑制,每分钟呼吸频率<10 次,甚至停止。一旦发生上述表现,应立即报告医师,采取急救措施。

(3)内脏运动减弱:发生尿潴留时予以留置导尿,可将尿管的拔出时间延长至镇痛结束;若消化道排气延迟,甲氧氯普胺能促进胃肠运动,在减轻恶心、呕吐症状的同时减轻胃潴留。通过术后早期活动可预防或减轻以上情况发生。

(4)皮肤瘙痒:瘙痒是阿片类药物诱发组胺释放而引起的不良反应,表现为荨麻疹和瘙痒,给予抗组胺类药物可使症状缓解,严重者可以用纳洛酮对抗。

2.护理

(1)护士在术前应详细向患者介绍所使用镇痛方法的益处及操作要领,同时使患者增强战胜疼痛的信心。

(2)监测记录患者的生命体征:监测呼吸变化是自控镇痛护理的关键,应每小时测量呼吸1次,每6小时测量血压、脉搏、体温各1次,并做好记录,直到自控镇痛结束。由于局麻药及吗啡类药物有扩张血管作用,加上术中血容量相对不足,少数患者可出现低血压反应。当发现血压较基础血压下降10%时,可适当加快输液速度。当血压下降20%时,则应暂停使用镇痛药并补液。

(3)评价镇痛效果:镇痛不全或患者需要更为复杂地调整剂量时,要与麻醉科人员联系。

(4)保护留置导管,防止脱落、扭曲,以防影响药物的输入。同时注意观察局部有无发红或脓性分泌物渗出,如发生感染,应报告医师及时拔管并加强抗感染治疗。

(5)协助诊治并发症,发现异常应立即停用镇痛泵。遇呼吸抑制、心搏骤停的紧急情况,则立即就地抢救,同时请麻醉科会诊参与。

(王文静)

第二节 围麻醉期患者的整体护理

麻醉及手术均可影响患者生理状态的稳定性,使患者生理功能处于应激状态;妇产科疾病与并存的内科疾病又有各自不同的病理生理方面的改变,这些因素使得麻醉与手术的风险增加。为提高麻醉与手术的安全性,在麻醉与手术前对全身情况和重要器官生理功能进行充分估计,并尽可能加以维护和纠正。例如一老年心律失常型冠心病患者,行分段子宫诊刮术,虽然是个小手术,如果术前不重视对心肌缺血及心律失常的治疗,围术期患者可能会因精神紧张或手术刺激而使心肌缺血加重,诱发室性心动过速或室颤,导致患者死亡。

全面的麻醉与手术前病情估计和准备工作应包括以下几个方面:①全面了解患者的全身健康状态和特殊病情。②明确全身状况和器官功能存在哪些不足,麻醉与手术前需做哪些准备。③明确器官疾病和特殊病情的危险所在,术中可能发生什么意外情况,需采取什么防治措施。④评估患者接受麻醉和手术的耐受力。⑤做好常规准备工作。

一、护理评估

(一)了解病史

手术前仔细查看住院记录,并有目的地了解个人史、过去史、手术史及治疗用药史。如患者有哮喘病而医师询问病史时可能忽略,护士应将此类重要信息告知医师,还有如患者术前一直在自服阿司匹林等药物,护士也应告知医师让患者及时停药并延期手术。

(二)全身状况

术前护士应观察患者有无营养障碍、贫血、脱水、水肿、发热、发绀、消瘦或过度肥胖,了解近期内的体重变化,如近期内体重显著减轻者,对麻醉手术的耐受能力较差,应告知医师。

1.精神状态

观察患者是否紧张和焦虑,估计其合作程度。询问患者对麻醉和手术有何顾虑和具体要求,酌情进行解释和安慰。焦虑情绪严重者,可提前通知麻醉医师进行相应处理。有明显精神症状者,应请精神科医师确诊并治疗。

2.器官功能状态

手术前应全面了解心、肺、肝、肾、脑等重要生命器官的功能状态,注意体温、血压、脉搏、呼吸等生命体征的变化,查看心电图、胸片、血、尿等常规检查的结果。

(1)体温上升者常表示体内存在感染病灶或炎症,或代谢紊乱。体温低于正常者,表示代谢低下,情况差,对麻醉及手术的耐受能力低。

(2)血压升高者,应在双上肢反复多次测量血压,明确其原因、性质和波动范围,协助医师决定手术前是否需要抗高血压治疗,同时要估计其累及心、脑、肾等重要器官功能损害的程度。

(3)血红蛋白、血细胞比容可反映贫血、脱水及血容量的大致情况。成人血红蛋白低于80 g/L或高于160 g/L时,麻醉与手术时易发生休克或栓塞等危险,均需手术前尽可能纠正。

(三)体格检查

1.呼吸系统

观察呼吸次数、深度、形式(即胸式呼吸、腹式呼吸)及潮气量大小,有无呼吸道不通畅或胸廓异常活动和畸形。这些观察对于全麻深浅的正确判断和维持麻醉平稳,以及术后是否会发生肺部并发症等都有重要的关系。此外,要重视肺部听诊和叩诊检查,参阅 X 线透视和摄片结果,尤其对 60 岁以上老年人,或并存慢性肺部疾病的患者更需重视,有时可获得病史和体检不能查出的阳性发现。遇有下列 X 线检查征象者应待诊断明确,病情稳定后再行择期手术:气管明显移位或狭窄,纵隔占位病变压迫邻近大血管、脊神经、食管或气管,肺气肿、肺炎、肺不张、肺水肿或肺实变,脊椎、肋骨或锁骨新鲜骨折,心包炎或心脏明显扩大等。对并存急性上呼吸道感染(鼻塞、咽充血、疼痛、咳嗽、咳痰或发热等)者,除非急症手术,否则至少需推迟到治愈 1 周以后再手术。对于慢性支气管炎或肺部疾病患者,或长期吸烟者,注意痰量、性状、黏稠度、是否易于咳出,需采取预防术后肺并发症或病变播散的措施,禁用刺激呼吸道的麻醉药。对于影响呼吸道通畅度的病情要特别重视,如鼻中隔偏曲、鼻甲肥大、鼻息肉、扁桃体肥大、颈部肿物压迫气管、声带麻痹、大量咯血、呕血、频繁呕吐、昏迷、过度肥胖及颈项过短等,麻醉中都易引起急性呼吸道阻塞,均需常规采用清醒气管内插管,或事先做好抢救准备(如气管插管用具、抽吸器、气管切开器械包及纤支镜等)。对拟行气管内插管的患者,必须常规检查呼吸道有关解剖及其病理改变。

2.心血管系统

除检查血压、脉搏、皮肤黏膜颜色和温度等周围循环外,要注意心脏听诊和叩诊,周围浅动脉、眼底动脉和主动脉情况。有心脏扩大、桡动脉和眼底动脉硬化、主动脉迂曲伸直者,在麻醉用药量、麻醉深度、氧供应、输液速度和输液量,以及消除手术刺激不良反应等处理上,都必须格外谨慎合理。这类患者对麻醉的耐受性很差。心脏听诊有杂音,但无心脏功能障碍者,对麻醉的耐受未必很差。有心律失常者,需用心电图确诊其性质,并予治疗。对 40 岁以上的患者,术前需常规检查心电图,以排除冠心病。据统计,术前能查出心电图异常而给予适当处理者,死亡率可降低50%。此外,对心肺功能的代偿程度作出恰当估计,十分重要。

3.脊柱

对拟行椎管内麻醉者,常规检查脊柱情况和脊髓功能甚为重要。应明确脊柱有无病变、畸形或变形,穿刺点邻近组织有无感染,是否存在出血性疾病或使用抗凝药治疗,是否有经常头痛史,是否存在隐性脊髓病变。如果存在或怀疑有上述情况,为避免发生全脊麻、脊髓病变加重或椎管内血肿形成、感染化脓而继发截瘫等并发症,应禁用椎管内麻醉。

4.体表血管

观察颈外静脉,平卧时静脉塌陷提示血容量不足,静脉怒张提示心功能不全或输液过量。检查四肢浅表静脉,选定输液穿刺点,估计有无穿刺困难情况。

二、护理诊断

(一)恐惧
其与疾病的诊断及担心生命的安危有关。

(二)焦虑
其对疾病的预后及麻醉、手术缺乏了解所致。

(三)疼痛
其与妇产科急腹症有关,如卵巢囊肿蒂扭转、输卵管妊娠破裂。

三、麻醉手术前护理措施

(一)精神状态准备

多数手术患者术前都存在不同程度的恐惧、紧张和焦虑心理。情绪激动或彻夜失眠均可导致中枢神经或交感神经系统过度活动,由此足以削弱患者对麻醉与手术的耐受力。近来研究证实患者的免疫能力也受到明显的影响。因此,术前必须设法解除患者的思想顾虑和焦虑情绪,应从关怀、安慰、解释和鼓励着手,例如酌情将手术目的、麻醉过程、手术体位等情况,用恰当的语言向患者作具体解释,针对患者存在的疑问进行交谈,取得患者的信任,争取充分合作。术前精神准备措施:①一般访视加交谈。②一般访视加患者阅读"手术简介"小册。③一般访视加患者阅读"手术简介"和交谈、讨论及释疑。比较结果证实,第③组患者术前焦虑水平最低,术后疼痛和不安最轻;术后头24小时的镇痛药需求量最少;食欲恢复得最早;术后前6天的恢复过程最平稳,正常活力恢复最快。

尽管术前焦虑与术后恢复之间的相关性,目前还存在争议,但医护人员切实做到对患者关心、体贴并进行安慰和解释,主动控制患者术前、术后的焦虑程度仍为一项重要的常规医护措施,不容忽视。具体护理措施:术前交谈、视听介绍及指导阅读"手术简介"小册;对焦虑程度特别严重的患者可以约麻醉医师从手术前数天开始访视患者,每天与患者访谈1~2次,每次约20分钟,采用正面引导、集中注意力及被动放弃各种心烦意乱的话题,以引起"松弛"效果,已证实的确可产生减低氧耗、降低动脉血压等功效。借助药物解除焦虑:目前最常用的主要有咪达唑仑、地西泮及氯甲西泮。咪达唑仑为水溶性,苯二氮类药物,具有镇静、抗焦虑、遗忘、抗惊厥、肌肉松弛等功效。最近的研究表明,咪达唑仑可以改善手术患者的睡眠质量,从而防止患者免疫力的降低。由于咪达唑仑具有起效迅速、清除半衰期短(2.1~3.4小时)、代谢产物无活性、对局部组织和静脉无刺激等优点,现已广泛应用于术前患者。一般口服剂量为 15 mg,静脉注射剂量为

2.5～7.5 mg,肌内注射剂量为 0.07～0.1 mg/kg。老年人对咪达唑仑较敏感,故剂量需酌减,如 90 岁老人静脉注射咪达唑仑的剂量宜＜0.03 mg/kg。

术前患者已有疼痛会加重焦虑,焦虑又可加剧疼痛。镇静、抗焦虑和镇痛药的联合应用可产生协同效应。但需注意联合用药可产生呼吸抑制的不良反应,能诱发低氧血症,甚至窒息。

(二)营养状况的改善

营养不良致蛋白质和某些维生素不足,可明显降低麻醉与手术耐受力。蛋白质不足常伴有贫血或低血容量,耐受失血的能力降低,还可伴有组织水肿而影响切口愈合和降低术后抗感染能力。维生素缺乏可致营养代谢异常,术中易出现循环功能或凝血功能异常。对营养不良患者,如时间允许,应尽可能经口补营养,一般选用高蛋白质饮食,或请营养科医师定食谱。如时间不充裕,或患者不能或不愿经口饮食,可通过注射水解蛋白和维生素等进行纠正,清蛋白低下者,最好给浓缩清蛋白注射液。

(三)适应手术后需要的训练

有关术后饮食、体位、大小便、切口疼痛或其他不适,以及可能需要较长时间输液、吸氧、胃肠减压、导尿及各种引流等情况,术前可酌情将其临床意义向患者讲明,以争取配合。多数患者不习惯在床上大小便,术前需进行锻炼。必须向患者讲清楚术后深呼吸、咳嗽、咳痰的重要性,并训练正确执行的方法。

(四)胃肠道准备

择期手术中,除用局麻做小手术外,不论采用何种麻醉方式,均需常规排空胃,目的在于防止术中术后反流、呕吐,避免误吸、肺部感染或窒息等意外。胃排空时间正常人为 4～6 小时。情绪激动、恐惧、焦虑或疼痛不适等可致胃排空显著减慢。为此,成人一般应在麻醉前至少 8 小时,最好 12 小时开始禁饮、禁食,以保证胃彻底排空;在小儿术前也应至少禁饮、禁食 8 小时,但乳儿术前 4 小时可喂一次葡萄糖水。有关禁饮、禁食的重要意义,必须向患者及家属交代清楚,以争取合作。

(五)膀胱的准备

患者送入手术室前应嘱其排空膀胱,以防止术中尿床和术后尿潴留,对盆腔手术则有利于手术野显露和预防膀胱损伤。危重患者或复杂大手术,均需于麻醉诱导后留置导尿管,以利观察尿量。

(六)口腔卫生准备

麻醉后,上呼吸道一般性细菌易被带入下呼吸道,在手术后抵抗力低下的状况下,可能引起肺部感染并发症。为此,患者住院后即应嘱患者早晚刷牙、饭后漱口,有松动龋齿或牙周炎症者需经口腔科诊治。进手术室前应将活动义齿摘除,以防麻醉时脱落,甚至被误吸入气管或嵌顿于食管。

(七)输液输血准备

施行中等以上的手术前,应检查患者的血型,准备一定数量的浓缩红细胞,做好交叉配血试验。凡有水、电解质或酸碱失衡者,术前均应常规输液,尽可能作补充和纠正。

(八)治疗药物的检查

病情复杂的患者,术前常已接受一系列药物治疗,手术前除要全面检查药物的治疗效果外,还应重点考虑某些药物与麻醉药物之间存在相互作用的问题,有些容易在麻醉中引起不良反应。为此,对某些药物要确定是否继续服用、调整剂量再用或停止使用。例如洋地黄、胰岛素、皮质激素和抗癫痫药,一般都需要继续用至术前,但应核对剂量重作调整。对1个月以前曾服用较长时间皮质激素,而术前已经停服者,手术中仍有可能发生急性肾上腺皮质功能不全危象,故术前必须恢复使用外源性皮质激素,直至术后数天。正在施行抗凝治疗的患者,手术前应停止使用,并需设法拮抗其残余抗凝作用。患者长期服用某些中枢神经抑制药,如巴比妥、阿片类、单胺氧化酶抑制药、三环类抗忧郁药等,均可影响对麻醉药的耐受性,或于麻醉中易诱发呼吸和循环意外,故均应于术前停止使用。安定类药(如吩噻嗪类药——氯丙嗪)、抗高血压药(如萝芙木类药——利舍平)、抗心绞痛药(如 β 受体阻滞剂)等,均可能导致麻醉中出现低血压、心动过缓,甚至心缩无力,故术前均应考虑是否继续使用、调整剂量使用或暂停使用。

(九)手术前晚复查

手术前晚应对全部准备工作进行复查。如临时发现患者感冒、发热、妇女月经来潮等情况时,除非急症,否则手术应推迟施行。手术前晚睡前宜给患者服用镇静催眠药,以保证有充足的睡眠。

四、手术当天及术中的护理措施

(1)患者入手术室前,巡回护士调节好室温,使患者感到温暖舒适,以免着凉感冒。

(2)手术室护士在患者入手术室后对不同年龄的患者用不同的方式亲切地打招呼,查对患者时用一种拉家常的方式而不能像查户口或审问,避免加重患者紧张情绪。

(3)根据要求,协助医师按时填写《麻醉手术前访视记录表》,围术期用药应"三查八对"。

(4)对患者提出的疑问应尽可能答复或解释,适当地满足患者的小小要求,像挠痒痒等,并对手术与麻醉方式做简单明了的介绍。

(5)轻柔地使用约束带,同时向患者解释这样做仅仅是为了她的安全,不要让其联想到"五花大绑""上刑场"之类的词。手臂外展角度<90°,手臂放于托手板上,一定要软布包裹,防止腕、肘、肩关节受压。另外,血压计袖带同样要绑得适宜,防止出现红色压痕。

(6)正确摆放截石位,避免出现局部皮肤压伤、静脉血栓形成和腓总神经损伤等并发症。术后随访注意患者下肢的皮肤颜色、温度、感觉、运动功能。提醒患者如出现异常反应及时与医师联系。

(7)巡回护士在进行一些与患者身体有接触的操作或准备(如绑约束带、静脉穿刺等)时,应先与患者招呼一声(比如说会有点不舒服,有点痛等),让其有心理准备,以免加重其原有紧张情绪。

(8)洗手、巡回护士在术前准备过程中应轻柔、高效,避免发出太大响声;不喧闹,不闲扯,不随意开玩笑,以保证手术室的安静。

(9)手术中经常询问患者有何不适,有时抚摸其不适处或轻握其手可使患者得到安慰和鼓励,让其体会到有人关心她,从而增加战胜疾病的信心。

(10)防止感染,从以下几个方面注意:①所有手术人员按手术室要求穿、戴,并且皮肤无破损、感染,患感冒的医务人员不得入手术室;严格遵守无菌操作,如有污染或怀疑污染应及时更换、消毒。②所有器械、敷料包经高压灭菌符合要求后方可使用,同时包布应完整无破损及潮湿。一次性用品使用时严格检查批号及包装有无破损。③静脉穿刺时应严格消毒皮肤并严守操作规程,用无菌贴膜固定好。使用三通给药后及时盖好三通帽。④术中遵医嘱及时使用抗生素。⑤切口应清洁、备皮,如需在手术间备皮则应注意防止碎屑飞扬及剃破皮肤。⑥手术组人员术中避免不必要的交谈、说笑。

（11）敏捷地配合麻醉医师进行硬膜外麻醉,协助患者摆好体位,在麻醉医师操作过程中陪在患者身边,这样既可使患者很好地与麻醉医师合作,又可防止患者意外受伤。

（12）静脉穿刺时先做好解释工作,穿刺时穿破皮肤后套管针直接送入血管,避免在皮下组织内行走,以减轻穿刺带来的痛苦。术中巡视患者,注意保持液体无漏出或空气栓子。输液、给药时应严格查对药液的批号、透明度,有无沉淀及包装有无破损等,同时要与麻醉医师共同核对后方可使用。输血前与麻醉医师共同核对血型单、交叉配血单、采血日期,防止输错血型。冷藏血在输前应稍加温。

（王文静）

第九章

介 入 护 理

第一节　介入护理学的任务及现状

一、介入护理学的概念

(一)介入护理学的概念

介入护理学是伴随介入医学的发展而发展起来的。由于介入放射学具有微创、简便、安全、有效的特点,并对一些传统疗法难以治疗或疗效不佳的疾病,如心血管和神经系统及肿瘤性疾病等提供了一种新的治疗途径,具有良好的临床效果。20世纪80年代后,随着介入设备和医用介入材料的不断发展,介入医学的诊治范围更加广泛,介入技术得到了进一步提高,使介入医学有了突飞猛进的发展。

随着国内外介入医学领域的扩大和发展,介入护理学也逐渐成为一门独立的与内、外科护理学并驾齐驱的学科。目前,国内护理学者对介入护理学研究甚少。介入放射学是一门融影像学和临床治疗学于一体的学科,应用范围广,涉及人体多系统、多器官疾病的诊断与治疗,那么介入护理学就是应用多学科的护理手段,从生物、心理、人文社会三个层面,研究接受介入治疗患者全身心的整体护理,帮助患者恢复健康,对各种利用影像介入手段诊治疾病的患者进行全身心的整体护理,并研究和帮助健康人群如何预防疾病,提高生活质量的一门学科。介入护理学是介入医学治疗的一个重要组成部分,是护理学的一门分支学科,是建立在一般护理学基础上一门独立的专科护理学。

(二)介入护理学的目标

护理是帮助人类维护健康,预防疾病,以恢复功能为根本目标。介入护理学更加强调患者术前心理及生理的准备、术中与医师的配合及术后恢复期的护理配合,从而达到治疗疾病、恢复健康的目的。

二、介入护理学的任务和范畴

(一)介入护理学的任务

(1)研究和培养介入性治疗护理人员应具备的职业素质、良好的职业道德和心理素质。

(2)研究和探索介入科病房的人员配备、制度、科学管理方法。

(3)研究和实施对介入治疗患者全身心的护理方法,进行护理评估,找出护理问题,实施护理措施。

(4)研究和实施导管室的护理管理和各种介入诊疗术的术中配合。

(5)帮助实施介入治疗术的患者恢复健康,提高生活质量。

(6)面向患者、家属、社会进行健康教育,广泛宣传介入治疗的方法,让介入放疗学和介入护理学逐渐被人们所熟悉和认知。以促进健康,预防疾病,恢复功能。

(7)介入护理学是一门新兴的学科,许多问题还在研究和探索,对介入护理知识的探索、总结、研究还要不断加强和提高,不断完善,服务于临床。

(二)介入护理学的范畴

随着介入放射学应用范畴的不断扩大,介入护理学的范畴也越来越广,按其不同的介入放射学分类方法,其护理范畴分类如下。

(1)按照穿刺入路途径不同,可分为血管性介入护理学和非血管性介入护理学。

(2)按照操作方法不同,可分为介入成形术护理、介入栓塞术护理、介入动脉内药物灌注术护理、经皮穿刺引流术护理、经皮穿刺活检术护理、肿瘤消融术护理、血管和非血管支架置入术护理等。

(3)按照治疗的领域不同,可分为神经介入护理学、心脏介入护理学和肿瘤介入护理学。

(4)按照护理程序,可分为术前护理、术中护理、术后护理和健康教育。

(三)介入性治疗护士应具备的职业素质

1.具有高度的责任心

护理人员的职责是治病救人,维护生命,促进健康。如果护士在工作中疏忽大意,掉以轻心,就会增加患者的痛苦,甚至丧失抢救患者的时机。

因此,每个护士都应认识到护理工作的重要性,树立崇高的敬业精神,具有高度的工作责任心,全心全意为患者服务。

2.具备扎实全面的业务素质

由于介入放射学不仅涉及全身各系统、器官,还涉及影像、内、外、妇、儿多个专业。因此,要求护理人员必须具备扎实全面的基础医学知识和多学科的专业知识;要有严格的无菌观念和机智、敏捷的应变能力;较高的外语水平和勤学苦干的工作作风,才会适应飞速发展的介入放射学的护理工作。

3.具备良好的身体素质

介入科急诊患者多、节奏快、高效率,成为介入科护理工作的特点之一,具备良好的身体素质和耐受 X 射线的照射,具有奉献精神,才适合介入手术室的护理工作。因此,健康的身体、开朗的性格、饱满的精神状态和雷厉风行的工作作风是合格的介入科护士的标准。

三、介入护理学的现状与发展

(一)介入护理学的现状

1.国外介入护理学的发展现状

20 世纪 70 年代末、80 年代初,随着介入放射学的蓬勃发展,一些介入放射学家就开始意识到护理对于介入放射学的重要性。在其后尤其是最近的 10 年间,随着介入医学治疗范围的不断拓展和深入,护理学对于介入医学的重要的辅助作用也越来越明显。由于目前介入医学既涉及众多的医学学科,又涉及材料、计算机等相关学科,这就对从业人员提出了更高的要求,从而使护理学在自身的不断发展中又与介入医学密切结合,形成了自己的特色。

最近的研究发现,患者进行介入治疗时住院率可达到65%,同时一项对欧洲977个介入放射学家的调查发现,51%的介入放射学家拥有观察床位,30%拥有住院床位。1997年美国一项大型调查显示,87%的介入治疗患者需要整体护理。

由此可见,介入治疗学的发展需要与之相适应的介入护理学。另外,研究发现近年来介入医学疗效的改善与护理人员的参与密切相关。

在过去10年里介入护理学已经发生了根本性的变化,其中许多变化的发生是源于护理理论知识和实践技能的革命性变化。

研究认为介入护理学的作用是:便于随访,改善治疗的基础条件,改善患者与医务人员之间的关系,并缩短治疗时间,以及减少并发症的发生,有利于患者的治疗和康复。目前介入护理学关注的重点是:患者症状和功能的观察,减少并发症,对患者及其家庭成员的健康教育,对患者住院过程中治疗反应和心理及日常活动的护理等。

具体表现为以下几点。①促进本学科的发展:由于介入医学主要是利用微创的导管技术对心血管、神经、肿瘤、消化、呼吸及肌肉骨骼等疾病进行治疗,同时还有许多新技术的应用,使护理学面临新的挑战,如对于肿瘤介入治疗后疼痛的处理,护理人员应该了解肿瘤的解剖生理功能、介入治疗的知识、药物的毒性反应等,还应注意治疗过程中患者的症状及其生理和心理变化等。另外,由于涉及麻醉等问题,介入护理学还应注意与镇静和麻醉等有关的问题。②提高介入治疗效果:介入护理可以减少穿刺点的出血,除了参与介入治疗的护理管理,护理人员还可以帮助介入医师进行手术操作和诊断,如有经验的护理人员可以辅助介入医师做导管插管进行化疗栓塞等。另外,护理人员在介入治疗复杂疼痛中的支持作用越来越大,护理学通过观察监控和教育患者使操作的成功率明显增加。③提高护理质量:介入放射护理学专家对患者及其家属进行的宣教,可以增加他们对病情的了解和提高满意率。对于恶性肿瘤介入术导致的疼痛,护理宣教和交流能够使疼痛明显减轻,同时护理人员对于介入技术的充分了解,对整个治疗期间患者的护理、术前准备和术后的管理等都非常重要。护理人员了解血管穿刺技术并发症的原因并进行评估和处理,对治疗起着重要的作用。④护理人员的培训:1999年德国的一项调查发现,介入辅助人员的培训仍然明显低于介入医师,在所有的辅助人员中73.1%没有经过任何培训,而在辅助人员中59.1%是护理人员。增加护理培训可节约费用,提高疗效和提高患者的满意率。例如球囊血管成形术促进了心脏介入学的发展,护理人员了解这方面的知识可以对患者进行有效的管理和教育。

2.国内介入护理学现状

国内护理学起步较晚,但发展很快。20世纪70年代开始起步,护士开始与医师配合参与疾病的介入诊治;80年代部分医院成立导管室,由护士专门负责导管室的管理和术中配合,但需住院介入治疗的患者分散在各临床科室,护理工作由各科护士承担,应用介入技术治疗的患者,专业整体护理未得到实现,在医疗工作中护理质量差。1990年4月卫健委医政司发出"关于将具备一定条件的放射科改为临床科室的通知"以来,一部分有条件的医院相继成立了介入放射科病房,真正地成为临床科室,拥有自己单独的护理单元,使介入治疗的护理工作逐渐走向专业化、程序化、规范化,介入科护士逐渐向专业化发展。2004年7月中华护理学会介入放射护理分会在上海全国第六届介入放射学年会上成立,这是介入护理走向成熟的标志。

(二)介入护理学的发展与未来

介入护理学随着介入放射学的发展而发展,随着介入放射学应用范畴的不断扩大和介入技术的不断提高,介入放射学以其简便、安全、有效、微创的优点越来越被广大患者所接受,并为失去手术机会的晚期恶性肿瘤患者开辟了一条新的治疗途径,已成为继外科、内科之后的第三大临床学科,是最具有潜力和发展前景的专业之一,所以介入护理的前景是光明的。我国的介入护理正处于年轻时期,在实践中不断摸索和总结经验,还需广大介入护理同仁加强交流,互相切磋介入护理工作中的经验,以促进介入护理学的发展和成熟。

(王　婧)

第二节　介入术中的监护与急救

一、术中配合与护理

术中护理人员的正确配合是保证手术顺利进行的重要环节,及时准确的物品传递可缩短介入治疗术的时间;认真细致的病情观察和正确地实施监护手段,可及时发现患者的病情变化,以便做出预见性处理,减少各种不良反应及并发症的发生,提高介入治疗术的成功率。因此,导管护士在术中应配合医师做好以下工作。

(一)患者的体位

协助患者平卧于介入手术台上,双手自然放置于床边,用支架承托患者输液侧手臂,告知患者术中制动的重要性,避免导管脱出和影响荧光屏图像监视而影响手术的进行。对术中躁动不能配合者给予约束或全麻。术中还应根据介入术的要求指导患者更换体位或姿势,不论哪种姿势都应注意保持呼吸道通畅。

(二)准确传递术中所需物品和药物

使用前再次检查物品材料的名称、型号、性能和有效期,确保完好无损。术中所用药物护士必须再复述一遍药名、剂量、用法,正确无误后方可应用,并将安瓿保留再次核对。

(三)密切观察病情变化,及时预防和处理并发症

1.监测患者生命体征、尿量、神志的变化

最好使用心电监护,注意心率、心律、血压的变化,观察患者有无胸闷、憋气、呼吸困难,警惕心血管并发症的发生。由于导管和高压注射对比剂对心脏的机械刺激,易发生一过性心律失常、严重的心律失常以及对比剂渗透性利尿而致低血压。因此,应加强监护,一旦发生应对症处理,解除机械性刺激后心律失常仍未恢复正常者,应及时应用抗心律失常药物和开放静脉通道输液、输血及应用升压药。

2.低氧血症的观察与护理

对全麻、小儿、肺部疾病患者,术中应注意保持呼吸道通畅,预防舌后坠及分泌物、呕吐物堵塞呼吸道而影响肺通气量。给予面罩吸氧,加强血氧饱和度的监测,预防低氧血症的发生。

3.下肢血液循环的观察与护理

术中由于导管、导丝的刺激及患者精神紧张等,易发生血管痉挛,处于高凝状态及未达到肝素化的患者易发生血栓形成或栓子脱落。因此,术中护士应定时触摸患者的足背动脉搏动是否良好,观察穿刺侧肢体的皮肤颜色、温度、感觉、运动等,发现异常及时报告医师进行处理。

4.对比剂变态反应的观察与护理

尽管目前非离子型对比剂的应用较广泛,但在血管内介入治疗中,造影药物仍是变态反应最常见的原因,尤其是在注入对比剂后及患者本身存在过敏的高危因素时易发生。如出现面色潮红、恶心、呕吐、头痛、血压下降、呼吸困难、惊厥、休克和昏迷时,应考虑变态反应。重度变态反应可危及患者的生命,故应引起护士的高度重视。

5.呕吐的观察及护理

肿瘤患者行动脉栓塞化疗术时,由于短时间内注入大剂量的化疗药可致恶心、呕吐。护士应及时清除呕吐物,保持口腔清洁,尤其是老年、体弱、全麻、小儿等患者,咳嗽反射差,一旦发生呕吐应将患者的头偏向一侧,防止呕吐物误吸,必要时使用吸痰器帮助吸出口腔呕吐物,预防窒息的发生。护士应站在患者身旁,给患者以支持和安慰。术前30分钟使用止吐药可预防。

6.疼痛的观察和护理

术中当栓塞剂和/或化疗药到达靶血管时,刺激血管内膜,引起血管强烈收缩,随着靶血管逐渐被栓塞,引起血管供应区缺血,出现组织缺血性疼痛。对轻微疼痛者护士可给予安慰、鼓励,对估计可能疼痛程度较重的患者,可在术前或术中按医嘱注射哌替啶等药物,以减轻患者的痛苦。

二、监护与急救

(一)心率和心律的监测

在各种介入检查治疗过程中,由于导管对心肌和冠状动脉的刺激、对比剂注射过多或使用离子型对比剂、导管嵌顿在冠状动脉内等因素,均可导致心律失常,因此应加强心率、心律的监测。常用多导生理仪进行监测,将电极安放在肢体及胸前相应的部位上,可观察各种心律失常,如窦性心律不齐、窦性心动过速、窦性心动过缓、房性期前收缩、心房颤动、心房扑动、室上性心动过速、室性期前收缩、短阵室速、心室颤动、房室传导阻滞等。对患者出现的各种心律失常应及时报告医师,根据具体情况做相应的处理。如窦性心动过缓和房室传导阻滞可用阿托品静脉注射,若仍不恢复可埋置心脏临时起搏器,必要时埋置永久性心脏起搏器。心房扑动、心房颤动应给予毛花苷C、普罗帕酮、胺碘酮等药物静脉注射。室上性心动过速可静脉注射维拉帕米、普罗帕酮、胺碘酮等药物。室性期前收缩、短阵室速可用利多卡因静脉注射。心室颤动是最严重的心律失常,应立即给予电除颤并准备好抢救药品和器械。

(二)动脉压力监测

在心脏疾病介入术中常用,通过股动脉、股静脉、桡动脉直接穿刺,连接压力换能器,然后与监护仪压力传感器相连,显示收缩压、舒张压、平均压、动脉压的波形。动脉压力监测在冠脉疾病介入术中多指冠脉压力口的监测。术中压力突然升高而压力波形示动脉压波形时,应给予患者舌下含化降压药,待压力恢复正常后再进行操作;若压力突然降低,可能与导管插入过深、冠状动脉开口或起始处病变造成的导管嵌顿有关,回撤导管后压力仍不恢复,应及时给予升压药如多巴胺、间羟胺并做好抢救准备。

(三)血氧饱和度监测

血氧饱和度是指氧和血红蛋白的结合程度,即血红蛋白含氧的百分数。正常范围为96%～97%,反映机体的呼吸功能状态及缺氧程度。在介入术中,全麻患者或发生休克、严重心律失常等患者易发生低氧血症,故护理中应加强血氧饱和度监测,有利于指导给氧治疗。同时注意患者的皮肤温度、指甲颜色、指套松紧等变化。

(四)介入治疗中急救

由于疾病本身引起的脏器功能损害、操作技术引起的不良反应、疼痛、药物变态反应等因素,均可引起患者的呼吸、循环及中枢神经系统意外,甚至心跳呼吸骤停。因此应密切注意患者心电监护及生命体征的监测,发现异常及时向医师反映,一经确定心搏和/或呼吸停止,应迅速进行以下有效抢救措施挽救患者的生命。

1.保持呼吸道通畅

清除口腔内异物,如假牙、呕吐物,托起下颌。

2.人工呼吸

人工呼吸多采用口对口(鼻)人工呼吸法,有条件时应立即改行气管插管,采用呼吸器或呼吸机辅助呼吸。

3.人工循环

在心搏骤停1分钟内,心前区叩击可能触发心脏电兴奋而引起心肌收缩,使循环恢复,出现窦性心律。叩击后心跳仍未恢复者可行胸外心脏按压。

4.电除颤

后期复苏时,室颤应以效果肯定的电除颤(非同步)治疗为主。电除颤的指征为心肌氧合良好,无严重酸中毒,心电图显示为粗颤。成人胸外除颤电能为200 J,小儿为2 J/kg。首次除颤未恢复节律心跳者,应继续施行心脏按压和人工呼吸,准备再次除颤,电量可适量加至300～400 J。

5.起搏

对严重心动过缓、房室传导阻滞的患者突发心跳停止,经复苏心跳恢复但难以维持者,可考虑放置起搏器。

6.复苏药物

用药途径以静脉为主,也可术者台上动脉导管给药。肾上腺素是首选的常用药,为心脏正性肌力药物,可使室颤由细颤变为粗颤,易于电除颤成功,每次0.5～1 mg。利多卡因可治疗室性心律失常,剂量1 mg/kg静脉注射。阿托品可降低迷走神经张力,每次1 mg。呼吸兴奋剂如尼可刹米、洛贝林、二甲弗林。升压药如多巴胺、间羟胺。纠正酸中毒的药物如碳酸氢钠等。

7.护理

在抢救患者的过程中,护士应密切观察患者生命体征、意识、瞳孔、尿量的变化,并认真记录。维持静脉通路,保持有效循环血容量。严格按医嘱给药,用药剂量、途径、时间要准确。在抢救患者的同时遵医嘱进行血气分析、电解质监测,以指导用药。做好患者家属的安慰、解释工作,及时向患者家属通报患者的病情及抢救经过,以取得家属的配合,提高抢救成功率。

(王　婧)

第三节　冠状动脉粥样硬化性心脏病的介入护理

一、基本操作

(一)动脉入路

动脉入路包括股动脉入路和桡动脉入路两种。

(二)指引导管

指引导管是冠脉内治疗的输送管道,一般由 3 层构成,最内层为滑润的聚四氟乙烯,中层为钢丝或其他编织材料,外层为聚乙烯。为适合不同冠脉的解剖特点,有很多种构形的指引导管,常用的有:①Judkins系列,包括 JL 和 JR,可以用于大多数正常形态且病变较为简单的冠脉。②Amplatz系列,包括 AL 和 AR,主要用于开口异常的冠脉和需要强支撑的病变。③XB 和 EBU,支撑力强,用于困难的左冠病变。另外,指引导管还有不同的外径,常用的为 6 F 和 7 F。在 PCI 时,需根据冠脉形态、病变特征和操作者熟练程度等方面来选择指引导管,选择合适的指引导管可以起到事半功倍的效果。

(三)指引导丝

冠脉内指引导丝为球囊、支架和其他器械到达病变提供轨道,由导丝头、中心钢丝和润滑涂层组成,其直径现多为 0.014 inch,长度有 175～180 cm 和 300 cm 两种,有不同的硬度、表面涂层和尖端构形,以适用于不同的病变。导丝功能的优劣主要体现在其调节力、柔顺性、推送力和支撑力四个方面,需根据不同病变选择不同特性导丝。对普通病变应选择既具有良好的支持力,又具备优异的操纵性和顺应性、尖端柔软的导丝;对于扭曲成角病变要求导丝具有易于通过扭曲血管的柔软尖端,还应具备良好的血管跟踪性及顺应性,同时应有较强的拉伸扭曲血管的能力,以使球囊、支架能够顺利通过扭曲、成角血管到达病变处;对于冠状动脉分叉病变,特别是边支血管粗大、供血范围广泛的血管,在对主支血管进行介入治疗时,往往需要对边支血管送入导丝进行保护,另外当主支血管置入支架影响边支血流或主、边支血管以特殊的术式进行支架置入治疗后,需对吻球囊扩张时,往往需要选择一些操控灵活、顺应性、支持力均好的导丝,以求顺利穿过支架网孔到达边支;对于重度狭窄和急性闭塞病变,尽量不主张使用聚合物涂层的超滑导丝(特别是对于初学者),因为超滑导丝的尖端触觉反馈性能差,导丝极易进入假腔而术者浑然不觉,故对急性闭塞病变建议使用缠绕型导丝,增加尖端的触觉反馈能力,减少进入夹层的概率,而对于慢性完全闭塞病变,需要操纵性强,通过病变能力好、尖端硬度选择范围宽的导丝。

(四)球囊导管

目前最常用的球囊导管是快速交换球囊,包括球囊、导管杆部、抽吸和加压口、导丝腔四部分,其主要作用就是对血管病变进行扩张。

根据其顺应性可分为预扩张球囊(高顺应性)和后扩张球囊(低顺应性),前者在置入支架前对病变进行预扩张,而后者一般是在置入支架后对支架进行再次扩张以使其贴壁良好。球囊导管根据球囊的扩张后外径和长度有多种型号,应具体根据病变的情况来进行选择。

(五)支架

单纯球囊扩张(PTCA)有可能造成血管急性闭塞,而且扩张效果往往不理想,再狭窄比例过高,而冠脉内支架的应用可以有效地避免这些问题的发生。目前使用的支架绝大多数是球囊扩张支架,主要有金属裸支架和药物洗脱支架两大类。金属裸支架的优点是血栓发生率较低、双联抗血小板药物治疗时程短、价格相对便宜,但是再狭窄发生率较高;药物洗脱支架的优点是再狭窄发生率低,但需要 1 年以上双联抗血小板治疗,并有一定的血栓发生率。

二、适应证

(一)稳定性冠心病的介入治疗

(1)具有下列特征的患者进行血运重建可以改善预后:左主干病变直径狭窄>50%(ⅠA);前降支近段狭窄≥70%(ⅠA);伴左心室功能降低的 2 支或 3 支病变(ⅠB);大面积心肌缺血(心肌核素等检测方法证实缺血面积大于左心室面积的 10%,ⅠB)。非前降支近段的单支病变,且缺血面积小于左心室面积 10%者,则对预后改善无助(ⅢA)。

(2)具有下列特征的患者进行血运重建可以改善症状:任何血管狭窄≥70%伴心绞痛,且优化药物治疗无效者(ⅠA);有呼吸困难或慢性心力衰竭,且缺血面积大于左心室的 10%,或存活心肌的供血由狭窄≥70%的罪犯血管提供者(ⅡaB)。优化药物治疗下无明显限制性缺血症状者则对改善症状无助(ⅢC)。

(二)非 ST 段抬高型急性冠脉综合征(NSTE-ACS)的介入治疗

对 NSTE-ACS 患者应当进行危险分层,根据危险分层决定是否行早期血运重建治疗。推荐采用全球急性冠状动脉事件注册(GRACE)危险评分作为危险分层的首选评分方法。

冠状动脉造影若显示适合冠脉介入术,应根据冠状动脉影像特点和心电图来识别罪犯血管并实施介入治疗;若显示为多支血管病变且难以判断罪犯血管,最好行血流储备分数检测以决定治疗策略。建议根据 GRACE 评分是否>140 及高危因素的多少,作为选择紧急(<2 小时)、早期(<24 小时)以及延迟(72 小时内)有创治疗策略的依据。

需要行紧急冠状动脉造影的情况:①持续或反复发作的缺血症状。②自发的 ST 段动态演变(压低>0.1 mV 或短暂抬高)。③前壁导联 $V_2\sim V_4$ 深的 ST 段压低,提示后壁透壁性缺血。④血流动力学不稳定。⑤严重室性心律失常。

(三)急性 ST 段抬高型心肌梗死(STEMI)的介入治疗

对 STEMI 的再灌注策略主要建议如下:建立院前诊断和转送网络,将患者快速转至可行直接冠脉介入术的中心(ⅠA),若患者被送到有急诊冠脉介入术设施但缺乏足够有资质医师的医疗机构,也可考虑上级医院的医师(事先已建立好固定联系者)迅速到该医疗机构进行直接冠脉介入术(ⅡbC);急诊冠脉介入术中心须建立每天 24 小时、每周 7 天的应急系统,并能在接诊90 分钟内开始直接冠脉介入术(ⅠB);如无直接冠脉介入术条件,患者无溶栓禁忌者应尽快溶栓治疗,并考虑给予全量溶栓剂(ⅡaA);除心源性休克外,冠脉介入术(直接、补救或溶栓后)应仅限于开通罪犯病变(ⅡaB);在可行直接冠脉介入术的中心,应避免将患者在急诊科或监护病房进行不必要的转运(ⅢA);对无血流动力学障碍的患者,应避免常规应用主动脉球囊反搏(ⅢB)。

(四)心源性休克

对 STEMI 合并心源性休克患者不论发病时间也不论是否曾溶栓治疗,均应紧急冠状动脉造影,若病变适宜,立即直接冠脉介入术(ⅠB),建议处理所有主要血管的严重病变,达到完全血管重建;药物治疗后血流动力学不能迅速稳定者应用主动脉内球囊反搏支持(ⅠB)。

(五)特殊人群血运重建治疗

1.糖尿病

冠心病合并糖尿病患者无论接受何种血运重建治疗,预后都较非糖尿病患者差,再狭窄率也高。对于 STEMI 患者,在推荐时间期限内冠脉介入术优于溶栓(ⅠA);对于稳定的、缺血范围大的冠心病患者,建议行血运重建以增加无主要不良心脑血管事件生存率(ⅠA);使用药物洗脱支架以减少再狭窄及靶血管再次血运重建(ⅠA);对于服用二甲双胍的患者,冠状动脉造影/冠脉介入术术后应密切监测肾功能(ⅠC);缺血范围大者适合于行冠脉搭桥术(特别是多支病变),如果患者手术风险评分在可接受的范围内,推荐行冠脉搭桥术而不是冠脉介入术;对已有肾功能损害的患者行冠脉介入术,应在术前停用二甲双胍(ⅡbC),服用二甲双胍的患者冠状动脉造影或冠脉介入术术后复查发现肾功能有损害者,亦应停用二甲双胍。

2.慢性肾病

慢性肾病患者心血管病死率增高,特别是合并糖尿病者。若适应证选择正确,心肌血运重建可以改善这类患者的生存率。建议术前应用估算的肾小球滤过率评价患者的肾功能。对于轻、中度慢性肾病,冠状动脉病变复杂且可以耐受冠脉搭桥术的患者,建议首选冠脉搭桥术(ⅡaB);若实施冠脉介入术应评估对比剂加重。肾损害的风险,术中尽量严格控制对比剂的用量,且考虑应用药物洗脱支架,而不推荐用裸金属支架(ⅡbC)。

3.合并心力衰竭

冠心病是心力衰竭的主要原因。合并心力衰竭者行血运重建的围术期死亡风险增加30%～50%。对于心力衰竭合并心绞痛的患者,推荐冠脉搭桥术应用于明显的左主干狭窄、左主干等同病变(前降支和回旋支的近段狭窄)以及前降支近段狭窄合并 2 或 3 支血管病变患者(ⅠB)。左心室收缩末期容积指数＞60 mL/m^2 和前降支供血区域存在瘢痕的患者可考虑行冠脉搭桥术,必要时行左心室重建术(ⅡbB)。如冠状动脉解剖适合,预计冠脉搭桥术围术期死亡率较高或不能耐受外科手术者,可考虑行冠脉介入术(ⅡbC)。

4.再次血运重建

对于冠脉搭桥术或冠脉介入术后出现桥血管失败或支架内再狭窄、支架内血栓形成的患者,可能需要再次冠脉搭桥术或冠脉介入术。选择再次冠脉搭桥术或冠脉介入术应由心脏团队或心内、外科医师会诊决定。

(六)特殊病变的冠脉介入治疗

1.慢性完全闭塞病变(CTO)病变的冠脉介入术

CTO 定义为＞3 个月的血管闭塞。疑诊冠心病的患者约1/3造影可见≥1 条冠状动脉 CTO 病变。虽然这部分患者大多数(即使存在侧支循环)负荷试验阳性,但是仅有 8%～15% 的患者接受冠脉介入术。这种 CTO 发病率和接受冠脉介入术的比例呈明显反差的原因,一方面是开通 CTO 病变技术要求高、难度大,另一方面是因为开通 CTO 后患者获益程度有争议。因此目前认为,若患者存在临床缺血症状,血管解剖条件合适,由经验丰富的术者(成功率＞80%)开通 CTO 是合理的(ⅡaB)。CTO 开通后,与置入金属裸支架或球囊扩张对比,置入药物洗脱支架能显著降低靶血管重建率(ⅠB)。

2.分叉病变的介入治疗

如边支血管不大且边支开口仅有轻中度的局限性病变,主支置入支架、必要时边支置入支架的策略应作为分叉病变治疗的首选策略(ⅠA)。若边支血管粗大、边支闭塞风险高或预计再次送入导丝困难,选择双支架置入策略是合理的(ⅡaB)。

3.左主干病变 PCI

冠状动脉左主干病变约占全部冠脉造影病例的 3%～5%,一般认为左主干狭窄＞50%需行血运重建。CABG 一直被认为是左主干病变的首选治疗方法。球囊扩张治疗无保护左主干病变在技术上是可行的,但手术中和术后 3 年的死亡率很高,不推荐使用。支架的应用有效解决了冠状动脉弹性回缩和急性闭塞的问题,使手术即刻成功率大幅提高,但是术后再狭窄依然是一个重要问题。在药物洗脱支架时代,PCI 的结果和风险得到改善,可以明显减少再狭窄的发生率,有关试验显示左主干 PCI 具有与 CABG 相当的近中期甚至远期疗效。多中心注册资料显示心功能障碍时预测无保护左主干病变 PCI 不良临床事件的主要危险因素,因而绝大多数学者主张对无保护左主干病变的患者行 PCI 宜选择 LVEF＞40% 的患者。由于左主干病变多合并其他血管病变,应尽可能达到完全血运重建。此外,左主干病变的其他特征如病变位于体部、开口抑或末端分叉、左主干直径、右冠脉情况等同样是决定能否进行 PCI 的重要因素。血管内超声(intra-vas-cular ultrasound,IVUS)能准确提供病变的信息,判断支架是否贴壁良好,故在左主干 PCI 时是必须的手段。

三、围术期药物治疗

(一)阿司匹林

术前已接受长期阿司匹林治疗的患者应在冠脉介入术前服用阿司匹林 100～300 mg。以往未服用阿司匹林的患者应在冠脉介入术术前至少 2 小时,最好 24 小时前给予阿司匹林 300 mg 口服。

(二)氯吡格雷

冠脉介入术前应给予负荷剂量氯吡格雷,术前 6 小时或更早服用者,通常给予氯吡格雷 300 mg 负荷剂量。如果术前 6 小时未服用氯吡格雷,可给予氯吡格雷 600 mg 负荷剂量,此后给予 75 mg/d 维持。冠状动脉造影阴性或病变不需要进行介入治疗可停用氯吡格雷。

(三)肝素

肝素是目前标准的术中抗凝药物。与血小板糖蛋白(GP)Ⅱb/Ⅲa 受体拮抗药合用者,围术期普通肝素剂量应为 50～70 U/kg;如未与 GPⅡb/Ⅲa 受体拮抗药合用,围术期普通肝素剂量应为 70～100 U/kg。

(四)双联抗血小板药物应用持续时间

术后阿司匹林 100 mg/d 长期维持。接受金属裸支架的患者术后合用氯吡格雷的双联抗血小板药物治疗至少 1 个月,最好持续应用 12 个月(ⅠB)。置入药物洗脱支架的患者双联抗血小板治疗至少 12 个月(ⅠB)。但对 ACS 患者,无论置入金属裸支架或药物洗脱支架,双联抗血小板药物治疗至少持续应用12 个月(ⅠB)。

四、常见并发症及处理

(一)急性冠状动脉闭塞

指 PCI 时或 PCI 后靶血管急性闭塞或血流减慢至 TIMI 0～2 级。急性冠状动脉闭塞常由冠状动脉夹层、痉挛或血栓形成所致。某些临床情况、冠状动脉解剖和 PCI 操作技术因素可增加急性冠状动脉闭塞发生的危险性。明确潜在夹层存在，及时应用支架植入术，通常是处理急性冠状动脉闭塞的关键。高危患者(病变)PCI前和术中应用血小板糖蛋白Ⅱb/Ⅲa受体拮抗药有助于预防血栓形成导致的急性冠状动脉闭塞。

(二)慢血流或无复流

慢血流或无复流指冠状动脉狭窄解除，但远端前向血流明显减慢(TIMI 2级，慢血流)或丧失(TIMI 0～1级，无复流)。多见于急性心肌梗死、血栓性病变、退行性大隐静脉旁路血管PCI、斑块旋磨或旋切术时，或将空气误推入冠状动脉。目前认为，无复流的治疗包括冠状动脉内注射硝酸甘油、钙通道阻滞药维拉帕米或地尔硫䓬、腺苷、硝普钠、肾上腺素等，必要时循环支持(包括多巴胺和主动脉内球囊反搏)以维持血流动力学稳定。若为气栓所致，则自引导导管内注入动脉血，以增快微气栓的清除。大隐静脉旁路血管PCI时，应用远端保护装置可有效预防无复流的发生，改善临床预后。对慢血流或无复流的处理原则应是预防重于治疗。

(三)冠状动脉穿孔

冠状动脉穿孔可引起心包积血，严重时产生心脏压塞。慢性完全闭塞性病变PCI时使用中度、硬度导引钢丝或亲水涂层导引钢丝，钙化病变支架术时高压扩张，球囊(支架)直径与血管大小不匹配，可能增加冠状动脉穿孔、破裂的危险性。一旦发生冠状动脉穿孔，先用球囊长时间扩张封堵破口，必要时应用适量鱼精蛋白中和肝素，这些对堵闭小穿孔常有效。对破口大、出血快、心脏压塞者，应立即行心包穿刺引流，置入冠状动脉带膜支架(大血管)或栓塞剂(小帆管或血管末梢)。必要时行紧急外科手术。

(四)支架血栓形成

支架血栓形成为一种少见但严重的并发症，常伴急性心肌梗死或死亡。学术研究联合会建议对支架血栓形成采用新的定义：①肯定的支架血栓形成，即有急性冠脉综合征并经冠脉造影证实存在血流受阻的血栓形成或病理证实的血栓形成。②可能的支架血栓形成，即冠脉介入治疗后30天内不能解释的死亡，或未经冠脉造影证实靶血管重建区域的心肌梗死。③不能排除的支架血栓形成，即冠脉介入治疗30天后不能解释的死亡。

同时，根据支架血栓形成发生的时间分为四类：①急性，发生于介入治疗后24小时内。②亚急性，发生于介入治疗后24小时～30天。③晚期，发生于介入治疗后30天～1年。④极晚期，发生于1年以后。

支架血栓形成可能与临床情况、冠状动脉病变和介入操作等因素有关。急性冠脉综合征、合并糖尿病、肾功能减退、心功能障碍或凝血功能亢进及血小板活性增高患者，支架血栓形成危险性增高。弥散性、小血管病变、分叉病变、严重坏死或富含脂质斑块靶病变，是支架血栓形成的危险因素。介入治疗时，支架扩张不充分、支架贴壁不良或明显残余狭窄，导致血流对支架及血管壁造成的剪切力可能是造成支架血栓形成的原因。介入治疗后持续夹层及药物洗脱支架长期抑制内膜修复，使晚期和极晚期支架血栓形成发生率增高。一旦发生支架血栓形成，应立即行冠脉造影，对血栓负荷大者，可用血栓抽吸导管做负压抽吸。PCI时，常选用软头导引钢丝跨越血栓性阻塞病变，并行球囊扩张至残余狭窄<20%，必要时可再次植入支架。通常在PCI同时静脉应用血小板糖蛋白Ⅱb/Ⅲa受体拮抗药(如替罗非班)。对反复、难治性支架血栓形成者，则需外科手术治疗。

支架血栓形成的预防包括控制临床情况(例如控制血糖，纠正肾功能和心功能障碍)、充分抗血小板和抗凝治疗，除阿司匹林和肝素外，对高危患者、复杂病变(尤其是左主干病变)PCI术前、术中或术后应用血小板糖蛋白Ⅱb/Ⅲa受体拮抗药(如替罗非班)。某些血栓负荷增高病变PCI后可皮下注射低分子肝素治疗。PCI时,选择合适的支架,覆盖全部病变节段,避免和处理好夹层撕裂。同时,支架应充分扩张,使其贴壁良好;在避免夹层撕裂的情况下,降低残余狭窄。必要时在IVUS指导下行药物洗脱支架植入术。长期和有效的双重抗血小板治疗对预防介入术后晚期和极晚期支架血栓形成十分重要。

(五)支架脱载

较少发生,多见于以下情况:病变未经充分预扩张(或直接支架术);近端血管扭曲(或已植入支架);支架跨越狭窄或钙化病变阻力过大且推送支架过于用力;支架植入失败回撤支架至导引导管时,因管腔内径小、支架与导引导管同轴性不佳、支架与球囊装载不牢,导致支架脱落。仔细选择器械和严格操作规范,可预防支架脱落。一旦发生支架脱落,可操作取出,但需防止原位冠状动脉撕裂。也可沿引导钢丝送入小剖面球囊将支架原位扩张或植入另一支架将其在原位贴壁。

五、介入护理

(一)护理评估

1.评估患者的心理

急性心肌梗死来势都比较急,大多数患者是在清醒的精神状态下,是非常紧张的;处于心源性休克的患者只要有意识也是非常恐惧的。我们必须对患者的心理状态和配合能力给予客观的评估。

2.了解患者的病史

了解患者的既往史、现病史、药物过敏史、家族史以及治疗情况,根据患者的一般情况,评估介入手术的风险,并发症的发生概率,对比剂的使用种类。尤其要了解本次心肌梗死的部位,以评估再灌注心律失常的种类。

3.了解社会的支持系统

急性心肌梗死的介入治疗虽然风险很高,但患者的受益比溶栓得到的快而彻底,不能忽略的是患者的家属虽然也是非常着急和恐惧,但他们来自社会的不同阶层,对介入治疗和疾病的认识程度不一,经济承受能力不同,承担风险的意识也不同,需给予正确的评估,并注意观察签署知情同意书等相关医疗文件有无疑虑。

4.身体评估

观察患者的一般状态及生命体征等是否符合手术要求。

5.实验室检查及其他检查结果

了解心电图以及心肌酶谱等情况,评估介入手术的风险、发生再灌注心律失常的种类,心肺复苏的发生概率及术中备药情况。了解患者肝脏、肾脏的功能,血糖情况,选择合适的对比剂。

6.术中评估

了解穿刺入路、麻醉方式、介入医师的操作技能、根据心肌梗死发病到数字减影血管造影的时间,评估血管再通后再灌注心律失常的发生概率,根据心电图上的变化和造影的情况评估病变的部位和再灌注心律失常的种类,以及相关的备用药品、物品是否齐全。

7.物品和材料

急性心肌梗死的导管材料同于冠状动脉的介入治疗。所需评估的是通过造影了解病变的部位,冠状动脉开口的情况。药品和抢救物品的评估,要根据患者的一般情况、术前诊断或造影的结果,进行整体的评估。

(二)护理措施

1.术前护理干预

(1)患者的心理干预:必须对患者的心理状态有针对性地给予个体认知干预、情绪干预及行为干预。

具体做法是根据患者的意识、生命指征的情况,有针对性地提供心理疏导,解除患者焦虑、恐惧的心理,让患者树立起信心,保证患者以最佳的心理状态接受治疗。调整导管室内的温度,安排患者平卧与数字减影血管造影床上,保证体位舒适,解开患者的上衣,暴露患者的胸部和需要穿刺的部位,注意保暖。保持环境的舒适,整洁安静,为舒适护理创造条件。

(2)根据病史给予相关的护理干预:造影是发现病变的重要手段,根据冠状动脉介入治疗指南与标准,结合患者的造影情况,给予相关的护理干预,首先限定对比剂的使用种类,在做好细化护理准备的同时,进行有序地护理,并随时观察患者的状态和感觉,注视生命指征的变化,保持输液通路的通畅,及时做好再灌注心律失常等并发症的准备。

(3)物品的准备。①导管材料:除了按冠状动脉介入治疗的物品准备外,还要备好抽吸导管等材料,并根据造影的结果、介入治疗的顺序,将所需导管材料(常用的和不常用的都需备全)有序地摆放好,用后要做好登记,贵重材料要将条形码一份粘贴在耗材登记本上,一份要粘贴在患者巡回治疗单上。②设备:急救设备必须在备用状态并放在靠近患者左侧但不能影响球管转动的位置上,电极帖导联连线、必须安放在不影响影像质量的位置上,氧饱和感应器,有无创压力连线传感器,微量输液泵的连线要有序,不能影响球管的转动,整个环境应该是紧张、安静、有序、整洁,并做好心肺复苏的准备。

(4)药品的准备:急性心肌梗死的介入治疗的药物准备,主要是及时有效地处理再灌注心律失常和心肺复苏的用药,常用药物都要精确配备,阿托品、多巴胺、硝酸甘油等按要求稀释好,并注明每毫升所含的浓度。需要替罗非班治疗时,配药要精确,给药要及时。

2.术中护理要点

(1)时间的重要:根据时间就是心肌的理念,急患者所急,因为能挽救心肌的时间窗很窄,必须把握每一个环节争取时间。

(2)掌握再灌注心律失常的规律:术前不管从心电图还是医师的诊断中必须了解心肌梗死的部位,便于血管再通后再灌注心律失常的处理。因为直接 PTCA 与再灌注心律失常的危险和获益有着直接相关的因素,心肌缺血的时间越短再灌注心律失常的发生率就越高,但这是开通闭塞血管重建有效的心肌灌注,最快最可靠的手段。

一般情况下右冠状动脉或左冠状动脉的回旋支闭塞,血运再通后通常出现的心律失常是缓慢心律失常;高度房室传导阻滞较常见。可能是窦房结缺血或迷走神经过度兴奋所致,阿托品是一种 M 胆碱受体阻滞剂,能拮抗迷走神经过度兴奋所致的传导阻滞和心律失常,必要时置入临时起搏,但起搏电极常常可以诱发快速室性心律失常,导致心室颤动,其发生率统计在 35.3%,并且起搏器电极还可以导致心脏穿孔,必须谨慎使用。

前降支闭塞或广泛前壁心肌梗死的患者血运重建后的再灌注心律失常,多以室性心律失常常见,出现室性心动过速的机制包括跨膜静息电位降低,梗死组织与非梗死组织间不应期差异造成的折返和局灶性自律性增高。自主节律可能只是一种再灌注心律失常,并不提示室颤发生的危险会增加。非持续性心动过速持续时间<30秒,最佳处理应该是先观察几分钟,血流动力学稳定后心律可恢复正常,持续性心动过速持续时间是>30秒,发作时讯速引起血流动力学改变,应立即处理,尤其室性心动过速为多源性发作>5次搏动应给予高度重视。利多卡因有抗室颤的作用,必要时可直接静脉注射,或静脉注射胺碘酮,出现室颤时如果室颤波较细,直接除颤效果可能不好,可首先选择心前区叩击或使用肾上腺素让室颤波由细变粗,此时采取非同步除颤。

(3)静脉通路及要求:不管患者是从急症室带来的输液通路,还是介入医师建立的,其原则都必须保证其通畅,如果通路在患者的右侧,必须用连接管延长到患者的左侧并连接三通,这是患者的生命线,是决定能否及时给药挽救患者生命的关键。

(4)护士站立的位置:跟台护士一般都是安排一人,尤其在夜间所有的护理工作都由一个护士来承担,这样护士很难固定自己的位置,患者和医师的需要会给护理工作带来非常烦琐和忙碌的场面。首先,护士要分清主次并给予有序的护理干预。传递完医师相关的材料后,马上站到患者的左侧,将除颤仪调试好,并排放在与患者胸部接近的位置,术前配置好的药物随身携带到患者的左侧,检查患者的输液通路、氧饱和及有创压力的衔接情况,随时观察患者的生命征象。

(5)备好抽吸导管:"罪犯血管"无血流,有可能是患者血管内有大量的血栓,在备好抽吸导管的同时,将替罗非班12.5 mg稀释成10 mL,让台上的医师抽吸1.25 mg再稀释到10 mL经导管直接注入冠状动脉,剩余的11.25 mg再稀释到50 mL的空针中,用微量输液泵以2 mL/h的速度给患者输入,若是夹层的原因应立即植入支架。

(6)给予全方位的评估:当急性心肌梗死的患者造影结果与患者的症状不相符合时,应给予全方位的评估,在患者血压及生命指征相对稳定的情况下,将硝酸甘油100~200 μg经导管直接注入冠状动脉,避免因血管痉挛或血栓的形成导致冠状动脉某支血管的缺如或不显影,尤其在主支与分支分叉的位置,容易将显影的分支误认为是主支,而错过了真正的主支最佳的血管再通的时机甚至延误了治疗。

(王　婧)

第四节　心脏瓣膜病的介入护理

一、二尖瓣狭窄的介入治疗

(一)病因

绝大多数二尖瓣狭窄是风湿热的后遗症,极少数为先天性狭窄或老年性二尖瓣环或环下钙化。好发于20~40岁的青壮年,其中2/3为女性,约40%的风湿性心脏病患者为单纯性二尖瓣狭窄。

(二)病理

由于瓣膜交界处和基底部炎症水肿和赘生物形成,纤维化和/或钙质沉着,瓣叶广泛粘连,腱索融合缩短,瓣叶僵硬,导致瓣口变形和狭窄,狭窄显著时成为一个裂隙样的孔。按病变进程分为隔膜型和漏斗型。隔膜型主瓣体无病变或病变较轻,活动尚可;漏斗型瓣叶明显增厚和纤维化,腱索和乳头肌粘连和缩短,整个瓣膜变硬呈漏斗状,活动明显受限,常伴有不同程度的关闭不全。瓣叶钙化进一步加重狭窄,并可引起血栓形成和栓塞。

(三)临床症状与体征

1.症状

通常情况下,从初次风湿性心肌炎到出现明显二尖瓣狭窄的症状可长达 10 年,此后 10～20 年逐渐丧失活动能力。常见的症状有呼吸困难、咳嗽、咯血、疲乏无力等。左心房扩大和左肺动脉扩张压迫喉返神经可引起声音嘶哑,左心房明显扩大可压迫食管引起吞咽困难,右心衰竭时可出现食欲缺乏、腹胀、恶心等症状。

2.体征

(1)心尖区舒张中晚期低调的隆隆样杂音是其最重要的体征。

(2)心尖区第 1 心音亢进及开瓣音常见于隔膜型,高度提示狭窄的瓣膜仍有一定的柔顺性和活动力,有助于隔膜型二尖瓣狭窄的诊断,对决定手术治疗的方法有一定意义。

(3)肺动脉瓣区第 2 心音亢进、分裂,是肺动脉高压的表现。

(4)其他,二尖瓣面容,表现为面颊、口唇及耳垂发绀,这是心排血量降低、末梢血氧饱和度降低的结果,是中重度的表现。右心室扩大时可产生三尖瓣相对关闭不全的体征,右心功能不全时可出现体循环淤血的体征。

(四)影像学检查

1.心电图检查

左心房显著扩大时,可出现二尖瓣型 P 波。当合并肺动脉高压时,则显示右心室增大,电轴亦可右偏。

2.X 线检查

X 线所见与二尖瓣狭窄的程度和疾病的发展阶段有关。仅中度以上狭窄病例在检查时方可发现左心房增大,肺动脉段突出,左支气管抬高,并可有右心室增大等。后前位心影呈梨状,右前斜位显示左心房向后增大,充钡的食管向后移位。其他尚有肺淤血、间质性肺水肿等征象。

3.超声心动图

超声心动图为定性和定量诊断二尖瓣狭窄的可靠方法。二维超声心动图可显示狭窄瓣膜的形态和活动度,测绘二尖瓣口面积。用连续和脉冲多普勒可测定二尖瓣口血流速度,计算跨瓣压差和二尖瓣口面积,还可提供房室大小、室壁厚度和运动、心功能、肺动脉压等信息。

(五)诊断与鉴别诊断

1.诊断

中青年患者有风湿热史,心尖区舒张期隆隆样杂音伴 X 线、心电图及食管钡餐检查显示左心房扩大,一般可做出诊断,确诊有赖于超声心动图。

2.鉴别诊断

(1)可引起心尖区舒张期杂音的疾病:如重度主动脉瓣关闭不全产生的 Austin-Flint 杂音、风湿性心瓣膜炎产生的 Carey-Coombs 杂音等,应结合各特点加以鉴别。

(2)左心房黏液瘤,可产生类似二尖瓣狭窄的症状和体征,但其杂音往往间歇出现,随体位而改变。超声心动图可见二尖瓣前叶后方的云团状肿瘤反射回声,在收缩期退入左心房。

(六)经皮穿刺球囊二尖瓣成形术(PBMV)

PBMV 是一种非外科手术治疗二尖瓣狭窄的新技术,于 1982 年由 Inoue 等首先报道,方法为经静脉穿刺房间隔后进行二尖瓣球囊扩张术。迄今,PBMV 已积累了不少临床经验,取得了较满意的近期临床疗效。

1.适应证

有症状的二尖瓣狭窄患者,心功能在Ⅱ～Ⅲ级,二尖瓣口面积 0.5～1.5 cm²,瓣叶较柔软、有弹性、无明显增厚及钙化,左心房内无血栓是理想的病例。

2.禁忌证

(1)合并中度或中度以上二尖瓣关闭不全者。

(2)二尖瓣有显著的钙化或硬化者。

(3)右心房巨大者。

(4)心房内有血栓形成或最近 6 个月内有体循环栓塞者。

(5)有严重心脏或大血管转位者。

(6)升主动脉明显扩张者。

(7)脊柱畸形者。

(8)进行抗凝治疗的患者。

(9)有风湿活动者。

(10)全身情况差、不能耐受心导管手术者。

3.操作要点

患者仰卧位,右股静脉穿刺,将直径为 0.81 mm 的导丝送至上腔静脉,沿导丝将心房间隔穿刺导管送至上腔静脉,退出指引导丝,在透视下行房间隔穿刺。房间隔穿刺成功的标志:穿刺针的压力监测显示心房压力增高,波形变为左心房压力波形曲线;从穿刺针腔抽出的血流为动脉血,颜色鲜红;从穿刺针注射对比剂时在左心房中弥散。退出穿刺针,注射肝素抗凝,插入专用导丝,扩张股静脉及房间隔穿刺孔,选择Inoue球囊导管,一般选 26～29 mm 直径的球囊,送球囊进入左心房,再进入左心室,向球囊注入稀释的对比剂充盈球囊前半部,并在心室内来回移动 2～3 次以防球囊卡在腱索间。然后将球囊导管回拉致使球囊中央正好嵌在二尖瓣口,助手迅速将事先准备好的稀释对比剂推进球囊,使之完全充盈,充盈后立即回抽排空球囊,一次扩张即告完成。球囊在充盈初期因受狭窄的二尖瓣口挤压而呈腰状征,在扩张后期随球囊膨胀力的增加,使二尖瓣口扩大而显示腰状征消失。如一次扩张不满意,可如上反复扩张4～8 次。在整个操作过程中需持续监测血压和心电,同时应有心外科医师做好紧急开胸的手术准备,以协助处理可能发生的严重并发症。

4.并发症

(1)心脏压塞:多由于房间隔穿刺所引起。

(2)二尖瓣反流:多因球囊过大、钙化的联合部扩张后不能对合所引起。如有严重二尖瓣反流者,应及时进行二尖瓣置换术。

(3)栓塞:术前通过食管超声心动图检查观察心房内有无血栓,有助于减少并发症。

(4)心律失常:可能发生多种心律失常,一般不需特殊处理。

(5)其他:短暂低血压、胸痛、短暂意识障碍、血肿和感染等。

二、主动脉瓣狭窄的介入治疗

(一)病因和病理

1.风湿性心脏病

风湿性炎症导致瓣膜交界处粘连融合,瓣叶纤维化、僵硬、钙化和挛缩畸形,因而瓣口狭窄。

几乎无单纯的风湿性主动脉瓣狭窄,大多伴有关闭不全和二尖瓣损害。

2.先天性畸形

先天性二叶瓣畸形为最常见的先天性主动脉瓣狭窄的病因。单叶、四叶主动脉瓣畸形偶有发生。

3.退行性老年性主动脉瓣狭窄

为65岁以上老年人单纯性主动脉瓣狭窄的常见原因。无交界处融合,瓣叶主动脉面有钙化结节限制瓣叶活动,常伴有二尖瓣环钙化。

(二)临床症状与体征

1.症状

大多数狭窄较轻的病例无症状。但如瓣膜口有足够的狭窄,则可发生心绞痛、眩晕、昏厥,并可引起心力衰竭。左心衰竭表现为活动后气促、阵发性呼吸困难、端坐呼吸及肺水肿,随后出现右心衰竭的症状。

2.体征

最主要的体征是主动脉瓣区粗糙的喷射性Ⅲ级以上收缩期杂音,常伴有收缩期震颤;杂音沿动脉传导,甚至达肱动脉;一般杂音越长、越响,收缩高峰出现越迟,狭窄越严重。动脉血压差缩小。

(三)影像学与实验检查

1.心电图

可有左室肥厚、劳损。

2.X线检查

显示不同程度的左心室增大,在侧位透视下可见主动脉瓣钙化。

3.超声心动图

超声心动图为定性和定量主动脉瓣狭窄的重要方法。二维超声心动图可探测主动脉瓣异常,有助于确定狭窄和病因;借助于连续多普勒可计算出跨瓣压差和瓣口面积。

(四)诊断及鉴别诊断

1.诊断

根据主动脉瓣区收缩期杂音的特点及伴有的震颤,不难做出诊断。确诊有赖于超声心动图。

2.鉴别诊断

(1)先天性主动脉瓣狭窄:本病于幼年便可发现,超声心动图可发现畸形。

(2)肥厚型梗阻性心肌病:由于收缩期二尖瓣前叶前移至左室流出道梗阻,产生收缩中期或晚期喷射性杂音,最响部位在胸骨左缘,不向颈部传导,有快速上升的重搏脉。超声心动图可助诊断。

(五)经皮腔内球囊主动脉瓣成形术(PBAV)

PBAV虽然已经成为常规介入治疗手段,但仍然存在许多重要限制,例如,多数患者术后仍有较明显的残余狭窄、主动脉瓣口面积增加幅度有限、远期再狭窄率和病死率相对较高。但对于一些经过慎重选择的病例,仍然是一种可以选择的有效治疗手段。

1.适应证

(1)主动脉瓣明显狭窄但存在主动脉瓣置换术禁忌证,如高龄、一般情况差或伴有其他重要脏器疾病。

(2)需优先进行非心脏手术,可以先进行 PBAV 改善心功能,保证非心脏手术的安全进行,术后再酌情保守治疗或行主动脉瓣置换术。

(3)重度主动脉狭窄引发严重心力衰竭或心源性休克,对这种患者可行急诊 PBAV 稳定血流动力学,为择期主动脉瓣置换术创造条件。

(4)主动脉瓣狭窄合并的充血性心力衰竭原因不明,对这种患者可先行 PBAV,如果术后心功能明显改善,说明主动脉瓣狭窄是充血性心力衰竭的主要原因。如果术后瓣口面积扩大,但心功能却改善不明显,则表明充血性心力衰竭是由其他原因所致。

2.禁忌证

主动脉瓣狭窄合并中度以上主动脉瓣关闭不全,或合并严重的冠心病以及有一般心导管手术禁忌证者,则不能行 PBAV。

3.操作步骤(经动脉逆行法)

(1)进行左心导管检查和升主动脉造影,测量主动脉跨瓣压差、瓣环直径,计算瓣口面积。

(2)进行冠状动脉造影,检查冠状动脉供血情况。

(3)经猪尾导管将导丝送入左心室,退出猪尾导管,保留导丝。

(4)根据主动脉瓣环直径选择球囊导管,球囊直径与主动脉瓣环直径的比值为 1.1～1.2 较为合适。多数患者选用直径为 15～23 mm 的球囊。

(5)多数术者习惯选用 Inoue 球囊导管,因为其球囊导管直径能准确控制,扩张时球囊能良好固定于主动脉瓣口。如果单球囊扩张效果不满意,可换用双球囊技术进行扩张。

(6)沿导丝将球囊导管送至主动脉瓣口,注射少量对比剂确定球囊位置合适。

(7)手推注射器充盈球囊,扩张 3～5 秒后排空球囊。扩张中透视观察球囊最大充盈时腰部凹陷消失的程度。一般扩张 2～3 次后球囊腰部凹陷即完全消失。

(8)如果单球囊扩张效果不满意,可换用双球囊技术扩张。第二根球囊导管可经对侧股动脉或肱动脉送入,两个球囊直径之和应等于主动脉瓣环直径的 1.2～1.3 倍。通常双球囊技术仅限于单球囊扩张后主动脉瓣压力阶差下降不满意的病例。

4.并发症

(1)血管损伤最常见,主要是由于穿刺和扩张动脉所引起。其中 9%～15% 需行血管修补术或输血处理。近年来,随着球囊外径减小,其发生率已明显下降。

(2)严重主动脉瓣反流,发生率为 1%～2%,主要原因是球囊直径过大,尤其是当球囊直径大于主动脉瓣环直径 1.3 倍时更易发生。

(3)猝死发生率 4%～5%,手术死亡率 1%。死因包括难治性心力衰竭、严重主动脉瓣反流、心脏压塞、脑栓塞、内出血及感染等。心功能差、重度主动脉瓣狭窄以及合并严重冠状动脉病变者病死率较高。

三、肺动脉瓣狭窄的介入治疗

(一)病因及病理

肺动脉瓣狭窄最常见的病因为先天性畸形,风湿性极少见。本病的主要病理变化在肺动脉瓣及其上下,分为三型:瓣膜型表现为瓣膜肥厚、瓣口狭窄,重者瓣叶可融合成圆锥状;瓣下型为右心室流出道漏斗部肌肉肥厚造成梗阻;瓣上型指肺动脉主干或主要分支有单发或多发性狭窄,此型较少见。

(二)临床症状与体征

轻中度肺动脉瓣狭窄一般无明显症状,其平均寿命与常人相似;重度狭窄运动耐力差,可有胸痛、头晕、晕厥等症状。主要体征是肺动脉瓣区响亮、粗糙、吹风样收缩期杂音,肺动脉瓣区第2心音减弱伴分裂,吸气后更明显。

(三)影像学及实验室检查

1.心电图

轻度狭窄时可正常,中度以上狭窄可出现右心室肥大、右房增大。也可见不完全性右束支传导阻滞。

2.X线检查

X线检查可见肺动脉段突出,此为狭窄后扩张所致。肺血管影细小,肺野异常清晰;心尖左移上翘为右心室肥大的表现。

3.超声心动图

可见肺动脉瓣增厚,可定量测定瓣口面积;瓣下型漏斗状狭窄也可清楚判定其范围;应用多普勒技术可计算出跨瓣或狭窄上下压力阶差。

(四)诊断及鉴别诊断

典型的杂音、X线表现及超声心动图检查可以确诊。鉴别诊断应考虑原发性肺动脉扩张,房间隔、室间隔缺损等。

(五)经皮穿刺球囊肺动脉瓣成形术(PBPV)

1.适应证

凡先天性肺动脉瓣膜型狭窄且需进行治疗者,均可采用本法作为首选的治疗方案。若其跨瓣膜收缩期压力阶差>4.0 kPa(30 mmHg)或右心室收缩压>6.7 kPa(50 mmHg),均有做PBPV的指征。

2.禁忌证

如果患者的全身情况很差,有严重肝功能、肾功能损害及对碘过敏者,不宜行 PBPV。

3.操作步骤

(1)常规右心导管检查和右心造影,测定血流动力学参数,计算跨瓣压差,测量肺动脉瓣环直径等,为选择球囊和判断成形效果提供参考。

(2)经股静脉送入右心导管,经下腔静脉、右心房、右心室、跨越肺动脉瓣进入左上肺动脉。

(3)通过右心导管送入 0.81 mm 或 0.97 mm 的 J 形交换导丝,进入左上肺动脉末端。

(4)保留导丝,撤出右心导管。间断透视防止导丝移位。

(5)根据肺动脉瓣环直径选择球囊,原则是球囊直径与瓣环直径比值为1.1～1.3。

(6)经导丝送入球囊导管,根据球囊导管的透视影像或标志将球囊中部定位在狭窄的瓣膜处。

(7)术者固定球囊导管,助手快速推注对比剂使球囊充盈,5秒后迅速排空。一般扩张 3～5 次,直到球囊中部的凹陷消失。撤出球囊导管,重复肺动脉造影和血流动力学参数测量,评价成形效果。

4.注意事项

对于心脏显著扩大和严重肺动脉瓣狭窄的患者,有时右心导管难以跨越肺动脉瓣,此时可采取以下几种方法。

(1)将右心导管送到肺动脉瓣下,再经右心导管送入直导丝,协调配合操作导管和导丝跨越肺动脉瓣。

(2)先将漂浮导管漂至肺动脉瓣下,然后迅速排空气囊,使导管随血流进入肺动脉。

(3)将右冠状动脉指引导管送至肺动脉瓣下,使其顶端开口指向肺动脉瓣口,再沿指引导管送入直导丝,协调操作指引导管和导丝跨越肺动脉瓣。

四、心脏瓣膜疾病的介入护理

(一)护理要点

(1)向患者介绍介入治疗的目的、方法、注意事项,消除顾虑,使其积极配合治疗。

(2)执行术前常规准备。

(3)注意观察听诊心脏杂音的变化,以利于术中、术后对照。

(4)行股动脉穿刺者,穿刺侧肢体制动 12 小时,穿刺点沙袋压迫 6 小时;行股静脉穿刺者,穿刺侧肢体制动 6 小时,穿刺点沙袋压迫 2 小时。观察穿刺点有无渗血、出血及足背动脉搏动和皮肤颜色等情况。

(5)遵医嘱应用药物。

(6)术后注意观察有无二尖瓣反流、瓣叶撕裂或穿孔等并发症。一旦穿刺心房间隔引起心包积血而造成心脏压塞时,需做紧急处理。

(7)注意观察心电监护和心电图的变化,以便及时发现各种类型的心律失常。

(二)健康教育

(1)根据患者的情况指导活动,预防感冒。

(2)遵医嘱应用抗凝药物。

(3)饮食以清淡、低盐易消化为宜,避免过饱。

(4)定期门诊复查心电图、心脏彩色多普勒、出凝血试验等。

(王　婧)

第五节　先天性心脏病的介入护理

先天性心脏病为胎儿心脏在母体内发育缺陷所造成。患者出生后即有心脏血管病变,部分发育至成人才开始出现临床症状。本节主要介绍房间隔缺损、室间隔缺损及动脉导管未闭三种常见的心脏病。常见的病因如下:①遗传,患先心病的母亲和父亲其子女先心病的患病率分别为 3%～16% 和 1%～3%,远高于普通人群的患病率。先心病中 5% 伴有染色体异常,3% 伴有单基因突变。②子宫内环境变化,子宫内病毒感染,以风疹病毒感染最为突出。③其他如药物、接触放射线、高原环境、早产、营养不良、糖尿病、苯丙酮尿症和高钙血症等因素。

一、房间隔缺损的介入治疗

房间隔缺损(ASD)是成人中最常见的先天性心脏病,女性多于男性,男女之比为 1∶2。

(一)病理

房间隔缺损一般分为原发孔缺损和继发孔缺损,前者实际上属于部分心内膜垫缺损,常同时合并二尖瓣和三尖瓣发育不良。后者为单纯房间隔缺损(包括卵圆窝型、卵圆窝上型、卵圆窝后下型和单心房)。房间隔缺损对血流动力学的影响主要取决于分流量的大小,由于左心房压力高于右房,所以形成左向右的分流。持续的肺血流量增加导致肺淤血,肺血管顺应性下降,从功能性肺动脉高压发展为器质性肺动脉高压,最终使原来的左向右分流逆转为右向左分流而出现发绀。

(二)临床症状与体征

1.症状

症状轻重不一,缺损小者可无症状,仅在检查时被发现。缺损大者的主要症状为劳累后气急、心悸、乏力、咳嗽和咯血。可发生室上性心律失常、房扑和房颤等。有些患者可因右心室容量负荷加重而发生右心衰竭。晚期部分患者因重度肺动脉高压出现右向左分流而有发绀,形成艾森曼格综合征。

2.体征

心脏浊音界扩大,肺动脉瓣区第二心音亢进,呈固定性分裂,并可闻及Ⅱ~Ⅲ级收缩期喷射性杂音,此为肺动脉血流量增加、肺动脉瓣关闭延迟并相对性狭窄所致。

(三)影像学及实验室检查

1.X线检查

肺野充血,肺动脉增粗,肺动脉段明显突出,肺门血管影粗而搏动强烈,形成所谓肺门舞蹈,右房及右心室增大,主动脉弓缩小。

2.心电图检查

右束支传导阻滞和右心室增大,电轴右偏,P-R间期延长。

3.超声心动图检查

超声心动图检查可见右心房、右心室增大,肺动脉增宽,剑突下心脏四腔图显示房间隔缺损的部位和大小,彩色多普勒可显示分流的方向和部位。

4.心导管检查

右心导管检查可发现从右心房开始至右心室和肺动脉的血氧含量均高出腔静脉血的氧含量达1.9Vol％以上,说明在心房水平存在由左至右分流。

(四)诊断与鉴别诊断

典型的心脏听诊、心电图和X线表现可提示房间隔缺损的存在,超声心动图的典型表现可确诊。本病需与下列疾病相鉴别。

1.室间隔缺损

室间隔缺损患者在胸骨左缘可闻及收缩期杂音,但室缺的杂音位置较低,常在胸骨左缘第3、4肋间,多伴有震颤,左心室常增大。超声心动图有助于确诊。

2.单纯肺动脉瓣狭窄

单纯肺动脉瓣狭窄在肺动脉瓣区可听到收缩期杂音,较房间隔缺损的杂音粗糙,且常可扪及收缩期震颤,P_2减弱甚至消失;右心导管检查可发现右心室压明显高于肺动脉压。超声心动图能明确诊断。

(五)介入治疗要点

尽管外科手术治疗房间隔缺损已经非常成熟,但近年来影像学及导管技术的飞速发展,介入治疗在一定范围内取代了手术治疗,目前多数医院用 Amplatzer 双面伞对房间隔缺损进行封堵。

(六)适应证

(1)年龄>3 岁,<60 岁,体重>5 kg。

(2)继发孔房间隔缺损,其局部解剖结构必须满足以下条件:最大伸展直径<40 mm;继发孔房间隔缺损边缘至少 4 mm,特别是离上腔静脉、下腔静脉、冠状静脉窦口和肺静脉开口;房间隔直径大于房间隔缺损 14~16 mm。

(3)复杂先天性心脏病功能矫治术后遗留的房间隔缺损。

(4)继发孔房间隔缺损经外科手术修补后残余分流或再通。

(5)二尖瓣球囊扩张术后明显的心房水平左向右分流。

(6)临床有右心室容量负荷过重的表现,如右心室扩大等。

(七)禁忌证

(1)有明显发绀并自右向左分流,肺动脉高压。

(2)部分或完全肺静脉畸形引流;多发性房间隔缺损;左心房发育不良,复杂先天性心脏病伴房间隔缺损。

(3)左心房隔膜或超声提示心脏内有明显血栓,特别是左右心耳内。

(4)其他情况:存在没有完全控制的全身感染,有出凝血功能障碍、未治疗的溃疡、阿司匹林应用禁忌等。

(八)操作技术

(1)穿刺股静脉,行常规右心导管检查。将右心导管送至左心房,并在导丝的引导下到达左上肺静脉。

(2)通过右心导管将加硬的置换导丝放置在左上肺静脉,撤出右心导管及血管鞘,并通过静脉输液通道对患者进行肝素化处理。

(3)将测量球囊在体外进行注水(含对比剂的生理盐水)、排气。当其内气体完全排空后,抽成负压状态,沿交换导丝送达房间隔缺损(ASD)处,注入稀释后的对比剂。在 X 线及超声心动图的监测下,观察球囊对房间隔缺损(ASD)的封堵情况,然后将球囊撤出体外,根据测量板了解房间隔缺损(ASD)的直径,并与 X 线及超声测得的结果对比,选择封堵 ASD 的封堵器的大小。

(4)沿交换导丝将输送鞘管送至左心房,特别要注意这一过程,切勿将气体带入体内,以免引起冠状动脉气栓。

(5)在体外将输送导丝穿过装载器,并沿顺时针方向将封堵器安装在输送导丝顶端,反复磨合 3~4 次后拧紧,但切勿安装过紧。

(6)将封堵器及装载器浸入生理盐水中,反复排气,将封堵器完全拉进装载器里。

(7)将装载器连接输送鞘管,推送输送导丝,使封堵器通过输送鞘管送至左心房,推动过程中不要随意旋转输送导丝。在透视或超声心动图监测下张开封堵器的左心房侧,然后轻柔地回拉使其紧贴,固定输送导丝轻轻回撤输送鞘管,张开封堵器的右房部。

(8)在超声心动图的监测下反复拉动输送导丝,以确保封堵器安全到位,如发现不合适,可将封堵器重新收回,或再行释放或更换封堵器。

(9)按逆时针方向旋转输送导丝的尾端,将封堵器释放。

(10)术后 3 天内对患者进行肝素化处理,术后半年内使用抗凝血药物(阿司匹林)。

(九)并发症

1.封堵器脱落

封堵器脱落是放置 Amplatzer 双面伞后的严重并发症,发生率<0.1％。一旦发生封堵器脱落,一般需开胸手术处理或通过介入的方法取出封堵器。

2.血管栓塞

若操作过程中将气体带到左心系统或手术中肝素化不够、器械用肝素水冲洗不完全,各种器械表面的细小血栓脱落可导致动脉系统特别是冠状动脉或脑动脉栓塞。术后未服用阿司匹林等抗凝药也可导致动脉栓塞。

3.急性心脏压塞

急性心脏压塞常见的原因为心房穿孔(左心房或右心房),其次为肺静脉破裂,均与手术操作有关。一旦发生上述情况,应尽快行心包穿刺引流。

4.心律失常

手术操作过程中可出现一过性心律失常,如房性期前收缩、房性心动过速、房室传导阻滞,均可在术中自动终止。

二、室间隔缺损的介入治疗

室间隔是分隔左、右心室的心内结构,由膜部、漏斗部和肌部三部分组成。室间隔缺损(VSD)是指左、右心室室间隔缺损导致了左、右心室的异常通道,本病男性较多见。

(一)病理

(1)室间隔缺损分为:①嵴上型,缺损在肺动脉瓣下,常合并主动脉瓣关闭不全;②嵴下型或膜部缺损,为最常见的类型;③房室通道型;④肌型缺损。

(2)室间隔缺损导致心室水平的左向右分流,其血流动力学改变为:肺循环血流量增多;左心室容量负荷增大;体循环血量下降。

(二)临床症状与体征

1.症状

缺损小、分流量小的患者可无症状;缺损大者可有发育不良、劳力后气急、心悸、咳嗽和肺部感染等症状。后期可有心力衰竭。肺动脉高压由右向左分流者出现发绀。本病易发生感染性心内膜炎。

2.体征

胸骨左缘第3～4肋间有响亮而粗糙的全收缩期杂音,伴有震颤。分流量较大的缺损者,于肺动脉瓣区可闻及第二心音增强或亢进。随着病情的发展,肺血管阻力增高,左向右分流减少,收缩期杂音也随之减弱甚至消失,而肺动脉瓣区第二心音则明显亢进。

(三)影像学检查

1.X 线检查

心室内分流量小时,心肺基本正常或肺纹理稍增多。大量分流者肺纹理明显增粗,肺动脉段突出,肺门动脉扩张,搏动增强,甚至呈"肺门舞蹈"征。

2.超声心动图检查

超声心动图检查可见室间隔回声中断征象。脉冲多普勒和彩色多普勒血流显像可明确心室内分流的存在,并可间接测量肺动脉的压力。

3.心电图检查

心电图检查室间隔缺损(VSD)缺损小者心电图正常;缺损大者以右心室肥厚为主;左、右心室肥厚及右束支传导阻滞等改变。

4.右心导管检查

对室间隔缺损的诊断和选择手术适应证具有重要的参考意义。右心室平均血氧含量超过右心房平均血氧含量 1Vol% 以上,或右心室内某一标本血氧含量突出增多,均表明心室水平有左向右的分流,且在肺动脉压不高或轻度增高的患者,其分流量常与缺损的大小相一致。

(四)诊断与鉴别要点

根据典型的心脏杂音、X 线和心电图改变可提示室间隔缺损,超声心动图及右心导管检查可确定诊断。本病需与下列疾病相鉴别。

1.房间隔缺损

通常 ASD 的杂音位置较高,较柔和,较少伴有震颤。心电图及胸部 X 线均示右心扩大,超声心动图可帮助确诊。

2.肺动脉瓣狭窄

肺动脉瓣狭窄者的杂音呈喷射性,P_2 减弱,心电图显示右心优势,而胸部 X 线则呈肺血减少。右心导管检查可测到跨瓣压差。

(五)介入治疗要点

室间隔缺损的介入治疗是近年来发展迅速的一项经导管介入技术。由于其创伤小、并发症低、康复快,已经得到了医师和患者的接受;但介入治疗室间隔缺损也有其固有的缺陷。介入治疗只能治疗 60%~70% 的膜部 VSD,部分患者膜部 VSD 的局部解剖仍然不适合介入方法治疗,外科开胸是唯一的选择。肌部 VSD 由于其发生率低,因而积累的病例数还不够多。本节仅介绍用 Amplatzer 封堵器关闭膜部室间隔缺损。

(六)适应证

(1)年龄>3 岁,<60 岁,体重>5 kg。

(2)有外科手术适应证的膜部室间隔缺损。

(3)膜部室间隔缺损的上缘离主动脉瓣至少 1 mm,离三尖瓣隔瓣至少 3 mm,室间隔缺损的最窄直径<14 mm。

(4)伴膜部室间隔瘤形成时,瘤体未影响右心室流出道。

(5)轻到中等度肺动脉高压,而无右向左分流。

(6)外科手术关闭膜部室间隔缺损后遗留的 VSD,且对心脏的血流动力学有影响。

(七)禁忌证

(1)膜部室间隔缺损自然闭合趋势者。

(2)膜部室间隔缺损合并严重肺动脉高压和右向左分流而发绀者。

(3)膜部 VSD 的局部解剖结构缺损大(>16 mm)。

(4)膜部 VSD 合并其他先天性心脏畸形不能进行介入治疗者。

(八)操作技术

(1)穿刺股动脉、股静脉,行常规左、右心导管检查。用猪尾导管行左室造影(左室长轴斜位),了解 VSD 的大小、形态、部位以及距主动脉瓣的距离。

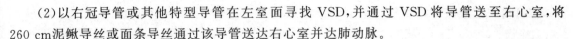

(2)以右冠导管或其他特型导管在左室面寻找VSD,并通过VSD将导管送至右心室,将260 cm泥鳅导丝或面条导丝通过该导管送达右心室并达肺动脉。

(3)放置右心导管至肺动脉,通过网篮状异物钳寻找上述泥鳅导丝,并将该导丝通过右心导管拉出体外,以建立主动脉-左心室-VSD-右心室-右心房-下腔静脉轨道。撤除右心导管及血管鞘,将封堵器输送鞘管通过上述轨道,经下腔静脉-右心房-右心室-VSD达到左心室,此时鞘管前端应尽量送至左心室心尖部。

(4)在体外将输送导丝穿过装载器,并沿顺时针方向将封堵器安装在输送导丝的顶端,反复磨合3～4次后拧紧。将封堵器及装载器浸入生理盐水中,反复排气,将封堵器完全拉进装载器里。将装载器连接输送鞘管,推送输送导丝将封堵器通过输送鞘管至左心室。在透视或超声监测下张开封堵器的左室侧,然后轻柔地回拉使其紧贴VSD(这可通过输送系统传导感觉,通过超声心动图观察到);固定输送导丝,轻轻回撤输送导管,张开封堵器的右心室部。

(5)以猪尾导管在左心室重复左心室造影,观察封堵器对VSD的封堵效果、位置以及是否影响主动脉瓣。

(6)认真进行超声心动图检查,了解封堵器与主动脉瓣及三尖瓣的位置关系,是否对以上结构造成损伤。

(7)观察心电图,了解有无心律失常,以判断封堵器是否可以释放。

(8)如发现不合适,可将封堵器重新收回到输送鞘管内,或再行释放或更换封堵器。

(9)将输送导丝逆时针方向旋转,释放封堵器。

(九)并发症

1.一过性心律失常

大多数患者在手术操作过程中会出现一过性心律失常,如室性期前收缩、室性心动过速等,一般不需处理。因为一旦停止心导管操作,这些心律失常多会自然终止。

2.主动脉瓣关闭不全

如果因放置膜部室间隔缺损封堵器后造成了主动脉瓣关闭不全,应当立即取出封堵器。

3.三尖瓣关闭不全

三尖瓣关闭不全发生率约1%。在选择膜部室间隔缺损的治疗方法中,膜部室间隔缺损离三尖瓣的距离是非常重要的,一般要求膜部室间隔缺损离三尖瓣在3 mm或以上,才能采用经导管法关闭膜部室间隔缺损。

三、动脉导管未闭的介入治疗

动脉导管未闭(PDA)是指主动脉和肺动脉之间的一种先天性异常通道,多位于主动脉峡部和肺动脉根部之间,是常见的先心病之一,发病率女多于男,约为3:1。

(一)病理

动脉导管连接肺动脉与降主动脉,是胎儿期血液循环的主要渠道。出生后一般在数月内因废用而闭塞,如1岁后仍未闭塞即为动脉导管未闭。病理生理改变为主动脉血流通过未闭的动脉导管进入肺动脉,使肺循环血流量增多,肺动脉及其分支扩张,回流至左心系统的血流量也相应增加,左心室增大。

(二)临床症状与体征

1.症状

分流量小者可无临床症状,分流量大者常有乏力、劳累后心悸、气喘胸闷等。

2.体征

胸骨左缘第 2 肋间及左锁骨下方可闻及连续性机器样杂音,可伴有震颤,脉压轻度增大。周围血管征阳性。后期因继发性严重肺动脉高压可导致右向左分流,此时上述杂音的舒张期成分减轻或消失。

(三)影像学检查

1.心电图检查

心电图检查常见的有左心室大、左心房大的改变,有肺动脉高压时,可出现右心房大、右心室肥大。

2.X 线检查

透视下所见肺门舞蹈征是本病的特征性变化。胸片上可见肺动脉凸出,肺血增多,左心房及左心室增大。

3.超声心动图检查

二维超声心动图可显示动脉导管未闭,左心室内径增大。彩色多普勒可测得主动脉与肺动脉之间的分流。

4.心导管检查及造影

右心导管检查显示肺动脉血氧含量较右心室的血氧含量高出 0.5Vol% 以上,肺血流量增多。心导管可由肺动脉通过未闭的动脉导管进入降主动脉,肺动脉压显著增高者可有双向性或右向左分流。选择性主动脉造影可见主动脉弓显影的同时肺动脉也显影。

(四)诊断与鉴别要点

根据典型的心脏杂音、X 线及超声心动图表现,大部分可做出正确诊断,右心导管检查可进一步确定病情。本病应与下列疾病鉴别。

1.单纯肺动脉瓣狭窄

单纯肺动脉瓣狭窄在肺动脉瓣区可闻及收缩期杂音,扪及收缩期震颤,P_2 减弱甚至消失。胸部 X 线示肺动脉段凸出,肺血少,而动脉导管未闭(PDA)患者则肺血多。右心导管检查显示右心室压明显高于肺动脉压。

2.室间隔缺损继发主动脉瓣关闭不全

室间隔缺损的收缩期杂音与主动脉反流的舒张期杂音同时存在,产生类似连续性杂音,可与 PDA 的杂音相混淆,同时也有脉压增大的表现。

(五)介入治疗要点

介入治疗应用 Amplatzer 封堵器,封堵 PDA 疗效好、安全性高、并发症少,有适应证的 PDA 患者应首选该方法治疗。

(六)适应证

(1)确诊为 PDA 的患者,PDA 内径<1.2 cm。

(2)体重≥5 kg。

(七)禁忌证

(1)髂静脉或下腔静脉血栓形成;超声心动图确诊心腔内有血栓,特别是右心房内的血栓。

(2)败血症未治愈。

(3)反复的肺部感染病史,而近期肺部感染未得到控制。

(4)生存希望小于3年的恶性肿瘤患者。

(5)肺动脉压力超过8 Woods单位。

(6)合并需要进行心外科手术的先天性心脏病。

(7)PDA是某些复杂先天性心脏病的生命通道时,如主动脉缩窄合并的PDA则是关闭未闭动脉导管的绝对禁忌证。

(8)体重＜5 kg。

(八)操作技术

(1)穿刺股动脉、股静脉,行常规左、右心导管检查。

(2)用猪尾导管在主动脉弓降部进行造影,了解PDA的大小、形态、部位。

(3)将右心导管通过PDA送至主动脉侧,经该导管送入交换导丝,撤出右心导管及血管鞘,再将输送鞘管经交换导丝送达降主动脉。

(4)根据主动脉造影结果测量PDA的大小,选择一个较PDA直径2～4 mm的封堵器,在体外进行安装。

(5)将输送导丝穿过装载器,并沿顺时针方向将封堵器安装在输送导丝的顶端。

(6)将封堵器及装载器浸入生理盐水中反复排气,将封堵器完全拉进装载器里。

(7)将装载器连接于输送鞘管,然后将封堵器通过输送鞘管送至降主动脉。

(8)在降主动脉先张开封堵器的裙状结构,并拉回使其牢固地卡在PDA上(这可以通过透视观察、听心脏杂音、同步的主动脉搏动等方式清楚地感觉到),固定输送导丝,轻轻回撤输送鞘管,使封堵器的腰部张开,安全置于PDA上。

(9)再次进行主动脉弓降部造影,以观察封堵器的封堵效果,有无残余分流。如不满意可将封堵器重新收回到输送鞘管内,或再行释放或更换封堵器。

(10)将输送导丝尾端按逆时针方向旋转,将封堵器释放。

(九)并发症及处理

1.残余分流

手术可有极少数患者存在少量残余分流,随着时间的推移,一般2～3个月后残余分流可以消失,这种情况属于正常现象。如果术后半年仍有残余分流,可考虑在第一次手术后一年左右再次进行介入治疗。

2.封堵器脱落

封堵器脱落发生率低于0.1%。一旦发生封堵器脱落,可通过网篮道导管将其套出体外,如不成功则需外科手术将其取出。

3.溶血

溶血主要由于封堵术后残余分流过大或封堵器过大突入主动脉所造成,发生率为0.3%。轻度溶血时在严密观察下,保守治疗(应用降压、激素等药物)可治愈。残余分流较大者,药物治疗控制无效时,可再置入一个封堵器,封堵残余缺口后溶血可治愈。如置入封堵器失败或置入封堵器后仍有难以控制的溶血,则需外科手术将封堵器取出。

四、先天心脏病的介入护理

(一)护理要点

1.术前准备

(1)做好患儿及家属的心理指导,以解除患儿的紧张情绪,配合治疗。

(2)协助医师做好各种检查 测定血常规、尿常规、血型、出凝血时间、肝功能、肾功能及心脏彩色多普勒等检查。

(3)术前 3 天口服血小板抑制药,如阿司匹林 $3\sim5$ mg/(kg·d)。

(4)术前 1 天双侧腹股沟区备皮,并观察股动脉和足背动脉的搏动情况。

(5)了解药物过敏史,做好青霉素皮试、碘试验。

(6)对较大的患儿训练床上大小便,术前禁饮食 6 小时;年龄较小准备行全麻的患儿禁食禁饮12 小时。

(7)术前 30 分钟肌内注射氯丙嗪 $1.5\sim2.0$ mg/kg 体重,以达到镇静、止痛的目的,或根据患儿的情况术前半小时肌内注射阿托品0.02 mg/kg 体重。

2.术后护理

(1)将全麻的患儿术后放置在监护室,准备好各种抢救物品,如吸引器、氧气、气管插管用物及抢救药品,给患者进行心电监护、血压监测,神志不清或半清醒的患儿头偏向一侧,避免误吸导致吸入性肺炎或窒息,严密观察病情变化,每 $15\sim30$ 分钟观察并记录一次,应严密监测血氧饱和度,如低于 95% 应查找原因,及时报告医师。禁食期间注意保持静脉输液通畅。神志完全清醒后给予少量流质饮食。

(2)行右心导管检查的患儿术后卧床 12 小时,术侧肢体伸直并制动 6 小时,行左心导管检查的患儿术后卧床 24 小时,术侧肢体伸直并制动 12 小时,穿刺点用 0.5 kg 沙袋压迫 6 小时,避免咳嗽、打喷嚏、用力排便、憋尿等增加动脉压及腹压的因素,还要注意观察穿刺侧肢体的颜色、温度、感觉、足背动脉搏动是否对称有力,下床活动后注意患儿的步态,不会行走的婴幼儿停止制动后注意观察穿刺侧肢体是否活动自如。若发现穿刺侧肢体疼痛、肤色苍白或发绀、肢体发凉、足背动脉搏动减弱或消失,应考虑动脉血运不良或血栓形成。

(3)并发症的观察及护理:①封堵器脱落及异位栓塞是 PDA 封堵术的严重并发症,由于封堵器型号选择不当或放置位置不合适所引起。封堵器脱落常常进入肺循环,患儿可出现胸痛、呼吸困难、发绀等。因此,术后应密切观察患者有无胸闷、气促、呼吸困难、胸痛、发绀等症状,注意心脏杂音的变化。②机械性溶血的观察及护理,机械性溶血是 PDA 封堵术罕见的严重并发症。一般认为溶血与残余分流有关,通过已封堵 PDA 的血流速度越快,越易发生机械性溶血。因此,术后要密切观察心脏杂音的变化、小便的颜色,必要时送检尿常规。注意皮肤有无黄染。当发现溶血时,要做好再次封堵的准备工作。③对比剂反应的观察及护理,心血管造影时大量对比剂的快速注入,部分患儿有头痛、头晕、恶心、呕吐、荨麻疹等反应,严重者可出现心律失常、休克、虚脱、发绀、喉黏膜水肿、呼吸困难。如果心腔造影时对比剂进入心肌内或心壁穿孔,可引起急性心脏压塞。术后要密切观察对比剂的不良反应,监测呼吸、心率、心律、血压,注意有无心脏压塞、心包摩擦音等。④感染性心内膜炎的预防及护理,为预防感染,术中应严格注意无菌操作,术后按医嘱使用抗生素 $3\sim5$ 天,术后注意监测体温的变化。

(4)房间隔缺损患者的护理:①注意遵医嘱抗凝,因左心房压力低,血流恢复慢,在封堵器周围内皮细胞未完全覆盖之前,极易导致血栓形成。护理人员要将抗凝的重要性告诉患者及家属,以引起足够的重视,使其严格按医嘱用药。②由于左心房压力大于右心房,封堵器脱落时一般脱落在右心房,然后到达右心室进入肺动脉分叉处,会出现一系列右心功能不全的症状。如果有右心循环障碍的临床表现,应立即通知医师寻找原因及时处理。③房间隔缺损的患者常会合并有房性心律失常,加上血液黏稠度高和心房内有一异物,易导致血栓形成或栓子脱落,因此术后患者如有呼吸困难,应立即采取有力措施进一步检查,明确是否有肺栓塞等并发症及时处理。

(5)室间隔缺损患者的护理:因室间隔部位的传导系统组织丰富,术中的导管刺激以及封堵器的存在。一旦封堵影响三尖瓣的血流或压迫甚至机械损伤房室传导系统,会出现房室传导阻滞或束支传导阻滞,应严密观察心电监护和心电图的变化,及时报告医师进行处理。术后还可能出现急性主动脉瓣关闭不全。术后应询问患者有无心前区不适、头部动脉搏动感等,并动态观察患者的血压,特别注意脉压的大小及外周血管征,并及时通知医师。

(6)动脉导管未闭患者的护理:实行封堵术的患者,由于残余分流会导致溶血,系高速血流通过网状封堵器所致,因此,72 小时内应严密观察患者的面色,有无贫血貌,定时查血尿常规、血红蛋白,如患者面色苍白,尿常规检查有红细胞,血红蛋白下降至 70 g/L 以下,则表明严重溶血,应告知医师有关情况,并及时诊断处理。如为管状动脉导管未闭的患者,术后 3 个月内避免剧烈活动,防止封堵器脱落。3 个月后血管内皮细胞完全封盖封堵器,封堵器不会脱落,运动不受限制。

(二)健康教育

(1)指导患儿及家长近期内避免剧烈活动,穿刺处 1 周之内避免洗澡,防止出血。

(2)预防感冒及其他感染。

(3)遵医嘱应用药物,并于术后 1 个月、3 个月、6 个月、1 年定期来院随访,行心脏超声、心电图、X 线检查,了解其疗效及有无并发症,观察肺血流改变和封堵器的形态、结构有无变化等。

(王　婧)

第六节　精索静脉曲张的介入护理

一、精索静脉曲张的介入治疗

精索静脉曲张指精索静脉回流受阻使蔓状静脉丛异常迂曲、扩张,是青壮年的常见病。发病率通常认为在普通人群中为 $10\%\sim23\%$,而在男性不育患者中为 $20\%\sim40\%$。

(一)病因

精索静脉曲张的病因是静脉回流受阻。导致静脉回流受阻的原因如下。

1.解剖因素

右侧精索静脉路径短,且直接以锐角进入下腔静脉。而左侧精索静脉路径长,且以直角进入左肾静脉,血流经较长的左肾静脉再入下腔静脉。左肾静脉位于腹主动脉与肠系膜上动脉之间,当站立或结缔组织松弛时肠系膜上动脉便下垂,使左肾静脉受到挤压,形成近端钳夹现象。此外,右髂总动脉有时也可压迫左髂总静脉,形成远端钳夹现象。故此,左侧精索静脉所受的阻力大于右侧精索静脉,较右侧更易发生精索静脉曲张。

2.瓣膜因素

由于左肾静脉压力大于精索静脉压,当瓣膜缺乏或功能不全时可导致血液逆流。

3.包膜因素

正常时精索包膜中的肌纤维组织能产生泵压作用,促进静脉回流。当精索包膜中的肌纤维组织萎缩或松弛时,泵压作用减弱,不利于静脉回流。

(二)病理

精索静脉曲张时可造成精液异常,出现精子活力下降、数量减少、形态异常。睾丸组织学检查发现生精上皮变薄,生精细胞变性坏死,精子生成障碍。原因可能是局部温度增加、睾丸组织内二氧化碳积蓄、肾上腺和肾代谢产物逆流、前列腺素浓度增高、内分泌异常等。

(三)症状与体征

精索静脉曲张患者多无症状,部分可有阴囊部酸胀及坠痛感,行走或劳动后加重,平卧后缓解,部分可以有性功能障碍及不育。

立位查体可见病侧阴囊下垂松弛,并可触及团块状曲张静脉,严重者阴囊皮肤和大腿内侧浅静脉均有扩张。根据立位检查临床上可分为3级。①一级:站立时曲张静脉看不到,仅精索周围曲张静脉可扪及,平卧时随即消失,附睾旁静脉正常;②二级:站立时精索周围和附睾旁曲张静脉可见,可扪及,平卧时消失缓慢;③三级:精索周围附睾及阴囊均有蚓团状曲张静脉可见,并可见其与大腿内侧静脉支曲张。平卧后曲张静脉消失更缓慢,严重时需加压才可消失或仅大部分消失。

(四)精索静脉曲张的诊断

精索静脉曲张根据临床症状和体征不难诊断,血管造影可进一步明确曲张静脉的数目、汇合位置、侧支循环及变异血管。造影表现为对比剂逆流、静脉迂曲扩张及静脉瓣缺如或功能不全。轻度逆流不足以诊断精索静脉曲张,患者立位做 Valsalva 动作时注射 3 mL 对比剂,只有对比剂逆流至蔓状静脉丛才可诊断为精索静脉曲张。

(五)适应证与禁忌证

原则上,诊断明确的精索静脉曲张均应做栓塞治疗。近来多主张在儿童和青少年期治疗精索静脉曲张,以期能提高生育能力。如果由左髂总静脉梗阻或腹腔脏器压迫及肿瘤所致的并发症,则不宜进行栓塞治疗。

(六)操作技术

1.器械

常用的器械为 Seldinger 穿刺器械。栓塞材料最好用可脱性球囊,其次用吸收性明胶海绵＋不锈钢圈。不锈钢圈及可脱球囊定位准确,不良反应较少,但价格较贵。

2.操作方法

(1)经皮右股静脉行 Seldinger 法穿刺,将 6～7 F 大弯头导管沿右股静脉、右髂总静脉、下腔静脉、左肾静脉,用 60％泛影葡胺 10～20 mL 进行造影摄片,根据片中显示的精索静脉开口位置进行超选择性插管,要选择适当的栓塞剂(包括钢丝圈直径等),并在导丝配合下进行。

(2)将导管头插入精索静脉开口以下 3～5 cm 处,进行造影摄片,观察静脉曲张的程度及分支状况。

(3)顺导管释放栓塞剂,然后再造影摄片,通过对比剂流动观察栓塞效果。

(4)若对比剂滞留、无流动,表明已达到栓塞目的,可撤出导管,反之应再次推注栓塞剂,直至完全闭塞。

(七)注意事项

(1)导管一定要插至适当部位方可释放栓塞材料,且推注栓塞材料要缓慢。

(2)栓塞材料的直径以大于被栓塞静脉内径1 mm为佳。临床上常采取多种栓塞剂联合使用。此外,可根据造影结果及导管超选择程度选择合适的栓塞剂,如侧支血管细小、分布广泛时用硬化剂。单一无侧支精索静脉曲张则用硬化剂、不锈钢圈或可脱球囊均可。

(3)治疗时应用铅皮遮盖患者的阴囊部位,避免X线损伤。

二、精索静脉曲张的介入护理

(一)护理评估

1.术前评估

(1)健康史。①了解患者的一般资料,如年龄、职业、体重、婚姻生育史、发病时间。②家族史:家族中有无其他精索静脉曲张患者。③既往史:药物过敏史、过去疾病史及以往的治疗情况。

(2)身体状况。①局部症状:评估精索静脉曲张的临床分级。②全身状况:评估营养状况、生命体征。③辅助检查:如三大常规、出凝血时间、肝肾功能、心电图等有关检查。

(3)心理社会状况:了解患者及其家属对疾病的反应及认识情况。评估患者及家属对疾病、介入治疗及治疗后并发症的心理承受程度。

2.术后评估

(1)术中情况:介入治疗术方式、插管是否顺利、麻醉方式及效果、术中用药情况、术中是否出现并发症及处理情况等。

(2)康复状况:生命体征稳定状况、栓塞效果、穿刺处愈合是否良好、术后常见并发症的恢复情况。

(3)心理和认知情况:患者获知具体病情、介入治疗术情况后产生的心理反应,对术后护理配合及有关康复知识的掌握程度。

(4)预后判断:根据患者的临床症状和介入治疗效果评估预后。

(二)护理诊断/问题

1.恐惧/焦虑

恐惧/焦虑与担心介入治疗是否顺利及预后有关。

2.疼痛

疼痛与栓塞物进入阴囊引起精囊炎症性反应有关。

3.知识缺乏

缺乏精索静脉曲张的治疗护理知识、配合介入治疗知识及康复期护理知识。

(三)预期目标

(1)患者的生命体征稳定。

(2)患者的恐惧/焦虑情绪能缓解。

(3)患者的疼痛将得到有效控制,能较好地休息和睡眠。

(4)患者能掌握精索静脉曲张治疗、护理、介入治疗术后注意事项及康复期护理知识。

(四)护理措施

1.术前护理

(1)心理护理:多数患者因不育症前来就诊,心理压力较大。术前应耐心向患者解释精索静脉的解剖生理知识,消除患者的疑虑和紧张情绪,使患者能够积极配合医护人员完成术前检查和术前准备工作。

(2)休息与体位:因静脉回流不畅可出现阴囊部酸胀及坠痛感,应避免久站或劳累,平卧后可缓解。

(3)生活指导:勤沐浴,勤换衣,穿柔软内衣裤,保持局部皮肤清洁干燥,防止会阴部皮肤损伤或感染。

(4)术前准备:做碘过敏试验;用温肥皂水清洗外阴部,更换清洁内裤;术前 4～6 小时禁食,不严格禁水;备皮,备双侧腹股沟及会阴部皮肤;备齐术中所需药物。

2.术后护理

(1)一般护理。①病情观察:询问患者有无不适。监测生命体征并记录。②休息与体位:患者卧床休息 12 小时,穿刺侧肢体制动 4 小时,观察穿刺部位有无渗血、出血。如无不适,术后 12 小时可下床轻微活动。③饮食指导:可随意进食。

(2)疼痛的护理:使用硬化剂栓塞时,硬化剂进入阴囊静脉可引起静脉炎,出现疼痛,消炎治疗 2～3 天可愈。向患者讲述疼痛的原因,说明疼痛若能忍受可不用镇痛药,同时加强心理护理,使患者情绪稳定、精神放松,转移对疼痛的注意力,从而有效地缓解疼痛。

(3)对比剂引起的并发症的观察与护理:对比剂引起的并发症与其抗原性、高渗性及药物生物毒性有关。其常见的不良反应有荨麻疹、皮肤黏膜潮红、消化道反应、头痛、头晕、寒战、低血压、肾衰竭、血管痉挛、静脉炎、喉头水肿等。发现异常应立即通知医师,并做对症处理。

(4)并发症的观察与护理。①肺栓塞:由于栓塞剂反流或脱离所引起,是精索静脉曲张栓塞术的主要并发症,观察患者有无咳嗽、端坐呼吸、胸闷、面色青紫,发现异常立即通知医师进行处理。②精索内静脉穿孔:静脉压低不会影响预后,无须特殊处理。③附睾炎、精囊炎、阴囊脓肿:表现为阴囊红肿,遵医嘱应用抗生素,指导患者个人卫生,保持局部清洁干燥。

(五)护理评价

(1)患者的疼痛症状是否缓解或消失。

(2)患者的心理状况如何,能否正确对待疾病。

(3)患者能否复述精索静脉曲张的治疗、护理、术前准备及术后注意事项的主要内容;能否正确掌握康复期护理知识。

(六)健康教育

(1)注意休息,术后 1 周内不骑自行车,禁止重体力劳动、洗澡和性生活。

(2)禁烟、酒,忌刺激性食物。注意会阴部清洁卫生,防止逆行感染。

(3)治疗后遵医嘱定期复查及用药。

(4)告知患者术后可有轻微发热、腰腹部及阴囊处疼痛,为常见的不良反应,不要惊慌,对症处理即可。

(王　婧)

第七节 下肢深静脉血栓的介入护理

一、概述

下肢深静脉血栓形成(LEDVT)是指血液在下肢深静脉腔内不正常凝结引起的疾病,血栓脱落可引起肺栓塞(PE)。

如早期未得到及时有效的治疗,血栓可机化,常遗留静脉功能不全,称为 DVT 后综合征(PTS)。LEDVT 在临床上是一种常见病、多发病。在美国每年约 500 万人发生静脉血栓,在我国缺乏精确的统计,徐州医学院附属医院近 3 年的住院患者统计,静脉血栓的发病率占住院患者的 1%。

二、病理解剖

静脉血栓可分为以下 3 种类型。①红血栓或凝固血栓组成比较均匀,血小板和白细胞散在分布在红细胞及纤维素的胶状块内。②白血栓包括纤维素、成层的血小板和白细胞,只有极少的红细胞。③混合血栓最常见,包含白血栓组成头部,板层状的红血栓和白血栓构成体部,红血栓或板层状的血栓构成尾部。

下肢深静脉血栓形成有些病例起源于小腿静脉,也有些病例起源于股静脉、髂静脉。静脉血栓形成后,在血栓远侧静脉压力升高所引起的一系列病理生理变化,如小静脉甚至毛细静脉处于明显的淤血状态,毛细血管的渗透压因静脉压力改变而升高,血管内皮细胞内缺氧而渗透性增加,以致血管内液体成分向外渗出,移向组织间隙,往往造成肢体肿胀。如有红细胞渗出于血管外,其代谢产物含铁血黄素,形成皮肤色素沉着。在静脉血栓形成时,可伴有不同程度的动脉痉挛,在动脉搏动减弱的情况下,会引起淋巴淤滞,淋巴回流障碍,加重肢体的肿胀。静脉系统存在着深浅 2 组,深浅静脉之间又存在着广泛的交通支,在深部,吻合支可通过骨盆静脉丛抵达对侧的髂内静脉,这些静脉的适应性扩张,促使血栓远侧静脉血向心回流。血栓的蔓延可沿静脉血流方向。向近心端延伸,如小腿的血栓可以继续延伸至下腔静脉。当血栓完全阻塞静脉主干后,就可以逆行延伸。血栓的碎块还可以脱落,随血流经右心,继之栓塞于肺动脉,即并发肺栓塞。另一方面血栓可机化、再管化和再内膜化.使静脉腔恢复一定程度的通畅。血栓机化的过程。自外周开始,逐渐向中央进行。机化的另一重要过程,是内皮细胞的生长,并穿透入血栓,这是再管化的重要组成部分。机化的最后结果,将使静脉恢复一定程度的功能。但因管腔受纤维组织收缩作用的影响.以及静脉瓣膜本身遭受破坏,使瓣膜消失,或呈肥厚状黏附于管壁,从而导致继发性深静脉瓣膜功能不全,产生静脉血栓形成后综合征。

三、临床表现

此病由于发病隐匿,早期症状多不典型,一旦出现临床症状时,其症状往往较重。由于血栓形成与高凝状态、外伤或盆腔和腹部手术、产后等卧床有关,除下肢静脉血液回流障碍的症状外,可以合并有其他系统疾病的症状和体征。

临床上根据血栓发生的部位、病程及临床分型不同有不同的临床表现。

(一)中央型

中央型多发生于髂股静脉,左侧多于右侧。特征为起病急,患侧髂窝、股三角区有疼痛和触痛,下肢明显肿胀,浅静脉扩张,皮温及体温增高。

(二)周围型

周围型包括股静脉及小腿深静脉血栓形成。前者主要表现为大腿肿胀疼痛,但下肢肿胀不明显;后者的临床特征为突然出现的小腿剧痛,患肢不能踏平着地,行走时症状加重;小腿肿胀并且有深压痛,Homans 征阳性(距小腿关节过度背屈试验时小腿剧痛)。

(三)混合型

混合型主要表现为全下肢普遍性肿胀、剧痛、苍白和压痛,常伴有体温升高和脉搏加快;若病情继续发展可导致下肢动脉受压而出现血供障碍,表现为足背和胫后动脉搏动消失,进而足背和小腿出现水疱,皮肤温度明显降低并呈青紫色;如不及时处理,可发生肢体坏死。

四、影像学诊断

(一)静脉造影

下肢静脉造影分上行性和下行性静脉造影术,前者主要用来显示股静脉,由下而上充盈,检查下肢静脉有无阻塞。后者需使用插管得以实现,显示髂静脉和下腔静脉内有无血栓蔓延,优于前者。

(二)超声多普勒检查

彩超表现为血栓呈低回声、不均质回声或高回声,静脉管腔增宽等。此法无创伤性,可以反复检查,方便、简便、迅速、有效。

(三)CT 血管造影

CT 血管造影对疑有血栓部位进行扫描,可以显示血栓及侧支血管。有些静脉造影不能显示出来的血栓,用 CT 检测可能发现。

(四)放射性核素检查

肺灌注/肺通气、下肢静脉显像是诊断肺血栓栓塞症和下肢深静脉病变的有效方法。

五、诊断与鉴别要点

根据下肢深静脉血栓形成的临床表现可以做出初步诊断,确诊方法包括超声显像、静脉造影、CTA、MRI 及放射性核素检查。

六、适应证和禁忌证

(一)适应证

经影像学检查确诊的 DVT 患者,年龄一般≤70 岁,血压≤21.3/14.7 kPa(160/110 mmHg),近期(14 天)内无活动性出血的患者。

(二)禁忌证

(1)严重出血倾向,近期有内脏活动性出血。

(2)颅内出血或颅脑手术史 3 个月之内。

(3)患者的身体状况极差,有严重的并发症。

（4）凝血功能障碍。

（5）心、肝、肾等脏器功能严重损害者。

七、术前护理

（一）心理疏导

由于患者突发肢体肿胀、疼痛、功能障碍，易出现焦虑和恐惧。护理人员应主动、热情地向患者及家属解释本病发生的原因、介入手术的意义和必要性，以及手术经过和注意事项，关心体贴患者，减轻其紧张、恐惧心理，增强战胜疾病的信心。必要时用成功的病例现身教育，以取得患者的合作，积极配合治疗。

（二）卧床休息

（1）急性期患者应绝对卧床休息10～14天，避免床上过度活动，患肢制动并禁止按摩及热敷，以防血栓脱落。

（2）抬高患肢高于心脏平面20～30 cm，以促进血液回流，防止静脉淤血，减轻水肿与疼痛。

（三）饮食指导

患者进低脂、纤维素丰富易消化的食物，以保持大便通畅，避免用力大便致腹压增高，影响下肢血液回流。

（四）戒烟

劝患者禁烟，以防烟中尼古丁引起血管收缩，影响血液循环。

（五）病情观察

观察患肢皮肤颜色、温度、肿胀程度，每天测量患肢与健肢平面的周径并做好记录，以判断血管通畅情况，评估治疗效果。观察患者有无胸痛、呼吸困难、咯血、血压下降等异常情况，如出现上述症状应立即嘱患者平卧，给予高浓度氧气吸入，避免深呼吸、咳嗽、剧烈翻动，并且立即报告医师。

（六）完善术前准备

除做好常规准备外，还应：①协助完善各项术前检查。②重点了解出凝血系统的功能状态，有无介入手术禁忌证。③术前训练患者床上排便，以防术后不习惯床上排便引起尿潴留，术前2～3天进少渣饮食。

八、术中护理配合

（1）患者平卧于手术床上，头偏向一侧。护理配合：热情接待患者入室，做好心理疏导，稳定患者情绪。核对患者姓名、性别、科室、床号、住院号、诊断及造影剂过敏试验结果。协助患者采取适当的体位；妥善放置头架。连接心电、血压及指脉氧监测。建立静脉通路。准备手术物品并备好器械台。协助医师完成手消毒、穿手术衣、戴无菌手套。

（2）皮肤消毒：消毒右侧颈部，消毒范围上至耳垂，下至锁骨下缘；必要时准备腹股沟区域，消毒范围上至脐部，下至大腿中部。护理配合：聚维酮碘消毒剂消毒手术部位皮肤，并协助铺单。

（3）经股静脉或颈内静脉途径插管，行肺动脉、下腔静脉及髂股静脉造影检查。护理配合：递送穿刺针、6F 穿刺鞘、0.035in 导丝（150 cm）、5F 单弯导管、5F 猪尾导管、5F Cobra 导管。

（4）必要时将滤器置入下腔静脉。护理配合：递送 0.035in 加硬导丝（260 cm）、下腔静脉滤器。

(5)置入溶栓导管。护理配合:递送溶栓导管(8～16孔)。

(6)必要时给予台上溶栓治疗。护理配合:配制并递送溶栓药物。

(7)必要时行滤器取出术。递送球囊、支架术中常规病情观察。①严密监测患者心率、血压、脉搏、呼吸等生命体征的变化,发现异常及时报告医师处理。②观察患者面色,倾听其主诉并给予心理支持。

(8)必要时行狭窄段扩张或支架置入术。护理配合:留置溶栓导管固定,递送敷贴、纱布及橡皮筋,妥善包扎固定鞘管及留置导管;留置导管需贴导管标识并注明外置长度。留置溶栓导管护理,保持导管通畅,防止扭曲折叠;严格无菌操作;定期推注肝素水,防止导管内血栓形成。

(9)妥善固定留置溶栓导管。递送 3M 敷贴覆盖穿刺点,固定留置导管,递送纱布,妥善包扎。护送患者安返病房。

九、术后护理

(一)常规护理

(1)密切观察穿刺部位有无局部渗血或皮下血肿形成。

(2)密切观察穿刺侧肢体足背动脉搏动情况、皮肤颜色、温度及毛细血管充盈时间,询问有无疼痛及感觉障碍。

(3)心理护理:患者由于术后常常在右颈部留置导管及导管鞘,使患者产生不适感,护理人员应给患者解释留置导管的作用及注意事项,关心体贴患者,使患者情绪稳定,配合治疗和护理。

(4)出血:出血为下肢静脉血栓介入治疗过程中的并非常见的并发症,但是一旦发生内脏出血,特别是颅内出血可以导致患者的死亡,应给予高度重视。一旦发生穿刺部位、皮肤黏膜、牙龈、消化道、中枢神经系统等出血,应立即停止使用抗凝和溶栓药物。

(5)生命体征的观察:加强生命体征的监护,术后遵医嘱测血压、脉搏、呼吸直至平稳,同时观察有无对比剂反应及肺栓塞的发生。如果有异常现象,应协助医师及时处理。

(6)溶栓导管的护理:妥善固定,防止脱出、受压、扭曲和折曲、阻塞。溶栓导管引出部皮肤每天用0.5%聚维酮碘消毒,并根据情况更换敷料,防止局部感染和菌血症的发生。按医嘱执行导管内用药,导管部分和完全脱出后根据情况无菌操作下缓慢送入或者去导管室处理。在治疗过程中要保持导管的妥善固定,必要时行超声或造影调整导管位置,以提高血栓内药物浓度,发挥理想疗效。

(7)足背静脉溶栓的方法和护理:当采取足背留置针静脉推注尿激酶时,可根据栓塞部位扎止血带,最常用的是在大腿、膝关节上、距小腿关节(踝关节)上方各扎止血带一根,目的是阻断表浅静脉,让药物通过深静脉注入,以达到更好的溶栓效果,推注完毕后从肢体远端每间隔 5 分钟依次去除止血带。注意扎止血带应松紧适宜,并按时松解。

(8)抗凝的护理:根据医嘱常规给予肝素或低分子肝素 5000 U 皮下注射,注射完毕应延长按压时间,并更换注射部位,观察出凝血时间及有无牙龈和皮肤黏膜等出血现象。

(9)预防感染:术后遵医嘱应用抗生素治疗,保持穿刺点的清洁,密切观察体温的变化,预防感染的发生。

(10)卧床的护理:由于保留导管溶栓的患者需要卧床休息,对于年龄较大和肥胖的患者,应定时给予翻身和背部按摩以防压疮的发生。

(二)并发症的观察与护理

1.肺栓塞

下肢静脉血栓形成最大的危害在于能引起严重的致命性肺栓塞,是栓子脱落堵塞肺动脉所致。主要表现为呼吸困难、胸痛、咯血、咳嗽等症状。一旦出现肺动脉栓塞的症状和体征,应紧急给予肺动脉溶栓治疗。为预防肺栓塞的发生,可使用下腔静脉滤器,并且在溶栓过程中动作要轻柔,防止栓子脱落。未放置滤器的患者,术后应让其严格卧床;备好抢救药品及器材;严密观察病情变化,必要时监测心电图与血气分析。

2.局部出血

发生在腘静脉或股静脉穿刺点处,以后者多见,主要与肢体活动、使用抗凝及溶栓药物有关。应压迫止血并及时更换辅料。

3.感染

穿刺点局部感染常见于留置溶栓导管的患者。应观察穿刺点有无红肿及脓性分泌物,定时测量体温,定期换药。留置导管期间,使用抗生素,可有效地防治感染。

4.脑出血

下肢深静脉血栓形成(LEDVT)的治疗通常是溶栓和抗凝同时进行,特别是年龄较大,病程较长,尿激酶及肝素用量较大的患者,容易发生出血。在用药过程中,护理人员应严密观察有无颅内出血倾向,定时检查凝血功能。重视患者主诉,如出现头痛、恶心、呕吐等症状时,应警惕颅内出血的发生并即刻给予头颅 CT 检查。

5.滤器并发症

下腔静脉滤器置入术后可能发生滤器移位、血栓闭塞或穿孔。护理人员应了解滤器的种类和型号,以便于对可能发生的并发症进行判断。滤器移位多移向近心端,一般无临床症状,如果滤器移位至右心房、右心室、肺动脉可引起心律失常和心脏压塞。若出现血压下降、心率增快、面色苍白及末梢循环障碍等休克表现及有腹痛、背痛等,立即通知医师进行抢救。术后 1、6、12 个月分别摄卧位腹部 X 线平片,观察滤器的形态、位置。

6.下腔静脉阻塞

常发生在大量血栓脱落陷入滤器时,若血栓脱落至下腔静脉滤器内而阻断下腔静脉血液时,患者则出现由一侧下肢肿胀发展为双侧下肢肿胀。

十、健康教育

(1)对既往有周围血管疾病史的高危患者,应采取积极的预防措施,避免血栓形成。①指导患者避免久站、坐时双膝交叉过久,休息时抬高患肢。②术后、产后患者早期下床活动,经常按摩下肢,以促进血液循环,防止发生下肢深静脉血栓。③告知患者腰带不要过紧、勿穿紧身衣服,以免影响血液循环。④指导患者进行适当的体育锻炼,增加血管壁的弹性,如散步、抬腿、打拳等活动。

(2)控制饮食,减少动物脂肪的摄入,饮食宜清淡易消化,戒烟、酒。

(3)要有自我保健意识,保持心情愉快。

(4)根据医嘱服用抗凝药,预防血栓再形成,告知患者用药的注意事项及与食物的相互影响,如菠菜、动物肝脏可降低药效,阿司匹林、二甲双胍合用增加抗凝作用等。服药期间如出现牙龈出血、小便颜色发红、女性患者月经过多等异常情况,应及时和医师联系,调整服药剂量。

(5)定期复查:术后前4周,每周复查凝血酶原时间1次。每月复查1次多普勒超声、腹部CT检查等,如出现下肢肿胀、皮肤颜色、温度有异常情况,应及时复诊。

(王 婧)

第八节 急性肠系膜上动脉栓塞的介入护理

一、疾病概述

急性肠系膜上动脉栓塞是指栓子进入肠系膜上动脉,发生急性动脉血管栓塞,使肠系膜上动脉血供突然减少或消失,导致肠管急性缺血坏死。此病起病急骤,病情凶险,预后差。多因肠管大面积坏死而引起败血症,中毒性休克,多器官功能衰竭而死亡。

二、临床表现

(一)症状
急性肠系膜上动脉栓塞典型的临床表现为起病急骤,持续性剧烈腹痛或慢性进行性加剧,多见于上腹部,亦可波及全腹,伴有呕吐、腹泻、腹胀、休克等。

(二)体征
早期腹部体征轻微,可出现 Bergan 三联征,即剧烈的上腹或脐周疼痛而无相应的腹部体征;心律不齐伴有心脏病或房颤;剧烈的胃肠道症状,晚期由于肠坏死和腹膜炎的发生,出现腹部压痛、反跳痛、肌紧张等腹膜刺激征,可有血性呕吐物或血便,腹腔穿刺可抽出血性液体。

(三)并发症
并发症可出现肠缺血性坏死、血栓再次形成及肠瘘等。

三、诊断要点

(1)有与本病有关的诱因,如房颤、动脉硬化、心脏瓣膜病、血液高凝状态等。

(2)病情进行性加重,腹部穿刺抽出血性液体。

(3)腹部压痛、反跳痛症状明显,伴有腹肌紧张,腹膜炎严重患者呈板状腹。症状与体征不相符,解痉及强效止痛药物效果不佳。

(4)DSA 是肠系膜血管是否有栓塞或者狭窄诊断的金标准。

(5)CTA 可以判断肠系膜上动脉是否有栓塞或者狭窄。

四、治疗要点

(一)内科治疗
扩张肠系膜血管及解除肠管痉挛,肝素全身抗凝、祛聚保守治疗。同时去除诱发疾病,如心律失常、防止其他栓子脱落等。

(二)外科治疗
确诊后,除了年老体弱合并严重的心、脑、肺血管疾病及重要脏器功能障碍不能耐受手术,同时未发现肠坏死迹象者,均应立即行手术治疗,未能确诊但出现腹膜炎、腹腔抽出血性液体也是手术的指征。手术的方式主要有以下 3 种:肠系膜上动脉取栓术、肠系膜上动脉血管旁路术、肠切除吻合。

(三)介入治疗

目前主要的介入治疗方法有 3 种:局部导管溶栓术、球囊血管成形术和支架植入术。

1.介入治疗的适应证

(1)肠系膜上动脉主干阻塞、无明确肠管坏死证据、血管造影可见肠系膜上动脉开口者,可考虑首先采用介入技术开通血管,如果治疗成功(完全或大部分清除栓塞)、临床症状缓解,可继续保留导管溶栓、严密观察,不必急于手术。如果经介入治疗后症状无缓解,即使开通了肠系膜上动脉,亦应考虑手术治疗。

(2)存在外科治疗的高风险因素(如心脏病、慢性阻塞性肺气肿、动脉夹层等)、确诊时无肠坏死证据,可以选择介入治疗。

(3)外科治疗后再发血栓、无再次手术机会者,有进一步治疗价值者。

2.介入治疗的禁忌证

(1)就诊时已有肠坏死的临床表现。

(2)存在不利的血管解剖因素,如严重动脉迂曲、合并腹主动脉瘤－肠系膜动脉瘤,预期操作难度大、风险高、技术成功率低。

(3)存在严重的肾功能不全,不是绝对禁忌证,但介入治疗后预后较差。

五、专科护理评估

(一)腹部体征评估

评估患者有无腹痛,及腹痛的部位、性质、时间及疼痛程度,有无腹膜炎表现。

(二)胃肠道评估

观察患者有无恶心、呕吐、黑便等情况,呕吐早期主要为肠痉挛所致,为胃内容物;若呕吐物为咖啡渣样,则提示进展至肠管坏死渗出。血便多为柏油色或暗红色,若持续出现则为肠管坏死开始的表现。

六、术前护理

(一)心理护理

由于起病急,伴有剧烈腹痛,病情复杂凶险,病死率高,且需急诊手术,患者及家属担心手术后的效果、并发症等,会产生焦虑、恐惧心理。

(二)病情观察

急性肠系膜上动脉栓塞具有发病急,病情进展迅速,症状体征不典型,误诊率、病死率高等特点。因此,早期诊断非常重要。护士应密切观察病情变化,详细询问病史,注意临床表现,观察患者腹部体征、腹痛特点。该病所致的腹痛程度剧烈,进展快。早期呈局限性、间隙性,而腹肌紧张、反跳痛不如细菌或化学性腹膜炎严重,阳性体征不明显。也有的患者随着肠管坏死反而感觉腹痛绞痛减轻或消失。因此,腹部体征与疼痛的剧烈程度不成比例,是本病早期表现的特点。晚期可出现持续性腹痛,肠鸣音减弱,可能出现大面积肠坏死,应立即通知医师,必要时转入外科行开腹探查。

(三)术前准备

1.健康教育和心理护理

向患者及家属简要介绍介入手术的目的、方式,根据患者和家属的文化程度及需求,可采用口头讲解、书面材料、幻灯、视频、微信公众号等方式。了解患者是否对手术有思想顾虑,协同主管医师共同针对性地予以帮助和解释。鼓励患者树立信心积极配合治疗。

2.评估过敏史

评估患者有无碘剂用药史和过敏史,若有应及时报告医师。

3.饮食要求

局麻患者术前不需禁食,一般嘱患者进食清淡、易消化的饮食即可。需全麻者术前禁食 8～12 小时,禁饮 4～6 小时,如术晨有降压药物口服,仍需按常规服用,降糖药物根据术晨血糖情况遵医嘱服用或停服。

4.生活护理

术前一日训练患者卧床排尿、排便,以便提高其术后卧床的适应性。术前晚沐浴或擦浴,保证充足睡眠。

5.检查皮肤和动脉搏动

检查拟手术入路区域皮肤有无瘢痕、感染等,术前一般不需常规备皮,若穿刺点毛发较多,在手术当天使用电动剃毛刀或脱毛膏备皮,避免使用剃须刀,防止剃须刀损伤皮肤而增加感染机会。触摸标记双侧足背动脉及上肢桡动脉搏动最明显处,以便术后对比。有异常情况及时报告主管医师。

6.入室前准备

嘱患者术日晨取下活动义齿、眼镜、发卡、手表、首饰等交由家属妥善保管,更换干净手术服,入介入手术室前排空膀胱。

7.核对交接

核对患者手腕带、病历、术中用药、影像学(CT、MRI 等)资料等,一并送入介入手术室,与手术室护士交接。

(四)术前检查

1.实验室检查

检查项目详见表 9-1

表 9-1　急性肠系膜上动脉介入术前的特殊化验

检查项目	目的及意义	结果判断
D-二聚体	评价血栓或栓塞的重要指标,反映纤维蛋白溶解功能。	正常值<200 μg/L,升高表明体内存在着频繁的纤维蛋白降解过程,即存在血栓。
肠型脂肪酸结合蛋白	当肠道缺血时释放入血,理论上是目前诊断肠缺血的最佳指标。	正常值<10 ng/L,过高说明有肠管坏死。
L-乳酸、D-乳酸、谷胱甘肽巯基转移酶	评价有无缺血-再灌注损伤的指标。	升高可提示肠道存在缺血-再灌注损伤。

2.影像学检查

(1)超声:超声检查为诊断肠系膜血管病的一种经济、简单、无创的检查方法,可以显示受累动脉的血栓或血流缺损,腹腔内游离液体、肠壁增厚同时,如发现腹腔内游离液体,可以在超声引导下行腹腔穿刺术。

(2)CT:螺旋CT是诊断急性肠系膜缺血的快捷、正确的影像学检查方法之一,其增强扫描动脉期图像可直接显示肠系膜动脉内充盈缺损,此外,还包括肠腔扩张积液、肠壁增厚、腹水等间接征象。

(3)DSA:动脉造影仍是诊断缺血性肠病的金标准,可以提供病变部位、程度及侧支循环状况,并可进行治疗。但其存在可能假阳性、造影剂的肾脏毒性。因此要严格掌握时机,指征须个体化,适于只有不明原因腹痛,而无腹膜炎体征患者。

七、术后护理

(一)体位与活动

留置溶栓导管者,给予平卧位,床头抬起应低于30°,穿刺侧下肢制动,另一侧肢体的弯曲活动。

(二)营养支持

由于疾病原因,患者术前相当一段时间不能正常进食,而且个体差异也很大,需要护士因人而异进行饮食指导。术前腹痛与进食无关的患者,术后即可进软食。一般术后12~24小时禁食水或进流质饮食,2~4天进半流质饮食,且少量多餐,进食量逐渐增加,术后2周开始进软食。腹泻者给予完全肠道外营养,待腹泻减轻后,逐渐过渡至软食。

(三)抗凝治疗的护理

患者术后合理应用抗凝溶栓药物至关重要,能有效降低术后复发率和病死率。患者常规应用低分子肝素钙注射液0.4 mL腹壁皮下注射,每天两次。同时注意有无出血倾向,如溶栓导管敷料处有无渗血,一般术后3~4天易发生,有无皮肤黏膜、牙龈等出血,有无血尿、黑便、脑出血等,加强凝血功能的监测。

(四)腹部体征观察

术后患者如出现腹痛,原因可能有肠管痉挛,肠坏死。因此,应观察疼痛的部位、性质及持续时间,有无恶心、呕吐等伴随症状。观察大便的次数、量、颜色及性状。观察肠鸣音的次数。如腹痛由阵发性转为持续性,剧烈难忍,血便伴肠鸣音减弱或消失,出现急腹症症状,可考虑肠坏死可能。排除肠坏死,待腹痛性质确定后,可根据疼痛规范化治疗方法酌情给予镇痛药,使患者处于无痛状态。

(五)胃肠减压的护理

留置胃肠减压的患者,应保持胃肠减压管通畅,妥善固定在相应位置,观察胃液的量、性质、颜色,注意有无应激性溃疡的发生。护士应告知患者带管的注意事项,嘱其勿牵拉,防止脱落,更换引流袋时严格无菌操,作预防逆行感染。

(六)感染的护理

患者因肠管广泛缺血、坏死、导管损伤等使机体抵抗力降低,因此预防感染极为重要。遵医嘱给予足量、有效的抗生素;密切观察体温变化,出现高热及时给予降温处理,一般低于38.5 ℃可不予处理,38.5~39 ℃可给予物理降温,如温水擦浴等。高于39 ℃可酌情给予药物降温。

(七)防止电解质和酸碱失衡

患者由于肠管缺血、感染、呕吐、小肠功能紊乱等因素,常易引起电解质紊乱和酸碱失衡,尤其是血清钾离子更不稳定。应积极给予补液,并严格遵守定量、定时、定性原则。准确记录出入水量。低钾患者应保证尿量达 40 mL/h 后开始补钾。提醒医师不定期进行电解质、二氧化碳结合力、尿素氮等检查。

八、出院指导

(1)出院后应注意饮食,2 个月内鼓励患者少量多餐饮食,进食量逐渐增加,不宜过饱,以免增加肠道负担。低脂肪摄入,减少血栓再形成的机会。

(2)出院后仍需注意排便情况及腹部感觉。随着活动量逐渐增加,观察体重是否增加。

(3)支架植入的患者,口服华法林或利伐沙班每天 1 次,至少连用半年。口服华法林应定期监测凝血指标,使 INR(国际标准化比值)延长至 2.0～3.0。用药期间注意有无鼻出血、齿龈出血、血尿等情况发生。半年后改用阿司匹林 50～100 mg 口服,每天 1 次,终身服用,不用监测凝血指标。

(4)建议在出院后 3 个月、6 个月、12 个月来院复查肠系膜动脉血流情况。

(王　婧)

第九节　肾动脉狭窄的介入护理

一、疾病定义

肾动脉狭窄(RAS)是各种原因引起的单侧或双侧肾动脉主干或分支狭窄。其病因复杂,包括动脉粥样硬化、纤维肌性动脉壁发育异常及大动脉炎等。肾动脉硬化性狭窄是全身性疾病的一部分,主要侵犯肾动脉开口处,或由腹主动脉硬化延伸至肾动脉。

二、临床表现

肾动脉狭窄多见于中老年人。

(1)高血压多数患者平时无症状,往往在体检时发现高血压。少数患者可有头晕、头痛等主诉。一般来说,肾动脉狭窄性高血压有特殊的临床特点,包括以下两个方面:①血压持续增高,尤以舒张压增高明显,一般降压药物难以控制,常伴有心血管病变及头晕、胸闷、心悸、恶心呕吐及视力减退等。②常伴有腰痛,部分患者出现血尿及蛋白尿。

(2)体征部分患者中腹部可闻及血管杂音。

(3)急性肾衰竭表现为血清肌酐进行性升高,特别是在应用血管紧张素转换酶抑制剂和利尿剂后。

(4)慢性肾衰竭随疾病进展逐渐出现蛋白尿、尿量减少、电解质异常和氮质血症等慢性肾衰竭表现。

(5)粥样硬化性心脏病和高血压性心脏病、左心室肥厚。

(6)可伴有严重的视网膜病变及反复发作性肺水肿。

与非肾动脉狭窄患者比较,在冠心病、高血压、高脂血症、肾功能不全、低钾血症、双肾不等大和血管杂音等方面差异有统计学意义（$P<0.05$）。肾动脉狭窄患者更易并发冠心病和脑卒中。

三、诊断要点

（1）符合肾动脉狭窄的症状和体征。

（2）卡托普利-肾素激发试验和卡托普利-放射性核素检查：敏感性和特异性均达到 90％以上。

（3）影像检查：肾动脉彩色多普勒超声、计算机断层扫描（CT）、磁共振成像（MRI）、血管造影（CTA）、数字减影血管造影（DSA）等检查。多普勒超声检查诊断肾动脉狭窄的阳性与阴性预测值均在 90％以上，磁共振成像（MRI）诊断的特异性可达 92％～97％，CT 扫描敏感性和特异性分别达 98％和 94％。肾动脉造影对肾动脉狭窄诊断最有价值，是诊断肾血管疾病的"金指标"，可反映肾动脉狭窄的部位、范围、程度、病变性质、远端分支及侧支循环情况

四、治疗要点

（一）内科治疗

肾动脉狭窄的内科治疗包括对原发病的治疗和肾动脉狭窄导致的高血压的治疗等方面，如降脂、降压、保护肾功能等。常用的药物包括他汀类、贝特类和烟酸类降脂药物及血管紧张素转换酶抑制剂、血管紧张素受体拮抗剂、钙通道阻滞剂等降压药物。

（二）外科治疗

对于狭窄段较长，狭窄程度严重以及狭窄部位靠近肾动脉根部者可采用外科手段治疗，如腹主动脉-肾动脉旁路术、脾动脉-肾动脉旁路术等血管旁路术或自体大隐静脉原位肾动脉重建术等。

（三）介入治疗

近年来对肾动脉狭窄多采用微创介入治疗手段，包括经皮腔内肾血管成形术（PTRA）及经皮腔内肾动脉支架植入术（PTRAS）。

介入治疗适应证包括动脉粥样硬化性肾动脉狭窄、肌纤维发育不良导致的肾动脉狭窄、大动脉炎性肾动脉狭窄非动脉炎活动期以及放疗、肾移植、肾脏血管手术等引起的肾动脉狭窄等。

介入治疗禁忌证包括严重肾动脉狭窄或闭塞，导管、导丝不能通过、主动脉斑块引起的肾动脉开口处狭窄、凝血功能异常、肾动脉段以下的分支狭窄、狭窄段过长、病变广泛、大动脉炎活动期或病变部位有钙化等情况。

五、专科护理评估

（1）生命体征尤其是血压，如有异常或双上肢、上下肢血压差异超过正常范围及时报告医师，指导进一步检查治疗。

（2）症状体征观察了解患者是否有头痛、头晕及其他不适，如恶心、呕吐、视物模糊、心悸等症状。听诊腹部是否有血管杂音。

（3）用药评估使用降压药物、抗血小板聚集药物、抗凝药物等期间应密切关注血压变化和凝血功能，观察有无出血倾向，如有无牙龈出血、血尿、便血及皮肤出血点，有无神志改变及生命体征的变化等。

（4）对比剂肾病的危险性评估确定对比剂肾病的危险分级和干预措施。评估患者肾功能的

情况,密切观察患者的血尿素、肌酐值。了解既往史如有无慢性肾脏疾病史等,有无食物药物过敏史,了解日常生活习惯如饮食运动情况。了解有无对比剂使用和对比剂过敏史。根据评估情况进行健康指导和对比剂肾病的危险性评估,指导术前水化治疗。评估患者是否存在受伤的危险,预防跌倒、坠床等。

(5)和管床医师共同确定患者高血压分期分级。

(6)监测腹部体征变化和高血压危象。

(7)检查股动脉和足背动脉搏动,了解有无搏动减弱或消失。

六、术前护理

(一)一般护理

(1)根据评估情况进行饮食、运动指导和日常生活习惯、疾病管理指导。低盐、低脂饮食为宜,鼓励患者多吃富含水溶性维生素和膳食纤维的食物如新鲜蔬菜、水果、粗粮等,鼓励患者多饮水,忌食辛辣、刺激及胆固醇高的食物,禁止吸烟。保持大便通畅,避免用力大便,防止血压进一步升高。

(2)注意休息。转头、变换体位等动作宜缓慢,预防脑供血不足、直立性低血压,严格防范跌倒、坠床等。有高血压危象患者严格卧床休息。

(3)保持情绪平稳。了解患者疾病知识掌握情况和对疾病的心理反应,予以针对性心理疏导,帮助患者建立积极乐观的治疗心态,保持积极稳定的情绪,减轻负性情绪。避免环境中的不良刺激,避免情绪过度激动。

(4)创造安静、整洁、舒适的休息和睡眠环境,保证充足的睡眠。

(二)术前检查护理

遵医嘱完善实验室检查、心电图、胸片及各项专科检查(表9-2),并告知患者及家属各项检查化验的意义和注意事项,指导患者配合检查。老年患者遵医嘱进行心、肺功能检查。

表 9-2   肾动脉狭窄常用临床检查

检查项目	目的	意义
肾动脉彩色多普勒	明确病变动脉部位、狭窄程度、斑块钙化情况	明确病变部位、程度等
卡托普利-放射性核素检查和卡托普利-肾素激发试验	提供肾脏结构形态信息,反映肾脏灌注情况	无创性筛选肾血管性高血压,提高肾动脉狭窄的检出率
CT、MRI	显示动脉硬化的斑块,动脉管壁与周围组织的关系	明确诊断,确定治疗方法
肾动脉造影	反映肾动脉狭窄的部位、范围、程度、病变性质、远端分支情况	诊断肾血管疾病的"金指标"

(三)术前准备

(1)完善各项常规检查,包括凝血功能检查和肾功能检查等,排除手术禁忌证。

(2)术日清晨遵医嘱口服负荷量双联抗血小板药物,如氯吡格雷、阿司匹林等。术前一周内已常规剂量使用上述两类药物者不必给予负荷量。

(3)遵医嘱术前使用镇静、镇痛药物。

(4)糖尿病患者,使空腹血糖稳定在 8.0 mmol/L 以下,餐后 2 小时血糖控制在 10.0 mmol/L 以下。高血压患者,控制血压在 18.7/12.0 kPa(140/90 mmHg)以下。

七、术后护理

(一)严密监测生命体征

遵医嘱监测心电、血压、血氧饱和度等至正常范围。肾动脉球囊扩张和/或支架植入术后,狭窄的动脉得以扩张,动脉血运重建,血压会明显改变,因此,术后低血压是常见而危险的并发症。严密监测血压变化是术后护理的重点。术后每 30 分钟测血压,一般 2 小时后根据病情改为每小时测量,12 小时后改为每 2 小时测量。注意患者血压降低后有无头昏、恶心等症状,嘱有上述症状的患者卧床休息,勿剧烈活动。

(二)并发症的观察和处理

(1)急性低血压是术后常见而极危险的并发症,常由血容量不足导致。如血压下降至正常值以下,或高血压患者血压下降速度过快,要加快补液速度或遵医嘱应用升压药。

(2)肾动脉夹层肾动脉内膜损伤可导致肾动脉夹层形成。术后要密切观察肾功能和尿量,严格控制血压,同时观察患者有无血压骤降,腰背部疼痛等现象,预防夹层破裂。

(3)其他并发症如肾动脉穿孔或破裂、肾动脉分支末端穿破、肾包膜下出血、肾衰竭、异位栓塞、肾动脉闭塞、夹层或肾动脉瘤、肾动脉主干破裂、肾动脉分支破裂、肾包膜下出血、再狭窄、肾动脉血栓形成等,发生率较低,但一旦发生,后果均较严重,须认真观察患者生命体征和局部表现,观察尿的情况,重视患者主诉,发现异常及时处理。

八、出院指导

(一)一般指导

(1)嘱患者保持良好的、愉悦的情绪,避免精神刺激和过度紧张。工作生活规律,适度有氧运动。

(2)进食富含膳食纤维、水溶性维生素、低脂肪、低胆固醇、低盐饮食。根据肾功能状况调整蛋白质和磷的摄入。

(3)告知患者戒烟、戒酒,饮食要清淡,注意劳逸结合,预防感染。

(4)指导患者及家属学会测量血压并记录。

(二)用药指导

告知患者肾动脉支架植入术后有肾动脉再狭窄或闭塞的可能,应口服氯吡格雷 75 mg/d,至少 3 个月,阿司匹林 100 mg/d,至少 3～6 个月。遵医嘱进行严格、长期的抗凝治疗,密切观察有无自发性出血情况如皮下出血点、瘀斑、牙龈出血等。定期检测出凝血时间和血清肌酐变化。

(三)复诊要求

出院 1～2 个月门诊复查。期间出现血压过高或过低、牙龈出血、皮下出血、血尿、腰痛等不适时及时就诊。

（王 婧）

第十节　腹主动脉瘤的介入护理

一、腹主动脉瘤的介入治疗

(一)概述

主动脉瘤不是肿瘤,而是由于各种原因造成的主动脉局部或多处向外扩张或膨出,呈"瘤样"形状改变,称之为动脉瘤。动脉管径的扩张或膨出大于正常动脉管径的50％以上为动脉瘤。如果精确定义腹主动脉瘤(AAA),需要计算同一个人正常腹主动脉和扩张动脉的比例,还需要根据年龄、性别、种族和体表面积等影响因素进行校正。通常情况下,腹主动脉直径＞3 cm 可以诊断 AAA。AAA 的患病率占主动脉瘤的 63％～79％,

主动脉瘤主要发生于＞60 岁的老年人,男女之比为 10∶3。常伴有高血压和心脏疾病,但年轻人也偶尔可见。男性多于女性。根据病理解剖可分为两类。

1.真性主动脉瘤

真性主动脉瘤指主动脉壁和瘤壁全层均有病变性扩大或突出而形成的主动瘤。

2.假性动脉瘤

假性动脉瘤指动脉管壁被撕裂或穿破,血液自此破口流出而被主动脉邻近的组织包裹而形成血肿,多由于创伤所致。AAA 一般位于肾动脉远端,延伸至腹主动脉分叉处,常波及髂动脉偶尔位于肾动脉以上部位,又称胸腹主动脉瘤,多侵犯肠系膜下动脉分支,在出现破裂和接近破裂前部分患者可没有症状。

(二)病因与发病机制

动脉瘤发生的生物学机制很复杂,遗传易感性、动脉粥样硬化及各种蛋白酶等都被证明与其发生直接相关。各种病因最终都表现为主动脉中层的退行性变,继而在血流压力下扩张形成动脉瘤。

1.遗传易感性

多项研究表明,动脉瘤的发生与遗传密切相关。国外随访发现,15％AAA 患者直系亲属中也发生各部位动脉瘤,而对照组里只有 2％(P＜0.001)。其他研究则表明,AAA 发生和多囊肾密切相关,而后者已被证实为常染色体显性遗传疾病。

2.动脉硬化因素

AAA 和周围动脉硬化闭塞性疾病虽然表现形式不同,一种为血管扩张,另一种为血管狭窄闭塞,但两者常常是伴发的,而且拥有共同的高危因素,如吸烟高血压、高脂血症、糖尿病和心脑血管疾病。这都有力证明了动脉粥样硬化与动脉瘤的发生密不可分。

3.各种蛋白酶的作用

动脉瘤的一个显著组织学表现为中层弹力膜的退行性变,组织中胶原蛋白和弹性蛋白被相应的蛋白酶破坏;局部金属蛋白酶(MMP)增高,促使平滑肌细胞易位,导致血管中层结构破坏;局部巨噬细胞和细胞因子浓度升高,提示存在炎性反应。都可能导致动脉瘤壁破坏与扩张和动脉瘤形成。

4.先天性动脉瘤

一些先天性疾病常伴发主动脉中层囊性变,从而导致先天性动脉瘤形成。其中最多见的是马方综合征。这是一种常染色体显性遗传疾病,临床表现为骨骼畸形、韧带松弛、晶状体脱垂、主动脉扩张及心脏瓣膜功能不全等。

5.炎性 AAA

炎性 AAA 是一种特殊类型动脉瘤,外观上动脉瘤壁特别厚,呈发亮的白色,质硬,极易与腹腔内脏器(如输尿管、十二指肠)纤维化粘连。流行病学研究表明,炎性 AAA 发病率占全部 AAA 的 5% 左右。在危险因素、治疗方案选择和预后等诸方面,炎性 AAA 和普通 AAA 均无明显差异。

6.感染性 AAA

感染性 AAA 是一种很少见的疾病。近年来,随着抗生素的不断发展,其发生率更是不断降低。主动脉壁原发感染导致的动脉瘤很罕见,大部分感染性 AAA 是由继发感染引起。葡萄球菌和沙门菌是最常见的感染性 AAA 致病菌,而结核杆菌和梅毒也可以导致主动脉瘤发生。

(三)临床表现

1.疼痛

疼痛是腹主动脉瘤较为常见的临床症状,约有 1/3 的患者表现出疼痛。其部位多位于腹部脐周,两肋部或腰部,疼痛的性质可为钝痛、胀痛、刺痛或刀割样疼痛。一般认为疼痛是瘤壁的张力增加,引起动脉外膜和后腹膜的牵引,压迫邻近的躯体神经所致。巨大的腹主动脉瘤当瘤体侵蚀脊柱,亦可引起神经根性疼痛。值得注意的是,突然的剧烈腹痛往往是腹主动脉瘤破裂或急性扩张的特征性表现。正因疼痛的表现如此重要,故把腹主动脉瘤突然出现腹痛则视为最危险的信号。

2.压迫症状

随着腹主动脉瘤瘤体不断扩大,可以压迫邻近的器官而引起相应的症状,临床上比较多见。

3.栓塞症状

腹主动脉瘤的血栓,一旦发生脱落便成为栓子,栓塞其血供的脏器或肢体而引起与之相应的急性缺血性症状。如栓塞部位为肠系膜血管,表现为肠缺血,严重者可引起肠坏死。患者出现剧烈的腹痛和血便,继而表现为低血压和休克,以及全腹腹膜刺激症状。栓塞至肾动脉,则可引起肾相应部位的梗死,患者表现为剧烈的腰痛和血尿。栓塞至下肢主要动脉时,则出现相应肢体的疼痛,脉搏减弱以至消失,肢体颜色苍白以及感觉异常等。

4.腹部搏动性包块

这是腹主动脉瘤最常见最重要的体征。多数患者自觉心窝部或脐周围有搏动感,约有 1/6 的患者自述心脏下坠腹腔,这种搏动感以仰卧位和夜间尤为突出。肿块见图 9-1。多位于左侧腹部,具有持续性和向着多方向的搏动和膨胀感。肿块上界与肋弓之间能容纳二横指者常提示病变在肾动脉以下。如无间隙,则提示动脉瘤多位于肾动脉以上。同时腹部触诊也是诊断腹主动脉瘤最简单而有效的方法,其准确率在 30%～90%。肿块表面可听到收缩期杂音和/或扪及震颤。部分肥胖、腹水以及查体不合作的患者,可导致腹主动脉瘤触诊的失败。

5.破裂症状

腹主动脉瘤破裂是一种极其危险的外科急症。病死率高达 50%～80%。动脉瘤的直径是决定破裂的最重要因素。根据腹主动脉瘤的破裂率与瘤体直径的曲线关系,把直径＞6 cm 称之为危险性动脉瘤。

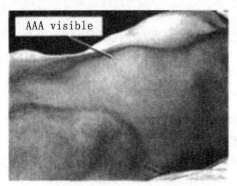

图 9-1 AAA 的腹部包块

(四)影像学检查

(1)腹部 X 线片:若有典型的卵壳形钙化阴影,诊断多可确立,但至少有 25% 的患者无此征象。

(2)二维超声检查:对腹主动脉瘤的诊断很有价值,操作简便,探查动脉瘤的准确性高,可清晰地显示其外形及附壁血栓等,为目前优选的诊断方法。

(3)腹主动脉造影:准确性不高,因动脉瘤的宽度可为透光性附壁血栓所掩盖。但造影结果常可提供有价值的资料,故仍为术前必须进行的检查。

(4)DSA:其结果类似腹主动脉造影,而无须动脉内注射对比剂诊断经验正在积累中。

(5)CT:与二维声波检查相比,CT 可以更清晰地显示腹主动脉瘤及其与周围组织结构,如肾动脉、腹膜后及脊柱的关系,以及腹膜后血肿等。但费用较高,操作时间较长。见图 9-2。

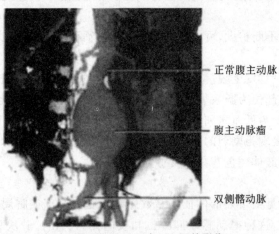

—— 正常腹主动脉

—— 腹主动脉瘤

—— 双侧髂动脉

图 9-2 AAA 在 CT 下的影像

(6)MRI:MRI 诊断价值与超声波及 CT 相仿,缺点是费用昂贵,操作费时,但新一代产品成像时间将大为缩短。

(五)AAA 腔内隔绝术介入治疗的适应证及禁忌证

1.适应证

(1)传统腹主动脉瘤切除术。

(2)无对比剂变态反应。

(3)肌苷水平<2.5 mg/dL。

2.禁忌证

(1)近端腹动脉瘤瘤颈长度＜1.5 cm 和/或直径＞2.8 cm。

(2)髂总动脉直径＞11.5 mm。

(3)髂外动脉直径＜6 mm。

(4)近端瘤颈角度＞60°。

(5)髂动脉多处硬化或弯曲度＞90°,尤其伴有广泛钙化。

(6)肠系膜下动脉是结肠的主要血供来源。

(六)术前准备

1.物品准备

准备各种介入器材。

2.药品准备

利多卡因、对比剂、肝素、鱼精蛋白、地塞米松、硝酸甘油、地西泮(安定)、0.9％氯化钠注射液和急救药品等。

3.完善检查

内支架置入前一定要行 CTA、CT 三维重建及 MRA 检查,以准确测量瘤体大小及近端颈部长短,对瘤体长度的估计宁长勿短。

(七)操作技术

(1)患者仰卧位,其背后沿胸腹主动脉纵轴体表投影放置不透 X 线的尺子。皮肤消毒,铺无菌单。

(2)局麻或全麻下,选择髂总动脉扭曲不严重的一侧行腹股沟纵切口,暴露股动脉。

(3)直视下直接穿刺股动脉并送入软头导丝,其前端至胸主动脉远端。

(4)沿导丝送入猪尾导管,其前端至腹腔动脉干水平,行胸腹主动脉造影。确定腹主动脉瘤的口径和病变长度,明确肠系膜下动脉及腰动脉的血供情况。

(5)全身肝素化。

(6)沿导管送入超硬导丝,撤出导管。

(7)自穿刺部位切开股动脉。

(8)置入内支架。①置入直筒型内支架(适用于仅限于腹主动脉病变者):沿导丝送入内支架放送系统,其前端达肾动脉开口以下位置,固定推送杆,回撤外鞘管,释放内支架;充盈推送杆远端的球囊,逐段扩张内支架,使之充分膨胀后撤出内支架放送系统后,缝合股动脉、皮下组织及皮肤。②置入带肢体型内支架(适宜于病变累及髂动脉者):支架置入方法及路径同上述方法,肢体支架需经另一侧股动脉穿刺送入,其前端与主支架重叠衔接。

(9)再次主动脉造影,观察内支架的位置及膨胀情况。

(10)撤出造影导管、鞘管。

(11)压迫穿刺部位,止血后加压包扎。

(12)术后常规应用抗凝药物。

(八)并发症与防治

1.微小栓塞

与操作有关的并发症主要是广泛微小栓塞,如下肢、内脏动脉栓塞等。常见于大而扭曲的腹主动脉瘤,并可致弥散性血管内凝血(DIC)。多为导丝在通过瘤体时引起瘤内血栓脱落所致,操作越多,血栓脱落的危险性就越大。

2.预防措施

(1)对大动脉瘤患者使用软头导丝。

(2)准确估计瘤体长度,以减少不必要的操作。

二、腹主动脉瘤的介入护理

(一)护理评估

1.术前评估

(1)健康史:通过详细询问病史,初步判断发病原因。了解患者的发病情况及以往的诊治过程。有无高血压、动脉粥样硬化、心脏病、创伤等病史。有无颅脑外伤史,有无其他伴随疾病。对于先天畸形患者,了解其母在妊娠期间有无异常感染、放射线辐射及分娩过程中有无难产等。

(2)身体状况:了解疾病特征、类型、重要脏器功能等。评估患者的生命体征、意识状态、瞳孔、肌力及肌张力、深浅反射、感觉功能、心脏功能、疼痛程度、自理能力等。评估各项检查结果,估计可能采取的介入治疗术方式及患者对介入治疗术的耐受力,以便在介入术前后提供针对性护理。

(3)心理和社会支持状况:评估患者及家属的心理状况,患者及家属对疾病及其介入治疗术方式、目的和结果有无充分了解,其认知程度如何,对介入术的心理反应或对急诊手术有无思想准备,有何要求和顾虑。患者对接受介入治疗术、介入术可能导致的并发症、生理功能改变及预后的恐惧、焦虑程度和心理承受能力。

2.术后评估

(1)了解介入治疗术方式、麻醉方式、穿刺入路及术中各系统的功能状况。

(2)术后病情观察。

全麻患者是否清醒,清醒后躁动的原因,对疼痛的忍受程度。

心、脑、呼吸功能的监测:意识恢复情况,有无昏迷迹象;术后心功能状况及心电监护指标的变化;有无缺氧表现,呼吸状态,观察有无并发症的发生。

血液供应与微循环情况:皮肤色泽、温度、湿度,双侧足背动脉的搏动情况。

穿刺点或血管切开处:敷料是否渗血,包扎松紧是否适宜。

肾功能监测:观察尿量多少及颜色变化。

心理状况与认知程度:患者及家属能否适应监护室的环境,心理状态如何,对介入术治疗后健康教育内容和出院后康复知识的掌握程度。

(二)护理诊断

1.焦虑/恐惧/预感性悲哀

其与先天畸形、动脉瘤的诊断、担心手术效果有关。

2.疼痛

其与动脉内膜剥离有关。

3.身体移动障碍

其与医源性限制有关。

4.知识缺乏

缺乏与所患疾病相关的防治和康复知识。

5.潜在并发症

动脉瘤破裂出血、血栓形成/栓塞、感染、肾功能不全等。

(三)预期目标

(1)患者及家属心态平稳,恐惧或焦虑状况减轻,能够接受疾病的现实,主动参与治疗与护理。

(2)患者能平稳渡过疼痛期,对止痛措施表示满意。

(3)患者卧床时的各项生理需要得到满足。

(4)患者及家属能掌握健康教育内容,主动进行自我护理。

(5)患者无并发症发生,或并发症发生后能及时发现和处理。

(四)护理措施

1.术前护理

(1)心理护理:经皮穿刺血管内支架置入术同传统外科手术相比有其特殊的一面,从而使得患者的心理表现亦随之变化。主要表现在以下两方面。

特定知识缺乏:由于对腹主动脉瘤的病情不了解,从而表现出一种满不在乎的、过于乐观的情绪,如逛病区、和其他患者聊天、接受过多访视等,除能坚持戒烟及控制血压外,对别的护理要求表现不热情。对此,首先要肯定其乐观情绪,同时也相应地增加患者术前的自我保护意识,委婉向患者讲明:①"微创"是相对的,经皮穿刺血管内支架移植物置放术只是相对传统手术而言是微创,由于介入术采用全身麻醉,术中机体又要承受 X 线照射,因此术前注意休息、增加机体储备、增加机体抵抗力,对术后顺利恢复是非常重要的。②过多的运动及情绪激动是危险的,可引起腹内压增高,易诱发瘤体破裂。③应正视全身其他部位病变的处理。感冒引起的剧烈咳嗽、打喷嚏、便秘、前列腺增生导致的用力排便均可引起腹压增高,使瘤体破裂,因此需认真对待。

预感性悲哀:表现为情绪低落,对治疗信心不足,从而不太配合治疗。主要有以下原因:①过于担心腹主动脉瘤突然破裂致生命不保、置入支架后出现内瘘等并发症导致疗效不佳;②对腹主动脉瘤本身认识错误,认为腹主动脉瘤是"肿瘤",虽经劝说,但对治疗的后期效果心存疑虑;患者对相对较高的医疗费用带给家庭的负担产生内疚感,从而导致治疗态度犹豫不决。因此,首先应告知患者该治疗是一微创手术,风险低、预后良好,应以乐观的态度对待疾病。而平常只要注意休息,瘤体破裂出血的可能性是非常小的。其次,指导患者正确认识本病,腹主动脉瘤是胸腹主动脉某一段的局部扩张,是良性病变,并非恶性肿瘤。另外,让患者家属协同做患者的思想工作,帮助患者消除后顾之忧。

(2)术前指导,包括饮食指导、体位指导等。

饮食指导:给患者以高蛋白、高热量、高维生素、低脂、易消化饮食,术前 3 天给予软食,从而提高患者的手术耐受力,保持大便通畅及防治便秘。

体位指导:卧床休息,避免猛烈转身、腰腹过屈、碰撞、深蹲等不当的体位,避免剧烈咳嗽、打喷嚏等,以免引起腹内压增高,诱发瘤体破裂。

戒烟:因手术需在全麻下进行,为保证术中、术后肺功能恢复,入院后吸烟患者全部戒烟,术前三天雾化吸入,并指导患者呼吸训练。

(3)血压的监测:动脉瘤破裂大出血是死亡的主要原因,任何因素引起的动脉压升高,都是引起动脉瘤破裂的诱因。入院后除严密观察血压外,高血压患者应给予降压药物,根据血压给予硝普钠微量泵静脉注射 $0.5 \sim 5\ \mu g/(kg \cdot min)$,并观察药物疗效,使血压控制在[16.0～18.0/8.0～

10.7 kPa(120～135)/(60～80) mmHg]。应用硝普钠进行降压的同时,注意观察硝普钠的毒副作用。杜绝一切外在引起血压升高的因素。

(4)预防动脉瘤破裂:监测生命体征,尤其是血压、脉搏的监测。预防感冒,避免剧烈咳嗽、打喷嚏等;保证安全,避免体位不当、外伤等致瘤体破裂。动脉瘤濒于破裂时要绝对卧床休息,适当制动。监测破裂征兆,高度重视剧烈头痛、胸背部疼痛的主诉,若血压先升后降、脉搏增快,则提示破裂。应立即报告医师,迅速建立二路静脉通道(套管针),做好外科手术准备。

(5)检验标本和其他资料的采集:了解患者的全身情况,紧凑合理地安排好各项检查,做好各项检查的护送,保证患者安全。采集大、小便标本及血标本,除常规检查凝血功能、肝肾功能外,还应包括备血、血气分析,以防突然破裂患者的急用。血气分析一般要求避开股动脉和桡动脉,以保证术中该动脉插管的需要。

(6)术前准备:术前常规备皮、药物过敏试验、测体重(便于掌握术中应用抗凝药物剂量),按医嘱备齐术中用药;术前6小时禁食、禁水;高血压患者术晨遵医嘱服用一次降压药。根据病情需要留置导尿管。昏迷患者给予留置胃管。记录患者血压、肢体肌力及足背动脉搏动情况,以便术后观察对照。

2.术后护理

(1)生命体征的观察:向术者及麻醉医师询问患者术中情况,了解介入治疗方式,有计划针对性地实施护理。监测生命体征,尤其是血压、中心静脉压和心率的变化。动脉瘤患者术后大部分表现为高动力状态,心率快,血压高,术后继续应用微量泵静脉注射硝普钠,维持收缩压 12.0～14.7 kPa(90～110 mmHg)、平均动脉压 9.3～10.7 kPa(70～80 mmHg),并根据血压随时调整硝普钠浓度,待血压稳定后停止用药及检测。有效控制血压,有利于动脉夹层的稳定。

(2)体位护理与活动:术后回监护室,因腹主动脉内有血管支架,搬运患者时需轻抬轻放,麻醉清醒后给予床头抬高位,尤其是腹膜后径路手术的患者,可减轻腹部张力。穿刺侧肢体平伸制动 12 小时,做好肢体制动期间患者的护理。术后当天床上足背屈伸运动,若伤口无明显渗血,则鼓励患者早期下床活动,术后第 2～3 天在体力允许的情况下可下床在室内活动,这样既促进患者的肠蠕动,增加食欲,又增强其自信心,并促进体力恢复,但不可剧烈运动,应循序渐进。

(3)穿刺或切开肢体护理:切开穿刺处绷带加压包扎 24 小时或沙袋压迫 6 小时,观察切开穿刺部位有无渗血、出血,有无血肿形成。观察切开穿刺侧肢体远端血液循环情况,经常触摸穿刺肢体的足背动脉和皮肤温度,双足同时触摸,以便对照;观察皮肤颜色,检查肌力的变化;询问患者有无疼痛及感觉异常,如有异常应警惕动脉血栓形成或动脉栓塞发生,及时报告医师,分析原因进行处理。

(4)呼吸道护理:患者多为高龄,常伴心肺疾病,且是全麻术后,因此密切观察患者的心肺功能变化,监测血氧饱和度,随时听诊双肺呼吸音,给予吸氧、雾化吸入,协助患者翻身、叩背、咳痰,维持血氧饱和度在 98％以上,但应避免患者剧烈咳嗽;有躁动时给予镇静药物。

(5)抗凝治疗的护理:为了预防血栓及栓塞的形成,术中给予肝素化;另外置入体内的带膜支架材料也需小剂量抗凝,术后每天静脉滴注 2 万～3 万单位肝素,以使部分凝血酶原时间延长至60 秒。然后口服阿司匹林每天 100 mg,或其他抗凝剂 6 个月。使用抗凝药物期间应严密观察有无出血情况,密切观察切口处有无渗血及皮下血肿、牙龈出血、尿血、皮肤出血点等出血倾向。

(6)常见并发症的观察及护理。①动脉栓塞:由于整个手术过程均在血管腔内操作,因此,如动脉壁硬化斑块脱落或损伤血管壁可导致急性动脉栓塞、血栓形成。动脉插管易损伤血管内膜,引起管壁发炎增厚、管腔狭小以及血液黏性改变,均可导致血栓形成。另外,与术中置管时间过长、抗凝药物用量不足、反复穿刺致局部血管广泛损伤和沙袋过度压迫有关。为严防血栓形成,除技术熟练及正确使用沙袋外,还应严密观察患侧足背动脉搏动是否减弱或消失,肢体有无麻木、肿胀、发凉、苍白、疼痛。发生上述情况应立即采取溶栓治疗。另外,由于血管内支架有可能阻塞肾动脉开口或脱落的附壁血栓引起肾动脉栓塞,将导致一侧或双侧肾衰竭,因此术后要注意观察尿量并做好记录,遵医嘱及时复查肾功能。②内支架置入术后综合征:主要表现为发热、血小板下降。内支架置入体内与机体之间有免疫反应,术中导丝、导管以及移植物的鞘管对机体的刺激,使得术后可能有体温升高的吸收热现象。除给予抗炎、对症处理外,应主动向患者及家属做好解释,使他们放心。血小板下降考虑因素:a.介入术后,被隔绝的瘤腔内血液停滞、形成血栓消耗大量血小板;b.术中大量放射线照射对患者造血系统有影响。一般两周后逐渐恢复正常。

(五)健康教育

1.饮食方面

告知患者本病的发生与动脉粥样硬化有关,动脉粥样硬化的形成与饮食有很大关系,故嘱患者食清淡、低脂肪、低胆固醇、高蛋白的食物,多食水果、蔬菜等含维生素丰富的膳食。

2.保持良好的心理状态

避免情绪激动,避免剧烈活动,劳逸结合。

3.遵医嘱坚持服用降压药及抗凝药

向患者详细讲解抗凝药物的服用方法及重要性。不能进入高磁场所(如磁共振检查、高压氧治疗等),因体内移植物为金属支架,避免干扰,造成不了影响。

4.其他

告知患者为观察支架是否移位、脱漏、栓塞等并发症,术后应遵医嘱定期复查。

(王　婧)

第十一节　肝血管瘤的介入护理

一、概述

肝血管瘤是肝最常见的良性肿瘤,肝血管瘤可分为海绵状血管瘤、硬化性血管瘤、血管内皮细胞瘤和毛细血管瘤4种类型,其中以肝海绵状血管瘤最为常见,约占良性肿瘤的74%,好发于30～50岁,女性较为多见,男女比例为1：(5～7),病灶大多为单发,也可多发。肝血管瘤瘤体大小不一,小者在显微镜下才能确诊,大者重达十余千克。

二、病理解剖

海绵状血管瘤病灶与正常组织接壤区并非规则,瘤周肝组织内肝细胞索萎缩或消失,血窦明显扩张淤血,并可见一些非正常分布的腔大壁薄的血管。海绵状血管瘤畸形血窦连接于肝动脉、门静脉和肝静脉之间,其血供完全来自肝动脉,部分来自动静脉瘘。海绵状血管瘤瘤体质地柔软。

三、临床表现

本病的临床表现随肿瘤部位、大小、增长速度及肝实质受累程度不同而异。小者无症状,大者可压迫胃肠肌、胆道而引起腹痛、黄疸或消化不良症状。少数因肿瘤自发性破裂、瘤蒂扭转或者外伤撞击而呈急腹症表现。

国内外学者根据肝血管瘤瘤体直径大小将其进行分类。直径<5 cm 称为小血管瘤,直径为5~10 cm 称为大血管瘤,直径为 10~15 cm 称为巨大血管瘤。此分类方法可对肝血管瘤治疗方案起到参考和指导意义。

四、影像学诊断

因肝血管瘤缺乏特异性临床表现,其诊断主要依靠影像学检查,包括 B 超、CT、MRI、肝动脉造影等。超声检查敏感性很高,表现为均质、强回声、边缘清晰及后壁声增强的肝内回声区。

彩色多普勒超声可显示病灶内血管、血流,其敏感性和特异性较高。CT 或 MRI 增强检查早期表现为病灶边缘强化,随时间延长,强化区逐渐向病灶中心推进。

肝动脉造影,选择性肝动脉造影诊断敏感可靠,主要是动脉早期肝内动脉末端有充盈造影剂的血窦,随着时间延长,血窦充盈越明显,轮廓和范围逐渐清楚。血窦大小不一,局部分布构成"棉花球状"表现。并且造影剂在血窦内持续停留 10 秒以上,到实质期和静脉期血窦仍十分明显,这种特征性表现称之为"早出晚归"。

五、适应证和禁忌证

(一)适应证
(1)肝血管瘤直径>5 cm,有明显不适者。
(2)血管瘤在短期内明显增大者。
(3)肝血管瘤有破裂可能或破裂出血者。

(二)禁忌证
(1)肝、肾衰竭者。
(2)碘过敏者。
(3)有严重出血倾向者。

六、术前护理

(一)心理护理
(1)热情接待患者,及时介绍病区环境和床位医师及责任护士。
(2)耐心向患者及家属做好解释工作,介绍疾病相关知识和介入治疗的优点、目的、方法、术中配合及术后注意事项,以消除患者的顾虑,积极配合治疗。

(二)完善术前准备
(1)术前检查肝、肾功能,监测甲胎蛋白、血常规及出凝血时间等。
(2)术前 1 天做好碘过敏试验,并做好记录。
(3)穿刺部位皮肤准备。
(4)术前根据医嘱交代患者禁食及手术中使用的药物。

(5)训练患者穿刺时呼吸配合。

七、术中护理配合

(1)患者平卧于手术床上,双下肢分开并外展。护理配合:热情接待患者入室,做好心理疏导,稳定患者情绪。核对患者姓名、性别、科室、床号、住院号、诊断及造影剂过敏试验结果。协助患者采取适当的体位:平卧位,双下肢分开略外展连接心电、血压及指脉氧监测。建立静脉通路。准备手术物品并备好器械台。协助医师完成手消毒、穿手术衣、戴无菌手套。

(2)皮肤消毒:腹股沟区域,消毒范围上至脐部,下至大腿中部;右季肋区,穿刺点及其外10 cm以上范围。护理配合:聚维酮碘消毒剂消毒手术部位皮肤,并协助铺单。协助抽取造影剂。

(3)经动脉途径。①经股动脉插管,行肝动脉造影检查:递送穿刺针、4F 穿刺鞘、0.035 in 导丝(150 cm)、4F 肝弯导管。②行肝动脉超选择性造影检查:递送微导管、微导丝。③行肝血管瘤供血动脉栓塞术:递送各种栓塞剂。④行肝动脉造影复查:递送 4F 肝弯导管。

(4)经皮经肝穿刺途径。①B 超、CT 引导下,经皮经肝穿刺肝血管瘤:递送 21G 活检针。②平阳霉素注射硬化治疗:递送平阳霉素。③拔管,复查肝区CT,观察有无出血。术中常规病情观察:严密监测患者心率、血压、脉搏、呼吸等生命体征的变化,做好抢救准备,发现异常及时报告医师处理;观察患者面色,倾听其主诉并给予心理支持,行肝动脉栓塞治疗或经皮肝穿刺时,如主诉疼痛可暂缓操作并肌内注射吗啡等镇痛药;递送纱布置于穿刺处,按压穿刺点 10~15 分钟,然后用 3M 高强度外科胶带加压包扎。

(5)拔除鞘管,妥善包扎穿刺部位,护送患者安返病房。

八、术后护理

(一)体位护理

患者介入术后返回病房,护士应将患者平稳安置到病床上,穿刺侧下肢伸直制动 8~12 小时,卧床24 小时。选用选择性肝动脉栓塞的患者,穿刺点加压包扎 4~6 小时。

(二)加强巡视,密切观察

观察右腹股沟及右上腹穿刺点有无出血、血肿;穿刺侧肢体皮肤温度、感觉、知觉是否正常;观察患者有无腹痛、腹胀,若患者出现面色苍白、出冷汗、脉细弱、腹痛等出血症状,立即测量血压,报告医师,及时处理。

(三)饮食护理

栓塞治疗 1~2 天,患者食欲逐渐恢复,鼓励患者进食富营养、低脂易消化饮食,多吃水果及蔬菜,保证有足够的热量,每天热量 12 552 kJ,以降低肝糖原分解,减轻肝负担。

(四)栓塞综合征的观察及护理

1.恶心、呕吐

观察呕吐物的颜色和量,耐心给患者解释恶心、呕吐的原因,安慰患者,并根据医嘱予以止吐药物。患者呕吐时,应及时清理呕吐物,协助漱口,安慰患者,教会放松技巧,如深呼吸等,提高其心理耐受力。

2.疼痛

栓塞后患者出现不同程度的腹痛,应密切观察疼痛的部位、程度及持续时间,腹部有无压痛、反跳痛及肌紧张,必要时根据医嘱予以镇痛药物。同时教会患者转移注意力。

3.发热

治疗后患者均有不同程度的发热,与肝动脉栓塞后坏死组织吸收有关。一般体温在37.5～38.5 ℃,多在1周内恢复正常,一般不需要特殊处理。如体温超过38.5 ℃,应予以物理降温或药物降温;出汗较多时应及时擦干汗液并更换衣服,嘱患者多饮水,保证液体入量,防止发生脱水;同时做好口腔及皮肤护理。

(五)并发症的观察及护理

1.肝功能损害

因栓塞物的浸润和异物分布致邻近组织肝损伤,一般栓塞后3天内转氨酶均有一定程度的升高。术后应注意观察小便颜色,观察皮肤巩膜有无黄染及腹围变化,同时注意观察神志情况,警惕肝性脑病发生。抽血检查肝功能情况,并根据医嘱予以保肝支持治疗。保证足够的热量,降低肝糖原分解,减轻肝负担。有肝功能损害的患者,应嘱其卧床休息,保证充足的睡眠。

2.胆囊损伤

胆囊损伤常因术中导管未超越胆囊动脉或灌注栓塞剂及硬化剂时压力过大反流入胆囊动脉使胆囊动脉硬化所致,一般有胆区疼痛,成持续性,可间歇性缓解。术后应注意观察疼痛的部位、性质及持续时间,并根据医嘱予消炎、利胆及镇痛治疗。

3.胃、十二指肠损伤

因硬化剂及栓塞剂反流入胃十二指肠或胃右动脉引起胃和十二指肠球部损伤,甚至有穿孔的危险。术后应观察患者有无腹胀、胃痛等症状,并根据医嘱予以保护胃黏膜治疗,同时饮食宜软易消化。

4.胰腺炎

硬化剂及栓塞剂反流到胰腺供血动脉引起胰腺坏死和炎症,表现为术后上腹背部剧痛,严重者可引起急腹症。轻者对症处理,严重病例按急性胰腺炎处理,必要时外科手术治疗。

九、健康教育

(1)保持情绪稳定,正确对待各种事情,解除忧虑、紧张情绪,避免情志内伤,保持大便通畅,防止发生便秘。

(2)饮食宜清淡易消化,高热量,不宜过饱,忌食油腻食物、烈酒及辛辣食物。

(3)患者出院后3个月避免过重的体力劳动,半年至1年后来院复诊,视病灶消失情况,个别情况下患者必要时行第2疗程治疗。

(王　婧)

第十二节　原发性肝癌的介入护理

一、疾病概述

(一)病因

肝癌是严重危害人们健康的主要恶性肿瘤之一,在我国和亚洲以原发性肝癌多见,而在欧美地区则以转移性肝癌多见。每年全世界有 250 000 人死于肝癌,其中 40% 在中国。由于肝癌起病隐蔽,患者就诊时大多已属于中、晚期。80% 以上的患者合并不同程度的肝硬化,常伴随肝硬化失代偿和储备功能不良,能手术切除者仅占全部肝癌的 5.4%~24.3%,40%~60% 的肝癌在手术时已发生肝内转移,术后复发率高。肝癌的血管内介入治疗包括肝动脉化疗栓塞(TACE)、经肝动脉栓塞剂治疗(TAE)、肝动脉灌注大剂量化疗药物治疗(TAI)及经门静脉化疗或化疗栓塞。

(二)常见的症状

肝癌起病隐匿,早期多无症状,中、晚期方才出现症状

(1)腹痛,多在右上腹,也可在左上腹或下腹,为持续性钝痛。但在肝肿瘤破裂出血于薄膜时可有剧痛,出血至腹腔时可有腹膜刺激征。

(2)消瘦乏力,且呈进行性加重。

(3)消化道症状,如食欲减退、恶心、呕吐、腹胀、腹泻或便秘。

(4)上腹部发现包块。

(5)黄疸,可因胆管受压、阻塞引起的梗阻性黄疸,也可因肿瘤大量破坏干细胞性黄疸。

(6)发热,多为不明原因的低、中度发热,有时可高热。

(7)肿瘤近膈顶时,部分患者可有右肩痛,常被误认为肩周炎。

(8)转移灶及并发症状。

二、适应证

(1)不能手术切除的中、晚期肝癌。

(2)因其他原因不宜手术切除的肝癌。

(3)癌块过大,化疗栓塞可使癌块缩小,以利二期切除。

(4)肝内存在多个癌结节者。

(5)肝癌主灶切除,肝内仍有转移灶者。

(6)肝癌复发,无再次手术切除可能者。

(7)肝癌破裂出血不适于肝癌切除者。

(8)控制肝癌疼痛。

(9)行肝移植术前等待供肝者,可考虑行化疗栓塞以期控制肝癌的发展。

三、禁忌证

(1)肝功能损害严重,谷丙转氨酶明显增高,有明显腹水、黄疸。

(2)肝癌体积占肝脏 3/4 以上者。

(3)有凝血机制障碍、出血倾向者。

(4)严重的器质性疾病,如心、肺、肾功能不全者。

(5)严重的代谢性疾病,如糖尿病,或严重的代谢紊乱,如低钠血症未予控制者。

(6)门静脉高压中度以上胃底食管静脉曲张者。

(6)碘过敏、解剖变异,无法完成选择性肝动脉插管者。

(7)重度感染者。

实用护理常规与护理措施

四、护理

(一)术前准备

(1)指导患者床上排大、小便练习。

(2)多吃维生素及粗纤维食物以保证体内微量元素的平衡,提高机体的营养状况增加抵抗力。

(3)协助医师了解患者病情,开展心理护理,消除患者和家属的思想顾虑,鼓励患者愉快地接受介入诊断和治疗。执行医疗保护制度,不必要告诉患者的病情,特别是恶性病患者。

(4)作造影剂过敏试验并做好记录。

(5)术区备皮,即术侧大腿上 1/3 至腹股沟部,做穿刺部位区域的皮肤准备。

(6)术前 4 小时禁食、2 小时禁水,防止术中及术后呕吐。

(7)术前 30 分钟遵医嘱给予镇静剂。

(二)术前护理

1.护理评估

(1)既往健康状况:患者以往多有肝硬化,病情的进一步发展,使患者情绪产生变化。

(2)心理 - 社会状况:患者不仅承受恶性肿瘤的压力和经济负担,还要面对治疗后可能的并发症的心理压力。

2.护理诊断

(1)焦虑与疾病痛苦和对治疗知识缺乏有关。

(2)恐惧与未曾经历介入手术有关。

3.护理目标

(1)焦虑有所减轻,心理和生理上的舒适感有所增加。

(2)恐惧感减轻,恐惧的行为表现和体征减少。

4.护理措施

(1)加强心理支持,减轻焦虑:创造安静、舒适、无刺激的环境,理解、同情患者。倾听和与患者共同分析焦虑产生的原因并对焦虑程度作出评价,对患者提出的问题要给明确、有效、积极的解释。向患者说明焦虑影响身心健康。患者发怒时,如无过激行为不加以限制。指导患者运用转移注意力等松弛疗法以减轻焦虑情绪,并对患者的合作及时给予鼓励,与患者一起制订应对焦虑的方式。

(2)加强宣教,减少恐惧:为患者及家属讲解介入手术的目的、方法、注意事项以及术后的不良反应。对患者的恐惧表示理解,鼓励患者表达自己的感受,耐心做解释工作。谈论患者感兴趣的话题,请家属协助,采用转移注意力和按摩等方式共同缓解患者的恐惧。必要时,请已做过介入手术的患者现身说法并对患者的进步及时给予肯定和鼓励。

(三)介入术中配合

(1)暴露手术区域并配合皮肤消毒。

(2)协助术者铺巾、戴影像增强器消毒布套。

(3)如有刷手护士,可先用肝素生理盐水冲洗导管、导丝、穿刺针等穿刺用品。

(4)准备局部麻醉药、造影剂和其他治疗药物,协助配制肝素生理盐水。

(5)无麻醉医师时,负责观察患者、完成补液、给氧或其他临时治疗措施。

(6)操作结束时,协助包扎穿刺口。

（四）术后注意事项

（1）术后患者平卧位，穿刺肢体制动 24 小时，穿刺部位沙袋压迫 6～8 小时，防止出血及血肿形成。

（2）密切观察穿刺部位有无出血、渗血、足背动脉搏动情况和皮肤的颜色、温度。如有异常，立即通知医师处理。

（3）术后当日多饮水，可进流食以后逐渐过渡到半流食和普食。饮食应保持清洁、新鲜、富于营养且易消化、吸收。

（4）根据病情给予抗生素及保肝、止血、止吐等药物，并观察用药后反应。

（5）密切观察患者病情变化，注意尿量及颜色、消化道反应及有无发热、腹痛等，如有异常遵医嘱给予对症处置。

（6）术后观察血压、脉搏，连续测量三天时间温。

（五）术后护理

1.护理评估

（1）化疗药物所致的毒性反应。

（2）组织器官栓塞引起缺血所致的症状。

（3）肿瘤组织坏死、吸收引起的症状。

（4）化疗药物刺激膈神经引起的症状。

2.护理诊断

（1）营养失调：低于机体需要量与食欲缺乏、恶心、呕吐有关。

（2）潜在并发症：栓塞引起局部组织、器官缺血产生疼痛。

（3）潜在并发症：栓塞后局部组织坏死产生吸收热导致体温升高。

（4）潜在并发症：介入化疗药物刺激膈神经引起呃逆。

3.护理目标

（1）恶心、呕吐症状减轻；想进食。

（2）主诉疼痛消除或减轻；能运用有效方法消除或减轻疼痛。

（3）体温不超过 38.5 ℃；患者自诉舒适感增加。

（4）呃逆间隔时间延长；能运用有效方法减轻呃逆。

4.护理措施

（1）加强饮食指导：指导患者进高蛋白、高热量、高维生素、易消化软质低油腻饮食，少量多餐。让患者倾听音乐，分散注意力以减轻恶心不适感。必要时遵医嘱应用止吐药物。

（2）减轻或有效缓解疼痛：观察、记录患者疼痛的性质、程度、时间、发作规律、伴随症状及诱发规律，调整舒适体位，指导患者及家属保护疼痛部位，掌握减轻疼痛的方法。给予精神安慰和心理疏导，指导患者应用松弛疗法缓解疼痛。遵医嘱给予镇痛药，观察并记录用药后效果。

（3）利用有效方法降温：卧床休息，保持室内通风，室温在 18～22 ℃，湿度在 50％～70％。鼓励患者多饮水，体温超过 38.5 ℃时根据病情选择不同的降温方法，如冰袋外敷、酒精擦浴、冰水灌肠等。保持口腔清洁，口唇干燥时涂液状石蜡或护唇油，出汗后及时更换衣服，穿衣盖被适中，避免影响机体散热。遵医嘱给予补液、抗生素、退热剂，观察、记录降温效果，高热患者应吸氧。

(4)利用有效方法减轻或消除呃逆:行心理疏导消除精神紧张、抑郁情绪。嘱患者连续缓慢吞咽温开水,增加饮食的花色和种类。双侧足三里注射阿托品 0.25 mg,顽固性呃逆可应用盐酸氯丙嗪。

(六)健康教育

(1)加强营养:做好治疗期间的饮食指导,食高蛋白、高维生素、高热量、低脂肪软食,戒烟、酒、辛辣等刺激性食物,多食水果蔬菜保持大便通畅。

(2)适当锻炼:活动量以不引起心悸、心累、气短或活动后脉搏不超过活动前的 10% 为宜,避免过劳。

(3)调节生活规律:注意养成良好卫生习惯,注意气候变化,避免着凉感冒。

(4)按时服药:指导患者遵医嘱按时服药,慎用损害肝脏药物。

(5)保持愉悦心情:建议患者从事益于健康的娱乐,如听音乐、看电视、读报等保持心情愉快。

(6)定期复查:每 2 个月复查 CT 一次,发现异常症状,随时复诊。

五、并发症及护理

(一)穿刺部位出血及血肿

术中反复穿刺或穿刺点压迫不当、肝素用量过大或患者自身凝血机制障碍引起。对于凝血功能异常的患者,要适当延长压迫时间和行加压包扎。嘱患者咳嗽或用力排便、排尿时应压迫穿刺点。穿刺点如有出血应重新加压包扎。小血肿可再用沙袋压迫 6~8 小时,术侧肢体制动24 小时;大血肿可用无菌注射器抽吸,遵医嘱适当用止血药;24 小时后可行热敷,以促进吸收。

(二)上消化道出血

由于门静脉高压、患者术前肝功能及凝血功能差、化疗药物损害胃黏膜或术后恶心、呕吐致食管、贲门、胃黏膜撕裂引起出血。密切观察患者生命体征及大便和呕吐物的颜色、性质及量;遵医嘱禁食、卧床休息,行止血、扩容、降低门静脉压力等治疗;出血停止后给予高蛋白、高热量、多种维生素、低盐、低脂软食,少量多餐。

(三)股动脉栓塞

股动脉栓塞是 TACE 术后最严重的并发症。术后每小时观察穿刺侧肢体皮肤颜色、温度、感觉及足背动脉搏动情况,发现患肢肢端苍白、感觉迟钝、皮温下降、小腿疼痛剧烈,提示有股动脉栓塞的可能,可进一步做超声波检查确诊,同时抬高患肢并给予热敷,遵医嘱给予解痉及扩血管药物,禁忌按摩,以防栓子脱落,必要时行动脉切开取栓术。

(四)尿潴留

因介入术后肢体制动、加压包扎、沙袋压迫,且不习惯床上排尿引起。给予心理疏导,做好解释工作,消除紧张情绪;让患者听流水声或热敷腹部,按摩膀胱;腹部加压;必要时行导尿术。

(五)截瘫

TACE 术后引起脊髓损伤致截瘫。术后注意观察患者双下肢皮肤感觉、痛觉有无异常,一旦发现下肢麻木、活动受限、大小便失禁等异常情况,应立即报告医师。

(王　婧)

第十三节　肺癌的介入护理

一、概述

(一)疾病概述

原发性支气管肺癌简称肺癌,是当前最常见的恶性肿瘤之一。肺癌的肿瘤细胞源于支气管黏膜和腺体,常有区域性淋巴结转移和血行播散,早期常有刺激性咳嗽、痰中带血等呼吸道症状,病情进展速度与细胞生物特性有关。发病率一般自 50 岁后迅速上升,在 70 岁达到高峰。

(二)临床表现

肺癌早期症状常较轻微,甚至可无任何不适。中央型肺癌症状出现早且重,周围型肺癌症状出现晚且较轻,甚至无症状,常在体检时被发现。

1.咳嗽

咳嗽为常见的早期症状,以咳嗽为首发症状者占 35%～75%。肺癌所致的咳嗽可能与支气管黏液分泌的改变、阻塞性、胸膜侵犯、肺不张及其他胸内合并症有关。典型的表现为阵发性刺激性干咳,一般止咳药常不易控制。对于吸烟或患慢支气管炎的患者,如咳嗽程度加重,次数变频,咳嗽性质改变如呈高音调金属音时,尤其在老年人,要高度警惕肺癌的可能性。

2.痰中带血或咯血

痰中带血或咯血亦是肺癌的常见症状,以此为首发症状者约占 30%。由于肿瘤组织血供丰富,质地脆,剧咳时血管破裂而致出血,咯血亦可能由肿瘤局部坏死或血管炎引起。

3.胸痛

以胸痛为首发症状者约占 25%。常表现为胸部不规则的隐痛或钝痛。大多数情况下,周围型肺癌侵犯壁层胸膜或胸壁,可引起尖锐而断续的胸膜性疼痛,若继续发展,则演变为恒定的钻痛。持续尖锐剧烈、不易为药物所控制的胸痛,则常提示已有广泛的胸膜或胸壁侵犯。肩部或胸背部持续性疼痛提示肺叶内侧近纵隔部位有肿瘤外侵可能。

4.胸闷、气急

约有 10% 的患者以此为首发症状,多见于中央型肺癌,特别是肺功能较差的患者。

5.声音嘶哑

有 5%～18% 的肺癌患者以声嘶为第一主诉,通常伴随有咳嗽。声嘶一般提示直接的纵隔侵犯或淋巴结长大累及同侧喉返神经而致左侧声带麻痹。

6.体重下降

消瘦为肿瘤的常见症状之一,肿瘤发展到晚期,患者可表现为消瘦和恶病质。

7.发热

肿瘤坏死可引起发热,多为低热。

(三)治疗方法

1.气管动脉灌注化疗药物(BAI)

肺癌主要由支气管动脉供血,即使是肺转移瘤,主要供血动脉仍是支气管动脉。动脉灌注其基本原理是以较小的药物剂量在局部靶器官获得较高的药物浓度,从而提高疗效、减少药物不良反应,减少正常组织损伤及肿瘤耐药性的形成,达到抑制肿瘤生长、延长患者生存期及改善患者生存质量的目的。

2.气管动脉化疗栓塞术(BACE)

BACE可以阻断肿瘤的血液供应,使处于分裂期、静止期的肿瘤细胞缺血坏死,同时混于碘油内的化疗药物缓慢释放,大大延长化疗药物与肿瘤的接触时间,提高对局部转移病灶的作用。

3.肺动脉灌注化疗术(PAl)及经支气管动脉和肺动脉双重灌注化疗术(DAI)

根据肺癌双重供血理论,通过供血动脉直接灌注化疗药物达到肿瘤局部高浓度化疗作用,同时可减少抗癌药物与血浆蛋白结合,增加游离药物浓度,提高化疗药物的细胞毒性作用,与选择性支气管动脉灌注比较,具有总用药量少,全身不良反应少,见效快等特点。PAI不仅直接作用于肿瘤局部,也可达到肺门和纵隔等处的淋巴结。

二、适应证

(1)各种类型的肺癌,以中晚期不能手术者为主。

(2)有外科禁忌证和拒绝手术者。

(3)作为手术切除前的局部化疗,以提高手术的成功率,降低转移发生率和复发率。

(4)手术切除后预防性治疗,以降低复发率。

(5)手术切除后胸内复发或转移者。

三、禁忌证

(1)出现恶病质或有心、肺、肝、肾衰竭者。

(2)有高热、感染迹象及白细胞少于 $4×10^9/L$。

(3)有严重的出血倾向和碘过敏造影禁忌者。

(4)支气管动脉与脊髓动脉共干或吻合交通者相对禁忌证。

四、护理

(一)术前护理

1.减轻焦虑

患者常因不了解介入治疗的方法、因害怕疼痛、担心手术失败或因经济方面的原因而显得焦虑不安。因此,护士应理解同情患者的感受,耐心倾听患者的诉说,鼓励其说出所担心的问题,对患者提出的问题,应给予明确、有效、积极的解释。耐心地向患者介绍手术目的、方法、大致过程、配合要点及注意事项、可能发生的并发症,说明介入手术的重要性、优越性和安全性,并动员亲属给患者以心理和经济方面的全力支持,使患者减少顾虑,能积极配合治疗。

2.改善肺泡的通气与换气功能,预防术后感染

(1)戒烟:指导并劝告患者戒烟,因为吸烟会刺激肺、气管和支气管,使气管、支气管分泌物增加,妨碍纤毛的活动和清洁功能,不利于痰液排出,容易引起肺部感染。

(2)维持呼吸道通畅:及时清除分泌物,鼓励患者进行有效咳嗽,以利排痰。对久病体弱、无力咳嗽者,以手自上而下、由内向外轻拍患者背部协助排痰。若痰液黏稠不易咳出,可行超声雾化,并注意观察痰液的量、颜色、黏稠度、气味、是否带血,遵医嘱给予抗炎祛痰药物,以改善呼吸

状况。

（3）咯血的护理：遵医嘱给予吸氧，静脉滴注止血药物；协助患者取半坐卧位，减少疲劳，并有利于呼吸；大咯血时给予头低脚高俯卧位，及时清除口腔内的血块，改善通气，以防窒息；护士应陪伴在床旁，关心体贴患者，减轻恐惧，必要时给予镇静剂；同时做好气管插管、气管切开等抢救准备；咯血不止时不宜搬动患者。

3.改善营养状况

应给予高蛋白、高热量、高维生素、易消化的饮食，注意食物的色香味，保持口腔清洁，并提供洁净清新的进餐环境，增进食欲，必要时静脉输注营养药物。

（二）术后护理

（1）体位：为防止穿刺动脉出血，患者需卧床休息 24 小时，穿刺侧肢体平伸制动 12 小时，12 小时后可在床上轻微活动，24 小时后可下床活动，但应避免下蹲、增加腹压的动作。肢体制动期间指导患者在床上翻身，以减轻患者的不适。

（2）术后 4～6 小时严密观察体温、脉搏、呼吸、血压，直至生命体征稳定。

（3）穿刺部位的观察与护理：穿刺处绷带加压包扎 24 小时或沙袋压迫 6 小时，观察穿刺部位有无渗血、出血，有无血肿形成，如有出血应立即用双手压迫，并通知医师进行处理。

（4）下肢血液循环的监测：严密观察双下肢皮肤颜色、温度、感觉、肌力及足背动脉搏动情况，警惕动脉血栓形成或动脉栓塞的发生，若出现皮肤颜色苍白、皮温下降、感觉异常、肌力减退等现象，应及时报告医师，遵医嘱使用血管扩张剂及神经营养药物，并配合物理治疗。

（5）并发症的观察与护理。①脊髓损伤：是支气管动脉栓塞术及灌注化疗术较常见且最严重的并发症，其发生原因一般认为是由于支气管动脉与脊髓动脉共干，高浓度的对比剂或药物流入脊髓动脉，造成脊髓细胞损伤或脊髓血供被阻断，致脊髓缺血所引起。表现为术后数小时开始出现横断性脊髓损伤症状，损伤平面高时可影响呼吸，2～3 天内发展到高峰，发生率约 15%。因此，护士应密切观察患者双下肢运动、感觉、肌力及有无尿潴留的发生。一旦有上述情况发生，应及时通知医师采取措施。可用生理盐水作脑脊液换洗，每 5 分钟置换 10 mL，共 200 mL。遵医嘱使用血管扩张剂，如烟酰胺、罂粟碱、右旋糖酐-40、丹参等改善脊髓循环，应用地塞米松或甘露醇脱水治疗以减轻脊髓水肿，中医针刺治疗等有助于恢复或减轻病情的发展。②栓塞后综合征：是支气管动脉栓塞化疗术治疗后常见的并发症。是由于动脉被栓塞后器官缺血、水肿和肿瘤坏死所致。主要表现为发热、胸闷、胸骨后烧灼感等，体温一般不超过 38 ℃，多在一周内缓解。严重者可有高热，体温高于 40 ℃，若高热持续不缓解，伴胸痛、咳脓性痰，应警惕有肺脓肿的发生，该并发症较少见。确诊者遵医嘱应用敏感的抗生素及退热药，嘱患者注意休息，给予高蛋白、高热量、高维生素、营养丰富易消化的饮食，多饮水，出汗后及时更换被服，避免着凉，同时做好患者的心理护理，减轻焦虑。③肋间皮肤坏死和支气管大面积坏死：支气管动脉不仅是支气管、肺、脏层胸膜、肺动静脉的营养血管，它还供血于气管、食管、纵隔淋巴结等组织，而且约有 2/3 的人右支气管动脉与右肋间动脉共干，因此，支气管动脉栓塞术后，护士应注意观察患者有无咳嗽、咽下疼痛、胸痛、咯血、肋间痛及胸部皮肤有无感觉异常、皮温及颜色的改变。如有上述情况应及时报告医师，遵医嘱应用扩血管药物，咯血者遵医嘱应用止血药和血管升压素，同时做好咯血患者的护理，咽下疼痛者宜进软食和流质。④误栓：肺动脉栓塞术后容易发生，且常易引起脑栓塞，发生率约 10%，所以应注意观察患者有无脑栓塞的症状，如失语、偏瘫等，如有应及时通知医师处理，必要时手术取出栓子。⑤化疗药物的不良反应：与术后常见并发症化疗药不良反应的护理相同。

五、护理评价

（1）患者的心理状况如何，能否正确面对疾病，是否主动参与治疗与护理。

（2）患者是否维持正常的呼吸型态。

（3）患者是否发生窒息，窒息后能否得到及时解除。

（4）营养状况是否得到改善，体重是否增加或维持平衡。

（5）患者的疼痛症状是否得到缓解或减轻，对止痛方法表示满意的程度。

（6）对介入治疗方法、术后并发症的了解程度，是否掌握术后注意事项及康复知识。

（7）患者有否并发症，并发症发生后发现和处理是否及时和正确。

六、健康教育

（1）积极治疗原发病 如支气管扩张、肺脓肿、肺结核及霉菌感染等，以及某些寄生虫病（肺阿米巴病、肺吸虫病、肺棘球蚴病）和急性传染病（肾综合征出血热、肺出血型钩端螺旋体病）等。

（2）早期诊断 40 岁以上者应定期进行胸部 X 线普查，中年以上、久咳不愈并出现阵发性、刺激性干咳或出现血痰，应警惕肿瘤的发生，做进一步检查，争取早发现、早诊断、早治疗。

（3）让患者了解吸烟的危害，劝其戒烟。

（4）加强营养，合理休息，增强体质，劝其戒酒。

（5）避免出入公共场所或与上呼吸道感染者接近，避免居住或工作于布满灰尘、烟雾及化学刺激的环境。

（6）支气管动脉栓塞化疗、灌注化疗的患者，在治疗过程中应注意血常规的变化，定期返院复查血细胞和肝肾功能，如有咯血、呼吸困难、高热等症状出现，应及时就诊。

（7）动静脉瘘介入治疗术后的患者要注意休息、减少活动，遵医嘱应用止咳药，以免剧咳导致血管破裂出血。遵医嘱定期复查，如再次出现咯血和缺氧症状或异位栓塞时应及时就诊。

（王　婧）

第十四节　肾癌的介入护理

一、疾病概述

肾为腹膜外器官，贴附于脊柱两侧的腹后壁。第 12 肋以下，则有肋下血管神经、腰大肌等，肾周围炎或脓肿时，腰大肌可受到刺激发生痉挛，引起患侧下肢屈曲。两肾前面的毗邻位置不同：右肾前上部是肝右叶，下部有结肠右曲，内临十二指肠降部。

由于肾的毗邻位，一旦感染，刺激神经引起下肢屈曲。由于肾毗邻十二指肠，如果栓塞剂误入十二指肠血管，易引起十二指肠坏死。

二、治疗方法

同原发性肝癌介入治疗。

三、适应证和禁忌证

(一)适应证

(1)不适合开放性手术。

(2)需尽可能保留肾单位功能者。

(3)肾功能不全者。

(4)有低侵袭治疗需求者。

(二)禁忌证

(1)肝功能损害严重,谷丙转氨酶明显增高,有明显腹水、黄疸。

(2)有凝血机制障碍、出血倾向者。

(3)严重的器质性疾病,如心、肺、肝功能不全者。

(4)严重的代谢性疾病,如糖尿病,或严重的代谢紊乱,如低钠血症未予控制者。

(5)碘过敏、解剖变异,无法完成选择性肝动脉插管者。

(6)重度感染者。

四、护理

(一)术前护理

1.心理护理

责任护士术前需主动与患者沟通,鼓励其诉说心里的感受,加以疏导,观察患者的情绪变化,及时提供相应的帮助。根据患者的文化背景和信息接受能力提供疾病相关信息,介绍国内外肾癌介入治疗效果、方法,并向患者介绍手术及麻醉方式、术中、术后可能出现的不适及配合要点,也可以介绍手术成功案例帮助患者建立战胜疾病的信心,以真诚热情的态度关心患者,消除患者及家人的心理顾虑,使其能更好地配合手术治疗。

2.术前指导

向患者和家人讲解肾癌介入治疗相关知识,术后可能出现的不良反应及配合要点。对于老年人或合并有肺部疾病患者进行术前呼吸功能训练尤为重要。该训练可以使肺部最大限度地扩张,改善肺功能,有助于保持较好的血氧饱和度并可预防术后肺部并发症的发生。方法为:平静呼吸时深吸一口气,停止呼吸 10～15 秒,然后缓缓呼出,为术中减影做准备,也可用吹气球法进行练习。指导患者做床上练习大、小便;教会患者术后翻身的技巧,下肢运动的方法,包括髋、膝关节及足部旋转运动,预防静脉血栓发生。术前 4 小时禁食、2 小时禁水。触摸并记录双侧足背动脉搏动情况,便于术中、术后进行对照。进手术室前排空膀胱。

3.术区准备

指导患者及家属清洁手术区域皮肤的方法,根据循证护理指南,术区皮肤的准备并不能降低感染,相反不仅会给患者带来痛苦和形象的改变,而且会增加感染的风险。故不推荐术区皮肤的准备。

4.其他准备

完善心电图实验室系列检查、CT/MRI、DSA、X 线等相关检查;明确患者的肝、肾功能;积极治疗患者原有合并症,如高血压、冠心病等疾病。高血糖患者应做好血糖的监测工作,由于术前需禁食 4 小时,应警惕低血糖的发生。对于术前高度紧张的患者,除了常规术前心理护理外,必要时术前 30 分钟遵医嘱给予镇静剂。

(二)术中护理

1.患者准备

协助患者取仰卧体位,接上心电监护仪,备好动脉导管、注射器、碘化油、明胶海绵和化疗药物等。协助铺巾和注射化疗药物及栓塞剂。

2.术中配合

采用 seldiner 技术行股动脉穿刺,成功后采用 5F Cobra 导管,注入造影剂在数字减影血管造影(DSA)监视下行肾动脉造影,了解肿瘤的生长部位,大小,侵犯范围,确定肿瘤的供血动脉及其分支,注意是否存在动静脉瘘等情况。先用吡柔比星 30～60 mg,氟尿嘧啶 0.75～1.0 g 灌注,然后用无水酒精加碘化油(3∶1)进行肾动脉栓塞,加用钢圈,再次造影证实靶血管完全闭塞。

3.病情观察

密切观察患者的血压、心率、呼吸和血氧饱和度等变化,及时询问患者有无不适。注意观察患者反应,询问患者感受,必要时轻握其手或鼓励患者,及时告知患者手术进展,让其精神上得到支持,心理上得到放松,积极配合治疗。

4.导管拔后

协助医师用股动脉压迫止血带对股动脉穿刺处进行加压包扎。

(三)术后护理

1.局麻后护理常规

患者回病室后,应由 4 人协助搬运患者,密切关注手术穿刺部位,减少切口张力,避免压迫手术部位。如有引流,注意保护和固定引流管,勿使其牵拉或滑脱。同时立即给予持续心电监护 4 小时,遵医嘱吸氧,密切观察患者生命体征、意识、瞳孔及肢体情况。同时进行肾功能监测,严密观察并记录尿量、颜色及性状。嘱患者多饮水,保持尿量每小时＞500 mL,并给予口腔护理。

2.术区护理

告知患者及家属穿刺部位肢体需制动 24 小时,穿刺部位弹力绷带加压包扎 6～8 小时,保持敷料干燥,无污染。护士应观察穿刺点有无出血、血肿;穿刺肢体皮肤颜色、温度、知觉是否正常及足背动脉搏动情况。如有穿刺肢体皮肤颜色变紫或苍白、温度下降、麻木感、足背动脉搏动消失,提示穿刺点包扎过紧或者可能有血栓形成,应立即通知医师,给予处置。

3.疼痛护理

由于肾肿瘤栓塞后缺血或痉挛导致患者出现腰部疼痛症状,栓塞开始即可出现,持续 6～12 小时,疼痛程度与栓塞程度成正比。因此,责任护士应立即评估患者疼痛情况,观察并记录疼痛性质、程度、发作规律等,动态观察疼痛的变化并根据疼痛程度给予镇痛措施,必要时遵医嘱给予镇痛药。

4.卧位护理

术后患者采取平卧位,如有呕吐者,将头偏向一侧,预防窒息。术后 24 小时可下床活动,下床活动前,可慢慢起身,在床上静坐 30 分钟,再缓慢下床,先沿床边缓慢走动,逐渐离床活动。

5.饮食护理

术后如无恶心呕吐症状即可进食,鼓励患者进高蛋白、高热量、高维生素、清淡易消化半流质软食,多食水果及蔬菜,同时忌油腻、过冷、过硬及辛辣、刺激食物。鼓励患者多饮水,减轻化学药物对肾脏的损害。如有恶心、呕吐者可暂缓进食。对于不能进食或禁食患者可以遵医嘱给予静脉营养治疗。

6.预防压疮

患者术后平卧位,穿刺肢体制动 24 小时,受压部位极易产生压疮的危险,应保持床单清洁、干燥、平整,责任护士每 2 小时协助患者按摩受压部位,如肩部、背部、骶尾部、臀部、足跟等,移动患者时避免拖拽、推拉。患者营养状况较差者,适当应用预防压疮用品如透明敷贴、气垫床等。

五、康复指导

(1)因肾动脉栓塞后,坏死肿瘤细胞吸收导致患者出现发热症状,护士应耐心解释原因,教会患者掌握应对技巧。如体温超过 38.5 ℃ 遵医嘱予以物理降温或药物治疗。协助患者做好生活护理,预防感冒。

(2)及时为患者复查血常规,必要时作细菌培养,排除继发感染。嘱患者多饮水,减轻对比剂的毒性作用。给予患者心理疏导,加强功能锻炼,提高患者出院后的生活自理能力。

(3)远期效应观察患者出院后,遵医嘱定时复查或随访。一般术后一个月复查,如有不适及时就诊。

(4)功能锻炼如患者出院则按照出院前医师指导的方法进行功能锻炼,每次活动不超过 30 分钟,循序渐进。保证足够的休息和睡眠,促进机体康复。

(5)活动、休息与饮食患者应生活规律,避免情绪激动,每天保证充足的睡眠,可做适当运动,每次活动不超过 30 分钟。饮食方面鼓励进高热量、高蛋白、高维生素、清淡、易消化软食,如鸡蛋、豆制品、肉、鱼、面条等。多吃新鲜蔬菜、水果,不吃或少吃烘、煎、炸、熏制食品,避免食用辛辣刺激性食物。

(6)服药指导出院后仍需服药者,服药时要遵医嘱定时、定量,用药期间如出现不良反应,应立即停药,与医师取得联系,不可擅自更换药物,以免加重病情。

(王 婧)

第十章

血液透析护理

第一节 血液透析治疗相关知识及护理

一、血液透析原理

(一)弥散

1.概念

溶质依靠浓度梯度差从浓度高的部位向浓度低的部位流动,这种方式的转运叫弥散。浓度梯度越大,弥散速度越快。这是透析清除尿素氮和肌酐、补充碳酸盐的主要机制。

2.透析率

是衡量透析器效果的指标;是指单位时间内血液清除溶质的量除以入口处血液与透析液间该溶质的浓度差。反映的是在一定的血液流速条件下,透析器清除溶质的量,用以比较各种透析器的效能。

3.清除率

是指单位时间内自血液清除的某种溶质量除以透析器入口处的该溶质的血浓度,以容量速率表示。其特点是不依赖于血液的代谢废物浓度,并不能代表透析器所做的全部"工作"。

4.影响透析率的因素

溶质的浓度梯度、溶质相对的分子量、透析膜的阻力、血液与透析液流速等均能影响透析率。溶质清除率也取决于透析液流速,较快的透析液流速提高了溶质从血液到透析液的扩散效率,但影响通常不大。一般情况下,透析液流速为血液流速的 2 倍,最有利于溶质的清除。但增加透析液的流速将消耗更多的透析液,提高透析的费用。而增加血液流速可提高小分子溶质的清除率。

(二)超滤

1.概念

超滤是指水的对流,以及溶质随着水对流在静水压和/或渗透压作用下产生的移动。透析膜血液侧为正压,透析液侧由于负压泵吸引而为负压,两者差值为跨膜压(TMP)。

2.超滤的动力

(1)静水压超滤:透析器血液侧与透析液侧之间的静水压差决定超滤的速度。透析机中的半透膜对水的通透性很高,但变动范围很大,取决于膜厚度和孔径大小。

(2)渗透超滤:当两种溶液被半透膜隔开,溶液中溶质的颗粒数不等时,水分向溶质颗粒数多的一侧流动,在水分流动的同时也牵带可以透过半透膜的溶质移动。水分移动后将使膜两侧的溶质浓度相等,渗透超滤也停止。因此这种超滤是暂时性的。

二、血液透析指征

(一)急性肾衰竭

(1)当少尿或无尿>24小时,并具备下列条件之一者即可进行透析治疗。①血尿素氮≥21.4 mmol/L或每天上升9 mmol/L;②血肌酐≥442 μmol/L;③血清钾≥6.5 mmol/L或心电图有高钾血症表现者;④HCO_3^-<15 mmol/L;⑤明显恶心、呕吐、精神不振,轻度烦躁、肺水肿或意识障碍;⑥误输血或其他原因所致溶血、游离血红蛋白>12.4 mmol/L。

(2)在下列情况下应进行紧急血液透析治疗。①血钾≥7 mmol/L;②二氧化碳结合力≤15 mmol/L;③pH≤7.25;④血尿素氮≥54 mmol/L;⑤血肌酐≥884 μmol/L;⑥急性肺水肿。

(二)慢性肾衰竭

(1)有尿毒症的临床表现,血肌酐>707.2 μmmol/L,内生肌酐清除率<10 mL/min。

(2)早期透析的指征:①肾衰竭进展迅速,全身明显恶化,严重消化道症状,不能进食,营养不良;②并发周围神经病变;③血细胞比容在15%以下;④糖尿病肾病,结缔组织病肾病,高龄患者。

(3)紧急透析的指征:①药物不能控制的高血钾>6.5 mmol/L;②水钠潴留、少尿、无尿、高度水肿伴有心力衰竭、肺水肿、高血压;③代谢性酸中毒 pH<7.2;④并发尿毒症性心包炎,消化道出血,中枢神经系统症状如神志恍惚、嗜睡、昏迷、抽搐、精神症状等。

三、血液透析系统

血液透析系统是由水处理系统、透析器、透析液和血透机组成。

(一)水处理系统

常规血液透析时,患者血液每周与300~400 L透析液接触,溶解在透析液中的小分子物质可弥散通过透析膜进入患者血流。高通量透析时,大量液体反滤过进入患者血液。因此,水的纯化处理十分必要。

1.水处理方法

(1)砂滤:通过砂滤去除水中的杂质及悬浮于水中的胶体物质。

(2)软化:使用钠型阳离子交换树脂,与水中的阳离子如钙离子、镁离子和铁离子交换,释放出钠离子,从而降低水的硬度,减轻对反渗膜的损害。

(3)活性炭吸附:主要吸附水中的游离氯离子和氯胺,这两种物质对患者有严重的危害,且不被反渗膜清除。

(4)纱芯滤过:去除水中的细菌或活性炭罐下的颗粒。

(5)反渗机:大多使用膜式反渗机。反渗膜对水分子通透性极高,而对水中的化学物质、胶体物质和微生物通透性极低,反渗膜是水处理系统的最后屏障,是各种水处理系统不可缺少的重要部分。

(6)去离子树脂:采用阳离子交换树脂和阴离子交换树脂的混合床,以氢离子置换水中阳离子,用羟基置换水中的阴离子,氢离子与羟基结合成水,阳离子及阴离子树脂的比例分别为 40% 和 60%。

2.系统安全

重要的是定期对水处理系统进行维护,反渗机和供水管路需定期进行消毒和冲洗(消毒和冲洗方法及频率可参考设备使用说明),以保证透析用水的质量。并且定期对水质进行电导度、有机氯及微量元素的监测,保证透析患者的安全。可每年至少进行水质检测一次,需符合 AAMI(美国先进医疗设备协会)标准,每月进行细菌培养,细菌数不能高于 200 cfu/mL。每周进行软水硬度及游离氯检测,每天检查反渗水的电导度。

(二)透析器

透析器是血液透析溶质交换的场所,由透析膜及其支撑结构组成。透析膜为半透膜,将透析器分为透析液室和血室两部分。根据构形,透析器分为螺管型、平板型和空心纤维型,目前使用的是空心纤维型透析器。空心纤维型透析器是由数以千计的薄壁空心纤维构成,血液在空心纤维内流过,透析液以相反方向在纤维外流动。

1.根据膜材料透析器分为 4 类

(1)再生纤维素膜透析器:即铜仿膜或铜氨膜透析器。生物相容性差,超滤系数小。

(2)醋酸纤维素膜透析器:生物相容性有所提高。

(3)替代纤维素膜透析器:即血仿膜。生物相容性好,超滤系数不及合成纤维膜。

(4)合成纤维膜透析器:包括聚丙烯腈、聚甲基丙烯酸甲酯、聚砜、聚碳酸酯、聚乙烯醇、聚酰胺等。生物相容性好,转运系数和超滤系数均较大,可制成血滤膜。

2.透析器消毒方法

分为环氧乙烷熏蒸、蒸气高压灭菌或 γ 射线照射三种。现在越来越多的是采用 γ 射线或高压蒸气消毒的方法。

(三)透析液

透析液是透析治疗的重要成分之一。根据透析液所含碱基的不同,透析液可分为醋酸盐透析液和碳酸氢盐透析液。由于碳酸氢盐透析液更符合人的生理,纠正酸中毒迅速,透析并发症及不良反应发生率低,因此碳酸氢盐透析液得到广泛的应用。

透析液基本成分与人体内细胞外液成分相似,主要有钠、钾、钙和镁 4 种阳离子,氯和碱基 2 种阴离子,大多数透析液有葡萄糖。透析液能清除代谢废物,维持水、电解质和酸碱平衡。

1.钠

钠离子在透析液各成分中浓度最高,对透析患者的渗透压起决定作用。常用浓度为 140 mmol/L。

2.钾

透析液中钾浓度对透析患者的心血管和血流动力学起重要作用。常用浓度为 2.5 mmol/L。

3.钙

正常人血清总钙浓度为 2.25~2.75 mmol/L,有生理作用的游离钙为 1.25~1.5 mmol/L,透析液中钙离子浓度一般为 1.75 mmol/L。

4.镁

正常血镁浓度为 0.8~1.2 mmol/L。透析液镁浓度一般为 0.5~0.75 mmol/L。

5.氯

氯离子是透析液主要阴离子之一。透析液浓度与细胞外液氯离子浓度相似,一般为 100~

115 mmol/L。

6.葡萄糖

透析液葡萄糖浓度一般为 0～11 mmol/L。因少数不含葡萄糖,在透析过程中易发生低血糖。

7.透析液碱基

透析液中的阴离子除氯离子外,还需要补充其他碱基。常用的有醋酸盐(浓度为 35～40 mmol/L)及碳酸氢盐(浓度为 30～38 mmol/L)。

(四)血液透析机

1.血液透析机组成

血液透析机主要由透析液供给系统、血液循环控制系统和超滤控制系统 3 部分组成。目前新型的血液透析机增加了患者监测系统,包括患者体温、血压、血容量及心电图等监测指标。

(1)透析液供给系统:分为中心供给和单机供给 2 个系统。①中心供给系统:是指透析液由机器统一配制,通过管道将稀释透析液送往各血透机,优点是降低成本,节省人力和工作时间,但由于透析液供给系统各成分固定,无法进行个体化透析。②单机供给系统:从反渗水进入透析机开始,到透析液进入透析器之前的旁路阀为止,可分为反渗水预处理、透析液配比和透析液监控 3 部分。

(2)血液循环控制系统:血液透析体外循环由动脉血路、透析器和静脉血路 3 部分组成。动脉血路上有血泵、肝素泵、动脉壶和动脉压监测器。静脉血路上有静脉壶、静脉压监测器、空气探测器和静脉夹。

(3)超滤控制系统:位于透析液进入透析器之前和出透析器之后的一段水路上,常用的超滤方式有:①定压超滤:通过控制透析液的负压,直接改变跨膜压的大小,产生相应的超滤量,缺点是不够精确,易引起低血压。②定容超滤:通过独立的超滤泵,直接从水路中恒速地抽取所需的超滤量,而跨膜压的大小随透析负压的改变而变化。③程序化超滤:可结合患者情况作可调钠透析等,达到理想的超滤目标,而不发生低血压。

2.透析机清洗

透析机外部清洗必须在每次透析治疗结束后进行,血迹应用含氯一次性抹布擦净;清洗机器时应小心谨慎,预防感染扩散;每次治疗结束后都应对透析机进行化学消毒或加热消毒;如果透析机闲置 48 小时以上,应消毒后再用;为预防透析内部化学物质沉淀,可以使用酸性溶液冲洗。

3.透析机的管理

(1)保证性能完好,各系统功能正常:包括血液循环及监测系统(血泵、肝素泵、压力、空气)、透析液循环及监测系统(透析液比例分配泵、电导度、温度、漏血等)、超滤系统、报警系统。

(2)在规定的环境和条件下使用,如温度、湿度、电压、供水压力、供水量等。

(3)建立档案,包括基本技术和操作信息、操作运转、消毒除钙、维护保养和故障维修情况等。

四、血管通路

血管通路是透析患者重要的生命线,通路失败是导致死亡的重要因素。良好的血管通路是血液净化治疗的基本要素之一,血管通路的功能状态直接影响着治疗质量,而保持通路的畅通需要护士精湛的技术和责任心。

(一)基本概念

1.良好的血管通路应具备的基本特征

良好的血管通路应具备的基本特征:①易于反复建立血液循环;②能保持血液净化时充分的血流量;③保持长期的功能,不必经常手术干预;④没有明显的并发症;⑤可减少和防止感染。

2.分类

正常血管通路应保证血流速在 300 mL/min。

(1)按照用途及使用寿命血管通路可分为:①临时性血管通路:动脉直接穿刺(一般不建议使用)、颈内静脉留置导管、锁骨下静脉留置导管、股静脉留置导管;②半永久性血管通路(带涤纶套深静脉留置导管);③永久性血管通路,即血管内瘘通路(动静脉瘘管和人造血管瘘)。

(2)临床上血管通路多数分为两大类:临时性血管通路和永久性血管通路。永久性血管通路应在患者透析前数月建立,为日后透析做好准备。

(二)永久性血管通路及护理

1.动静脉瘘管(AVF)

通过手术将动脉与邻近的静脉在皮下吻合,术后该静脉逐渐扩张增厚,有足够血流量成为永久性血液通路,需数月才能成熟。其优点是可以长时间使用,并发症少,随着透析时间延长,血流量增加大于人造血管瘘。其缺点是成熟缓慢或不能成熟;穿刺较困难;随着年龄增大,口径增加;容易形成动脉瘤;影响外观。

(1)常用的动静脉瘘管部位:①腕部(桡动脉-头静脉);②肘部(肱动脉-头静脉);③腕部(桡动脉-贵要静脉)。

(2)动静脉瘘管的护理:至少每天检查一次造瘘处震颤和血管杂音。并注意:①带瘘手或胳膊出现血肿或水肿,应当休息,直到肿胀消退;②动静脉内瘘出现渗出或肿胀时应避免反复穿刺;③避免绷带或衣物过紧而限制肢体活动;④造瘘上肢不能用于测血压、静脉穿刺,不能持重物;⑤逐渐进行手和上肢功能锻炼,可能有利于内瘘的成熟。如术后 12 小时伤口无渗血、无感染,轻抬前臂做轻微运动 50 次,每 2 小时重复 1 次;术后 24 小时前臂与上臂呈 60°上下轻摆动,做轻微运动 100 次,每2 小时重复 1 次;术后 7~10 天拆线后伤口愈合,前臂与上臂呈 60°上下用力摆动,做握拳运动200 次,每 4 小时重复 1 次;⑥内瘘的成熟至少需要 6~8 周,12 周或更长时间更好。一旦内瘘失去功能,应当迅速联系造瘘医师,即使数小时的延误都可能造成不可修复的损伤。

(3)动静脉瘘管患者的教育指导:避免各种缩血管因素的刺激。①寒冷、季节更换时注意保暖;②出汗时避免脱水过多、低血糖等;③低血压时避免严重腹泻、失血,及时调整降压药;④避免剧烈运动、外力撞击等引起的疼痛;⑤防止压迫,应穿宽松衣服,睡姿正确。

2.人工血管瘘

人造血管通常用聚四氟乙烯制备,连接于动脉和静脉间构成人工血管瘘。常置于前臂"线"型或"袢"型。因为有皮下隧道,术后瘀斑和疼痛会重些。如果手术顺利且无并发症,人工血管瘘的优点就会体现出来,3 周后就可以穿刺,必要时可立即使用。但感染发生率可高达 5%～15%,且容易出现吻合口狭窄。护理同 AVF。

(三)动静脉瘘的穿刺及技巧

维持血管通路通畅及合理使用需要护士用心管理与呵护。护士是血管通路的使用者和监护者,要树立保护血管的观念,树立患者长期治疗的概念。使血管通路的使用有计划性,长远性。

1.穿刺针大小选择

依据血管的粗细来选择穿刺针,开始用细针(16～17G),如果要达到高的血流量则需要用粗针(14～15G)。针芯直径大小的调整可以引起血流速度的改变,但大针芯可以降低压力相关溶血的发生率。

穿刺针头应该放置在内瘘口附近静脉。动脉针在血管的远端穿刺,可以朝向或背向心脏,静脉针应在血管近端、离动脉针5cm以上位置穿刺,针尖朝向心脏。静脉段扩张不佳的患者,可用止血带帮助定位,透析时止血带应去除,以免发生再循环。移植血管应先了解其解剖位置,并不得使用止血带。

2.皮肤准备

尽可能减少穿刺过程中感染的危险。准备穿刺的上肢应用肥皂和清水清洗、用含酒精溶液消毒至少3分钟。当皮肤清洗、待干后方可进行穿刺,为避免化学性静脉炎的发生,可使用止血带扩张血管。

3.穿刺技术

穿刺技术对于保护通路至关重要。在同一区域反复穿刺可能引起管壁的薄弱,进而导致动脉瘤和假性动脉瘤的形成。

(1)"绳梯状"穿刺:此技术可以充分利用内瘘的长度。由于穿刺点1cm范围内组织均受创伤,且组织修复时间约为1周,两个穿刺点应在1cm以上。

(2)"纽扣"法穿刺:可以利用少量的穿刺点重复穿刺。每次穿刺保证在同一针道。这一技术不易形成血肿和瘤样扩张,且穿刺速度快,时间短,患者疼痛感明显减轻,痛苦少。缺点是容易渗血,对于皮肤松弛和皮下脂肪过多的患者不建议选用此方法。

(3)如果穿刺不成功,尽量避免重复尝试,否则将对内瘘造成损伤。对同一患者穿刺不能超过3次。如果穿刺点变得肿胀膨大,这一区域在肿胀和青紫消失前不能使用。

4.评估

对于首次使用的内瘘,除应进行血管走向、弹性、直径长短,确定穿刺部位的评估外,还应主要进行以下评估。①望:手术伤口愈合良好,皮肤光滑清洁。②触:右手掌心放置内瘘处,感到震颤。③听:用听诊器听到响亮血管杂音,听瘘口处20～30cm。④评估血管走向、弹性、直径长短,确定穿刺部位。

对于新内瘘的第一次穿刺,动脉穿刺点应远离吻合口,一般暂时选择在肘正中静脉或贵要静脉离心方向作动脉穿刺,而静脉穿刺则选择下肢静脉,待内瘘条件进一步成熟,动脉穿刺点再往下移,动脉发生血肿的概率就会减小。

5.拔针技巧

速度:拔针快、动作稳、压迫点准确,顺应性强;力:能听到杂音或触及震颤,同时不出血为宜;时间:以宽胶布压迫15～30分钟,避免用弹力绷带。

6.穿刺时或透析中发生血肿的处理

(1)新建内瘘穿刺失败出现血肿应立即起针压迫止血,并用冰袋冷敷以加快止血,待血肿消退后再行穿刺。

(2)常规内瘘动脉穿刺失败出现血肿,如血肿未继续增大,可暂时不拔针,在原动脉穿刺点以下再穿刺(避开血肿)。

（3）透析过程中动脉端发生血肿,可暂时将流量好的静脉端改为动脉端,而发生血肿的动脉端予以冰袋冷敷,再另选其他部位的静脉做静脉端,使透析继续进行。如静脉端的流量不足,可将动静脉两端串联,使血液继续运转,待血肿消退后再另行穿刺,继续透析。

（4）透析过程中静脉端发生血肿,应避开血肿,在静脉穿刺点以上另行穿刺或另择其他静脉穿刺,继续透析。

（5）对于新建内瘘,止血带结扎的部位应在肘关节以上,不可过下,松紧也应适中,以防压力过大使新建内瘘穿刺之前发生血肿或穿刺时发生血肿。

五、静脉导管通路使用及护理

（一）基本概念

留置导管分为临时性和半永久性留置导管通路。

1.临时性插管

通常放置在颈内静脉、股静脉或锁骨下静脉,置管后可立即开始透析。

2.半永久性留置导管

颈内静脉和锁骨下静脉置管可以保留 7～10 天,但随着保留时间的延长,感染的危险迅速增加。特别是股静脉,穿刺处应每天换药 1 次,且患侧下肢不得弯曲 90°,也不宜过多起床活动。要保持会阴的清洁,会阴护理 2 次/日。

（二）正确使用留置导管

（1）每次透析时都应密切观察局部有无出血和导管有无脱出及是否通畅。如果应用半通透性的透明敷料,必要时应更换敷料。更换时应执行无菌操作,适当予以抗感染处理。

（2）记录患者的体温,确定脱出位置并做细菌培养。如果透析室内存在葡萄球菌感染的高危因素,可以考虑在脱出位置应用有效抗生素(如莫匹罗星)。

（3）应始终保持导管无菌,特别是透析前打开帽或透析后重新盖帽时,应迅速将无菌注射器连接到透析管路开放的末端。特别提醒,消毒皮肤用的酒精溶液可能会溶解聚氨基甲酸酯导管,聚维酮碘可能溶解硅胶导管。因此,0.1％次氯酸盐溶液对导管是安全的。

（4）血液透析前,拆除包扎敷料后,卸下的肝素帽应将其浸泡于消毒液中备用,再用安尔碘消毒导管口及周围皮肤,用无菌注射器抽出导管内肝素生理盐水及血凝块后,连接血路管开始治疗。

（5）在治疗过程中应密切观察局部有无渗血,尤其是凝血机制较差及留置经过欠顺利者。

（6）每次使用后先用 10～20 mL 生理盐水冲洗导管,再用含肝素 1000～5000 U 的生理盐水 2～3 mL 采用脉冲式正压封管有助于预防导管的堵塞。高凝者可加大肝素量,甚至使用原液。

（三）导管堵塞时的处理

（1）用导管腔刷取出血栓时,注意一定要明确导管的长度,从而确保导丝不至于伸到静脉内。

（2）用尿激酶溶栓,如 5000 IU 尿激酶一次性注入,充满导管腔,在导管内保留 10～30 分钟或者一个透析期间。

（3）如果栓塞不缓解,需要更换导管。

（4）如果该患者可供置管部位少,那么每次透析都需要应用尿激酶封管。

（张秀秀）

第二节 妊娠期患者血液透析技术及护理

慢性肾衰竭患者由于月经紊乱和排卵异常,其生育能力降低,如妊娠前血肌酐>265.2 μmol/L(3 mg/dL),尿素氮>10.7 mmol/L(3 mg/dl),成功的妊娠是罕见的。随着血液透析治疗及其技术的不断进展,成功的妊娠和正常分娩的报道日益增多,据国际肾脏病协会统计表明,妇女透析患者妊娠发生率美国每年约0.5%,沙特阿拉伯每年约1.4%,我国目前尚无该方面的确切资料。由于透析患者妊娠可危及母亲和胎儿的安全,肾脏科、产科及儿科恰当的配合与处理可帮助患者顺利度过妊娠期、围生期,提高胎儿成活率。本节重点阐述妇女妊娠期透析。

妊娠过程中,妇女的血容量负荷增加,心脏处于高排出量状态;前列腺素分泌增加,肾血管阻力下降,肾血流增加,使早期肾小球滤过率增加30%~50%,导致溶质的排泄率增加,血肌酐和尿素氮水平下降。Sim等观察到正常非妊娠期妇女血清肌酐为(59.2±12.4)μmol/L、尿素氮为(4.9±4.1)mmol/L,而血压正常妊娠妇女血清肌酐为(40.7±26.5)μmol/L,尿素氮为(3.1±0.5)mmol/L,因此认为妊娠期间血肌酐>70.7 μmol/L时应进行肾功能检查。

一、透析患者妊娠及其后果

透析患者生育能力明显下降,据统计透析患者妊娠发生率每年在0.5%~1.4%,比利时一项研究表明其发生率每年为0.3%。晚期随着促红细胞生成素的应用,透析患者生育能力有所改善,特别注意的是血液透析患者妊娠率为腹膜透析的2~3倍。透析患者生育能力下降原因尚不明确,早先文献报道仅有10%的育龄妇女透析期间恢复月经,最近研究报道达40%。早在15~20年前就有证实透析患者存在激素水平异常,在月经周期卵泡雌二醇水平同正常一样,但缺乏黄体生成素和卵泡刺激素高峰,孕激素水平持续下降,约70%的妇女继发于高泌乳素血症而产生泌乳。以上研究提示慢性肾衰竭患者存在下丘脑-垂体-卵巢轴基础水平异常,缺乏典型的排卵高峰和对月经的周期性调节作用。慢性肾衰竭患者妊娠常发生在透析开始的前几年,但亦有报道妊娠发生在透析后20年之久。多次妊娠亦较常见,美国国家透析患者妊娠登记资料显示,8例孕龄妇女妊娠2次,8例妊娠3次,1例妊娠4次。透析患者妊娠结局如何报道不一,婴儿生存仅是判断妊娠成功的标志,其实大多数婴儿早产或生长发育迟缓,新生儿常合并呼吸窘迫综合征及其他早产并发症,NPRD报道116例成活婴儿中有11例发生呼吸窘迫综合征及1例死胎。随诊资料较全的49例婴儿中有11例需长期医治或存在发育障碍,他们大多数归因于早产而非宫内氮质血症环境。

二、妊娠与透析

(一)透析治疗的时机

目前对于妊娠合并慢性肾衰竭的透析时机尚无统一标准,与非妊娠妇女相比,早期和充分透析是有益的。Hou提出,当血清尿素氮为30~40 mmol/L(80~100 mg/dL)时,必须开始透析。透析治疗有利于减轻宫腔内胎儿的氮质血症,改善胎盘功能不全,避免死产和自然流产。此外,透析治疗有助于控制孕妇的容量依赖性高血压,增加透析次数可以减少透析中低血压的发生,而且不需限制饮食,可改善母婴的营养状况。妊娠末期,由于婴儿每天约产生 540 mg 尿素氮,透析时间必须适宜延长。

(二)透析时间

关于妊娠合并慢性肾衰竭,每周透析总时间和透析的目标,各家报道不一。有研究主张强化透析(每天透析),尽管强化透析价值尚没有最后确定,但从理论上是可以实施的。Kundaye 等报道妊娠期间透析(残肾功能尚可),孕妇妊娠结局较满意,婴儿成活率达 75%~80%,但尚不能区分是残余肾功能还是充分透析治疗改善了妊娠结局,但起码降低了胎儿暴露于代谢产物环境的概率。另外,每天透析,透析期间体重增加较适宜,降低了低血压危险。透析患者羊水过多较普遍,增加了早产概率,相对于婴儿正常肾功能,血清过高尿毒素可促使渗透性利尿,增加羊水过多的概率。NPDR 主张每周至少 20 小时透析才能明显改善妊娠预后。

透析治疗对胎儿有害的证据不足,有些研究认为,透析可诱发早产。这是因为透析能使体内黄体酮下降 10%,而早产与黄体酮减少有关。Sancbez Casajus 等在透析过程中对胎儿进行监测,结果提示胎儿对透析治疗的耐受力较好。透析中低血压可导致胎儿宫内窘迫,因此,必须防止妊娠过程中低血压的发生。

三、透析液处方

有关血液透析的处方建议很多,但能否改善母婴的预后不肯定。Hou 主张透析液钠浓度为 134 mmol/L,使之接近正常妊娠妇女血清钠较低的水平;增加透析液钙浓度至 2 mmol/L,以适应母婴钙的需求量;透析液中含糖量为 200 mg/dL,防止透析中出现低血糖;维持血压稳定的措施与非妊娠透析一致。

对于强化透析易引起电解质紊乱,需进行调整。如果每天饮食中钾的摄入量不能抵消透析丢失量,可导致血清钾水平下降,因而需适当增加透析液钾浓度。如果透析液中钙离子浓度仍为 0.875 mmol/L 可导致高钙血症,因而钙离子浓度为 0.625 mmol/L 较适宜。一般来说,透析液中 HCO_3^- 浓度设计为 35 mmol/L,可缓冲两天间期酸负荷,每天透析可致血清 HCO_3^- 浓度上升,导致代谢性碱中毒,因而需个体化调节 HCO_3^- 浓度。

四、抗凝治疗

过去妊娠患者要适当减少肝素用量,对于每天透析患者需用最小剂量肝素,然而因非妊娠患者降低肝素用量可增加体外循环凝血,尽管迄今尚无严格病例对照研究,但妊娠处于高凝状态,可适当增加肝素用量,肝素不能通过胎盘,因而无致畸作用,对于明显出血孕妇主张无肝素透析。华法林能通过胎盘,在妊娠前 3 个月有致畸作用,在妊娠后 3 个月可引起胎儿出血,因而,对于需用华法林预防血管通路高凝状态的孕妇应该用肝素皮下注射预防。随着低分子量肝素普遍使用,及其出血危险性低等优点,目前主张应用低分子肝素。

五、妊娠透析患者的营养指导

透析本身会导致严重营养不良,因而妊娠透析期间需合理营养指导,如表 10-1 所示。

表 10-1 妊娠透析患者营养指导

热量	35 kcal/(kg·d)+300 kcal
蛋白质	1.2 g/(kg·d)+10 g
维生素	
维生素 A	无需补充
维生素 B	无需补充
维生素 C	≥170 mg/d
维生素 B₁	3.4 mg/d
维生素 B₂(核黄素)	3.4 mg/d
烟酸	≥20 mg/d
维生素 B6	>5 mg/d
叶酸	1.8 mg/d
矿物质	
钙	2 000 mg/d
磷	1 200 mg/d
镁	200~300 mg/d
锌	15 mg/d
卡尼汀	330 mg/d

六、透析患者产科问题

慢性肾衰竭妊娠对母婴均有极大威胁,需泌尿科、产科、妇科、儿科通力协作,才能保证母婴平安。早产是慢性肾衰竭妊娠婴儿病死率和发病率增加的关键因素,需加强指导,同预防先兆子痫一样,需补充镁离子,但小心避免镁中毒和孕妇呼吸窘迫,当血清镁离子浓度低于 5 mg/dL 时需给予负荷剂量并在每次透析后给予补充。吲哚美辛可促进胎儿成熟,使分娩延后 72 小时,并可预防羊水过多,但过多应用可加重肾功能损害,引起高钾血症。由于死胎发生率增加,需密切观察胎儿生长发育状况,主张在孕 30 周后经腹壁羊膜腔穿刺抽吸羊水测胎肺成熟度,并注入地塞米松 10 mg,每周两次,促进胎肺成熟。对胎儿宫内发育迟缓的治疗,每天吸氧 3 次,每次30 分钟,并口服解痉药,如沙丁胺醇或氨茶碱,同时加强营养支持。关于分娩时机尚有争论,一些学者主张如果胎儿肺成熟,选择 34~36 周分娩较佳,但现在多数主张孕妇 38 周分娩较好,但对于透析患者,往往由于早产和产科问题留给我们选择的时间不多。剖宫产仅适用于产科问题,而绝非肾脏本身,否则主张自然分娩较好。特别注意的是分娩过程避免水负荷增加和感染,因为催产素能增加水潴留的危险。至于新生儿处理尤为必要,透析患者婴儿分娩时血清尿素氮和肌酐水平同母亲一样,可导致出生后渗透性利尿,没有密切监测和适当补充,可导致血容量不足和电解质紊乱。新生儿血清钙离子浓度监测也尤为重要,因为婴儿长期暴露在高钙血症的环境,出生后易发生低钙血症和痉挛等危险。

妊娠合并慢性肾衰竭对母婴均有危险,孕前肾功能良好者,妊娠可能不会引起肾功能的损害,婴儿生存率高;孕前肾功能中度以上损害者,妊娠可能导致 1/3 的患者肾功能恶化,密切监测和早期终止妊娠,也难以保证肾功能的逆转;积极配合透析治疗,肾功能可能恢复,妊娠高血压疾病也是不可忽视的问题,需警惕高血压的危险。另外,自然流产、早产和死产的发生率高,对胎儿的生存威胁极大。透析治疗可提高母婴的生存率,必须早期和充分透析,掌握透析原则,避免透析并发症。

(张秀秀)

第三节　传染病患者血液透析护理

随着血液净化技术在医疗中的广泛应用,某些传染性疾病患者如乙肝、丙肝、梅毒、艾滋病患者需要进行血液透析治疗。这类患者既是传染源,也是医院感染的易感者,在医院感染预防与控制方面存在着特殊性。

血液透析患者常见的传染性病原有以下几种。①细菌:革兰染色阳性球菌、革兰染色阴性杆菌、结核杆菌。②病毒:乙型肝炎病毒(HBV)、丙型肝炎病毒(HCV)、人类免疫缺陷病毒(HIV)。③其他:梅毒螺旋体(TP)。

一、传染性疾病在血液透析患者中的流行过程及特点

(一)传染源
患者、隐性感染者、病原携带者和受感染的动物。

(二)传播途径
(1)HBV主要传播途径有母婴传播、医源性传播(输血和血制品、污染的医疗器械)、破损皮肤和黏膜传播及性接触传播。我国是乙肝高发区,未感染过乙肝及未接种过乙肝疫苗者均易感,特别是HBsAg阳性者的家属、反复输血及血制品者(如血友病患者)、血液透析者、多个性伴侣者、静脉药瘾者、接触血液的医务工作者等。HBeAg阳性或HBV-DNA阳性者传染性较强。

(2)HCV主要传播途径有血源性传播、医源性传播(输血和血制品、污染的医疗器械)、破损皮肤和黏膜传播;也可见母婴传播和接触传播,但不是主要传播途径。人类对HCV普遍易感。在血液透析环境中血液污染的潜在危险较高,短期存活的HCV可能更易引起感染,HCV感染持续状态会成为一个巨大的传染源。

(3)肺结核主要经飞沫传播,患者咳嗽,特别是打喷嚏时,结核菌可经飞沫直接感染近距离者;也可因患者随地吐痰,痰液干燥后结核菌随尘埃飞扬远距离播散。人群普遍易感,感染者免疫力低下时易发病。我国结核病疫情严重,表现为高感染率、高患病率、高病死率及高耐药率。

(4)梅毒主要传播途径有性接触传播、母婴传播、生活密切接触传播、医源性传播(输血和血制品)和通过器物间接传播,患者为唯一的感染源。成年男女普遍易感,全国发病率呈增长趋势。梅毒螺旋体在人体外不易生存,对热和干燥敏感;耐寒力强,0 ℃冰箱可存活48小时。

(5)HIV主要传播途径有性接触传播、母婴传播、血液传播,人群普遍易感。成人高危人群包括:静脉注射吸毒者、同性恋、性滥交或卖淫嫖娼者、血友病或经常输血和血制品者、器官移植者、非法采供血者、意外暴露者。发患者群主要为40岁以下的青壮年。在室温下,液体环境中的HIV可以存活15日,被HIV污染的物品至少在3日内有传染性。含有HIV的离体血液可以造成感染。HIV对热敏感,56 ℃、30分钟能灭活;一般消毒剂均能灭活病毒。

（6）大肠埃希菌通过粪口途径传播，很多病例与吃了未煮熟或污染的牛肉和猪肉、游泳、喝了被污染的水、吃了被污染的蔬菜有关。大肠埃希菌能产生毒力很强的志贺毒素，进入血液引起毒血症，病变在肾时可导致溶血性尿毒症（HUS）。家禽和家畜为主要感染源，7～9月份为流行高峰，世界性分布。

（7）耐甲氧西林金黄色葡萄球菌（MRSA）感染多发生于免疫缺陷者、大面积烧伤者、大手术后患者、长期住院及老年患者。MRSA极易导致感染的流行和暴发，治疗困难，死亡率高。MRSA传播主要通过医护人员的手，在患者、医护人员、患者间播散。另外，衣物、敷料等物品可携带MRSA，促进MRSA在医院内的流行。患者一旦感染或携带MRSA，该菌可存在于患者身上达数月之久。

血源传播性疾病在医院内传播途径有输血、透析器复用、血液透析机污染、血管通路污染等。

（三）易感因素

患者自身的免疫缺陷状态、透析的持续时间、血液透析中心收治了传染性疾病患者、对感染患者未行有效隔离等都是影响患者易感性的重要因素。

二、传染性疾病患者血液透析时的处置

（一）经血液及体液传播传染性疾病的血液透析患者的处置

1.处理原则

透析室所有工作人员，应严格执行"防止通过血液及体液传播病原体感染的全面防控措施"的基本原则，包括以下几点。

（1）每次治疗后，清洁及消毒器械、仪器及环境表面。

（2）避免在患者之间使用共同物品。

（3）勤洗手及使用抛弃式手套。

（4）使用护目镜、面罩、口罩及衣罩。

（5）建议乙肝病毒阳性患者在独立的区域、及时用独立机器进行透析。

（6）建议丙肝患者在独立的区域进行透析。

（7）隔离：病毒性肝炎在标准预防的基础上，还应采用接触传播的隔离和预防措施。

2.感染的控制

（1）建立健全医院感染防控措施、消毒隔离制度、医疗废物处置制度。

（2）对医院感染相关知识、管理制度和有关法律知识进行培训。

（3）建立合理的血液净化流程，各级人员熟练掌握专业知识及有关消毒、隔离、防止感染的知识，提高保护自己、保护患者、减少环境污染的意识。

（4）环境布局要合理，医护人员严格按划分区域进行工作管理；设置隔离透析治疗专区或专间，如不能分设乙肝、丙肝、梅毒等不同传染病患者隔离透析专区或专间，则指引梅毒、HIV携带者或艾滋病患者到指定的传染病医院或开设专区的医院进行透析治疗。

（5）加强室内通风换气、空气消毒，建立完整的空气处理系统，治疗期间持续空气净化。室内空调每月清洗，每月1次空气培养。

（6）工作人员管理：培训医务人员，落实和执行各项消毒隔离技术，做好标准预防，定期检查和指导；如不慎被污染锐器刺伤，要立即处理伤口，同时上报医院感染管理科，按照原卫生部《医务人员执业暴露防护工作指导原则（试行）》要求进行登记、评估、监测并指导用药。

(7)根据消毒隔离规范,做好医疗用品、医疗垃圾处理和环境、物品消毒。

(8)患者及陪客管理,血液透析室是一个特殊治疗场所,应尽量减少人员进出,严格家属陪护制度,防止交叉感染。

(9)做好透析用水、透析液的监测和管理。

3.透析前护理

评估患者病情和心理问题,进行耐心细致的解释和沟通,减少患者焦虑和恐惧。介绍疾病相关知识和隔离措施、预后等,增加患者及家属的康复信心。注意保护患者的隐私,取得患者的信任。提供有效的健康教育和隔离措施,帮助患者配合医护人员进行治疗。

4.透析中护理

对于具有传染性的患者,需在专门区域或地区进行治疗;除了常规治疗外,需由专门医务人员进行疗护,同时需严格消毒隔离规范,防止交叉感染。治疗中仍应进行心理干预,特别是当患者身处特别治疗区或感觉孤独、自卑时,护士应及时与患者沟通、交流,并加强观察。

5.透析后护理

(1)指导患者在家里采取相应的隔离措施,如不共用剃须刀、指甲钳、牙刷等洗漱用品;被患者血液污染的床单和衣物应浸泡在漂白剂里 30 分钟后再洗;培养良好的卫生习惯,勤洗手、勤擦身;分餐餐具用后煮沸或浸泡消毒。

(2)休息和活动:急性期应增加休息,病情稳定可适当活动锻炼,以不疲劳为度。

(3)饮食宜高热量、富含维生素,注意饮食卫生和营养均衡搭配,禁烟酒。长期服用抗病毒药物的患者,应注意减少脂肪的摄入。

(4)按要求服药,遵守服药剂量和时间,忌滥用药物。注意观察药物的不良反应,定期化验检测。

(5)正确对待疾病,保持心情平和,避免焦虑、愤怒等不良情绪。

(6)注意观察牙龈出血、皮肤瘀斑、鼻腔出血、便血、呕血等出血情况。如有伤口,需妥善包扎处理,不要让自己的血液、体液污染物品。

(二)患结核病的血液透析患者的处置

血液透析患者如果出现不明原因发热、不能解释的高血钙、体重减轻、恶心、肝脏肿大、淋巴肿大及不明原因的肺部浸润、胸腔积水、腹水等症状时,须积极评估结核病的可能性。据报道,透析患者的结核病表现变异大,有一半以上的患者是肺外结核,早期诊断困难。

1.处理原则

当血液透析患者确定或怀疑有结核病时,可以采取相对隔离措施,早期明确诊断。肺外结核一般不会传染,除非患者合并有肺结核。肺外结核如有开口的结节,其结核菌浓度很高,所以在标准预防的基础上,采用飞沫、空气传播的隔离措施,并建议患者住在有特别设计的通气系统的病房。

2.感染的控制

告诉患者结核的传播途径以及他们被隔离的原因,教育患者即使是在隔离房间内打喷嚏或咳嗽时也要用纸巾盖住口鼻,然后将纸放入密闭容器内及时焚烧,以防止飞沫散入空气中。严禁随地吐痰,床旁可放置有盖痰杯,痰杯每天消毒处理。保持病室通风、空气新鲜、清洁安静,紫外线消毒每天 2 次,地面湿式清扫。

3.护理

(1)对疑似开放性结核的血液透析患者,应安置在相对独立的隔离房间治疗。如果不能做到,可给结核患者戴外科口罩,并将患者置于下风处。工作人员进入该治疗区都需要戴 N95 以上的口罩。

(2)小心处理呼吸道分泌物,避免传染给其他人员。在患者痰杯内加入等量浓度为500 mg/L的含氯消毒剂浸泡1小时后弃去。接触痰液后须用流动水彻底清洗双手。

(3)根据患者不同的心理特点做好心理护理;指导良好的卫生习惯;强调用药的规律、全程、合理;适当锻炼,增加抵抗力;保证营养供给。

(三)耐甲氧西林金黄色葡萄球菌(MRSA)感染合并血液透析患者的处置

对于MRSA感染合并血液透析的患者,建议在传染病医院接受治疗,如条件不允许,可以采用单独隔离,专门护理。

(1)采用接触、飞沫传播的隔离与预防措施。护理患者时戴帽子、口罩、手套等,有皮肤破损者需戴双层手套;整理及更换床单、被褥时穿隔离衣;对患者使用的物品及呕吐物、分泌物等予以消毒。

(2)进行留置导管及静脉输液等操作时,必须严格执行无菌操作及手消毒制度。

(3)病室内湿式清扫,更换被褥时勿抖动,避免尘埃飞扬,以减少感染机会。

(4)医护人员带菌时应积极治疗,避免直接接触患者,以防引起院内感染。

(5)健康教育:向患者讲解疾病的传播途径及预防方法,注意保持皮肤清洁、完好,有皮肤破损时及时消毒包扎,出现皮肤或全身感染症状时应及时就医。

(四)肠出血性腹泻伴HUS(溶血性尿毒症)的血液透析患者的处置

肠出血性腹泻伴HUS常见致病菌为大肠埃希菌O157:H7,见于儿童,起病急骤,伴有腹泻前驱症状,肾脏损害重于脑部病变,需及早进行透析支持治疗。护理措施有以下几点。

(1)隔离:在标准预防的基础上,采用接触传播的隔离与预防措施。医务人员应加强手消毒;对患者接触的物品、餐具、病室物品表面以及呕吐物、排泄物予以消毒。

(2)因该类患者多见于儿童,故血液透析时应加强护理和病情观察。①注意透析中腹痛的性质、部位和程度;观察大便的次数、性状、颜色和量,并及时记录;保持水与电解质平衡。②注意观察神志变化,观察尿液的颜色和量,记录出入量。③注意观察患者的面色、眼睑结膜、口腔黏膜、甲床的变化,观察皮肤、黏膜有无瘀点、瘀斑和出血点。④监测生命体征。⑤腹泻、腹痛、呕吐时,进行对症护理。⑥健康教育:向患者宣教疾病病因、传播途径、消毒隔离知识。

(张丹丹)

第四节 糖尿病患者血液透析护理

一、概述

随着人们生活水平的提高,以糖尿病为原发病的终末期肾衰竭发病率逐年上升。糖尿病肾病是糖尿病的重要并发症之一,在欧美等西方国家糖尿病肾病终末期占肾衰竭终末期(ESRD)的40%~50%,居首位。糖尿病肾病患者发展到尿毒症时大多伴有视网膜病变、神经病变、胃肠道疾病、周围血管病变、冠状动脉粥样硬化性心脏病以及持续性的糖代谢紊乱,以致患者在接受透析治疗中极易出现心血管并发症,同时给动静脉内瘘的制作、穿刺及保养都带来一定的难度。因此,如何提高糖尿病肾病患者的透析质量、减少透析并发症、提高生存率是严峻考验。

糖尿病肾病患者病情发展迅速,四肢血管的粥样硬化使建立血液透析动静脉内瘘较困难或内瘘术后栓塞发生率高,为了保护动静脉内瘘,促进其成熟,建议非糖尿病肾病患者更早地建立动静脉血管通路。在糖尿病肾衰竭 Ccr<20 mL/min 时,就可以建立动静脉内瘘。为了减少窃血综合征,一般首选端-侧吻合,端-端吻合次之。国外使用 Gore-Tex 人造血管做内瘘的报道较多,糖尿病肾衰竭患者人造血管搭桥术后 1 年继续使用率达 81% 以上。需要紧急血液透析者可以建立临时深静脉置管。

二、透析指征

糖尿病是因胰岛素分泌绝对或相对缺乏,引起糖、蛋白质、脂肪以及水、电解质代谢紊乱的一种以高血糖为主要表现的疾病,可分为胰岛素依赖型和非胰岛素依赖型。糖尿病肾病是全身性疾病的一部分,当其进入晚期肾衰竭阶段时,往往伴有其他系统的严重并发症。患者由于尿液中蛋白质的丢失以及因糖尿病导致的蛋白质合成障碍,存在低蛋白血症,血肌酐水平与疾病的严重程度往往不符。此类患者由于蛋白质缺乏及肾功能减退,致使促红细胞生成素生成减少,其贫血、水钠潴留及全身中毒等症状均较非糖尿病肾病患者明显。当血肌酐>325 μmol/L,其进展异常迅速,为此不少学者认为糖尿病肾衰竭者较非糖尿病肾衰竭者应更早地接受透析治疗。

透析指征:①当存在严重代谢性酸中毒、水钠潴留、胃肠道反应、心力衰竭、高钾血症时,应于血肌酐 440 μmol/L 左右时开始透析;若一般情况尚可,无严重并发症,应于血肌酐 528 μmol/L 时接受治疗。②糖尿病肾病时由于蛋白合成障碍,肌肉体积总量下降,血肌酐水平往往不能反映疾病的严重程度,当 Ccr<15 mL/min 或 Ccr<20 mL/min 时接受治疗可改善预后。

三、护理要点

糖尿病血液透析患者的护理与非糖尿病血液透析患者大致相同。由于原发病不同,在透析过程中或透析间期的并发症略有不同,本小节主要介绍糖尿病血液透析患者并发症的护理。

从事血液透析的护士应了解每一位患者的原发病,针对患者的不同特点采用积极有效的护理措施,对患者接受治疗过程中的并发症能做到早发现、早预防、正确诊断、早处理。

(一)低血压

临床观察表明,与非糖尿病肾衰竭患者相比,糖尿病肾衰竭患者在血液透析中的急慢性并发症和死亡率增加了 200%,透析过程中低血压的发生率增加了 20%,同时恶心、呕吐的发生率也多出了 300%。低血压还可以伴随心绞痛和心肌梗死而突然发生,或作为隐匿性心肌梗死的表现。

1.原因

首先,心肌收缩力下降是导致透析中经常性低血压的主要因素,与左心室顺应性和充盈下降为特征的舒张功能有关,该功能与缺血性心肌病和糖尿病心肌病相关。其次,糖尿病肾衰竭患者因自主神经病变导致血压调节功能减退,从而引发症状性低血压,其发生率可达 20%～50%。另外,患者在透析过程中,血糖下降、血浆渗透压降低可导致低血压;饮食控制不好,体重增长过多,导致单位时间内超滤过多可致低血压;使用无糖透析液透析,刺激糖原异生和分解,造成负氮平衡,以及高血压患者透析前服用降压药等也是引起低血压的原因。

2.护理

护理工作包括:①合理选择个性化的治疗模式,包括采用碳酸氢根透析液、使用钠曲线模式、控制超滤速度、采用序贯透析、合理使用促红细胞生成素使患者的血细胞比容维持在 30% 或以上,适当降低透析液温度。②定时巡视,密切观察患者有无神志恍惚、脉搏细速、皮肤湿冷、出冷汗、面色苍白。如有异常,紧急情况下应立即停止超滤,减慢血流量,迅速输入生理盐水,同时通知医师。③密切观察患者的血压、脉搏,脉压小于 4.0 kPa(30 mmHg)说明循环血量不足;注意患者脉搏力度与节律的变化,如有心律不齐、脉率加快且无力等低血压的先兆,应做出及时处理。④对于糖尿病患者在透析过程中出现的低血压,应区分是何种原因,可以通过患者体重增长的情况、超滤量的设定情况及低血压的出现时间来判断,通过血糖仪测量可确诊是否为低血糖。一般情况下,低血糖引起的低血压出现在透析开始后的 1～2 小时,输入生理盐水不易缓解,静脉推注高渗糖水可立即缓解;因体重增长过多、单位时间内水分超滤过多导致循环血量不足引起的低血压,一般发生于透析结束前 1 小时左右,通过补充生理盐水、减少超滤量可迅速缓解。⑤合理服用降压药,鼓励患者在透析过程中进行腿部收缩练习以改善静脉回流。⑥加强与患者的沟通,及时了解患者有无不适,教育患者有任何不适应都应告知护士。

(二)高血钾

1.原因

透析间期,糖尿病肾病患者因胰岛素缺乏和抵抗、醛固酮不足以及高血糖时细胞内外液体转移,使其更易发生高血钾。

2.护理

护理工作包括:①加强对患者的健康宣教,特别是新患者的宣教工作,告知患者饮食及胰岛素治疗的重要性,要求患者严格做好饮食控制,每天根据血糖浓度调整胰岛素剂量,按时完成胰岛素治疗,定期查糖化血红蛋白,了解胰岛素治疗的效果。②告知患者如出现口角、四肢发麻,应警惕高血钾,立即来医院进行紧急治疗。

(三)高血压

1.原因

患者由于全身血管病变,其高血压的发生率较非糖尿病患者高,且此类患者多为容量依赖型高血压。据统计,糖尿病血液透析患者中约 50%需要抗高血压药物治疗,而非糖尿病血透患者只有27.7%需要抗高血压药物。

2.护理

护理工作包括:①严格控制透析间期体重的增长。糖尿病患者在透析间期有体重增长过多的趋势已得到普遍认同,糖尿病患者比非糖尿病患者在透析间期体重多增加 30%～50%。②正确评估患者的干体重。③加强透析管理,使患者做到透析充分。④对服用降压药的患者,应告诉患者透析当日避免服用。⑤对服用血管紧张素转换酶抑制剂或血管紧张素受体拮抗剂的患者,应警惕高血钾的发生。⑥降压治疗的同时,应防止降压幅度过大导致的低血压。

(四)感染与营养不良

1.原因

患糖尿病性胃瘫的患者进食差、血糖控制不良导致糖原异生、肌肉分解、蛋白质合成障碍,以及透析液和尿液中蛋白质的丢失,使患者更易发生营养不良,伤口愈合延迟,易发生感染。长期高血糖引起周围血管硬化,此类患者血管条件较非糖尿病患者差,而且穿刺后血管的修复也较为缓慢,易引起穿刺失败、血肿、动静脉内瘘闭塞和感染。

2.护理

护理工作包括:①严格执行无菌操作。②血液透析当日要求患者将穿刺部位洗净,穿刺时应进行严格消毒,防止感染。③糖尿病患者伤口愈合较慢,血管条件较差,为防止动静脉内瘘伤口裂开大出血,可适当延长拆线时间。④要求患者做好个人卫生,勤洗澡、勤更衣,饭前、饭后漱口,防止皮肤及口腔感染。⑤季节变换时应注意冷暖,防止上呼吸道感染,避免到人多拥挤的公共场所。⑥加强营养摄入,少尿、无尿的患者应控制水分、钠盐及钾的摄入。

(五)视网膜病变

糖尿病视网膜病变发病率达5%以上,严重者可导致失明,活动极为不便,应给予患者生活上细致的照顾,如帮患者喂饭,透析结束后护送患者出病房。同时加强与患者的沟通,发现患者各种心理问题时,给予开导,帮助患者树立战胜疾病的信心,以良好的状态接受治疗。以往有学者认为血液透析会加速糖尿病患者视网膜病变,现在的观点是:血液透析和腹膜透析的糖尿病患者视网膜病变进展情况无差异。曾经有人认为血液透析开始后,应用肝素可导致失明,目前已被否定。高血压和血糖控制好,失明会明显减少。

(六)外周血管病

1.原因

糖尿病患者出现糖尿病足溃疡者约4%,血糖控制不佳、外周血管神经病变是糖尿病患者截肢的主要危险因素。

2.预防性护理

注意保持足部清洁、干燥;经常检查脚趾、趾甲、足底和脚趾间的折痕处;穿着舒适、宽松的鞋袜;如长期卧床应使用保护足跟的袜套;使用热水袋应注意水温,避免烫伤;冬季注意足部保暖,修剪趾甲时应注意避免受伤、感染;如有受伤应及时救治。

除了做好上述并发症的护理外,还应指导患者加强饮食控制和严格执行胰岛素治疗,告知患者饮食及胰岛素治疗对于预防和减少并发症的重要作用。①糖尿病透析患者大多伴有高三酰甘油血症,故应限制单糖及饱和脂肪酸的摄入,同时要增加纤维素的摄入,纤维素可降低患者餐后2小时的血糖浓度及不饱和脂肪酸的浓度。三餐热量的分配依次为1/5、2/5、2/5或1/3、1/3、1/3。提倡食用粗制米、面和适量杂粮,忌食葡萄糖、蔗糖、蜜糖及其制品,忌食动物脂肪,少食胆固醇含量高的食物(动物内脏、海鲜等),对伴有糖尿病性胃轻瘫的患者鼓励患者少量多餐。②胰岛素治疗中,应指导患者使用血糖测定仪测定指端末梢血葡萄糖水平,通常每天至少1次,一般2~3次。根据测得的结果调整胰岛素剂量。定期测量糖化血红蛋白,了解胰岛素治疗的效果。指导患者注射胰岛素的正确方法,包括注射时间、部位、注意点及药物的不良反应。饮食、胰岛素的治疗及护理贯穿于糖尿病血液透析患者治疗的始终,极为重要,是提高患者生活质量、透析质量和降低透析并发症的关键。

(张丹丹)

第五节 血液透析患者的健康教育

一、健康教育的目的

透析患者和其他慢性疾病患者一样需要在日常生活中进行自我管理,改变以往的生活方式以适应透析治疗。血液透析需要每周2~3次,9~15小时的治疗时间。不仅是患者自身,也需要其家人的配合,共同改变以往的生活方式。因此,作为护理人员,对患者及其家属进行宣教,使他们获得透析治疗所需的知识及技术,是十分必要的。

二、健康教育前的评价

(一)对患者的评价

进行健康教育前应首先对患者的个人情况进行评价。通过把握患者目前的情况,以提供适用于不同患者进行自我管理所需要的知识。一般应评估患者的身体状况、情绪状况、心理社会状况以及目前为止已掌握的知识,进而选择适合的宣教方法,具体见表10-2。

表 10-2　透析患者健康教育前的评价项目

评价项目	评价内容	收集信息
身体状况	发病以来疾病的控制情况	现病史、既往史
	目前疾病的状况	症状、体征
	有无并发症及其程度	由并发症引发的身体障碍(如糖尿病、脑血管疾病等)
	机体功能障碍的程度	实验室检查结果
		视力、听力、语言、知觉、行动等
		治疗方法及内容
		透析条件,透析中的状况(血压、症状、体重增加等)
		活动度,透析疗法,饮食,药物,内瘘,并发症(心血管疾病、糖尿病等)等处置
情绪状况	接受治疗及学习的意愿	是否不安、抑郁,是否拒绝透析
	疾病的接受过程,目前所处阶段	对身体和疾病关心的内容
	健康观、自我观、疾病观	社会责任的变化
	人际关系	经济状况
心理社会状况	患者的目标	年龄、性别
	理解力(阅读、书写、计算)	家庭构成、职业、地位、生活计划
		每天的行动计划
		阅读能力
已掌握的知识	以往学习的知识、技能	目前为止对有关肾功能不全、透析治疗所了解的知识、技术
	正在实施的康复计划	患者陈述的康复经验
	新学习的知识、技术等	与专家的交流
	医学专业术语的理解程度	
	患者希望的宣教方法,视觉(电视、图片、阅读)、听觉(交流、听录音等)	

(二)影响患者自我管理能力的因素

患者需要在透析治疗的同时不断调整自身状况以适应新的生活。有些因素影响着患者自我管理能否顺利进行,这些因素包括环境因素和个体因素,如患者的身体状况、对透析治疗的接受程度、包括家人在内的社会支持系统等。具体因素见表10-3。

表 10-3　影响患者自我管理能力的因素及原因

评价项目	原因	内容
充分透析	身体状况	
	肾功能	尿毒症引发的症状、并发症
	心功能	血红蛋白、尿素氮、血肌酐及血钾
	贫血	血压是否稳定
	骨、关节疾病	内瘘的状况
	内瘘	血液透析次数、透析时间、透析器
	末梢血管障碍	体力
	透析中的状态	
	有无并发症	
自我管理行为	透析接受情况	
	对疾病(透析疗法)的接受程度	接受程度,适应阶段(不安、抑郁、是否接受透析)
	饮食管理	有无活动的限制(听力、视力、知觉、步行)
	用药管理	透析过程是否顺利
	内瘘管理	饮食方式,血钙、血磷、血钾值
		水、盐的摄取方式,体重增加率
		服药状况
		内瘘有无闭塞、出血、感染,内瘘的观察
环境因素	家庭构成	家庭、高龄患者、独居
	居住环境	有无来自家庭的援助
	家庭以及社会支持	经济保障(经济状况、保险的种类)
	信息源	住院方式(住院时间、有无陪护)
	社会资源	人际关系
个人原因	宗教	年龄
	兴趣	职业、职位、对职业的责任及兴趣
	社会责任	对自身的接受
	自我管理知识	社会生活
		自我照顾能力
		宗派
		原有的知识、技能
		患者的康复经验
		宣教内容
		宣教后的生活规划

三、健康教育指导

血透患者只有具备良好的身心状态,进行有效的自我管理,才能保证良好的生活质量,护理人员对此担负着重要的责任。

(一)诱导期的自我管理指导

患者从保守治疗进入到透析治疗,护理人员首先应全面评价患者的身心状况,从而制定出具体的宣教计划。对于诱导期的患者,宣教的目标是让患者了解自我管理的重要性,改善患者的身体状况,通过心理护理使患者尽早接受透析治疗,改变原有的生活方式,适应透析生活。

1.健康教育指导的内容

(1)持续透析。为使透析治疗顺利进行,在诱导期需要让患者了解肾功能不全的相关知识、血液透析原理及其必要性。为更好地提高透析治疗的效果,需要患者进行自我管理(充分透析、合理饮食、适当运动、预防感染、排便)等。同时应指导患者学会读取实验室检查结果、预防并发症(贫血、血钙的代谢异常、感染、糖尿病)的发生,一旦发现异常与医院进行联系,并指导患者日常生活中的注意事项。

(2)水分和饮食管理。

1)透析饮食的制定方法:透析饮食的制定原则是维持和促进健康、保证摄入平衡。具体要点如下:①营养平衡、优质的食物。②适当的热量。③必要的蛋白质(不要摄入过量)。④控制水分。⑤禁食含钾食物。⑥禁食含磷食物。

2)告知患者如水、盐摄入过量易导致心功能不全、脑出血;热量摄入过多易出现高脂血症、动脉硬化;血钙、血磷摄入不平衡易引发甲状旁腺功能亢进症。①水盐的摄入方法:每次血液透析过程中,脱水量最好控制在体重的 5% 以内。告知患者如果透析期间体重增加过多,易增加心脏、血管的负担,体液过多导致高血压、心功能不全等并发症。此外,体重增加过多时,透析中可出现脱水困难、体力下降等问题。②钾的摄入方法:由于肾功能不全使钾不能在尿中排泄,因此如果钾摄取过量,易引发猝死等危险。指导患者每天钾的摄取量最好是 1 500~2 000 mg。③磷的摄入方法:蛋白质含量多的食物,磷的含量也比较高(1 g 蛋白质,含磷 12~14 mg)。指导患者不要过量摄取蛋白质含量多的食物,最好应用食品成分表选择食物。

(3)药物管理。

1)慢性肾衰竭患者因肾功能减退,药物排泄受阻,药物血浓度增高,半衰期延长,需调整用药剂量及用药间隔时间,尽量避免使用对肾脏有毒性作用的药物,如庆大霉素等。

2)透析可丢失水溶性维生素,故需补充叶酸、B 族维生素、维生素 C,但不能过量。补钙药应含服或嚼服,同时适当补充维生素 D,并监测血钙浓度。

3)大多数血液透析的患者常伴有高血压。高血压主要是由水、钠潴留引起的。通过透析清除多余的水分,纠正高钠后,血压会得到控制。但也会有部分患者尽管通过充分透析和超滤,血压仍持续升高,透析期间需服用降压药来控制血压。指导患者正确有规律地服用降压药,不得随意增减、不可自行停药;教会患者及家属自己测量血压,同时测量卧位、坐位和立位血压,防止直立性低血压;体位改变时动作尽量缓慢,防止直立性低血压的发生;透析前和透析中减少或停用降压药,以避免透析中低血压和透析后的直立性低血压;每天监测血压至少 2 次,做好记录;在服药过程中如出现不良反应,及时通知医师进行处理。

4)有贫血者定期注射促红细胞生成素,并注意药物不良反应的观察,每月复查血常规,口服铁剂如硫酸亚铁等,宜饭后 30 分钟口服,以减少胃肠道反应。同时忌饮浓茶,以免影响药物吸收。服药过程中如出现不良反应,及时通知医师进行处理,避免不良反应发生。

5)从肾脏排泄的药物(如 H_2 受体阻滞剂等抗溃疡药物等),因在体内停留时间较长,为防止药效过量,应减少药量。

6)易被透析清除的药物(如头孢类药物),原则上应该在透析后服用或注射。

7)患者应了解目前口服或注射药物的用途、作用、服用方法、不良反应以及注意事项等。

(4)内瘘管理。内瘘是维持性血液透析患者的生命线,为了保持内瘘能长久的应用,应防止发生闭塞、狭窄、感染以及出血。一旦出现问题,透析治疗就不能顺畅进行,进而导致透析不充分。因此,应指导患者了解内瘘对于患者的意义及其重要性,学习自我观察要点以及透析后的止血方法等。

2.健康教育方法

(1)持续透析:①相对于说明书这类的文字说明,图片或照片、录像带、模型、实物等能更加贴近现实。为让患者更好地理解血液透析疗法,可以让其观看透析管路、透析器以及透析膜断面的实物,以减少恐惧感,增进理解。②让患者熟悉各项实验室检查的正常值,便于自我管理。③为预防和早期发现并发症,可以应用各种宣传手册加深患者的认识,同时也可让一些自我管理较好的患者介绍经验。④对于刚刚开始透析治疗,身体状态调整不佳或对疾病尚未完全接受的患者,此时可能并不能马上进行自我管理。护理人员切忌向患者介绍过多的知识,以免增加负担,仅提供1~2个重要的信息即可。可以告诉患者所谓的自我管理是指患者能够对自身情况进行观察和判断。此外介绍一些患者感兴趣、关心的事情,注意在宣教的时候应注意与患者的个人情况相结合。

(2)水分和饮食管理:①对患者进行饮食指导,最好能连同营养师一起进行。②平衡的饮食应该是有效控制水和盐,不过量摄入钾和磷。③可以通过宣传手册、录像带等形式让患者了解食品种类及成分。④告知患者每摄入 1 g 盐能使 100 mL 的水贮存在体内。为加深印象,可以让患者观看血管内充满水时的照片,并比较正常时和心功能不全时胸部 X 线片,以增加患者的感官认识。

(3)药物管理:①应该让患者记住正在服用的口服药和透析中应用的注射药物的药品名、作用以及不良反应,还应告诉患者为达到最佳药效必须按照规定的方法服药。②提醒患者把正在服用的其他科室的处方药和保健食品等告诉护理人员。③有些患者会根据以往的习惯进行服药,所掌握的知识可能是不完全正确的,因此护理人员应对患者了解的知识进行评估,对缺乏的部分进行补充说明,对错误的部分给予修正。

(4)内瘘管理:①可以让患者看内瘘的图片或照片,举例说明内瘘管理的重要性。②指导患者了解内瘘的部位、走行,用手触摸内瘘搏动,用耳倾听内瘘的范围和强度。③指导患者每天观察内瘘血管的紧张度、弹性等,防止发生闭塞、感染、出血等异常情况,一旦发现异常,应马上和医院取得联系。④宣教时应注意根据患者的实际情况来进行,避免使用专业术语,多用一些患者能理解的语言。

3.健康教育技术

(1)测量体重:向患者说明为达到水、盐管理的意义,做到每天测量体重,告知透析前后测量体重的意义,并强调如果测量错误可能出现透析不充分、脱水过量进而导致心功能不全和低血压。

(2)测量血压:测量血压是自我管理的项目之一。护理人员应向患者说明通过血压测量可以及时观察到水盐管理的效果、降压药或升压药的药效。患者应该掌握血压的正常值和测量方法,护理人员在指导患者进行血压测量时,可让其反复练习,并提醒患者血压出现异常时一定和医院取得联系。

（3）观察内瘘：为预防内瘘出现闭塞等情况，应每天进行观察。教会患者沿着血管的走行进行触摸、利用听诊器听取血流声音。了解正常的声音以及血管搏动的范围。

（4）做观察笔记：指导患者每天做观察笔记，记录的内容包括血压值、身体状态、自我感觉、身体调整状况、与医务人员交流后获得的信息、日常情况等。

（5）健康教育要点：①掌握正确的方法，护理人员进行指导的时候，先演示正确的方法，让患者进行观看，然后让患者来做，进行观察，对错误的地方进行纠正。通过反复的练习逐渐掌握正确的操作方法。②模仿正确的行为，模仿是提高学习效果的重要方法。为了使患者掌握正确的行为，指导者应注意每次进行演示时都应一致，不应有不同，这样才便于患者进行模仿。③减少操作错误，告知患者在测量血压和体重时，如操作不规范，可能出现错误的结果，应尽量减少操作失误。

4.心理、社会指导

（1）慢性肾衰竭患者因病难愈，需长期透析治疗并负有沉重的经济负担。患者易产生悲观、失望、焦虑、抑郁的情绪和逆反行为，对治疗信心不足。作为护理人员，首先对患者深表同情，充分认识了解患者的心理要求，态度和蔼、热情、认真，操作熟练准确，获得患者与家属的信赖。重视与患者家属沟通，取得家属的支持。根据患者不同的实际给予鼓励、帮助、提供相关忠告、咨询与支持，适当解释情绪对病情的影响，做好疏导工作，有计划地使患者了解透析的原理、疗效、血管通路的保护、控制导致疾病加重的危险因素及合适的生活方式和稳定的情绪对恢复健康的重要性等。鼓励患者树立乐观向上的思想，保持精神愉快，以最佳的身心状态接受治疗。

（2）当患者出现愤怒、悲伤的感情时，护理人员应鼓励患者记录下自己的心理反应，或者与医护人员进行交流。护理人员应多创造与患者交流的机会，帮助患者度过心理危机。如果出现了不能解决的心理问题，应适当请教心理专家进行援助。

（3）如果是社会因素，如原有的社会义务无法履行，或由于住院给家人带来了麻烦，或者是由于住院环境、经济状况、医保手续等方面的问题而造成的困难，都可能给患者带来影响。针对具体原因提供相关的信息给患者，并注意为患者争取来自社会支持系统的援助。

（4）护理人员应特别关注高龄患者和由于并发症而影响日常生活的患者。

（5）有些患者因担心治疗无法继续履行自己的社会责任（工作、家庭和学业），体力无法从事重体力劳动而产生忧虑，这时可以适当向患者提供腹膜透析或肾移植等方面的信息，便于患者结合自身情况进行选择。

5.对患者家属的健康教育

作为透析患者的家属，应做好与患者的治疗和疾病长期相处的精神准备。护理人员应指导家属正确的理解疾病和透析治疗，指导其作为协助者，多给予患者必要的、长期的援助。

（1）宣教内容和方法：在对家属进行宣教时，一般应和患者共同进行，护理人员应制定包括宣教次数、时间、内容和方法等内容的具体计划，便于操作。

（2）慢性肾功能不全和透析疗法：向患者的家属及周围人说明患者一旦出现慢性肾功能不全就应做好终身依靠血液透析维持生命的准备，家人应给予长期的援助。

（3）协助饮食管理：患者家属应该和患者共同学习透析饮食的原则。在饮食制作上多下功夫，因为只有家人的参与与支持才能保证饮食疗法的正确实施。

（4）协助用药管理：告知家属患者目前正在应用的药物的品名、作用、服用方法，当药物变化、停药以及出现不良反应等情况时,能及时发现。如患者不能与医师进行有效沟通时,家人应积极与医院取得联系,进行详细说明。对于个别不能有效进行体重管理、血压管理和用药管理的患者,护理人员应向家属进行详细的介绍,提醒家人做好监督。

(5)协助内瘘管理:护理人员应指导家属了解内瘘的意义、重要性,出现异常时学会如何应对,必要时应与医院进行联系。

(6)观察日常生活行动:家属在日常生活中应注意观察患者的身体变化、体重、血压、实验室检查结果,并协助记录观察笔记,便于为医务人员提供相关信息。

(7)社会资源的利用:由于患者长期进行透析治疗,给家庭带来了一定的经济负担。护理人员应该向家属介绍医疗保险、商业保险等信息。长期透析治疗也会给家属带来影响,出现心理、社会等方面的问题,护理人员应给予关注,并给予必要的援助。

(二)维持期患者的健康教育

维持期是指患者在诱导期之后病情趋于稳定,能正确对待疾病和治疗、能进行自我管理的阶段。

1.健康教育内容和方法

(1)持续透析:①为使透析治疗顺利进行,指导患者了解充分透析的意义、体重和血压管理的重要性、如何根据实验室检查结果判断健康状态以及如何预防并发症等。②有效利用透析记录、实验室检查结果、观察笔记的内容,制定出保证患者充分透析的计划。③医院方面,可以成立患者联谊会促进患者之间的经验交流,通过印制透析手册宣传相关知识。④提醒患者学会判断异常情况,以及出现时应尽早和医院取得联系。

(2)水分和饮食管理:饮食管理中,要特别留意患者的自我管理记录、实验室检查结果、透析中的状态。对于自我管理较为困难的患者,不能单纯地进行鼓励,应注意与患者多沟通,以了解具体的原因,给予有针对性的指导。

(3)药物管理:了解患者目前正在使用的药物并观察其服药的方法是否正确等。

(4)内瘘管理:指导患者了解有关内瘘的种类、血管的走行、长期使用者的观察要点等知识,并了解患者是否进行正确的自我观察。

(5)适当的体育锻炼:大多数维持性血透患者对运动知识缺乏了解,害怕运动会加重病情。为提高患者的日常生活活动能力(ADL),要注意调整适合自身的活动量。医护人员在为患者做透析治疗时,应向其宣传正确的体育运动方法及适当运动的益处。对于长期透析患者来说,除了规律透析、合理膳食外,加强运动锻炼,不但可以增强肌力、改善心功能、改善全身机体状态,使透析更加充分,还可以转移患者的注意力,缓解抑郁、焦虑等不良情绪。患者由于贫血、营养不良、血管疾病等限制了疾病的耐受力,运动应在控制血压、纠正贫血及心力衰竭的情况下进行。锻炼的原则:早期、渐进、维持、综合,以有氧运动为主,每次运动30分钟左右,不可过长,4~6次/周。锻炼项目:如散步、跳绳、骑自行车、练气功、打太极拳等,以出现轻度气喘、疲乏及出汗为运动充分的标准,禁止剧烈运动。

2.心理-社会等因素的指导

透析治疗过程中,患者常由于透析并发症伴有的躯体不适、对预后的担心、对家庭关系的担忧、对经济的忧虑、需要不断往返于医院而带来的困难而出现各种心理、社会等方面的问题。为此,护理人员在不断改善患者躯体症状的同时,应留心观察患者日常生活中的烦恼,建立良好的护患关系,与患者进行有效的交流。

有关心理、社会方面的指导目标是使患者在接受透析治疗的同时还能担负工作和家庭的责任。

有些患者,由于运动功能、心功能以及视力等方面的障碍而导致日常生活活动能力(ADL)下降;有些患者由于容貌的变化、依赖家人以及原有社会责任的丧失等原因出现自卑等情绪。对于这些患者,作为护理人员,应对其经济能力、社会支持、患者心理等进行深入研究,充分了解患者目前所面临的困难,给予有效地援助,扩大患者的活动范围。

四、健康教育评价

对健康教育效果进行评价时,护理人员可以通过观察法、问卷调查法、陈述法、模拟练习等形式来了解患者对相关知识的掌握情况。此外,还可以通过患者的体重增加率、血压是否平稳、血钾和血磷是否正常等来了解其水分和饮食管理的情况。此外还应评价患者的用药管理、内瘘管理等方面的能力。

对血液透析患者的健康教育,是提高患者自我管理能力的途径,而建立一个以患者为主体的学习环境是十分重要的。它需要护理人员对患者已有知识、经验以及实际生活等方面进行正确、全面的评价,在此基础上结合患者的具体情况,制定出合理的宣教计划,有步骤地进行。

(张丹丹)

第十一章

预 防 接 种

第一节　相关免疫学知识

一、免疫防御

免疫防御,即免疫预防,是宿主抵御、清除入侵病原微生物的免疫防护作用,也即通常所指的抗感染免疫,是免疫系统最基本的功能。免疫预防根据免疫学机制可分为主动免疫和被动免疫。

(一)主动免疫

主动免疫是通过抗原物质刺激机体产生免疫反应,有天然和人工主动免疫。

天然主动免疫时间持续长,免疫效果好。自然感染疾病是获得天然主动免疫的主要方式,如麻疹患者产生对麻疹病毒的免疫力,终身不再患麻疹。人工主动免疫制剂具有抗原性,机体接种后产生特异性自动免疫力,包括灭活疫苗、减毒活疫苗以及组分疫苗。疫苗引起类似于自然患病所获得的免疫记忆,但受种者不发生疾病及潜在的并发症,如接种麻疹疫苗使机体产生抗麻疹的抗体,则属主动特异性免疫。疫苗接种引起的免疫反应受到许多因素的影响,包括母体抗体、抗原的性质和剂量、接种途径、佐剂等,机体因素如年龄、营养状况、遗传以及潜在疾病等。

(二)被动免疫

被动免疫为机体被动接受抗体、致敏淋巴细胞或其产物获得特异性免疫的能力。被动免疫效应快,但维持时间短,也分天然和人工被动免疫。

妊娠后期1~2个月母亲抗体通过胎盘传递给胎儿,使足月婴儿具有与母亲相同的抗体,即为天然被动免疫,胎儿从母亲获得的抗体可在出生后早期(6月龄左右)保护婴儿免于某些感染性疾病。人工被动免疫则采用抗原或病原特异性免疫效应制剂作用于机体预防疾病发生,被动免疫制剂属特异性免疫球蛋白,具有抗体属性,使机体产生被动免疫力,达到预防疾病的目的,包括抗毒素、异体高价免疫血清和特异性免疫球蛋白等。人工被动免疫多用于需配合主动特异性免疫措施的高危人群,如免疫球蛋白制剂主要用于甲型肝炎和麻疹暴露后的预防和某些先天性免疫球蛋白不足的治疗;人高价免疫球蛋白用于疾病暴露后的预防,如乙型肝炎、狂犬病、破伤风和水痘;异体高价免疫血清也被称为抗毒素,用于治疗肉毒中毒和白喉。

二、免疫应答

免疫应答是机体免疫系统对抗原刺激产生排除抗原的过程,包括抗原呈递、淋巴细胞活化、免疫分子形成及免疫效应发生等一系列保护机体的生理反应。接种疫苗后的免疫反应,使机体产生对某种病原微生物感染的特异性抵抗能力,并有免疫记忆,可避免感染相应的疾病。

(一)抗原提呈

抗原提呈细胞在感染或炎症局部摄取抗原,在细胞内将抗原加工、处理成抗原多肽片段,并以抗原肽-MHC复合物的形式表达于细胞表面,然后被 T 细胞表面受体识别,从而将抗原信息传递给 T 细胞,引起 T 细胞活化。

(二)淋巴细胞活化

抗原提呈细胞通过细胞表面的抗原肽-MHC复合物与 T 细胞表面的 T 细胞表面受体特异性结合即为抗原识别过程,产生第一信号分子与抗原提呈细胞分泌的白介素-1 等细胞因子(第二信号分子)协同作用于 T 细胞,使 T 细胞活化、增殖,并分化为不同的功能亚群。

(三)免疫效应

包括活化的 T 细胞通过释放细胞因子产生抗感染效应,直接识别和杀伤受感染的细胞;同时辅助性 T 细胞通过 T 细胞表面受体、CD40L 以及白介素-4 等细胞因子作用于 B 细胞,B 细胞活化、增殖、分化为浆细胞,合成并分泌抗体与血液、淋巴和组织中存在的特异性抗原结合发挥免疫效应。

三、疫苗诱导的免疫效应

(一)免疫效应

疫苗产生的免疫反应是人工诱导宿主对特异性病原产生特异性反应,预防感染,与自然感染引起的免疫反应一致。疫苗中的致病原蛋白(多肽、肽)、多糖或核酸,以单一成分或含有效成分的复杂颗粒形式,或活的减毒致病原或载体,进入机体后产生灭活、破坏或抑制致病原的特异性免疫应答。疫苗通常由免疫原和佐剂组成:免疫原决定免疫反应的特异性、保护性和效果,选择优势抗原、保护性抗原、保守性强的抗原或表位和能引发长期记忆的抗原或表位;佐剂可以提高疫苗的免疫原性和免疫反应效果,目前有提高抗体应答为主的 Th2 极化佐剂和以提高细胞免疫为主的 Th1 极化佐剂两类。

(二)免疫效果

疫苗接种的早期预防效果主要是抗原诱导的抗原-抗体免疫反应。判断疫苗效果不是疫苗诱导抗体滴定度而是更多抗体介导的保护作用,即抗体反应水平或有效性是决定疫苗效果的关键因素。疫苗长期的预防作用取决抗体水平,当微生物不断暴露时可迅速、有效再激活记忆性免疫细胞。诱导记忆性免疫细胞的决定因素与维持有效的抗体水平是评估疫苗长期效果的重要参数。T 细胞可诱导有高度亲和力的抗体和记忆性免疫细胞。目前多数疫苗对疾病的保护作用都是抗体依赖型,但对于某些重要疾病抗体不能起到很好的保护作用,需记忆性 T 细胞参与。

有 2 种不同功能和移行特性定义的记忆性细胞。即中心记忆 T 细胞和效应型记忆 T 细胞。中心记忆 T 细胞主要存在淋巴器官,一般不立即活化;效应型记忆 T 细胞主要存在周围组织和感染部位,可迅速表现效应功能。理论上,记忆性 CD8[+] T 细胞的数量越多,质量越好,则维持免疫记忆的效果越长久。故设计和评价疫苗的关键是诱导产生足够数量和质量的记忆性 CD8[+]

T 细胞,即新型疫苗的免疫目标可能主要取决于 T 细胞作用。

多数微生物感染中,T 淋巴细胞是产生免疫预防的关键。免疫反应包括抗原提呈细胞识别和传递抗原信息、淋巴细胞增殖分化和免疫效应 3 个阶段。接种后,树突状细胞获取疫苗中的微生物抗原,抗原信息至淋巴结中的纯真 T 细胞,刺激纯真 T 细胞增殖,分化为效应型记忆 T 细胞。淋巴结中激活的效应型记忆 T 细胞帮助转运 B 细胞至感染部位,分泌抗微生物的细胞因子,杀伤感染细胞。

(李凤菊)

第二节 狂 犬 病

一、概述

狂犬病患者遇水或闻流水声即加剧痉挛,故又称"恐水病",是由狂犬病毒所致的一种自然疫源性疾病,全世界都有流行。病毒一旦侵入中枢神经,病死率极高,发病者几乎 100% 死亡,故引起人们的重视。目前,该病在我国仍然位列法定传染病病死率之首。人及所有温血动物都可被感染,被感染的动物唾液中含有大量病毒,人患狂犬病主要是被动物咬伤,病毒由咬伤伤口入侵机体,经过长短不同的潜伏期,沿神经纤维传至中枢神经,出现烦躁、痉挛等临床症状,直至中枢神经麻痹而死亡。

二、病原学

狂犬病毒在病毒分类学上属弹状病毒科,狂犬病毒属,系 RNA 病毒;形似子弹,大小为 180 nm×75 nm;其内为 40 nm 的核心,是单股不分节片的 RNA;外有致密包膜,外膜有许多7~8 nm 血凝素槌状突出物;包膜内为右旋单股核壳体,由膜蛋白组成,病毒颗粒含有 5 种蛋白。病毒在人或其他易感动物中枢神经细胞内复制时,在胞质内形成包涵体。1903 年,内基氏在感染动物脑细胞内发现一种呈嗜酸性球形单个或多个小体,称内基氏小体。该包涵体对狂犬病病理诊断有意义。

狂犬病病毒有 2 种主要抗原,一种是存在于外膜的蛋白抗原,此抗原可刺激机体产生保护性中和抗体;另一种抗原为病毒颗粒内部核蛋白抗原,此抗原刺激机体产生非保护性补体结合抗体。狂犬病病毒有两种类型,从人与病兽分离出的狂犬病街毒,有嗜神经和嗜唾液腺的特性,人或动物感染后,患者临床症状以疯狂为主,称狂躁型狂犬病;另一种是在中、南美洲吸血蝙蝠分离出的狂犬病街毒,感染人和动物后,患者临床症状以瘫痪为主,称为瘫痪型狂犬病,这种病毒既嗜神经又嗜内脏,侵袭性比前一型弱,但可经气溶胶传播。

三、流行病学

(一)传染源

狂犬病是一种自然疫源性疾病,几乎所有温血动物都敏感,但敏感程度不一。野生动物为本病主要储存宿主,人、畜为偶然宿主,野生动物狼、豺、熊、臭鼬、蝙蝠以及一些啮齿类动物均可成为传染源。野生动物传播给家畜后,特别是犬,由于犬与人生活最接近,在临床症状前 3～5 天及发病期都具有很强的传染性,狂犬咬伤其他家畜,如马、牛、羊等,也成为重要传染源。

(二)易感者

人对狂犬病病毒普遍易感。人被狂犬咬伤后不一定全部发病,在狂犬病疫苗未使用以前,被可疑狂犬病动物咬伤后,一般发病率为 15% 左右,被确诊为狂犬病动物咬伤后,发病率可高达 70% 左右。被狂犬病动物咬伤后发病率的高低,取决于咬伤部位距中枢神经的距离、创面大小与深浅、伤及部位是否覆盖衣服等因素。一般咬伤手、面部发病率高。自 1998 年后,我国狂犬病发病率大幅度上升;2006 年,发病达到 3 303 例。

(三)传播途径

狂犬病的传播主要是通过发狂动物或带毒动物咬伤时,将唾液内的病毒带入新的动物机体。带毒动物通过牙齿咬伤或抓伤人的皮肤、黏膜,也可通过宰杀受染动物接触传染,亦可经呼吸道气溶胶传播,吸血动物(蝙蝠)传播狂犬病在我国未见报道。

50%～90% 的发病动物唾液内含狂犬病病毒,一般症状发作 7 天唾液内可带毒,但有的在发生症状之前较长时间病毒已在唾液内出现,这时已有传染性。近些年我国南方一些省、市发现带狂犬病病毒的"健康"狂犬,其携带率为 5%～10%。这些所谓健康带狂犬病病毒犬,在流行病学方面的意义尚缺乏研究。

(四)地理分布

自古以来,狂犬病在世界各地广泛存在。近年,由于大众饲养犬类增多,狂犬病发病有增多趋势。自 1967 年后,WHO 进行了 10 次调查,全世界有狂犬病的国家占 67.6%,少数无狂犬病的国家或地区分两种情况,一是历来无狂犬病的南美洲、大洋洲的澳大利亚、新西兰和斐济等国,但澳大利亚 1978 年发生 1 例输入狂犬病;二是早年消灭了狂犬病的斯堪的纳维亚诸国,如挪威自 1885 年、瑞典自 1879 年先后消灭了狂犬病,这些国家采取了严格的动物检疫制度。晚期消灭狂犬病的国家和地区有日本、英国、新加坡等,近期控制狂犬病的国家有葡萄牙、以色列、荷兰、意大利等国。我国是狂犬病高发地区,以南方及东北居多,近些年每年有数千例病例。

四、发病机制

狂犬病病毒存在于病畜唾液腺内,可经多种途径感染。但最常发生的是以皮肤破伤处为入侵门户,病毒进入伤处的肌肉细胞内复制,复制到一定的量则排出到细胞间隙,进而侵入附近的神经,肌肉、肌腱的接头部,再感染周边的神经轴索,病毒在神经轴索中复制,并产生子代包涵体。

狂犬病病毒沿神经向脑脊髓的移行速度约每小时 3 mm,病毒到达脊髓背侧神经根(与咬伤部位相应的神经节)便开始大量复制,然后侵入脊髓有关背段,在 24 小时内可遍布于中枢神经系统。这时,在中枢神经组织及脑脊液中可查到病毒,并侵犯多处神经元,最后死亡。狂犬病病毒侵入大脑后,临床症状严重,中枢神经系统可发生广泛病理变化,特别是大脑海马角、延髓、基底神经节与脑桥、小脑最为严重。

五、临床特征

(一)潜伏期

狂犬病的潜伏期波动范围极大,从几天到 10 余年,潜伏期长短与咬伤部位、伤口的深浅及创面大小、伤者年龄等因素有关。一般情况下,近中枢的潜伏期短于远中枢的;创面大而深的潜伏期短于小而浅的;儿童的潜伏期短于成人,为18~60天。

(二)前驱期

初期常诉头痛、烦躁、失眠,有的病例有呕吐、体温略升高,有80%病例伤口已愈合处的伤痕处有麻木刺痛、瘙痒、蚁走感。此后,咽喉部有紧迫感,厌饮、厌食,咽喉部可现痉挛,尚能吞咽。这些症状持续2~3天。

(三)暴躁期

兴奋症状逐步发生,前驱期的症状加重。每当饮水时,因咽喉部剧烈痉挛而怕饮水,声门呼吸肌受累而致呼吸困难,恐水症状突出,对声、光、风敏感,痉挛加剧。患者常伴有全身性痉挛,颈项强硬,呈阵性发作。随着病情发展,症状逐步加重,发作越来越频繁,惊恐不安,暴躁异常,愤怒咆哮。患者神志清楚,唾液分泌增多,不时喷吐,瞳孔散大,脉快,体温升高可达39~40℃,1~3天进入麻痹期。

(四)麻痹期

由暴躁转为安静,皮肤对冷、热、痛刺激的敏感性减退,肌肉痉挛停止,似乎病情好转,但很快心力衰竭,呼吸浅表不规则,有时出现潮式呼吸,最后麻痹而死亡。此期一般经历2~18小时。

六、免疫预防

(一)自动免疫

1.疫苗的研发

狂犬病疫苗是用于免疫预防的最悠久的疫苗之一。1882年,法国巴斯德用连续传代的方法减弱病毒的毒力,以适应制备疫苗。他以“街毒”连续传90代,改变了病毒某些生物学特性,使之成为“固定毒”以制备疫苗,用于被狂犬咬伤的人的免疫预防,获得成功。

狂犬病疫苗的发展历程大致分为三个阶段,神经组织疫苗、禽胚(鸡、鸭)疫苗和细胞培养疫苗。由于疫苗的安全性和保护效果欠佳,前两种疫苗被淘汰。目前采用不同细胞培养方法制备的疫苗,有人二倍体细胞疫苗和Vero细胞疫苗。人二倍体细胞疫苗是公认的安全性和效果最好的疫苗,现今在有些工业化国家的部分人群中应用。

原代地鼠肾细胞疫苗曾是我国及加拿大、俄罗斯等国应用最广的狂犬病疫苗,如今仍有此种产品市售。Vero细胞疫苗有其固有的优点,有取代原代地鼠肾细胞疫苗的趋势。此类疫苗是将狂犬病病毒固定毒接种于单层细胞上,经培养收获病毒液,灭活病毒,浓缩、纯化,加适宜的稳定剂和防腐剂(硫柳汞,不超过0.1 mg/mL),用于预防狂犬病。该类疫苗既往有加佐剂型和无佐剂型冻干剂两种,使用方法相同(现今我国均无佐剂)。

2.疫苗的应用

凡被疯动物咬伤、抓伤时,不分年龄、性别应立即处理伤口并及时按暴露后免疫程序接种疫苗。凡有接触狂犬病病毒危险的人群(如兽医、动物饲养员、林业人员、屠宰工人、狂犬病病毒实验室工作人员等),按暴露前免疫程序预防接种疫苗。狂犬病疫苗每1剂1.0 mL,效价≥2.5 IU。注射于上臂三角肌内,幼儿可注射于大腿外侧肌内。

(1)暴露前免疫程序:于0天、7天、28天各接种疫苗1剂,全程共接种3剂。

(2)暴露后免疫程序:被狂犬咬伤后,立即于0天(第1天)、3天(第4天)、7天、14天、28天各接种疫苗1剂,共5剂,儿童和成人用量相同。下列情况之一者,建议首剂疫苗剂量加倍。①接种疫苗前1个月内注射过免疫球蛋白或抗血清者;②先天性获得性免疫缺陷患者;③接受免疫抑制剂(包括抗疟药)治疗的患者、老年人及慢性病患者;④于暴露后 48 小时或更长时间才接种疫苗的人。

暴露后免疫程序按下述伤情及程度分级处理。①Ⅰ级暴露:触摸动物,被动物舔及无损皮肤,一般不需处理,不必注射疫苗。②Ⅱ级暴露:未出血的皮肤咬伤、抓伤,破损的皮肤被舔及,应按暴露后免疫程序接种疫苗。③Ⅲ级暴露:一处或多处出血性咬伤或被抓伤出血,可疑或确诊疯动物唾液污染黏膜,应立即按暴露后免疫程序接种疫苗及注射抗血清或免疫球蛋白。抗狂犬病血清按 40 IU/kg 注射,或人特异抗狂犬病免疫球蛋白按 20 IU/kg 注射,将尽可能多的抗狂犬病血清或抗狂犬病特异免疫球蛋白做咬伤局部浸润注射,剩余的作肌内注射。

(3)对曾经接种过狂犬病疫苗的人群需再接种疫苗的建议:①1 年内进行过全程疫苗接种(5 剂),被可疑动物咬伤者,应于 0 天和 3 天各接种 1 剂疫苗。②1 年前进行过全程疫苗接种(5 剂),被可疑动物咬伤者,则应进行全程疫苗再接种。③3 年内进行过全程疫苗接种,并且进行过加强免疫,被可疑动物咬伤者,则应于 0 天和 3 天各接种 1 剂疫苗。④进行过全程疫苗接种,并且进行过加强免疫,但超过 3 年,被可疑动物咬伤者,则应进行全程疫苗再接种。

3.疫苗的保护效果

疫苗的保护效果取决于疫苗的使用是否即时(咬伤后注射疫苗的时间),伤口创面是否按流程清洗,是否与抗狂犬病血清同时注射,咬伤部位与中枢神经的距离等因素。一般应在咬伤后立即按疫苗规定程序注射疫苗,若能与抗血清同时注射则效果更佳。

疫苗的保护效果还与疫苗的效价和剂型有关,既往市售原代地鼠肾细胞疫苗含有氢氧化铝佐剂,虽然可提高疫苗的免疫应答,但推迟了抗体的产生时间,无疑对免疫保护不利。学者曾临床研究市售含铝佐剂原代地鼠肾细胞疫苗和法国无铝佐剂 Vero 疫苗,证明前者产生抗体时间迟于后者,且抗体滴度也低于后者。学者采用小鼠中和试验检测血清抗体,以抗体水平≥0.5 IU/mL 作为保护水平,按 0、3、7、14、28 天5 针免疫程序免疫。从初免后 0 天(第 1 剂)到初免后 10 天,已注射 3 剂疫苗,完成了 0、3、7 程序;再到初免后 30 天,已注射 5 剂疫苗并完成了全程免疫。

4.疫苗的不良反应

接种地鼠肾细胞疫苗后,一般不良反应与疫苗中是否含有铝佐剂有关。含铝佐剂者反应轻微,局部红肿、硬结发生率为 10%~20%,偶有过敏性皮疹,无需医疗处置,可自愈。经浓缩后无铝佐剂者,发生率高于有铝佐剂者。异常反应主要是变态反应,临床表现有过敏性皮疹、荨麻疹、血管性水肿、过敏性紫癜、过敏性休克。报道其发生率悬殊,为 0.68%~1%。

5.疫苗禁忌证

由于狂犬病病死率极高,暴露后的免疫不考虑禁忌。暴露前免疫,遇有发热、急性疾病、严重慢性病、神经系统疾病、过敏性疾病或既往对抗生素、生物制品有过敏史者慎用;对哺乳期、孕期妇女推迟使用。

(二)被动免疫预防

1.抗血清

抗血清是用抗原(灭活狂犬病病毒固定毒)免疫马、骡等大动物,待抗体滴度达高峰时取其血浆,提纯、精制提取 IgG,即为抗血清。

2.抗血清的应用

被狂犬咬伤后,尽早按 0.1~0.5 mL/kg(体重)肌内注射,必要时取一半剂量抗血清在伤口周围作浸润注射。

抗血清应用前需做常规过敏试验。过敏试验方法:用 1∶10 或 1∶100 稀释血清 0.1 mL 注射前臂屈侧皮内。有过敏者,注射部位于 10～20 分钟内显示红肿,并可能不断扩大,反应强烈者,可现伪足样隆起条痕,是为阳性;无过敏者,不显红肿,是为阴性。可按上述方法将抗血清一次注射完。

皮试阳性者,必须采用脱敏方法。脱敏原则是将抗血清总量分为若干小剂量份,按一定顺序注射。由皮下注射小剂量高度稀释的血清,注射后 15 分钟内,若不出现红肿或其他不良反应,即可以双倍量作第2剂注射。此后进行第 3 次、第 4 次以至更多次注射。如果其中一次发生不良反应,需等 15 分钟后退回到上一次注射的量(出现不良反应那次以前的一次),重新循序进行。脱敏的具体操作方法如下。

(1)0.05 mL 稀释 20 倍的抗血清,皮下注射。

(2)0.05 mL 稀释 10 倍的抗血清,皮下注射。

(3)0.11 mL 不稀释抗血清,皮下注射。

(4)0.21 mL 不稀释抗血清,皮下注射。

(5)0.51 mL 不稀释抗血清,皮下注射。

(6)剩余未稀释的抗血清,全部由肌内注射。

3.抗狂犬病免疫球蛋白(HRIG)

采集高抗狂犬病抗体者的血浆,抗体滴度不低于 100 IU/mL。将提取的抗体分别以 100 IU、200 IU、500 IU、1 000 IU 的剂量分装,备用。WHO 推荐,被可疑疯动物咬伤、抓破皮肤流血,都应按 20 IU/kg 体重注射 HRIG(血清抗体保护水平为 0.5 IU/mL)。HRIG 是人源性 IgG,不存在过敏问题,无须做过敏试验。

4.抗狂犬病血清或 HRIG 和疫苗联合使用

因为疫苗接种后第 7 天尚检测不到抗体,故对严重咬伤,如头、面、颈、手指深度咬伤者用抗血清可延长疾病潜伏期,使疫苗得以发挥作用。但抗血清和疫苗联合使用时,抗血清有抑制疫苗的作用,为此,应控制抗血清的用量,并增加疫苗接种剂次。

(李凤菊)

第三节 流行性乙型脑炎

一、概述

流行性乙型脑炎(以下简称乙脑),也称为日本脑炎。该病最早在日本发现,1924 年,在日本大流行时被认为是一种新的传染病。该病在夏秋季流行,曾被称为"夏秋脑炎"。为了与当时在日本流行的一种昏睡型脑炎相区别,称后者为甲型脑炎,前者为乙型脑炎。1935 年,日本学者从病死者脑组织中分离到病毒,发现其抗原性不同于美国的圣路易脑炎病毒,首次确定了该病的病原,并将分离到的病毒命名为 Nakayama 原始株;1937 年,从马脑组织中分离到病毒;1938 年,日本学者报告从三带喙库蚊分离到病毒;1946 年,日本厚生省确定该病为法定传染病,并统称为日本脑炎。

在拥有 30 亿人口的亚洲,乙脑是一个重要的公共卫生问题,也是引起病毒性脑炎的首要原因。据估计,乙脑病毒每年至少引起 50 000 例临床新发病例,其中大部分为≤10 岁儿童,并导致 10 000 例死亡和 15 000 例长期神经、精神系统后遗症的发生。在乙脑地方流行区,大部分人在 15 岁前已感染过乙脑病毒。但如果近期有乙脑病毒输入,任何年龄人群都会被感染。在某些地区,乙脑有季节性传播的特点,但有些地区则全年均可传播。由于缺乏完善的监测系统和实验诊断技术,许多地区存在病例漏报和误报现象。

控制乙脑的措施理论上包括灭蚊、猪和人类的免疫预防措施,其中疫苗是唯一有效的长期控制和预防乙脑的方法。大量的证据表明,免疫接种对控制乙脑效果明确,又具有很高的成本效益性。我国绝大多数省(市、区)为乙脑流行区。在 20 世纪 60 年代末,广泛应用疫苗前,乙脑高发年份的发病率可达 30/10 万。随着疫苗的逐步改进与应用,发病率显著下降。

二、病原学

(一)病毒的形态结构

乙型脑炎病毒是一种球形的单链 RNA 病毒,属披盖病毒科虫媒 B 组。病毒颗粒呈球形,壳体为 20 面立体对称,RNA 为单股,分子量约 $3×10$ dalton。电镜下的病毒颗粒有核心、包膜和刺突 3 部分,它们的平均直径分别为 29.8 nm±2.5 nm、44.8 nm±3.2 nm、53.1 nm±5.4 nm。该病毒单股正链 RNA 全序列由 11 000 个核苷酸组成,含有 3 种结构蛋白。E1 是构成包膜上刺突的糖蛋白;E2 是一种非糖基化的小蛋白多肽,与包膜层相连;碱性蛋白 C 与核壳体中的 RNA 相连构成核壳。

(二)病毒的理化性质

乙型脑炎病毒的抵抗力不强,在 100 ℃环境中 2 分钟、55~60 ℃环境中 30 分钟或 37 ℃环境中 2 天即可被完全灭活。但 30 ℃以下存活时间较长,在 −70 ℃以下可保存 1 年以上。冷冻干燥下的病毒,在 4 ℃可保存数年。该病毒在适宜的稀释剂中(脱脂牛乳、兔血清或牛血清、水解蛋白等)比较稳定,在生理盐水中则迅速被灭活。

乙型脑炎病毒可被常用的消毒剂如碘酊、乙醇、酚等迅速灭活,也易被胆汁、脱氧胆酸钠所灭活。对有机溶剂敏感,胰蛋白酶和脂肪酶不但能破坏病毒的感染力,而且使血凝活性迅速丧失。甲醛和 β-丙内酯可使病毒灭活,并且保持其抗原性,因此常用作灭活剂。

(三)病毒的抗原性和免疫原性

乙型脑炎病毒的蛋白包括 3 种结构蛋白和 7 种非结构蛋白。3 种结构蛋白即衣壳蛋白 C、包膜蛋白 E 和 M,其中 E 蛋白是乙型脑炎病毒的重要抗原成分,它具有病毒与细胞受体的结合、特异性膜融合以及诱生病毒中和抗体、血凝抑制抗体和抗融合抗体的作用。因此,E 蛋白与病毒毒力、致病性和免疫保护性密切相关。非结构蛋白为病毒的酶或调节蛋白,与病毒复制和生物合成有关。

乙型脑炎病毒感染或疫苗免疫后均可产生中和抗体、血抑抗体和补结抗体。血抑抗体和补结抗体出现较早,一般在感染 7 天后出现;中和抗体出现较迟,在 1~2 周内,但都在 1 个月左右达高峰。补结抗体消失快,可用来判断人或动物的年感染率;其次是血抑抗体,可用作临床病例的诊断;中和抗体维持时间最长,是衡量人体是否有免疫力的指标。

人被感染后,绝大部分呈隐性感染,仅有少数人发病,有显性感染症状者≤1%。隐性或显性感染者只发生 3～5 天短暂的病毒血症,对于本病的流行传播上意义不大。牛、马等大型牲畜的饲养和使用时间长,而幼畜数量不多,传播本病的意义也不大。因此,上述 2 种传染源并不是主要的传染源。

据研究资料表明,本病最重要的传染源是猪,主要是幼猪。猪数量多,感染后病毒血症期持续时间长,血液中病毒滴度很高;幼猪出生率高,生长时间短,对乙型脑炎病毒的免疫力低下,易感染。乙型脑炎病毒在蚊体内大量繁殖,在唾液腺内的乙型脑炎病毒滴度达到较高水平。当环境温度<20 ℃,病毒滴度低;若≥28 ℃,则病毒迅速复制,具有很高的传染性。

(四)人群易感性和免疫性

乙型脑炎病毒的抗原较稳定,较难变异,至今也只有一个血清型,但不同时间分离的病毒株之间也发现一定的差异,在免疫学上没有意义。

三、流行病学

(一)乙脑流行地域分布

乙脑是由媒介蚊虫传播的一种中枢神经系统急性传染病,为人畜共患传染病。患者起病急,以高热、惊厥、昏迷、抽搐等神经症状为特征。乙脑病死率达 5%～35%,约 30% 的患者留有神经、精神系统后遗症。乙脑主要在亚洲广大地区流行,在日本、朝鲜、韩国、中国、越南、泰国、印度、印度尼西亚、马来西亚、菲律宾、缅甸以及前苏联东部的海滨地区,太平洋的一些岛屿均有本病的报道。

我国除新疆、青海、西藏无病例报告以外,其他各省、自治区、直辖市均有发病。年发病数最高超过17 万人,病死率达 25%。我国为乙脑高流行区,乙脑属于乙类法定报告传染病。疫苗使用前,乙脑发病一直处于较高水平,在 20 世纪 50～70 年代初期曾发生大流行,每间隔 3～5 年出现一次小的流行高峰。2006 年再次出现一个发病高峰,超过 2004 年和 2005 年发病水平,部分省病例数上升幅度较大,局部地区发生乙脑流行。2004－2006 年平均发病数达 6 320 例,2006 年除青海外,另外 30 个省(市、区)报告乙脑病例累计发病7 643 例,死亡 463 例。我国乙脑的流行主要在 7～9 月份,发病主要集中在贵州、四川、重庆等西南地区,≤10 岁病例占总病例的75%以上。

1.全国乙脑年龄组发病率

全国乙脑年龄组发病率分析显示,我国乙脑≤10 岁病例占总病例的 75%以上。全国报告乙脑病例仍以小年龄组报告发病率较高,其中 3～6 岁组儿童报告发病率最高。8 月龄和间隔 1 年接种 2 剂次疫苗,可有效保护≤10 岁儿童。2006 年仍以小年龄组报告发病率较高,其中 3～6 岁组儿童报告发病率最高,各年龄组报告发病率在 6.0/10 万～6.2/10 万,与 2004 年、2005 年相比,各年龄组报告发病率均有所上升,但仍以小年龄组增加幅度大。

2.我国乙脑地区分布

病例主要分布在西南、华南、华中、华东地区,东北和西北地区病例数较少。近几年病例集中在西南地区。

(二)传染源与储存宿主

乙脑是一种人畜共患的传染病,属于蚊类媒介传播的自然疫源性疾病。乙型脑炎病毒感染后的人和动物通过蚊子叮咬传播,均可成为本病的传染源。

通过对健康人群的血清流行病学调查证明,蚊子(主要为库蚊)不但是乙型脑炎病毒的传播媒介,而且也是储存宿主。带毒蚊子一次叮咬的排毒量可高达小鼠 $10^2 \sim 10^4$ ID_{50} 病毒滴度,受带毒蚊子叮咬后几乎 100% 感染。人类主要呈隐性感染,极少数感染者发病。发病对象在流行区的少年儿童,随着年龄的增长,发病也减少。所以,流行区 10 岁以下儿童最为易感,患者年龄发病率也最高。乙脑无论是隐性感染还是显性感染,均可获得持久免疫力,再次发病者极少见。

(三)乙脑流行有关因素

乙脑流行具有明显的周期性,一个大流行年后,流行就会处于低谷期 4～5 年,然后再次形成高峰。这主要是由于一次大流行,众多人群因隐性感染而获得免疫。此外,乙脑流行的地域性,其实质是自然因素(如气温高、降水量大等)对媒介昆虫滋生条件的影响。

四、免疫预防

(一)疫苗发展概况

日本和前苏联是最早应用鼠脑制备疫苗预防乙脑的国家。第二次世界大战期间,美国也用鼠脑和鸡胚制备的疫苗在军队中使用。

在 1950 年和 1951 年,北京生物制品研究所先后研制出鸡胚灭活疫苗和鼠脑灭活疫苗。鸡胚疫苗免疫原性差;鼠脑疫苗由于未经纯化含有鼠脑组织成分,1957 年,曾发生严重的变态反应性脑脊髓炎而停止生产。之后,在原有疫苗工艺基础上,增加了澄清、过滤和用乙醚处理等工艺,但疫苗的不良反应和免疫原性仍不够满意。1960－1966 年,使用鸡胚细胞生产灭活疫苗,不良反应虽有明显减少,但流行病学效果欠佳。1967 年,北京生物制品研究所研制成功用地鼠肾细胞培养病毒,经甲醛灭活的疫苗,1968 年起正式投产和应用。经人体血清学和流行病学效果调查证明,该疫苗不仅不良反应较轻,效果也较好。之后上海、兰州、成都和长春等生物制品研究所也相继生产并在全国范围内推广、应用,对我国控制乙脑的流行起到重要作用。但此疫苗为原代地鼠肾细胞疫苗,疫苗中的残余牛血清和地鼠肾细胞残片可引起不良反应;再则,灭活疫苗接种剂次多,超敏反应发生率也随着疫苗接种剂次的增加而增高。

目前使用的乙脑疫苗有以下三种:一是鼠脑纯化疫苗,得到 WHO 的认可,除在日本大量使用外,也曾在欧洲和亚洲一些国家应用;二是地鼠肾细胞减毒活疫苗,主要在国内使用,少量出口到韩国、尼泊尔和印度等国;三是 Vero 细胞灭活纯化疫苗,只在国内使用。

(二)我国两种乙脑疫苗的制造

1.Vero 细胞灭活纯化疫苗

Vero 细胞是从非洲绿猴肾建立的猴肾细胞系。经全面检定,无外源因子污染和致瘤性,完全符合 1997 年 WHO 规程的要求,在国际上先后用于小儿麻痹灭活疫苗、小儿麻痹活疫苗和人用狂犬病疫苗的生产。

(1)疫苗的制备流程:选育生物性状稳定,符合 WHO 规程要求并适应乙型脑炎病毒繁殖的 Vero 细胞,培养病毒,并通过以下的纯化工艺过程制备成疫苗。①超滤,抗原经中空纤维柱超滤后浓缩 10～20 倍;②鱼精蛋白处理,进行初步纯化,并去除细胞残余 DNA;③蔗糖密度梯度离心,进一步纯化,收取一个蛋白活性高峰,蛋白含量 60 μg 以下,补结活性达 1：32～1：64,再经超滤脱去蔗糖。

(2)疫苗的安全性:分别选择不同年龄组人群进行临床试验,初免 1 针后 8 小时,有 5% 左右发生一过性中度发热(37.6～38.5 ℃),接种第 2 针后中度发热率≤1%。对 3 种不同疫苗的比较临床研究,全身发热反应减毒活疫苗高于其他两种疫苗但无统计学显著差异($t < 1.96$,

$P > 0.01$）。

（3）抗体应答：Vero 细胞乙脑灭活疫苗初免 2 剂后，抗体阳转率、抗体几何平均滴度（GMT）均高于地鼠肾灭活疫苗和减毒活疫苗有统计学显著差异（$t > 2.58$，$P < 0.001$）。Vero 疫苗用于 1～6 岁儿童，无论既往接种何种疫苗，用 Vero 疫苗加强免疫 1 剂，抗体阳转率达到 100%，GMT 上升 22.8 倍。对抗体应答持久性观察，北京生物品研究所在非疫区连续进行了 5 年血清学中和抗体的检测，抗体下降缓慢，免疫接种后第 5 年仍保持有效免疫水平。

2.地鼠肾细胞减毒活疫苗

我国乙脑减毒活疫苗毒种是中国药品生制品检定所俞永新院士率领课题组选育的 SA14-14-2 减毒株。该弱毒株具有遗传稳定性好，免疫原性强，可产生良好的体液和细胞免疫反应。

（1）疫苗制造：我国用于生产减毒活疫苗的毒种为 SA14-14-2 株，母株为 SA14 病毒株，于 1954 年分离自西安蚊的幼虫。疫苗制备与灭活疫苗基本相同，即在地鼠肾原代细胞上培养，病毒收获后，加入疫苗保护剂（蔗糖、明胶）进行冷冻干燥，最后根据《中华人民共和国药典》规定的检定项目进行检定。

（2）疫苗的安全性：在我国，乙脑减毒活疫苗已广泛应用多年，未收到与疫苗相关的严重不良反应报告。

（3）疫苗的免疫性：曾对 6～12 岁和 1～3 岁儿童进行血清学试验，测定免疫后中和抗体阳转率可达 90% 以上。在乙脑非流行区，人体免疫 1 剂后，中和抗体阳转率和抗体水平随免疫剂量的减少而降低，病毒剂量（滴度）在 $10^{6.7}$ TCID$_{50}$/mL（相当 10^5 PFU/mL）时阳转率达 90%。

（4）临床有效性：1995 年，在洛克菲勒基金会资助下，由中国四川大学华西医学院和美国宾夕法尼亚大学在中国四川联合进行的临床研究表明，乙脑活疫苗接种 1 针的有效率为 80%，接种 2 针的有效率为 97.5%。1999 年，在尼泊尔进行的临床考核，接种一针疫苗的中和抗体阳转率达 99.3%；在韩国所做的临床考核显示，乙脑活疫苗单针接种后的中和抗体阳转率达 96%。

在长期大面积的流行病学效果考核中，乙脑活疫苗接种后可使发病率降低 80% 左右，保护率达 98%。白智泳等对乙脑活疫苗和灭活疫苗进行血清抗体观察，结果显示，活疫苗接种一针抗体阳转率为 83.4%，GMT 为 53.59，灭活疫苗抗体阳转率为 62.79%，GMT 为 20.99。对乙脑活疫苗和灭活疫苗进行免疫效果观察，结果显示，乙脑活疫苗抗体阳转率为 91.30%，GMT 为 22.22；乙脑灭活疫苗阳转率为 64.38%，GMT 为 16.51。

五、疫苗应用

（一）乙脑疫苗为免疫规划疫苗

按 2005 年《中华人民共和国药典》（三部）规定，乙脑疫苗是我国免疫规划疫苗。

1.地鼠肾细胞灭活疫苗

（1）接种对象：6 月龄～10 周岁的儿童和由非疫区进入疫区的儿童和成年人。每一次人用剂量为 0.5 mL。

（2）免疫程序：6～12 月龄接种第 1 针和第 2 针，时间间隔 7～10 天，6 个月后和 4～10 岁时分别接种第 3 剂和第 4 剂。Vero 细胞灭活疫苗（纯化）免疫程序与地鼠肾细胞灭活疫苗相同。

2.地鼠肾细胞减毒活疫苗

接种对象为 8 月龄以上的健康儿童及由非疫区进入疫区的儿童和成人。每一次人用剂量为

0.5 mL,含乙脑活病毒不低于 5.41 g PFU。8 月龄儿童首次注射 0.5 mL;分别于 2 岁和 7 岁再各注射 0.5 mL,以后不再免疫。

(二)疫苗上市后的不良反应

1.Vero 细胞灭活疫苗(纯化)

Vero 细胞纯化乙脑灭活疫苗广为使用后证明,大多数接种对象基础免疫(初免)后偶有一过性高热(≥38 ℃),多为低热;接种第 2 剂时,发热率显著降低。局部反应偶有红肿、硬结等。

2.减毒活疫苗

俞永新等 1985 年第一次对乙脑减毒活疫苗进行安全性研究表明,1 026 名 5~12 岁儿童中,第 1 组 47 名儿童接种 1 剂后,跟踪观察 14 天,无 1 例体温>37.4 ℃者。第 2 组 35 名儿童和第 3 组944 名儿童接种稀释后的疫苗,疫苗按 1∶3、1∶5、1∶50 稀释后接种,其抗体阳转率分别为 100%、100% 和 83%,同样进行 14 天的临床医学观察后也未监测到任何的症状或体征出现。

Zheng-Le Liu 等对乙脑减毒活疫苗进行的短期安全性观察(26 239 人)显示,疫苗接种组与未接种组(对照组)相比,各指标均无显著性差异,表明乙脑减毒活疫苗是安全的。1998 年在韩国进行乙脑减毒活疫苗接种 1 剂次后不良反应监测和抗体水平检测,84 名儿童未发现有严重不良反应报告。

2000 年,广西钦州市沈平报告对 15 岁以下儿童接种兰州生物制品研究所生产的乙脑减毒活疫苗时,发生超敏反应 1 例,该病例前一年曾接种过乙脑减毒活疫苗;2002 年,广东省深圳市林娜佳等报告接种成都生物制品研究所生产的乙脑减毒活疫苗,发生 1 例过敏性休克。其余未见报道。

(三)建议免疫程序

1.现行免疫程序

免疫程序分为基础免疫和加强免疫。乙脑灭活疫苗注射 4 剂,第 1、2 剂为基础免疫,时间间隔为 7~10 天,第 3、4 剂为加强免疫;乙脑减毒活疫苗注射 2 剂,第 1 剂为基础免疫,第 2 剂为加强免疫。

2.WHO 有关乙脑疫苗的建议

对于减毒活疫苗的免疫程序,建议依据现用疫苗的免疫效果和疾病流行情况。

(1)目前使用的减毒活疫苗与新一代灭活疫苗有望取代鼠脑灭活疫苗。接种 1 剂或 2 剂减毒活疫苗后,可诱导产生持续几年的保护。

(2)1 剂次基础免疫后中和抗体阳转率高,我国乙脑减毒活疫苗已在韩国取得注册,其临床试验也证明该疫苗无严重的预防接种反应。1 剂次后中和抗体阳转率为 96%,2 剂次后为 97.4%。

(3)2 剂次接种后发病率出现明显下降。经 3~11 年儿童 2 剂次免疫与发病率的关系比较显示,接种 2 剂次后,人群平均发病率比接种前下降 70% 以上;1~10 岁发病率比接种前下降 85% 以上。有免疫史的儿童发病率显著低于无免疫史儿童。

(4)免疫效果持久我国乙脑减毒活疫苗免疫效果的持续时间初步观察,至少 5~11 年。

(5)尼泊尔 2001 年开始大面积接种乙脑减毒活疫苗 1 剂,当年的保护效果为 99.3%,第 2 年的保护效果为 98.5%,第 5 年的保护效果保持在 96.2%,表明接种 1 剂活疫苗后有较长的免疫持久性。

(6)加强免疫后均能出现回忆性免疫应答。我国应用的乙脑减毒活疫苗有广谱的抗原性,保护性高,安全有效。活疫苗免疫后,即使中和抗体较低,当再次接触到乙脑野病毒时,将快速产生高滴度中和抗体,并可增强细胞免疫应答的免疫回忆反应,使机体获得保护。

（李凤菊）

第四节　流行性腮腺炎

一、概述

流行性腮腺炎是由腮腺炎病毒引起的以腮腺肿大为特征的急性呼吸道传染病,发病率高,常年发病率≥100/10万,5～15岁儿童占发病总数的80%～95%。临床上以腮腺非化脓性肿胀、疼痛伴发热为主要症状。广泛开展腮腺炎疫苗接种,提高人群的免疫水平是控制流行性腮腺炎最有效的手段。欧美许多国家实施疫苗第二次加强注射,以增强机体的免疫保护。国内也应将腮腺炎疫苗纳入免疫规划,以形成有效的群体免疫力,从而降低腮腺炎在我国的发病率。

该病发生的病理变化及造成的危害远非局限于腮腺,也可侵犯其他腺体器官,常见的并发症有病毒性脑膜炎和脑炎、睾丸炎、附睾炎,此外还有卵巢炎、胰腺炎、心肌炎等。严重者可导致伤残或死亡,同时也是后天获得性耳聋的重要病因之一,此种耳聋往往是不可逆的,对社会造成负担。

二、病原学

腮腺炎病毒(mumps virus,MV)属副黏病毒科。球形的直径为90～600 nm,平均为200 nm。宿主细胞衍生的脂质膜围绕含单链RNA基因组的核壳体。血凝素-神经氨酸酶蛋白和融合蛋白两种表面成分在毒力中起作用。抗血凝素-神经氨酸酶蛋白抗体可中和病毒。其他四种结构蛋白是内部病毒粒子蛋白,不是保护性免疫应答的重要目标。酶联免疫吸附测定法(ELISA)广泛用于抗MV特异性抗体的测定,简单、可靠。MV可在各种细胞培养物及鸡胚中复制。对于常规诊断病毒学中的初次分离,可用猴肾、人胚肾或海拉细胞培养。用血吸附抑制试验可检测细胞培养物中的MV。

病毒对热极不稳定,56 ℃30分钟即被灭活,具有不耐酸,易被脂溶剂灭活的特点。腮腺炎病毒只有1个血清型,血凝素和神经氨酸酶两种表面成分是病毒的主要毒力成分,也是其主要的保护性抗原,抗血凝素-神经氨酸酶蛋白的抗体可中和病毒。根据SH基因序列,腮腺炎病毒可分为A、B、C、D、E、F、G、H 8个基因型。不同地区,不同季节流行的病毒株可能有基因型的改变。

三、流行病学

(一)人群易感性和发病率

流行性腮腺炎是全球性流行的急性传染病,全年均有发病。人群对流行性腮腺炎的易感性为80%～100%,15岁以下儿童占发病总数的80%～95%。据常规监测资料显示其发病率大于100/10万,美国一项研究预测腮腺炎的发病率为2 000/10万,是被动监测资料的10倍左右,而发展中国家目前还没有确切数据来评估腮腺炎的发病率。在我国,也未见全国性的有关腮腺炎流行病学调查资料。本文收集到的数据仅为个别地区腮腺炎的流行情况,但在一定程度上反映出我国腮腺炎的发病率较高。例如,据陕西省安康市 2004－2005 年疫情网络上报告的腮腺炎病例,2004 年为 1 162 例,2005 年为 1 945 例,发病率分别为 39.70/10 万和 66.14/10 万,2005 年发病率较 2004 年明显上升。发病时间集中在春末夏初和秋末冬初,年龄集中在 3～15 岁,占87.44％,且多发于中、小学校及幼托机构。

2005 年,江西吉安县报告,全年共发生腮腺炎患者 182 例,发病率为 41.44/10 万。流行高峰在 1～5 月份,发病年龄以 5～9 岁为多,共 114 例,占 62.64％。在无免疫实施的情况下,疾病常随人群抗体的消长而呈周期性流行,通常每 2～3 年流行一次,7～8 年为一个流行周期。1 岁以内婴儿从胎盘传递的母体抗体中获得免疫力,在集体机构、交通闭塞地区以及新兵中可引起暴发。人群免疫力水平低下,易感人群积聚是造成腮腺炎流行的主要因素。在白令海峡圣劳伦斯岛,1967 年发生了腮腺炎暴发。提示腮腺炎在易感人群中发生暴发,总感染率为 82％,其中显性感染为 65％,临床表现有腮腺炎肿大特征者占 95％。

(二)传染源

人是流行性腮腺炎病毒的唯一宿主,发病前驱期及亚临床感染者都是传染源,患者在腮腺肿大前 6 天至肿大后 9 天,均可从唾液中分离到病毒,此期有高度传染性。隐性感染者在流行期可占 30％～50％,因此也是重要传染源。

(三)传播途径

流行性腮腺炎以飞沫传播为主,污染的衣物、食品、玩具均可传播。幼儿园儿童常把病毒引入家庭,从而传播给其他易感者;军队中,特别是来自四面八方的入伍新兵,常引起新兵训练营腮腺炎的暴发;孕妇感染腮腺炎病毒后,可通过胎盘传给胚胎,引起胎儿死亡。

四、临床特点及常见并发症

腮腺炎病毒经直接接触或空气飞沫传播,潜伏期平均为 16～18 天。通常以肌痛、头痛、厌食、不适和低热等非特异性症状开始,有 30％～40％的感染者出现典型症状,在 1 天内出现特有的一侧或两侧腮腺肿胀,1～3 天内,约有 10％的患者影响唾液腺。大约 1 周后,发热和腺体肿胀消失,如无并发症,则疾病完全消退。15％～20％的患者中,感染仅出现非特异症状或无症状,2 岁以下儿童大多为亚临床感染。疾病多发于 2～9 岁儿童,且大多有严重并发症,主要有青春期后男性睾丸附睾炎(发生率 25％)、女性卵巢炎(发生率 5％)、胰腺炎(发生率 4％)、无症状脑脊液淋巴细胞计数增多(发生率 50％)、无菌性脑膜炎(发生率 1％～10％)、脑炎(发生率 0.02％～0.3％)、暂时性耳聋(发生率 4％),其他还有轻度肾功能异常(发生率 30％～60％)、心电图异常(发生率 5％～15％)。此外,经观察发现,妊娠早期(3 个月内)感染腮腺炎病毒的孕妇中有 25％会自然流产,其发生率高于风疹病毒感染,但尚未发现母体感染腮腺炎病毒引起胎儿先天性畸形。腮腺炎常见并发症的原因可能是流行性腮腺炎病毒有嗜神经性,而幼儿免疫功能低下及神经系统发育不完善,故病毒容易透过血-脑屏障进入脑部,引起一系列脑膜炎症状,但多数预后良好。

五、免疫预防

(一)疫苗前被动免疫预防

早在 20 世纪 20 年代后期,匈牙利学者就用腮腺炎患者脱纤维血液或恢复期血清作肌内注射,结果证明两种方法均可产生被动保护作用。我国也在 20 世纪 50 年代使用胎盘免疫球蛋白作被动免疫,也可起到减少发病和减轻临床症状的作用。

(二)疫苗研发

1945 年,Enders 等首次研制成功福尔马林灭活疫苗并用于人体。通过观察,1 次免疫抗体阳转率为 50%,2 次免疫为 100%,保护效果可达 80%。1948 年,美国批准腮腺炎灭活疫苗。1960 年,灭活疫苗在芬兰军队中首次常规使用,在约 20 万新兵中应用,接种 2 次,补体结合抗体阳转率达 73%~92%,使军队中腮腺炎的发病率由 31‰ 下降至 1.9‰,并发脑膜炎由 10% 下降至 1%。到 1978 年,发现灭活疫苗对腮腺炎的预防效果不理想,疫苗仅诱生短期免疫力,保护效果差,个别人可发生变态反应,因此已不再使用。1936 年后,日本、前苏联、瑞士和美国就致力于研制腮腺炎减毒活疫苗,但由于病毒在鸡胚等细胞中减毒迅速,难以获得高效价、免疫性持久及无致病性的疫苗。世界范围内腮腺炎减毒活疫苗生产所用的主要毒株的特点和免疫效果见下述。

1.Jeryl-Lynn 株

20 世纪 60 年代初,美国以鸡胚分离后,在鸡胚细胞上减毒至 17 代,即目前应用的 JL 疫苗株。Jeryl-Lynn 株 1967 年被批准;1977 年,美国推荐常规使用;到 1992 年,全球已有约 1.35 亿儿童和成人接种疫苗。1995 年,美国报告的腮腺炎病例数仅为疫苗接种前的 1%。工业化国家研究证明,接种第 1 剂 Jeryl-Lynn 株腮腺炎疫苗,血清阳转率为 80%~100%。接种第 1 剂含 Jeryl-Lynn 株的 MMR 疫苗,73% 的儿童在 10.5 年后仍为血清阳性。间隔 5 年后接种第 2 剂,在接种第 2 剂后 4 年,86% 为血清阳性。美国腮腺炎暴发研究证实,Jeryl-Lynn 株抗临床腮腺炎的保护效果为 75%~91%。经实践证明是国内外使用毒种中最为安全的,不良反应的发生十分罕见,不良反应总报告率仅为 17.4/10 万,而且主要为低热,短暂皮疹、瘙痒和紫癜等变态反应,且都在短期内自行消退,不留后遗症。到目前为止,尚无确切证据表明在接种后可发生脑炎或脑膜炎并发症。

2.RIT4385 株

RIT4385 腮腺炎疫苗是由 Jeryl-Lynn 疫苗株衍化而来。市售的疫苗是与 Schwarz 麻疹疫苗和 RA27/3 风疹疫苗联合的 MMR 疫苗。有 7 项研究对 RIT4385 疫苗与 Jeryl-Lynn 疫苗的免疫原性进行了比较。9~24 月龄儿童接种 RIT4385 疫苗,用 ELISA 检测 1 080 名儿童,血清阳转率为 95.50%;接种 Jeryl-Lynn 疫苗(MMR)的 383 名儿童,血清阳转率为 96.9%,GMT 明显比 RIT4385 疫苗高。两组间发热、皮疹、唾液腺肿胀和发热性惊厥的发生率相似,但 RIT4385 疫苗组注射部位的局部症状(如疼痛、红肿)发生率明显较低。意大利在 12~27 月龄儿童中比较了 RIT4385 (MMR)与含 Rubini 株的 MMR 疫苗的效果。发现 RIT4385 疫苗接种者,血清阳转率为 97%,抗体 GMT 为 1 640 U/mL。Rubini 株接种者血清阳转率为 35.4%,GMT 为 469 U/mL,两者在血清阳转率和 GMT 方面的差异有显著性,两组的局部和全身症状发生率相似。

3.Leningrad-3 株

前苏联研制的 Leningrad-3 疫苗株,用豚鼠肾细胞培养增殖,再进一步用日本鹌鹑胚培养,传代减毒。该疫苗已用于前苏联/俄罗斯联邦的国家免疫规划,自 1980 年以来,已接种儿童超过 2 500 万。Leningrad-3 疫苗接种 1~7 岁儿童,血清阳转率为 89%~98%,保护效果为 92%~99%。此外,在113 967 名1~12 岁儿童中的试验证实,前苏联/俄罗斯联邦腮腺炎暴发期间,该疫苗用做紧急预防时,保护效率为 96.6%。

4.L-Zagreb 株

在克罗地亚,用 Leningrad-3 株通过适应于鸡胚成纤维细胞培养,进一步减毒。新毒株命名为 L-Zagreb,用于克罗地亚和印度的疫苗生产,在全球已接种几百万儿童。L-Zagreb 疫苗在克罗地亚的研究显示,保护效果与 Leningrad-3 疫苗相当。1988－1992 年,克罗地亚报道,每接种 10 万剂含 L-Zagreb 株的 MMR,有 90 例无菌性脑膜炎。而 1990－1996 年在斯洛文尼亚,被动监测得到相应的无菌性脑膜炎发生率为 2/10 万剂。

5.Urabe 株

20 世纪 70 年代,由日本建株,由人胚肾细胞分离并在 CE 中传代减毒,最后在 CE 或 CEC 中制备疫苗。首先在日本,然后在法国、比利时和意大利获准使用。用鸡胚羊膜或鸡胚细胞培养生产 Urabe 株疫苗,在几个国家已成功地使用 Urabe 株疫苗。自 1979 年以来,已接种疫苗 6 000 万人。12～20 月龄儿童血清阳转率为 92％～100％,9 月龄儿童血清阳转率为 75％～99％。但经研究发现 Urabe 疫苗与诱发脑膜炎有关系,加拿大科学家通过分子生物学研究发现 Urabe 株疫苗是一种混合病毒,带有 A 野生型病毒与 G 变异型病毒,患者脑脊液检查主要为 A 野生型病毒,该病毒能改变脑脊液成分,进而发展为无菌性脑膜炎。在英国,接种 11 000 剂该疫苗,估计发生 1 例无菌性脑膜炎。日本接种 10 万剂含 Urabe 株的 MMR 疫苗,发生约 100 例无菌性脑膜炎,发生率随不同制造厂商而不同。发生率的差异可能反映监测或 Urabe 疫苗株反应原性的差异。Urabe 疫苗含有多株 MuV,这些毒株的神经毒力可能不同。为此全球许多国家停止生产和使用 Urabe 株疫苗。

6.Rubini 株

20 世纪 80 年代,由瑞士建株,首先在人二倍体细胞上传代,而后在 CE 中减毒,并适应至 MRC-5 人二倍体细胞上制备疫苗。1985 年,Rubini 株疫苗首先在瑞士获准使用。与 Jeryl-Lynn 和 Urabe 疫苗接种者相比,Rubini 疫苗接种者血清阳转率和 GMT 明显较低。最后对 Rubini 疫苗观察表明,其效力比 Jeryl-Lynn 或 Urabe 疫苗低。瑞士的 3 年研究证明,Rubini 疫苗仅提供 6.3％的保护,而 Urabe 和 Jeryl-Lynn 疫苗保护效果分别为 73.1％和 61.6％。对保护效果差的一种解释是,高代次传代(大于 30 代)可能造成疫苗株过度减毒。据此,WHO 建议国家免疫规划不使用 Rubini 疫苗。

7.S_{79} 毒株

1979 年,上海生物制品研究所通过国际交往从美国引进腮腺炎病毒株(Jeryl-Lynn 株),在实验室通过原代鸡胚细胞传代培养后,冻干保存,改名为 S_{79} 株。病毒传至第 3 代建立主代种子批,腮腺炎病毒 S_{79} 株经猴体神经毒力试验表明,注射后猴体未见与病毒神经毒力相关的病理表现,该毒株生产的疫苗制检规程列入 1995 年以后的《中国生物制品规程》。特别是 20 世纪 90 年代以来,上海、北京、兰州等生物制品研究所都用 S_{79} 株制造疫苗,该毒株与 JL 株相同,具有病毒滴度较高,免疫原性较好,而临床反应轻的特点,各地使用后的抗体阳转率达 82.6％～88.6％。同时,利用蚀斑纯化技术对毒株进行筛选,制备的疫苗与未纯化的病毒疫苗及进口的 MMR 联合疫苗同时进行免疫原性观察,发现纯化病毒疫苗的抗体阳转率提高,达 83.33％～94.29％。

8.M56

20 世纪 70 年代,北京生物制品研究所从腮腺炎患者鼻咽分泌物中分离到一株病毒,减毒成为弱毒株 ME 和 M56-1,制备成气溶胶剂型,人群以气雾经呼吸道免疫后,效果良好,血清阳转率可达 90％以上。但实施气雾免疫操作的工作人员,不断重复吸入过量疫苗致高热而停用。

(三)腮腺炎疫苗的效果

上海生物制品研究所研制的麻疹、腮腺炎二联疫苗,曾在江西省进行系统的临床观察,136 名 8 月龄以上易感儿童接种疫苗后,不良反应轻微,未见腮腺肿大及皮疹,发热以轻度为主,占 15.44%,中度发热反应为 5.88%,无强反应。腮腺炎的抗体阳转率为 81.82%~86.00%,麻疹的抗体阳转率为 95.12%~100.00%,与对照的单价疫苗和进口 MMR 三联疫苗相似。

关于腮腺炎疫苗的免疫保护效果,国内蔡一飚曾报道,宁波市甬江中心小学 2000 年 4 月 12 日至 2000 年 6 月 11 日流行性腮腺炎暴发,全校 463 名学生发病 82 例,年龄 7~12 岁。其中,接种过疫苗的 90 名学生,发病 8 例(8.89%);未接种过疫苗的 373 名学生,发病 74 例(19.84%),疫苗保护率为 55.0%,二者差异有显著意义($\chi^2 = 5.97, P < 0.05$)。

(四)腮腺炎疫苗的安全性

腮腺炎疫苗接种的不良反应罕见而轻微。接种后最常见的不良反应是发热、皮疹。腮腺炎疫苗引发无菌性脑膜炎的发生率不同毒株之间有差异。S_{79} 株腮腺炎疫苗在我国已被广泛使用,其临床反应轻微。在国内进行的所有临床研究资料中未见引发无菌性脑膜炎的报道。郭绍红等以北京、上海生物制品研究所生产的 S_{79} 株腮腺炎疫苗,在上海观察 175 名疫苗接种者,局部出现红肿反应者 1 人(0.6%),未见腮腺肿大,在接种后 6~10 天,有≥1 次体温在 37.6~38.5 ℃者 8 人,占 4.57%;≥38.6 ℃者 2 人,占 1.14%。1 人食欲欠佳,抗体阳转率为 85%,蚀斑减少中和试验法。王玲等报告,以兰州生物制品研究所生产的 S_{79} 株腮腺炎疫苗在山东省观察疫苗的安全性,接种疫苗的 345 名 2~9 岁儿童,未出现严重反应,仅有 6 人注射部位出现轻微红晕,未发生与接种疫苗相关的发热、皮疹等反应。目前,国内生产的 S_{79} 株疫苗已在全国范围内得到广泛应用,未发生与疫苗相关的严重不良反应。充分说明国产 S_{79} 株腮腺炎疫苗安全性良好。

(五)疫苗的免疫效果和持久性

国内应用腮腺炎疫苗的时间不长,有关疫苗免疫效果的研究也不多。从个别结果来看,S_{79} 株腮腺炎疫苗的血清中和抗体阳转率达 85.4%,疫苗保护率为 81.9%,血清学和流行病学效果基本吻合。

王树巧等报告,在浙江省杭州市下城区,观察上海生物制品研究所生产的 S_{79} 株腮腺炎疫苗与美国 Merck 公司的 MMR 联合疫苗免疫后的腮腺炎抗体比较结果,S_{79} 株腮腺炎疫苗的抗体阳转率为 79.59%~88.46%,Merck 公司的 MMR 联合疫苗的抗体阳转率为 82.86%,无显著的统计学意义。国产 S_{79} 株腮腺炎减毒活疫苗在奉化地区对易感幼儿免疫效果研究中发现,受试者免疫前抗体阳性率为 24.41%,免疫后 1 个月明显增高至 90.00%,免疫后阳性数去除免疫前阳性数其疫苗保护率仍有 90.00%。浙江绍兴市于 1996 年初在全县范围内对 7 岁以下儿童推广使用国产冻干流行性腮腺炎减毒活疫苗,全县 8 月龄至 7 岁以下儿童共观察 65 216 人,一年内报告病例 108 人,总发病率为 165.60/10 万。其中,接种组 52 208 人,发病 33 人,发病率为 63.21/10 万;未接种组 13 008 人,发病 75 人,发病率为 576.57/10 万,两组发病率有非常显著性差异,疫苗保护率为 89.04%。有关疫苗长期的免疫保护性资料,国内仅有为期 3 年的研究数据,尚未见有更长的持久性研究资料。

1996 年,温州市观察了上海生物制品研究所生产的腮腺炎疫苗,接种 3 年后血清中流行性腮腺炎的特异性抗体 IgG 和发病情况。对 102 人进行了腮腺炎疫苗注射,未注射疫苗的 56 人作为对照组。在观察期内曾有两次腮腺炎流行。发现接种疫苗后抗体阳性率为 92.16%,对照组腮腺炎的自然感染率为 71.43%,未接种疫苗者腮腺炎的隐性感染率高达 64.28%。接种组腮腺炎发病率为 0.98%,明显低于对照组 7.14%,免疫后经过两个流行期,疫苗的保护率为 86.27%。结果表明易感人群注射一剂国产冻干流行性腮腺炎疫苗,3 年后仍然有保护作用。还有报道认为,腮腺炎减毒活疫苗接种 1 年后,抗体阳性率和 GMT 均有所下降,3 年后进一步降低。一般认为群体免疫率在 90% 以上可阻止腮腺炎的流行,但 3 年后群体的免疫率为 70%,因此是否需要再次免疫接种,几年后需要加强值得进一步探讨。

(六)腮腺炎疫苗免疫接种程序

根据 WHO 提供的资料,将腮腺炎疫苗列入免疫规划的 82 个国家中,有 52 个国家(63.4%)使用单剂,30 个国家(36.6%)使用双剂。目前,国外 MMR 两剂方案获得了广泛的支持。14~18 月龄儿童初免,抗体阳性率达到 85%以上。免疫后第 2 年,抗体不断下降,只有经再次免疫后,抗体阳性率才能回升到 95%左右。再过 9 年,抗体阳性率仅缓慢降至 85%。而且,再次免疫 4 年后的平均抗体滴度仍高于初免时的水平。要达到消灭腮腺炎的预期要求,对 9~12 月龄儿童进行单剂疫苗接种,其接种率应≥80%,方可形成群体免疫力。使用腮腺炎疫苗单剂免疫程序的国家应考虑进行二次接种。

芬兰自 1982 年 11 月开始采用 2 剂 MMR 免疫方案,第 1 剂于 14~18 月龄免疫,第 2 剂于 6 岁时免疫,到 1986 年 95%以上的儿童都得到了适当免疫。1989 年统计,芬兰南部的赫尔辛基儿童医院已没有儿童腮腺炎病毒性脑炎的报告,1994 年报告芬兰每年经实验室确认的流行性腮腺炎病例已不足 30 例。1997—1999 年芬兰共报告了 4 例输入腮腺炎病例,并证明没有发生继发感染。因此,认为消灭腮腺炎的目标已经达到。瑞典也于 1982 年开始实行 2 剂免疫方案,第 1 剂于 18 月龄,第 2 剂则于儿童 12 岁时进行,每次疫苗接种的覆盖率均达到 90%。研究报告显示第 2 剂免疫之前,27%的人已经失去了腮腺炎抗体,但加强免疫使 97%的免疫对象血清阳转。也有文献报告,MMR 疫苗 1 剂免疫的保护率为 92%,2 剂免疫其保护率达 100%。这也说明第二次免疫接种是十分必要的。

作为腮腺炎的有效预防措施,美国目前推荐的免疫程序是 12~15 月龄接种第 1 剂 MMR,4~6 岁或 11~12 岁再免疫第 2 剂 MMR。我国自 20 世纪 90 年代开始使用国内自行研制的单价疫苗,腮腺炎发病率较高,只推荐对 8 月龄以上儿童进行单剂注射,也有多数人建议有必要在国内对学龄儿童和学龄前儿童进行腮腺炎的加强注射。

(七)腮腺炎疫苗与其他儿童疫苗同时接种的相容性

经观察,腮腺炎减毒活疫苗或 MMR 疫苗与白喉、破伤风、全细胞百日咳联合疫苗同时接种,或与白喉、破伤风、无细胞百日咳联合疫苗同时接种,或与口服脊髓灰质炎疫苗,或与 b 型流感嗜血杆菌多糖结合菌苗,或与乙型肝炎疫苗同时接种都不影响抗体应答或增加严重不良反应。腮腺炎疫苗无论是作为单价疫苗还是作为 MMR 疫苗的组分之一,与水痘疫苗同时接种,均不影响各疫苗及其自身的抗体形成,疫苗接种后反应也无加剧迹象。MMR 疫苗与乙脑疫苗同时接种也获得较好效果。腮腺炎疫苗是否可与这些疫苗制成联合制剂及联合免疫后人群免疫程序如何进行调整还有待研究。

(李凤菊)

第五节 流行性感冒

一、概述

流行性感冒(以下简称流感)是由流感病毒引起的一种急性呼吸道传染病。历史上有记载曾发生数十次世界范围的大流行,早在公元前 412 年,古希腊时期,希波克拉底就已经记述了类似流感的疾病。到19世纪,德国医学地理学家 Hirsch 详细列表记述了公元 1173 年以来似流感流行、暴发的情况。流感第一次流行是在 1510 年的英国,后来在 1580 年、1675 年和 1733 年也曾因流感引起大流行。而对流感大流行最详细的描述是在 1580 年,此后,文献记载了 31 次大流行,其中 1742—1743 年流感流行涉及东欧 90％ 的人,1889—1894 年席卷欧洲的"俄罗斯流感"发病广、病死率高。

1918—1919 年始于西班牙,史称"西班牙流感",此次流行波及全球。几年内共呈现 3 次高潮,临床发病率达 40％ 以上,并出现多种并发症,夺去 2 000 万～4 000 万人的生命。此次大流行的特点是:20～50 岁成人发病率和病死率最高。此后,又出现 3 次流感大流行,即 1957 年开始,由甲型流感病毒(H2N2)所致的"亚洲流感";1968 年,由甲型流感病毒(H3N2)所致的"香港流感";1977 年,由甲型流感病毒(H1N1)所致的"俄罗斯流感"。

流感发病率高、传播快,老年人、幼儿发病可产生多种并发症,甚至危及生命。流感病毒为逃避宿主的免疫力及其他因素而产生变异,变异后的病毒对人群再次产生侵袭力,这是流感不间断产生大流行的原因。流感病毒善变的特性,至今人们尚不能掌握,只有通过全球不间断病原学监测,预报新抗原的构成,研究新疫苗用于免疫预防。

二、病原学

流感病毒属正黏病毒科,包括人甲、乙、丙型和动物的甲、丙型。核衣壳为螺旋对称,包膜含有血凝素(hemagglutinin,HA)和神经氨酸酶(neuraminidase,NA)。核酸为单负链 RNA,分 8 个节段,分节段基因组的易变性与疾病流行有关。HA 抑制抗体为中和抗体,有保护性。1980 年,WHO 公布新命名,甲型流感命名为型别/宿主/分离地点/毒株序号/分离年代;乙型流感命名和甲型相同,但无亚型,重配株命名需在株后加字母 R。目前已知的型及分型根据病毒的核蛋白(NP)和基质膜蛋白(M1)的特性不同,分为甲、乙和丙型流感病毒株,再根据表面抗原(HA 和 NA)的不同,又可分为许多亚型。目前已知的 HA 有15 个亚型(H_1～H_{15}),NA 有 9 个亚型(N_1～N_9)。

流感病毒的变异主要表现在 HA 和 NA 的抗原性变异上。这种变异有两种形式,一种是所有流感病毒共有的,称为抗原漂移。这种变异幅度不大,主要是由于编码 HA 蛋白基因发生一系列突变,导致氨基酸序列上的改变,因而改变了 HA 蛋白抗原上的位点;或者是由于序列上出现了缺失,这种变异并不多见。另一种变异称为抗原性转变,这种变异只见于甲型流感病毒,变异幅度大,这种变异的原因可能有三个:一种可能是人-禽-其他动物流感基因重配;另一种可能是新亚型流感尚未出现,老的流感病毒株隐蔽于某种场所,隔一段时间又出现流行;再一种可能是禽类或动物流感获得对人的致病性。1940 年,Burnet 发现流感病毒能够在鸡胚中生长,这促进了流感病毒特征的深入研究和灭活疫苗的研发。在 19 世纪50 年代研制了效果明显的灭活流感疫苗。

三、流行病学

(一)地区分布

流感在全世界都有发生。在过去的 100 年里,有 4 次抗原变异导致大流行(1889—1891 年、1918—1920 年、1957—1958 年、1968—1969 年)。流行起始于局部地点,沿着旅游线路传播,有代表性的是所有人群的发病率和病死率明显增加。由于大量的人群感染,流行可以在一年中的任何季节发生,继发和第三代感染高峰可发生在 1～2 年以后,一般发生在冬季。在典型流行时期,对成人呼吸系统疾病的影响较大。在北半球,流行一般发生在晚秋并持续到初春。在南半球,流行一般发生在北半球之前或之后 6 个月。零星的暴发有时局限于家庭、学校和独立的团体。

(二)传染源

人类是已知的 B 型和 C 型流感病毒的唯一传染源,A 型流感病毒可以感染人和动物,没有慢性携带状态,但有隐性感染。

(三)传播途径

流感通过感染患者或病毒携带者的呼吸道排出的飞沫传播,另一个次要的形式是直接接触。

(四)时间分布

在北半球,流行一般发生在晚秋并持续到初春。在南半球,流行一般发生在北半球之前或之后的 6 个月。流行高峰在温带地区是从 12 月到次年 3 月,但也可以早一些或迟一些。流感流行高峰更多地发生在 1 月,流感在热带地区全年都有发生。

(五)传染性

1.A 型流感病毒

A 型流感病毒引起中、重度疾病,侵袭所有年龄组的人群,这种病毒感染人类和其他动物,如猪和鸟等。

2.B 型流感病毒

B 型流感病毒与 A 型流感病毒比较,一般引起轻微的疾病,主要侵袭儿童。B 型流感病毒比 A 型流感病毒更稳定,它仅侵袭人类。

3.C 型流感病毒

C 型流感引起人类疾病的报告很少,可能大多数病例是亚临床型的,它与流行性疾病没有关联。

(六)流感并发症

流感最常见的并发症是肺炎,继发细菌性肺炎。原发流感病毒性肺炎是一种不常见、高病死率的并发症。脑病合并内脏脂肪变性综合征(Reye 综合征)是一种几乎仅发生在服用阿司匹林药物儿童的并发症,主要与 B 型流感(或水痘、带状疱疹)有关,表现为严重呕吐和神志错乱等症状,进一步发展为昏迷,这是由于脑水肿引起的。其他的并发症包括心肌炎、慢性支气管炎和其他慢性肺部疾病,多数死亡发生在65 岁以上的老人。

四、免疫预防

(一)疫苗

接种流感疫苗是预防流感发病和流行的最有效的措施。当今国内、外通用的灭活流感疫苗有三种,全病毒疫苗、裂解疫苗和亚单位疫苗。

1.全病毒灭活疫苗

1941 年在美国获准,1945 年广泛使用。这种疫苗是将病毒接种于鸡胚尿囊腔,病毒复制后收取尿囊液,以红细胞吸附再释放方法获得病毒,用甲醛灭活制成疫苗。疫苗免疫效果好,但接种后全身和局部不良反应发生率高,不宜用于≤6 岁的儿童。

2.裂解疫苗

1958 年,有人用超速离心、层析技术制备纯化病毒疫苗,未能减少不良反应的发生率。有人设想用裂解剂使完整病毒裂解,从而减少了不良反应的发生,对疫苗的免疫效果影响不大,从而使裂解疫苗得以广为应用。

3.亚单位疫苗

1968 年,英国在裂解疫苗的基础上,进一步提取了流感病毒表面抗原制成疫苗,该疫苗免疫效果与裂解疫苗相似,不良反应减少,可用于任何年龄人群。现今欧洲应用生物佐剂,可增强亚单位佐剂疫苗的免疫原性。

(二)疫苗质量标准

《中华人民共和国药典》(2005 年版)只收入了流感全病毒灭活疫苗,其他类型疫苗尚未收入。

1.《中华人民共和国药典》(2005 年版)对全病毒流感疫苗的规定

(1)毒种:用于生产疫苗的毒种必须是 WHO 推荐,并经批准的甲型和乙型流感毒株,经检定为当年流行或相似毒株。

(2)需选用无特定病原体健康鸡胚(9～11 天龄),传代毒种和生产疫苗。

(3)毒种接种鸡胚尿囊腔,经培养收获病毒液,经灭活、浓缩、纯化制成疫苗。分装成 0.5 mL、1.0 mL。每 1 人用剂量为 0.5 mL、1.0 mL,含各流感病毒株血凝素 15 μg。另外,疫苗中含硫柳汞防腐剂每剂不高于 50 μg。

2.欧洲流感疫苗的标准

根据欧盟和美国食品和药品监督管理局制定的标准,对流感灭活疫苗的免疫效果评价有 3 项指标。

(1)血清保护率:即人群在免疫接种后,免疫后血清中血凝抑制抗体滴度达到 1∶40(血凝抑制试验)或 25 mm^2(单扩散溶血试验 SRH)的阳性百分率。

(2)血清阳转率:即人群经流感疫苗免疫后,血清中血凝抑制抗体滴度增高≥4 倍,或由免疫前阴性增高到免疫后 25 mm^2 和免疫前阳性增高到免疫后 25 mm^2,免疫前阳性而免疫后血清 SRH 抗体滴度增高5 倍的阳性百分率。

(3)GMT:免疫前后增长倍数即 GMT 增长比值。欧盟和美国食品和药品监督管理局制定的标准是,对 18～60 岁者,血清保护率应≥70%,血清阳转率应≥40%,抗体增长倍数应≥2.5;对 60 岁以上者,血清保护率应≥60%,血清阳转率应≥30%,抗体 GMT 增高数应≥2.0;对 3～18 岁者,未作规定。

(三)疫苗免疫程序

中国至今尚未将流感疫苗纳入国家免疫规划,《中华人民共和国药典》(2005 年版)规定,全病毒疫苗接种对象为≥12 岁儿童、成年人及老年人,每次接种 0.5 mL 或 1.0 mL。美国推荐的免疫程序如下。

(1)6～35 月龄组儿童,应注射 1～2 剂(每剂 0.25 mL)疫苗。

(2)3～8 岁年龄组儿童,应注射 1～2 剂(每剂 0.5 mL)疫苗。

(3)所有 9 岁以上的人,应注射 1 剂流感疫苗。可以每年接种 1 剂疫苗。

(4)6 个月～9 岁年龄组的儿童第一次接种流感疫苗应该接受 2 剂注射,2 剂间隔至少 1 个月。

建议所有 50 岁以上人群接种流感疫苗,不管是否有慢性疾病。建议接种流感疫苗的其他人群,包括疗养院患者、孕妇和 6 月龄～18 岁长期接受阿司匹林治疗的人群。患慢性病 6 个月以上的人群,应该进行流感疫苗的预防接种。这些慢性疾病包括肺部疾病,如肺气肿、慢性支气管炎;代谢性疾病;肾功能不良;血红蛋白病,如镰状细胞病;抑制免疫反应疾病。

(四)免疫接种不良反应

疫苗不良反应的发生率与疫苗类型有关。一般全病毒疫苗不良反应发生率高于裂解疫苗,裂解疫苗高于亚单位疫苗。

1.一般不良反应

最常见的不良反应是局部疼痛、红斑和硬节。一般持续 1～2 天,发生率为 15%～20%。全身症状包括发热、寒战、不适和肌肉疼痛,发生率在 1% 以下。这些症状通常发生在接种后 6～12 小时,持续 1～2 天。

2.异常反应

变态反应,如假膜性喉头炎、血管性水肿、过敏性哮喘或全身性过敏。这种反应发生率很低,可能是对某些疫苗成分过敏,大多数可能与残留的鸡胚蛋白有关。已证实对鸡蛋有超敏反应的人,也可能增加流感疫苗不良反应的风险。其他可能引起变态反应的疫苗成分是硫柳汞,已报告的对硫柳汞的变态反应,一般是局部迟发型的免疫反应。

(五)疫苗免疫效果

评价疫苗的效果可用血清学(血凝抑制 HI)方法。公认 HI≥1∶40 为保护水平。抗体应答水平与疫苗的类型有关,一般全病毒疫苗≥裂解疫苗≥亚单位疫苗。疫苗的保护水平在80%～90%。

(六)疫苗禁忌证

发热患者,急性疾病及感冒者,有吉兰-巴雷综合征病史者,对鸡蛋有过敏史者,有其他过敏史者,妊娠期妇女。

(李凤菊)

第六节 水　　痘

一、概述

水痘是由水痘-带状疱疹病毒(varicella zoster virus,VZV)所致的急性传染病。在北半球温带地区,以冬末春初多见,家庭续发率近 90%,易感人群聚集,易出现暴发。病毒感染以显性感染为主,成年人血清学检测大多数呈阳性。该病毒极具传染性,几乎所有儿童或年轻人都经历过VZV 病毒的感染,多数人在 10 岁以前患过此病。

疫苗接种是最好的控制措施,上市的水痘疫苗已证明是安全、有效的。1990－1994 年,美国每年大约发生 400 万水痘病例,1 万人住院,100 人死亡,有较大的社会经济影响。美国最近的成本-效益分析结果为 1∶5,发展中国家没有类似的疾病负担和成本效益的研究。

WHO 建议,每个儿童都有罹患水痘的可能性,有条件的国家应尽早将水痘疫苗纳入免疫规划。全球 18 个欧美国家已将水痘疫苗纳入免疫规划,美国 1995 年推荐水痘疫苗用于≥12 个月龄儿童的常规免疫接种,免疫程序为 1 剂,2006 年开始使用 2 剂程序(12～15 个月龄,4～6 岁),

极大地降低了水痘造成的疾病负担和相关费用。

二、病原学

VZV 属疱疹病毒属 A 疱疹病毒科,核酸是双股 DNA,核衣壳是由 162 个粒子组成的 20 面体,外层是脂蛋白外膜,在核壳和外膜之间为皮质,含蛋白质和酶。病毒糖蛋白(g)有 6 种,分别命名 gB、gC、gE、gH、gI、gL,这些糖蛋白与感染、中和抗体的产生、病毒的复制和毒力有关,各种不同的糖蛋白有各自不同的特定功能。VZV 只有 1 个血清型,与其他疱疹类病毒有无交叉免疫尚无定论。人是该病毒唯一宿主。病毒极不稳定,在患者痂皮和污物中不能长期存活,60 ℃迅速灭活,在−70～−65 ℃稳定,在 pH 6.2～7.8 不丧失感染性,对有机溶剂及胃蛋白酶敏感。

VZV 可在人胚肺成纤维细胞和上皮细胞中复制,分离病毒可用人羊膜细胞、海拉细胞、甲状腺细胞、Vero 细胞及其他传代细胞系。病毒培养过程中,感染细胞与邻近细胞融合,形成多核巨细胞,胞核内有嗜酸性包涵体。血清抗体检测可用补体结合试验、免疫凝集试验、免疫荧光法、放免法、酶联免疫吸附试验、膜蛋白荧光法。

三、流行病学

(一)发病率

不同国家、不同地区的发病率不同。水痘不是我国法定传染病,自 2005 年开始报告,主要来自暴发。2005 年,报告发病率 3.20/10 万;2006 年,报告发病率 12.04/10 万;2007 年,报告发病率 20.60/10 万。作为公共卫生突发事件报告的病例数,不代表真实发病率,而是由于报告制度的改善,导致报告发病率上升。

(二)传播途径及发病季节分布

VZV 主要通过飞沫进入呼吸道传播,也可经患者的衣物、痘疱液、痂皮接触传播。水痘在世界各地广为流行,多见于儿童,≤1 岁的婴幼儿因有母传抗体的保护,发病者少见;3～10 岁儿童的发病数占发病总数的 90%。水痘的发病季节以冬、春季为主。

病毒初次感染时,先在淋巴结内复制,经 4～10 天产生第 1 次病毒血症。病毒再经淋巴液、血液播散,被单核细胞吞噬,经 4～6 天开始第 2 次病毒血症。病毒大量释放入血液,经毛细血管进入表皮,侵犯皮肤形成斑丘疹、水疱疹,并伴有全身症状。机体免疫功能正常者,病愈后产生特异性免疫力。

(三)水痘和带状疱疹发病年龄分布

水痘在世界各地广为流行,发病具有明显的季节性,温带地区以冬末春初多发。小学校中,以寒假开学后 1～2 周呈现暴发。发病多见于儿童,≤1 岁的婴儿有母体传递抗体的保护,发病者少见;3～10 岁儿童的发病数占发病总数的 90%;成年人偶有发病,往往病情重笃。带状疱疹仅见于感染 VZV 而患过水痘的人,呈高度散发,虽然发病机制尚不十分清楚,但目前认为,带状疱疹是原发感染 VZV 后病毒在体内潜伏的结果。带状疱疹则多发生在成人,尤以 30 岁以上的人群为主。

(四)人群易感性

人对水痘普遍易感,婴幼儿可由母体被动传递抗体保护。易感性随年龄增长而下降,3～10 岁儿童的发病数占总发病数的 90%。

四、临床表现

水痘的潜伏期为 10～21 天,平均为 14～16 天;免疫抑制的患者和注射水痘-带状疱疹免疫球蛋白的人群,潜伏期可以延长到 28 天。

(一)初次感染水痘

发病初期全身不适。儿童发病的首发症状通常是出现皮疹、瘙痒,并且迅速从斑疹发展到丘疹和水疱疹,疱液由清变浊,最后形成痂皮。皮疹通常首先在头皮上出现,然后转移到躯干和四肢。皮肤损害的分布是向心性的,多集中在躯干,肢体远端累及最少;损害也能在口咽部、呼吸道、阴道、结膜和角膜的黏膜上发生。皮肤损害通常直径在 1～4 mm。水疱表浅、细薄、单房,在红色斑疹上可见清晰透明的液体,这种疱疹可以破溃或化脓,以后干燥并形成痂皮。连续的皮损在几天内出现,几个阶段的皮肤损害可同时出现,例如,成熟的水疱疹和斑疹可以在皮肤的同一区域内被观察到。健康儿童通常有 200～500 处皮损,表现为 2～4 个不同阶段的连续的损害。一般来讲,健康儿童患病是轻微的,伴有轻度不适,有 2～3 天瘙痒和发热。成人可发生严重的疾病,而且并发症发生率较高。水痘初次感染痊愈,通常获得终身免疫。健康状况不好的人,水痘的第 2 次感染不常见,但也可能发生,特别是那些免疫力低下的人。就像其他的病毒性疾病,当再次暴露于水痘自然株(野毒株),可以导致无临床症状,而可检测到病毒血症的再感染,这种再感染增加了抗体滴度。

(二)复发疾病(带状疱疹)

带状疱疹具有水痘样皮疹的特征,带状疱疹是由潜伏的水痘-带状疱疹病毒重新激活并引起复发的疾病。目前,对带状疱疹发病机制的认识不完全。然而,水痘-带状疱疹病毒复发与衰老、重症后、免疫抑制、胎儿在子宫内的感染以及在 18 月龄以下感染等因素联系在一起。带状疱疹的皮区是由第Ⅴ脑神经支配的范围。在皮疹暴发前 2～4 天,受累部位可发生疼痛和明显的感觉异常,很少有全身症状。严重的疱疹后神经痛是一个痛苦难忍的病症,目前没有适当的治疗方法。疱疹的神经痛可以在带状疱疹发病后持续 1 年。带状疱疹还牵涉到眼神经和其他的器官,不会产生严重的后遗症。

(三)围生期感染

分娩前 5 天和分娩后 2 天内,孕妇若感染水痘-带状疱疹病毒,可使出生的大多数婴儿感染水痘,且病死率高达 30%。胎儿被感染引起严重的疾病,被认为是没有母体抗体保护造成的。但孕妇在分娩前 5 天以前的水痘发病,出生的婴儿可健存,大概是因为母体的抗体通过胎盘被动传给了胎儿。

(四)先天性水痘-带状疱疹病毒感染

怀孕后头 20 周内感染水痘-带状疱疹,偶尔会造成新生儿出现包括低出生体重、发育不全、表皮瘢痕、局部肌肉萎缩、脑炎、表皮萎缩、脉络膜视网膜炎、小头、畸形等罕见症状。1947 年,将母亲怀孕早期感染水痘出现的新生儿反常现象叫作先天性水痘综合征,先天性水痘综合征发病率非常低。胎儿在子宫内感染水痘-带状疱疹病毒,特别在妊娠 20 周后,与婴儿早期发生带状疱疹有关。

(五)并发症

急性水痘通常是轻微和自限的,但可以有并发症。水痘最常见的并发症包括因皮肤损害继发细菌感染、脱水、肺炎以及累及中枢神经系统等,皮肤损伤引起的葡萄球菌或链球菌继发感染是住院和门诊就诊的常见原因,A型链球菌造成的继发性感染可以引起严重疾病并导致住院或死亡。水痘并发的肺炎通常是病毒性的,但也可以是细菌性的,继发性细菌性肺炎在1岁以下的儿童更常见。在健康成年人中,超过30%的继发性肺炎是致命的。

水痘的中枢神经系统症状表现范围从无菌性脑膜炎到脑炎,涉及小脑的病变中,小脑共济失调最常见,通常预后良好。在水痘并发症中脑炎是很少发生的,可导致抽搐甚至昏迷。成年人比儿童更易发生脑部并发症。

Reye综合征是水痘和流感极少见的并发症,病死率极高,且只在患病急性期使用阿司匹林的儿童中发生。Reye综合征的病因尚不知晓。在过去的10年间,Reye综合征的发病数戏剧性地减少,可能是因为儿童使用阿司匹林减少的缘故。

水痘并发症包括无菌性脑膜炎、横断性脊髓炎、吉兰-巴雷综合征、血小板减少症、出血性水痘、暴发性紫癜、肾小球肾炎、心肌炎、关节炎、睾丸炎、眼色素、虹膜炎、肝炎等。美国1990—1996年,平均每年有103人死于水痘,多数病死的儿童和成年人都未接种疫苗。国内住院并发症:1980—1996年上海因水痘住院患儿140例,出现并发症者79例,发生率56.43%。

五、免疫预防

(一)水痘疫苗

1974年,日本人高桥取水痘患儿的疱液,用人胚肺细胞分离,获得VZV株。经低温传代,再转到非灵长类动物细胞,获得低毒力变异株。用二倍体细胞WI-38或MBC-5,37℃克隆传递建立了疫苗毒种,是当今世界广为应用的疫苗毒种,商业转让给许多国家,通过用不同来源的人胚二倍体细胞培养,制成冷冻干燥型疫苗。

1984年,北京生物制品研究所用VZV野毒株经二倍体细胞传代,获得减毒株,并制成液体疫苗应用于人群。特别是对儿科医院白血病患儿接种,证明疫苗安全、有效。北京生物制品研究所冻干疫苗的临床对照研究表明,抗体阳性率为92.3%。另外,选择以白血病为主的免疫缺陷儿童,共接种222人,证明疫苗有显著阻止患儿发病的效果。但由于疫苗是液体剂型,稳定性差,未能投放市场。

21世纪初,上海、长春生物制研究所相继引进国外技术及毒种制备的冻干疫苗,在国内广为使用,获得良好免疫效果。经多点的临床试验,疫苗抗体阳转率均高于90%。祈健生物制品股份公司用Oka47代毒种生产的疫苗,国内经过按"多中心随机双盲有对照"研究设计的Ⅳ期临床试验,结果显示疫苗的保护率为81.04%~90.8%。

(二)疫苗使用

在全世界,水痘-带状疱疹病毒的传播非常广泛,其对人类的危害性和所造成的后果应引起足够重视。目前尚无治疗的特效药物,因此预防其感染的唯一手段是接种水痘疫苗。接种水痘疫苗不仅能预防水痘,还能预防因感染VZV病毒而引发的并发症。

我国目前尚无统一的水痘疫苗接种方案。WHO建议,在那些水痘成为较重要公共卫生与社会经济问题、能够负担疫苗接种且能够达到持久高免疫覆盖率的国家,可考虑在儿童期常规接种疫苗。美国免疫咨询委员会建议12月龄初免,13岁接种第2剂。另外,WHO建议对无水痘史的成人和青少年应接种疫苗。

暴露后免疫,确认已接触水痘患者的人,3天内接种疫苗可阻止发病,5天内接种可阻断部分人发病。如果接种未能阻止发病,也不会增加疫苗接种的风险。集体托幼机构、小学校一旦发生水痘流行,若不采取免疫预防措施,疫情可延续 6 个月,直至所有易感者都被感染,疫情才能终止。若在流行初期,迅速接种疫苗,疫情可很快终止。建议我国的接种对象为 12 月龄～12 岁儿童,接种 1 剂量;≥13 岁人群,接种 2 剂量,间隔 6～10 周。用灭菌注射用水 0.5 mL 溶解冻干疫苗,注射于上臂三角肌外侧皮下。以下特殊人群应重点接种。

(1)工作或生活在高度可能传播环境中的人,如幼儿园教职工、小学教师、公共机构的职员、大学生和军人。

(2)与发生严重疾病或并发症危险者的密切接触者,如卫生工作者、儿童白血病及其他免疫功能缺陷和接受类固醇类药物治疗的儿童和家属。

(3)非妊娠的育龄妇女。

(4)国际旅行者,如易感者接触感染后,可应注射免疫球蛋白。

(三)疫苗免疫效果

水痘的免疫持久性较好。在美国,对 60 名儿童和 18 名成人的调查表明,免疫 5 年后有 93%的儿童和 94%的成人具有 VZV 抗体,有 87%的儿童和 94%的成人对 VZV 具有细胞介导的免疫。关于成人接种疫苗的报告表明,在始于 1979 年的 21 年期间,突破性水痘的罹患率和严重性未增加,提示成人接种疫苗后免疫力没有明显衰退。国产 Oka47 水痘疫苗的免疫原性及免疫效果持久性的研究结果显示,免疫后 1 个月和免疫后 5 年仍保持很高的抗体水平。

早期在美国研究水痘疫苗是为了给医院中的白血病患儿用的,所以观察了白血病患儿是否复发带状疱疹。在美国观察 67 例白血病患儿,其中 19 例自然感染水痘后,19 个患儿都复发了带状疱疹,48 个白血病患儿接种水痘疫苗并没有复发带状疱疹。

预防带状疱疹疫苗于 2006 年 5 月获生产许可,美国的默克公司开发出高滴度水痘疫苗,滴度是正常疫苗的 10 倍以上。用来预防带状疱疹,其滴度达到 24 000 PFU/mL。观察对象为 60 岁以上成年人,共 38 546 人。观察期 5 年。带状疱疹的发病率降低了 51.3%,带状疱疹后神经痛的发病率降低了 66.5%。

(四)疫苗不良反应

Oka47 自国内上市后,经临床研究,除接种疫苗后一般不良反应包括局部红肿、疼痛、全身反应偶有低热,未观察到异常不良反应。

Oka 株水痘疫苗在临床试验期间,众多临床研究资料证明疫苗安全性良好。为 11 000 多名儿童、青少年和成人接种水痘疫苗,具有良好耐受性。对水痘已具有免疫力的人未造成不良反应的增加。1991 年,Kuter 等在对 914 名健康易感儿童和青少年进行双盲有对照剂研究中,与对照组相比较,接种部位疼痛和发红是疫苗试验组中更经常发生的唯一不良反应($P<0.05$)。

在年龄为 12 个月至 12 岁儿童中,对约 8 900 名健康儿童进行了无控制临床试验,他们接种 1 剂疫苗,然后连续监测 42 天。其中 14.7%出现发热(口腔温度为 39 ℃),通常与偶发性疾病有关。共有 19.3%的疫苗受种者主诉注射部位的反应(如疼痛、溃疡、肿胀、红斑、皮疹瘙痒、血肿、硬结);3.4%的疫苗受种者在注射部位有轻度水痘样皮疹,并且在接种后 5～26 天出现高峰;在不到 0.1%的儿童中出现接种后热性癫痫发作,尚未确定因果关系。

在年龄为 23 岁的人群中,对接种 1 剂水痘疫苗的约 1 600 名受接种者和接种两剂水痘疫苗的 955 名受接种者开展的无控制研究,持续 42 天监测不良事件。在第 1 剂和第 2 剂接种后,分别有 10.2%和 9.5%的受种者出现发热,通常与偶发性疾病有关;在 1 剂或 2 剂接种后,分别有 24.4%和 32.5%的受种者主诉注射部位的反应;分别有 3%和 1%的受种者在注射部位出现水痘样皮疹。

关于可能不良反应的数据可从疫苗不良反应报告系统获得,在1995年3月至1998年7月期间,在美国总共分发970万人份水痘疫苗。在这一期间,疫苗不良反应报告系统收到6 580份不良反应报告,其中4%为严重不良反应,约2/3的报告涉及年龄在10岁以下的儿童,最经常报告的不良反应是皮疹。聚合酶链反应分析确认,在接种后两周内出现的大多数皮疹反应是由野病毒引起。

(五)异常(严重)不良反应

美国1974年批准水痘上市后,疫苗不良反应报告系统和疫苗生产厂家严重不良反应报告,不管因果关系如何,均包括脑炎、运动失调、多形性红斑、肺炎、血小板减少症、癫痫发作、神经病和带状疱疹。关于已知基础发病率数据的严重不良反应,疫苗不良反应报告系统报告的发病率,低于天然水痘发生后预期的发病率或社区中疾病的基础发病率。但是,由于漏报和报告系统的未知敏感性,疫苗不良反应报告系统的数据是局限的,使之难以将疫苗不良反应报告系统报告的接种后不良反应发生率与天然疾病后并发症引起的不良反应发生率进行比较。然而,这些差别的量值使接种后严重不良反应发生率有可能显著低于天然疾病后的发生率。在极少情况下,已确认水痘疫苗与严重不良事件之间的因果关系。在某些情况下,水痘-带状疱疹野病毒或其他致病生物已经查明。但是,在大多数情况下,数据不足以确定因果关联。在向疫苗不良反应报告系统报告的14例死亡中,8例对死亡有其他明确的解释,3例对死亡有其他可信的解释,另3例的信息不足以确定因果关系。由天然水痘引起的一例死亡发生在一名年龄为9岁的儿童,在接种后20个月死于水痘-带状疱疹野病毒的并发症。

(六)禁忌证与疫苗贮运

(1)禁忌证:有严重疾病史、过敏史及孕妇禁用;一般疾病治疗期、发热者暂缓使用;成年妇女接种后3~4月内应避孕;接受免疫球蛋白者,应间隔1个月再接种水痘疫苗。

(2)疫苗贮运:疫苗应在2~8 ℃贮存和运输。

(李凤菊)

第七节 风 疹

一、概述

风疹又名德国麻疹,是由风疹病毒引起的急性呼吸道传染病,4~10岁儿童为高发年龄,成人也可发病。其临床症状轻微,以发热、皮疹及耳后、枕下、颈部淋巴结肿大和疼痛为特征,30%~50%的病例为亚临床感染或隐性感染,易被人们忽视,成为潜在的传染源。人是风疹病毒唯一宿主,病毒经呼吸道侵入,在上呼吸道增殖,潜伏期12~14天。早期出现头痛、咳嗽、咽痛等症状,之后面部首先出现浅红色斑丘疹,迅速遍及全身,传染期从发病前1周到出疹后4周,风疹皮疹比麻疹轻微且不发生融合。在成人中常出现关节痛和关节炎。

风疹并发症儿童常见,成人比儿童多见,主要并发症为关节炎。成年女性70%可有关节疼痛,常与皮疹同时发生,且可持续1个月,由于发病多呈良性经过,并不为人们所重视。自1940年风疹大范围流行后,1941年澳大利亚眼科医师Norman Gregg报告了78例母亲在怀孕早期感染风疹,发生了婴儿先天性白内障,这是首次对先天性风疹综合征(congenital rubella syndrome,CRS)的报告。此后,经对风疹病毒学与先天性婴儿畸形的研究,发现妇女孕期感染风疹病毒与所生婴儿畸形密切相关,从而确定了 CRS。在风疹疫苗应用之前,估计全球每年有30 万例 CRS,我国每年约有 4 万例 CRS,从而推动了对风疹的免疫预防。

二、病原学

风疹病毒于 1962 年由 Parkman 和 Weller 首次分离,风疹病毒属于 rubivirus 属的披盖病毒。它与A组虫媒病毒,如东方和西方马脑炎病毒密切相关;它是一种单股正链 RNA 病毒;单独抗原类,不与其他披盖病毒产生交叉反应;在电镜下多呈球形,有时呈多形态,中度大小(50~70 nm),核壳体呈螺旋状结构,病毒最外层有脂蛋白包膜,包膜表面有短的刺突。Irey 观察到,除了复杂的脂包膜外,风疹病毒由 3 种蛋白组成,2 个在外膜(E1 和 E2),1 个在核心(C)。E1 是一种含有中和血凝抗原决定簇的糖蛋白。风疹病毒的 RNA 具有传染性,3 种蛋白是由病毒在感染细胞内产生的,但并不合成病毒颗粒。风疹病毒只有 1 个血清型,在偶然分离的病毒株系列变异分析中显示氨基酸结构变化较大(0~3.3%),国际合作组证实,与来自 20 世纪 60 年代的流行株彼此相关,具亚洲基因型,而且在近几年未发现抗原漂移。

该病毒可在许多不同哺乳动物的原代或传代细胞上生长。在人羊膜细胞中产生敏感的细胞病变效应,在传代细胞系中可形成足够的空斑。风疹病毒相对不稳定,可被脂质溶液、胰蛋白酶、福尔马林、紫外线、过高或过低的 pH 和加热所灭活。

三、流行病学

(一)传染源

人类是风疹病毒唯一的宿主。风疹传染源主要有临床患者,先天性风疹患儿及亚临床感染的儿童。儿童感染后 25%~50% 不表现临床症状,但能从其鼻咽部分离到病毒。妊娠期妇女感染后,不论是显性还是隐性,均可使胎儿感染,导致 CRS。患者和先天感染的婴儿随其唾液、尿液及其他分泌物排出病毒。尽管患有 CRS 的婴儿排毒时间可达数年之久,但真正的状态还未见报道。

(二)传播途径

主要是空气飞沫微滴传播,家庭内有高度传播性。风疹病毒还可在母子间垂直传播,即孕期母体内的病毒通过胎盘侵犯胎儿。

(三)易感人群

人对风疹普遍易感。据血清学调查表明,世界上大部分国家,通常在儿童 2 岁时开始出现风疹抗体,6~10 岁儿童的抗体阳性率约为 50%,至 20 岁时可达 80%~90%。感染风疹后可获得较牢固的免疫,甚至提供终生保护。但抗体水平低,特别是呼吸道局部抗体水平低者,易发生再感染。再感染一般无病毒血症,仅出现特异性 IgG,其出现时间早,效价高,消失快,一般在 2~3 个月迅速降低。

(四)流行特征

风疹是世界上广泛流行的传染病。在风疹疫苗问世之前,由于风疹易感人群的积累,可发生周期性流行。风疹感染后可获得牢固的免疫,甚至提供终生免疫保护。保护性抗体水平低,特别是呼吸道局部抗体水平低,易发生再感染;再感染不产生病毒血症,仅产生 IgG。

四、CRS

(一)CRS 的发病机制

导致 CRS 的母体-胚胎感染中,有连续性发展步骤。先是母体原发感染产生病毒血症,导致胎盘感染,感染扩散到胚盘组织,其后果视母体受感染孕期的早晚而不同。病毒不破坏早期合子细胞,而随胚胎发育损害胚胎分化的某一组织或器官。

(二)CRS 的临床综合征

CRS 发生多器官的损伤,有暂时性的,更多是永久性的。发病时间有先天的,也有出生后多年才呈现临床症状。有的出生后 4 年才发现耳聋和智力发育不全,有的 7 年后才发现智力低下,无学习能力。国外曾报告 4 例 CRS,11～14 年后神经系统的功能发生进行性损害,并从脑组织中分离出风疹病毒。美国对 376 例患先天性风疹感染儿童的前瞻性调查结果,总病死率在头5 年内为 16%,发生新生儿血小板减少症的病死率为 35%,到 10 岁时证实主要临床表现有耳聋(87%)、心脏病(46%)、智力低下(39%)、白内障或青光眼(34%)。估计全球每年有 30 万例 CRS,我国每年约 4 万例 CRS。参照美国 Morbidity and Mortality Weekly Report,2001 年 CRS 诊断标准如下。

1.CRS 的常见体征

(1)白内障或青光眼,先天性心脏病,听力损害,视网膜色素变性病。

(2)紫癜,肝脾大,黄疸,小头,发育迟缓,脑膜脑炎,骨质疏松。

2.CRS 分类

(1)可疑病例:有临床体征,但不典型。

(2)复合病例:具有临床体征,但缺乏实验室依据。

(3)确诊病例:具临床体征并有实验室依据。

(4)风疹先天性感染:缺乏 CRS 体征,但实验室证明有先天感染。

3.CRS 临床分型

(1)婴儿畸形。

(2)出生非畸形弱小婴儿型。

(3)出生婴儿正常型,可从身体不同部位分离出病毒,2～3 月龄发生肺部、中枢神经系统感染、听力缺陷等。

(4)婴儿生长正常型,但长期排毒,入学可发现听力障碍。

五、免疫预防

(一)风疹疫苗

1.疫苗发展简史

1969 年后,曾有人用 HPV-77 风疹病毒株分别以鸭胚、狗肾、兔肾三种细胞制备的风疹疫苗在美国得到使用许可。由于接种后有很多的相关不良反应,从市场上退出。1979 年 1 月,RA27/3 株(Meruvax-Ⅱ)得到许可,其他疫苗株被停止使用。此外,国外尚有 Cendehill 是原代兔肾细胞疫苗;TO-336 疫苗是日本于 1957 年研发的风疹疫苗。自从 1997 年欧洲 RA27/3 株风疹疫苗成功后,几乎取代了世界上所有其他株的风疹疫苗。

RA27/3 风疹疫苗是一种减毒活疫苗,它是 1965 年首次由 Wistar 研究所从一个感染风疹流产的胎儿体内分离的。这种病毒通过 25～30 代人双倍体纤维原细胞减毒培养,制备成疫苗。虽然接种风疹疫苗后可以从被接种者鼻咽部培养出疫苗病毒,但疫苗病毒无传染性。风疹疫苗可制备成单抗原,也可与麻疹、腮腺炎制成联合疫苗。美国免疫咨询委员会推荐,在任何个人需要时,接种麻腮风三联疫苗。我国北京生物制品研究所从一名风疹患儿鼻咽部分离并命名为 D 毒株,经人二倍体细胞传代减毒,研制成 BRDⅡ减毒活疫苗。经临床研究,安全性与免疫原性都与 RA27/3 处于同一水平。

2.风疹疫苗的免疫原性

在临床试验中,大于 12 月龄儿童接种单剂风疹疫苗后,95％以上的儿童产生风疹抗体。90％以上的风疹疫苗受种者可抵抗临床风疹和病毒血症,免疫保护至少 15 年。研究表明,1 剂风疹疫苗能够提供长时间保护,甚至终生。

一些报告表明,接种风疹疫苗产生低水平抗体的人,在暴露后可再感染,产生病毒血症。这种现象的原因和发生率不清楚,但它被认为是少有的。在接种疫苗产生免疫的妇女中,罕见的临床再感染和胎儿感染已被报告。CRS 病例已在怀孕前有风疹血清抗体阳性记录母亲所生的婴儿中发现。

我国研发的 BRDⅡ风疹疫苗和法国巴斯德生产的 RA27/3 株风疹疫苗(市售产品)临床比较试验结果显示,两种疫苗的免疫原性处于同一水平。将 BRDⅡ株风疹疫苗(市售)作 10 倍系列稀释至 10 000 倍时,疫苗仍有 61.7％的阳转率,BRDⅡ株风疹疫苗免疫原性非常好。

(二)风疹疫苗的应用

由于 CRS 的危害巨大,同时人类的优生优育被人们所重视,因此风疹疫苗在世界范围内广为应用。将风疹疫苗纳入国家免疫规划的国家从 1996 年的 65 个增加到 2006 年的 119 个。在未应用过风疹疫苗的地区,推荐在 1~12 岁儿童中普遍接种第 1 剂单价风疹疫苗或 MMR 三价疫苗,这样就可阻断风疹在儿童中的传播。第 2 剂风疹疫苗可在 18 岁时接种,以保护育龄期(18~30 岁)女性免于风疹病毒感染,减少 CRS 发病率。我国风疹疫苗是用 BRDⅡ株病毒接种人二倍体细胞,经培育,收获病毒液,加入适当保护剂冻干制成。为乳酪色疏松体,复溶后为橘红色澄明液体。每一人用剂量为 0.5 mL,疫苗用于 8 月龄以上易感人群。

(三)疫苗的安全性

1.风疹疫苗一般不良反应

风疹疫苗接种后无局部不良反应,在接种 6~11 天内,有一过性发热,一般不超过 2 天可自行缓解。成年人接种后 2~4 周内可出现关节反应,一般无需处置,必要时对症治疗。

2.风疹疫苗异常反应

风疹疫苗是一种非常安全的疫苗,报告的大多数 MMR 免疫接种不良反应可归因于麻疹疫苗成分(如发热和皮疹)。接种风疹疫苗后最常见的主诉是发热、淋巴结病和关节痛。这些不良反应仅发生在易感者中,特别是妇女更多见。接种 RA27/3 疫苗后,儿童急性关节痛和关节炎很罕见,与此对比,接种 RA27/3 疫苗后,25％的易感青春期女性发生急性关节痛,大约 10％有急性关节炎症状。有极少的短暂周围神经炎,如感觉异常和上下肢疼痛病例报告。

(四)免疫接种禁忌证及慎用证

(1)接种第 1 剂风疹疫苗有严重过敏史的人或对疫苗成分有过敏史的人应不予接种。

(2)已怀孕或即将怀孕的妇女不应接受风疹疫苗,虽然没有风疹疫苗引起胎儿损害的证据,但接种风疹疫苗或 MMR 疫苗 4 星期内应避免怀孕。

(3)由白血病、淋巴瘤、恶病质、免疫缺陷疾病或免疫抑制治疗引起的免疫缺陷或免疫抑制者应不予接种疫苗。使用类固醇进行免疫抑制治疗,停药 1 个月(治疗 3 个月)以上可以进行免疫接种,无症状或轻微症状的 HIV 感染者应考虑接种风疹疫苗。

(4)患有中、重度急性疾病的人应不予接种疫苗。

(5)接受含有抗体的血液产品的人应不予接种疫苗。

(五)疫苗的贮存和管理

MMR 疫苗在任何时候都必须在 10 ℃以下冷藏运输,都应避免光线直接照射,疫苗必须在2～8 ℃条件下贮存,可以冻结。稀释液既可贮存在冷藏温度也可置于室温。拆开包装后,MMR 必须保存在冷藏温度下并避免阳光照射。稀释后的疫苗必须尽快使用,如果超过 4 小时,必须丢弃。

(李凤菊)

第八节 结 核 病

一、概述

结核杆菌是人类和动物结核病的病原。人类结核病(tuberculosis,TB)是威胁人类健康的主要慢性传染病之一。在细菌性传染性疾病中,死因占第一位,全球流行。据 WHO 估计,目前全球有 1/3 的人在无症状状态下感染了结核分枝杆菌,其中 5%～10%的人一生中迟早会发生临床病症。全球有 1 600 万～2 000 万TB病例,每年新增 800 多万新病例,病死 180 多万人。这些病例多数发生在发展中国家,感染通常是在儿童期,儿童期 TB 死亡主要是由结核性脑膜炎或播散性 TB 所致。

我国是结核病高发国,近些年来虽经多方努力,但 TB 仍然是重要的公共卫生问题之一。现今的疫苗并不理想,它不能预防原发和复发结核分枝杆菌感染,但在 TB 高发地区,预防婴幼儿急性播散性 TB 是有效的,但不能作为预防 TB 的有效措施。虽然全球已有超过 40 多亿人接种过疫苗,但至今没有一个国家有消灭结核病的趋势,肺结核病例反而有增多趋势,尤其是发展中国家。这个问题已引起全球的关注并采取了行动。

二、病原学

1882 年,Robert Koch 从结核感染组织内发现一种可被甲基蓝染色,苯胺复染杆菌,并证明是结核病的病原菌。1896 年正式命名为结核分枝杆菌,属分枝杆菌属,可致多种动物、多器官的结核病,人类主要是肺结核。构成结核菌的成分非常复杂,有分枝菌酸、索状因子、磷脂、硫酸脑苷脂、蜡质、多糖类、菌体蛋白。其中有些成分有抗原性,刺激机体产生相应抗体,这些抗体与免疫保护无关。结核菌对外界的抵抗力较强,在潮湿,阴暗处或痰液中可存活半年之久,这也是结核病易于传播的原因。

三、流行病学

(一)传染源

结核病的主要传染源是痰涂片阳性(涂阳)肺结核患者。而痰涂片阴性及肺外结核患者不是构成人群传染的传染源。

(二)传播途径

咳嗽、打喷嚏、大声说话都可能排出带有结核菌的飞沫,结核菌存留在空气中的微小颗粒中,当健康人吸入时可造成感染。

(三)易感者和易患者

易感和易患的存在是发生新感染的条件。结核病潜伏期较长,从数周到终生,受感染者发病只有5%~10%。所谓易感,是指从未受过结核分枝杆菌感染,结核菌素纯蛋白衍生物或卡介菌素阴性。大多数儿童易感,由于缺乏对结核病的特异免疫力,一旦受到感染,若细菌量大,毒力强,则可造成全身性感染。

结核病易患者是指某些人特别易患结核病,如硅沉着病患者、糖尿病患者、胃切除患者。这些人结核菌素纯蛋白衍生物试验可是阳性,但由于疾病使免疫力低下,潜在的结核分枝杆菌可复燃。

(四)我国结核病的现状

我国是全球22个高发病国家之一,患者总数居全球第二位。据2000年全国结核病流行病学调查,有5.5亿人感染了结核分枝杆菌,活动性肺结核和涂阳肺结核的患病率分别为367/10万和122/10万,其中传染性肺结核患者每年约150万,有13万人死于肺结核病。我国现阶段结核病的特点:第一,高患病率,据估算,全国有450万活动性肺结核患者,涂阳患者150万,菌阳患者200万;第二,高死亡率,我国结核病死亡率为9.8%,每年死于肺结核者13万;第三,高感染率,感染率为44.5%,表明我国已有4.5亿人受到感染;第四,农村感染率高于城市,农村活动性肺结核发病率和涂阳患病率分别为393/10万和130/10万。

四、结核杆菌感染与免疫

(一)结核杆菌的感染

由于结核分枝杆菌对人类的感染主要是通过呼吸道实现的,故暴露于结核分枝杆菌的机会比较多。但感染以致患病并非容易,感染者发生原发结核病仍占少数。

(二)结核杆菌的免疫

结核分枝杆菌是细胞内感染,因此可激发机体产生细胞免疫和体液免疫应答,这种免疫应答可以是保护性的,也可是致病性的。起免疫保护作用的关键是Th1T细胞免疫应答,涉及可产生γ干扰素的CD4$^+$T细胞。γ干扰素激活巨噬细胞而产生免疫保护作用。

当病原菌入侵机体后,首先进入机体细胞,导致部分细胞崩溃,释放出结核分枝杆菌。若结核分枝杆菌进入肺,肺泡中未活化的吞噬细胞抗菌活性弱,不能阻止结核分枝杆菌的生长,反而可将结核分枝杆菌带到他处,使周围T淋巴细胞致敏。结核分枝杆菌初次感染可诱发肺泡巨噬细胞活化和产生细胞因子,细胞因子可限制入侵细菌的生长。巨噬细胞激活本身不是抗原特异过程,其机制是抗原特异性致敏T淋巴细胞,释放巨噬细胞激活因子,激活巨噬细胞杀灭结核分枝杆菌。如CD4$^+$细胞分泌γ干扰素和白介素-2,可增强巨噬细胞的杀菌能力。最主要的是IFN-γ,但也需肿瘤坏死因子及其他细胞因子的协同作用才能完成杀灭作用。此外,CD8$^+$T淋巴细胞在宿主防御结核分枝杆菌中的作用如:对感染菌的裂解、细菌在胞外杀伤、γ干扰素的释放等。

在结核分枝杆菌感染机体的同时,随着保护作用的产生,迟发性超敏反应也同时产生,表现结核菌素纯蛋白衍生物试验呈阳性,两者均是 T 淋巴细胞介导免疫的结果。近期研究表明,引起免疫保护和超敏反应的抗原不同,且不同的抗原刺激不同的 T 淋巴细胞亚群。前者是结核菌体 RNA,后者为结核菌素蛋白和蜡质 D 共同作用的结果。免疫保护和超敏反应并非平行关系,而是产生不同的免疫应答。

进行性 TB 与 Th2 细胞应答或 Th1-Th2 细胞混合应答有关。通常,由 T 细胞介导的剧烈迟发超敏反应可杀死巨噬细胞,并诱发宿主组织的广泛坏死。作为对结核分枝杆菌抗原的一种反应,机体可产生抗炎细胞因子,从而下调免疫应答,并限制 Th2 细胞造成的组织损伤。

(三)结核杆菌的复燃

感染受到抑制后,结核分枝杆菌通常仍可呈休眠状态存在于宿主体内,甚至终生。尽管 TB 潜伏感染的人终生不出现临床症状,但也有 5%～10% 的人,在数月或数十年后出现 TB 继发感染或复燃。在免疫功能低下者中,肺部 TB 的复燃可能源自组织学上特征性的肉芽肿(结核结节)。

五、抗结核免疫及卡介苗的应用

(一)卡介苗菌种的培育

1901 年,法国科学家 Nocard 从一名患结核性乳腺炎的患者身上分离到一株牛型结核菌。经 Calmette 和 Guérin 在含有胆汁的土豆甘油培养基上传代,发现经传代后的结核菌毒力下降。后每 2～3 周传 1 代,历时 13 年,传了 230 代,在 1921 年经动物试验证明这株牛型结核菌失去了毒力,用其感染豚鼠、小鼠、家兔、牛、猴,都不能致死亡。经临床试验证明安全,有保护免于发病的效果,并于 1924 年公布于众。1928 年法国科学大会为纪念卡、介二氏的功劳,将由该菌株制备的疫苗命名为卡介苗(Bacillus Calmette-Guérin,BCG)。该菌株的原始菌种保存在法国巴斯德研究院,之后分发到世界各国实验室。由于传代条件、培养基的成分等各异,衍化成各种不同命名的菌种,主要有巴斯德、丹麦、日本、英国等株。20 世纪,中国引进丹麦株(D_{823})并分别培育在北京、上海的两个实验室中,前者称为 D_1 后者称为 D_2,历经多年,D_1 和 D_2 也存在微小差别。

(二)我国 BCG 的规格及使用方法

我国现今使用的菌种是 D_2 PB305。菌种经培养后收集菌体,加入适当稳定剂冷冻干燥,分装安瓿。

1.规格

有 10 人份和 5 人份两种分装规格,10 人份装量为 5 mg,5 人份装量为 0.25 mg。临用时取所附稀释液进行稀释(5 人份装量用 0.5 mL 稀释液,10 人份装量用 1.0 mL 稀释液),每人于上臂三角肌中部略下处皮内接种 0.1 mL。

2.接种对象

《中华人民共和国药典》(2005 版)规定,新生儿或大于 3 月龄,经结核菌素纯蛋白衍生物试验阴性的儿童。

(三)疫苗禁忌

(1)患结核病、急性传染病、肾炎、心脏病。

(2)患湿疹及其他皮肤病。

(3)患免疫缺乏病。

(四)BCG 接种不良反应

不良反应可分为一般不良反应和并发症。前者是每个受种者(或大多数)都会发生的,后者只发生在少数受种者,有些极其罕见,往往造成机体伤害,甚至危及生命。

1.一般不良反应

疫苗接种后 2 周左右,局部发生红肿、浸润,随后可化脓,形成小溃疡,一般在 3～12 周后结痂,痂脱落后形成小疤,称"卡疤",接种者有 80％以上形成"卡疤"。

2.BCG 并发症

BCG 并发症种类多,但发生率都很低。

(1)过敏性皮疹:多发生在有家族及个体过敏史的儿童,临床表现多样,如猩红热样红斑性皮疹、荨麻疹、斑丘疹、水疱疹、湿疹等。据上海、浙江、江苏、辽宁等省(市)统计,发生率为2.17/10 万～4.9/10 万。

(2)BCG 皮肤移行感染:发生率不高,可发生于接种 BCG 皮损后(痂皮脱落)数周,在身体其他部位发生肿胀,继之出现溃疡,可检出抗酸杆菌,此症自限,可自愈。

(3)BCG 接种后寻常狼疮:是一种"结核样"皮肤并发症,它不同自然寻常狼疮,预后良好,有自愈倾向,若经抗结核化疗,3 个月后皮损消失。

(4)BCG 接种后过敏性紫癜:是由于受种者对 BCG 感染过敏,使毛细血管脆性增加,引起的皮下黏膜出血。有的病例可出现下肢痛或腹痛,血小板和凝血时间正常,预后良好。

(5)BCG 接种后诱发银屑病:银屑病,其病因不完全清楚,公认与遗传基因有关。BCG 并不是发病的直接原因,而是一种诱因。

(6)BCG 接种后骨髓炎:原因不明,可能跟受种者健康状况、菌株的毒力等因素有关,多发生于长骨、胸骨、脊柱骨,腕骨也可发生,其发生率报告悬殊。世界范围约 0.18/100 万、北欧为0.55/100 万、芬兰32.5/100 万、瑞典44.3/100 万,我国有病例报告,但无确切发生率的记载。

(7)BCG 接种后瘢痕疙瘩(瘢痕瘤):是皮肤的结缔组织增生物。是由于机体的瘢痕体质,多见于 BCG 复种的青春期少女。

(8)BCG 全身性感染:BCG 播散性全身感染,绝大多数发生于免疫功能障碍的婴幼儿,病死率极高,尤以体液和细胞免疫功能均有障碍者。

(五)BCG 接种事故及并发症的处置

1.BCG 接种错误

通常是错把 BCG 当作其他疫苗,将其接种于皮下或肌内。处理办法如下。

(1)在注射局部周围用异烟肼做环状封闭,取异烟肼 8～10 mg/kg,加注射水普鲁卡因 1～2 mL(皮试阴性者),局部进行环形封闭,每天 1 次,共 5 次,后改为每周 2 次,共 10 次。

(2)口服异烟肼 5～10 mg/kg,每天 1 次,顿服,连服 3 个月。每月复查肝、肾功能 1 次,有异常者应停药或改用其他抗结核药。

(3)对有脓肿形成并有破溃趋势者,应进行手术排脓。

2.BCG 接种后淋巴结肿大

(1)轻度淋巴结肿大:淋巴结肿大 5～10 mm 的早期患者,热敷治疗效果较佳。选用小热水袋,装入 80 ℃的热水,袋外用毛巾包裹一层,然后用成人的手背测试温度。放在肿大淋巴结处热敷,每天 2～3 次,每次 20～30 分钟,直到肿大淋巴结消失。

(2)中度淋巴结肿大:淋巴结肿大 10～20 mm,与皮肤粘连,有的数个融合在一起。早期仍提倡用热敷治疗,使淋巴结消肿、缩小和液化。另外,选用异烟肼 50～100 mg,加利多卡因 20～60 mg,混合摇匀,给淋巴结作环状封闭,使 BCG 不能扩散,提高疗效。每周 1 次,经 5～7 次,肿大淋巴结消失。淋巴结液化,可用生理盐水冲洗数次,最后注入腔内 100～200 mg 异烟肼,每周 2 次,3～5 次可治愈。

(3)重度淋巴结肿大:淋巴结肿大可达 20 mm 以上,化脓明显,宜手术切开排脓。清除腔内肉芽和干样组织,用异烟肼冲洗,引流排脓。

3.治疗原则

对 BCG 超量接种、误种皮下的治疗原则是局部和全身抗结核治疗。

4.BCG 接种后的瘢痕疙瘩

多发生在复种少年女性,这是一种瘢痕体质,无特效疗法。可试用 5% 异烟肼加醋酸氢化可的松12.5 mg 及 0.5 mL 普鲁卡因作疙瘩内注射,每周 2 次,10 次后暂停 2 周,直至瘢痕消失。切忌外科手术治疗。

(六)BCG 的免疫效果

(1)通常以接种疫苗后 6～12 周结核菌素试验是否阳性进行判定,因为免疫力的产生是和超敏反应同时发生的。BCG 临床保护效果是 WHO 组织临床试验最多的疫苗之一,有数十次之多,其中设随机对照的就有 17 次,其保护率在 0～80%。如此大的差异,与试验现场的环境、观察对象的基因差别、试验菌种毒力及疫苗制造工艺、现场研究条件及病例诊断标准等因素有关。综上所述,影响 BCG 效果的因素是多方面的,但并不认为 BCG 是一个理想的疫苗。纵观世界,至今有近 50 亿人接种过疫苗,没有发现一个国家或地区结核病有消除的趋势,反而有上升趋势。但是,BCG 对结核病仍有一定的保护作用,特别是控制结核菌的播散。对结核性脑膜炎和粟粒性结核等重症结核病的免疫保护十分明显,在数十次临床试验中,其保护率在 65%～90%。

(2)预防 TB 的新疫苗:近年来,处于实验阶段的备选新疫苗数量增多。对 BCG 缺点的认识及对分枝杆菌基因组研究取得的进展,为开发新疫苗铺平了道路。疫苗主要目标是对未感染过的人群进行预防,亦可用于防止潜伏感染的复燃,以及用于 TB 的治疗和预防复发。目前,最引人关注的研究重组修饰的是 BCG,结核分枝杆菌减毒株、亚单位疫苗和 DNA 疫苗。

(李凤菊)

第九节 乙 型 肝 炎

一、概述

乙型肝炎是引起肝硬化、肝细胞癌的主要原因。每年全球有 62 万人死于乙型肝炎感染。也是我国公共卫生中的一个严重问题。20 世纪 90 年代,我国法定传染病报告乙型肝炎年均发病率在 100/10 万以上,即每年要报告急性肝炎 120 万例。但据专家估计,我国每年实际新发生病毒性肝炎病例 200 万例。其中甲型肝炎占 50%,乙型肝炎占 25%。乙型肝炎在人群中有众多无症状带毒者,且有转变为慢性肝炎、肝硬化及肝癌的趋势,对人类危害极大,引人关注。

病毒性肝炎分布于全球。近数十年来,对肝炎的病毒学研究取得突破性进展,现今已知的有甲型(HAV)、乙型(HBV)、丙型(HCV)、丁型(HDV)及戊型(HEV)肝炎。此外尚有约占 4% 的病毒性肝炎不在上述各型之内,其中包括庚型(HGV)或 GB 病毒和己型(HFV)肝炎。各型肝炎病毒的生物学特性、抗原型和核酸分子序列截然不同,但临床症状相似,以肝脏肿大及肝功能异常为主。依据病程,可演化成急性肝炎、慢性肝炎、肝硬化及肝癌。各型的确诊必须依据患者血清中各型肝炎病毒标志物及分子生物学技术和流行病学特征,病程转归互有同异。

二、病原学

(一)HBV 的发现

1963 年,Blumberg 在两个多次接受输血治疗患者的血清中,发现一种异常的抗体,能与澳大利亚土著人的血清起反应,因而被认为后者血清中具有一种新抗原物质,称为"澳大利亚抗原"。后来在多次人群血清流行病学调查及患血清性肝炎患者的血清中经常出现这种抗原,至 1968 年确定了这种抗原与血清性肝炎的关系。1970 年,D.S.Dane 发现血清性肝炎患者血清中具有传染性、直径 42 nm 的颗粒。随着免疫学、分子生物学的发展,相继证明其核心含有 HBV 的 DNA 及 HBV-DNA 聚合酶,从而对 HBV 得到确认。

(二)HBV 的抵抗力

HBV 对理化因素抵抗力相当强,对低温、干燥、紫外线、醚、氯仿、酚等均有抵抗力。高温灭菌(121 ℃,15 分钟)、0.5% 过氧乙酸、5% 氯化钠、3% 漂白粉液、0.2% 苯扎溴铵等均可使 HBV 失活。但 HBV 的感染性与 HBsAg 的抗原性并不一致,如 100 ℃加热 10 分钟或 pH 2.4 处理 6 小时,均可使 HBV 失去感染性,但仍保持 HBsAg 的抗原活性。

(三)HBV 的形态与结构

HBV 有三种形态的颗粒,即大球形颗粒、小球形颗粒和管形颗粒。大球形颗粒具有感染性,直径42 nm,是 D.S.Dane 等在电镜下发现的,故称 Dane 颗粒。其结构具有双层衣壳,相当于一般病毒的包膜,含有 HBsAg,镶嵌于脂质双层中。内部有一个密度较大的核心结构,呈 20 面体立体对称,直径约为 27 nm,其表面即为病毒的内衣壳,内衣壳的蛋白具有抗原性,为 HBV 核心抗原(HBcAg)。在酶或化学去污剂的作用下,暴露出具有与 HBcAg 不同的抗原性即 HBV 的 e 抗原(HBeAg)。HBeAg 可在人血清中检测到,而 HBcAg 仅存在于感染的肝细胞核内,HBV 核心结构的内部,含有病毒的 DNA 和 DNA 聚合酶。DNA 为双股环状。病毒体具有特殊的 DNA 聚合酶,既有能以 RNA 为模板转录 DNA 的反转录酶的功能,又有合成 DNA 的功能。HBV 的 DNA 长链载有病毒蛋白质的全部密码,有四个开放读码框架分别称为 S、C、P 和 X。S 区包括 S 基因、$Pres_1$ 与 $Pres_2$ 基因,分别编码 HBsAg、$Pres_1$ Ag 与 $Pres_2$ Ag;C 区基因编码 HBcAg;还有一个 Pre C 区可能在病毒核心和外壳的附着及结合中起作用;P 区基因最长,编码 HBV 的 DNA 聚合酶,反转录酶以 Rnase H 亦为 P 基因编码;X 基因编码 X 蛋白。

(四)HBV 的复制

1.入侵

HBV 侵入机体肝脏,通过外壳蛋白前 S_2 和前 S_1 抗原以多聚人血清清蛋白为桥,附着并侵入肝细胞内脱壳,HBV-DNA 受宿主细胞 DNA 修复机制及在 HBV-DNA 聚合酶的作用下,以负链 DNA 为模板合成等长的正链,形成真正的双链环状 DNA 分子。

2.复制

DNA 进入细胞核,在细胞核内成熟为 cccDNA,作为复制的模板,转录前基因组 RNA,此

RNA 是复制的中间体,作为合成病毒 DNA 的模板。

3.整合

嗜肝病毒 DNA 需复制完成后才能整合。整合的时间尚不完全清楚,一般整合分为两个阶段,即早期进行非选择性整合,整合分子分散于宿主细胞的基因组。后期进行选择性整合,经免疫选择,一些含特定部位整合分子的特定细胞可继续成活,其他分裂扩增。在 HBsAg(+)/HBeAg(+)感染,除可能有整合分子外,常有大量游离分子;在 HBsAg(+)/抗-HBe(+)感染,除主要是整合型病毒外,仍有游离和复合型病毒。在感染持续中,含复合型病毒的肝细胞易被清除,而含整合型病毒的肝细胞则被保留。

4.装配

病毒基因组装配核壳蛋白成为核心,核心装配外膜蛋白成为 Dane 颗粒,Dane 颗粒被释放出肝细胞或重新进入 HBV 复制的再循环。在宿主感染细胞中,病毒的半衰期为 2～3 天,病毒不断地产生和被清除,在一些 HBsAg(+)的慢性乙型肝炎患者中,以回归分析方法计算每天病毒产量为 $6.09(0.26～21.06)×10^{11}$ 颗粒并处于稳定状态。

三、病毒的抗原系统

(一)HbsAg

HbsAg 为 HBV 3 种颗粒所共有,是机体感染 HBV 的标志,结构上 Dane 颗粒的外壳为直径 22 nm 的小球形颗粒和管形颗粒所构成。HBsAg 有一个共同的抗原决定簇 d/y、w/r,因此,HBsAg 可以分为 adr、adw、ayw、ayr 4 个型。W 型 W1、W2、W3、W4,现在已知 HBsAg 经过多种组合后有 8 个不同的亚型 adr、adw2、adw4、ayr、ayw1、ayw2、ayw3、ayw4 以及 2 个复合亚型 adyr、adyw。其中以 adw、adr、ayw 和 ayr 为主要亚型。同一感染源的 HBV 亚型是一致的,可用于血清流行病学调查。我国亚型分布因地域、民族而异,我国主要以 adr 为主,ayw 多见于内蒙古自治区、新疆和西藏少数民族地区。个体形成复合亚型的机制有两个可能,一是不同亚型病毒的双重感染;二是单一亚型病毒感染后,HBV-DNA 发生突变。HBsAg 各亚型间均含有共同的 α 抗原决定簇,所以各亚型之间均有交叉保护,但这种保护是不完全的。

HBsAg 具有病毒的免疫原性,可刺激机体产生相应的保护性抗体(抗-HBs),是一种完全性保护性抗体,机体获得抗体可持续数年乃至终身。一般感染 HBV 后,6～13 周出现抗-HBs,抗-HBs的产生可见于乙型肝炎病毒感染者的恢复期或 HBV 既往感染,也可见于乙型肝炎疫苗接种后。抗-HBs 的存在,一是表明乙型肝炎患者感染的病毒已被清除;二是表明疫苗免疫接种已获成功。在人群中有 5%～10% 的人对 HBsAg 不产生免疫反应,这些人如被病毒感染则成为慢性 HBV 携带者。

(二)HBcAg

HBcAg 主要是由 c 蛋白构成,存在于 Dane 颗粒核心部位的表面,为内衣核壳成分,外面被 HBsAg 所覆盖,故血液中很难检出,也不产生中和抗体。但具有较强的免疫原性,能诱导机体产生体液和细胞免疫。HBcAg 阳性(活检中)表明 Dane 颗粒存在,患者具有传染性。HBV 感染后,可检测到的 HBcAg 体液抗体是抗-HBcIgM。它是 HBV 急性(最近期)感染的重要标志,在慢性乙型肝炎的活动期、原发性肝癌及部分无症状 HBsAg 携带者中,也可以检测到低滴度的抗-HBc IgM。急性乙型肝炎早期血清中抗-HBs IgM 几乎全部是阳性,病程 2～4 周达高峰,6 周时开始下降,阳性可维持 6～8 个月。一般在发现 HBsAg 阳性时,抗-HBc IgM 阴性,而当谷丙转氨酶开始下降时,抗-HBc IgM 迅速转为阳性,但当谷丙转氨酶峰值出现较迟时,则于 HBsAg 消失后,抗-HBs IgM 可达最高峰。抗-HBc IgG 比抗-HBc IgM 出现晚,在急性乙型肝炎发病后 1 个月左右升高,但持续时间较长,可持续数年不消退。抗-HBc IgM 不是中和抗体,一般无保护作用。综合分析,才能获得正确的诊断。血清流行病学调查时,经常遇到血清中抗-HBc 单独阳性出现,对此现象有以下几种解释:①急性乙型肝炎恢复期早期(窗口期)。许多 HBV 感染者,HBsAg 减少甚至消失,抗-HBs 尚未产生或出现,抗-HBc 是唯一能检出的特异性 HBV 感染的指标。②抗-HBc 的被动转移。一是 HBsAg 携带者的母亲所生的婴儿,可由母体通过胎盘将抗-HBc 转移到婴儿;二是输入抗-HBs 的阳性血液制品的被动转移。③远期 HBV 感染者,抗-HBs 消失或低于检测的阳性对照水平,未能检出,出现单独抗-HBc 阳性,这类情况少见(0.5%)。HBcAg 可在肝细胞表面表达,是杀伤性 T 淋巴细胞识别并消除 HBV 感染细胞的靶抗原之一。

(三)HBeAg

HBeAg 由前 C 及 C 基因编码,整体转录及翻译后成为 C 抗原(如仅有 C 基因转录及翻译则为 HBcAg),是一种可溶性抗原,它是由 HBcAg 在肝细胞内,经蛋白酶降解形成的,有 e_1、e_2、e_3 三个亚型。由于 HBeAg 出现较 HBsAg 短暂,并且和 Dane 颗粒出现时间一致,与 HBV-DNA 聚合酶在血液中消失动态也基本一致。因此,一般把 HBeAg 作为 HBV 复制及血清具有传染性的标志。急性乙型肝炎进入恢复期时 HBeAg 消失,抗-HBe 对 HBV 感染有一定的保护作用。

HBeAg 一般只能从 HBsAg 阳性的血清中检出,但也有少数病例血清 HBeAg 阳性,而 HBsAg 在检测阳性水平以下。HBeAg 阳性血清的 HBsAg 滴度较高,几乎所有阳性血清内都有 HBV-DNA 和较高活性 DNA 聚合酶,具有极强的传染性。HBeAg 阳性的母亲所生的婴儿,母婴传播的机会为 70%～90%。在感染的早期,有 95% 以上的血清中存在 HBsAg 和 HBeAg,HBeAg 存在的时间略短于 HBsAg。乙型肝炎患者转为慢性病程时 HBsAg 长期出现阳性。在乙型肝炎的恢复期,HBeAg 随着 HBsAg 的消失而消失。若急性乙型肝炎患者发病 3～4 个月后 HBeAg 转为阴性,则表示预后良好。

抗-HBe 不是 HBV 的中和抗体,表明 HBV 在体内复制终止或减弱,传染性随之减弱,表明疾病向好的方向转化。但也有一些慢性乙型肝炎患者,虽然 HBeAg 阴性,抗-HBe 阳性,其血循环中仍有 HBV 颗粒,且病情仍相当严重,故在慢性乙型肝炎患者中抗-HBe 阳性不能作为 HBV 停止复制的指标。在无症状 HBsAg 携带者血清中有 30%～50% 的人可检出抗-HBe。抗-HBe 和 HBsAg 均为阳性者的血清中多数查不出 HBV-DNA,但它们的肝细胞核中可检查出整合的 HBV-DNA 片段,并有慢性肝炎的病理改变。这种 HBV-DNA 整合的肝细胞,与原发性肝癌有密切的关系。因此,抗-HBe 阳性的 HBV 携带者不仅血液感染性不容忽视,而且疾病的预后也不容乐观。对 HBsAg 阴性而 HBeAg 阳性的解释,主要是血清中类风湿因子对检测 HBeAg 的干扰,检测 HBsAg 方法不灵敏或 HBsAg 与抗-HBs 形成免疫复合物,而检测不出 HBsAg。

(四)X 抗原

早期命名 X 抗原(HBxAg)是因为尚未明确 X 抗原在病毒生命周期和感染的作用。HBxAg 和 HBeAg 一样,也是由 HBV 编码,但是未组装到病毒颗粒中的蛋白,是一个具有广泛活性的反式调节因子。主要分布于肝细胞质中,少数见于细胞膜,作为一种转录调节蛋白,HBxAg 在 HBV 的复制过程中起作用。X 抗原可以反式激活 HBV 加强子和多个启动子,在转染细胞内,促进表面抗原及核心抗原的表达和核心颗粒的形成,机体对 X 蛋白磷酸化位点的免疫反应能抑制 HBV 的复制。在 HBV 感染过程中,能够检出 X 抗原和相应抗体(抗-HBx),而且 HBxAg/

抗-HBx 的血清转换与 HBeAg/抗-HBe 的转换相关,前者转换发生在后者之前。因此,HBxAg/抗-HBx 的检测可作为检测 HBV 自然感染和抗病毒治疗的一个预后指标。HBxAg 与 HBV-DNA、HBsAg 和 HBeAg 的水平呈平行关系。

HBxAg 与原发性肝细胞癌的发生、发展有关。HBxAg 可激活多种癌基因,也能激活蛋白激酶 C(PKC),而 PKC 的活化是致癌因子导致细胞恶性转化的主要途径之一。在 HBV 相关性原发性肝细胞癌组织中,大部分发现有 X 基因的整合,而整合后的 X 基因仍具有反式调节活性,X 抗原也能促进转染细胞的恶性转化。这些都表明 X 抗原及基因产物对原发性肝细胞癌的发生所起的作用。不同亚型的 HBxAg 含氨基酸不等。HBxAg 表达能力很弱,且很不稳定,很难从血液、感染的肝脏或转染的细胞中纯化出来。因 HBxAg 能与细胞蛋白有交叉反应,抗-HBx 只出现在 HBV 持续复制和肝细胞炎症崩解的患者血清中,常见于慢性肝炎、肝硬化和肝细胞癌患者。

(五)HBV-DNA 和 DNA 聚合酶

HBV-DNA 是病毒复制的重要材料,也是 HBV 存在和复制的重要指标,最早由 Kaplan 于 1973 年发现。应用核酸杂交技术可直接检出 DNA,其灵敏度达 1 pg/mL。近年来用聚合酶链反应这一快速体外基因扩增技术将 HBV-DNA 扩增后,其检测灵敏度可提高 100 倍以上(10 ng/mL)。HBV-DNA 血清中的含量与患者的传染性正相关关系。DNA 聚合酶存在于 HBV 核心结构的内部。乙型肝炎感染者血清中标记物的出现,与病程、病型、转归有密切关联。

四、乙型肝炎病毒的基因型

自 1978 年发表了第 1 株 HBV-DNA 全序列后,相继克隆出 60~70 株 HBV,从而试图根据这些株的规律性差异将其分成不同的基因型。

(一)基因型图谱

按照 HBV 全基因序列之间差异≥8% 为标准,分为 A、B、C 和 D 4 个基因型。Okamoto H 经比较分析建立了树系统,从而增加 2 个型 E 和 F。

(二)基因型分布

不同国家或同一国家不同地区的基因型有别。我国主要以 C、B 型为主,我国北方主要以 C 型为主。有人对我国 HBV-DNA 无症状携带者分析结果显示,沈阳 B 型占 11.1%,C 型占 88.9%;北京 B 型占 25%,C 型占 50%,B、C 混合型各占 25%;广州 B 型占 32.8%,C 型占 42.7%,B、C 混合型占 23%,其他型占 25%。

(三)基因型的临床意义

不同基因型可能有不同的致病性。在我国台湾的一项调查中,检测了 100 例无症状 HBV 携带者和 170 例组织学证实为慢性乙型肝炎和肝细胞癌。台湾除 E 型的所有基因型,B 和 C 型占优势,与年龄匹配的 HBV 无症状携带比较,50 岁以上肝硬化和肝细胞癌患者中流行的基因 C 型为主;50 岁以下的肝细胞癌患者中 B 基因型显著(80%)。

五、流行病学

(1)乙型肝炎地域分布:乙型肝炎分布于全世界,按流行强度分为高、中、低度流行区,以 HBsAg 携带率为标准。①高度流行区,HBsAg 阳性>7%,占全球人口的 45%,终生感染危险>60%,出生时和儿童早期感染为主,我国原属高度流行区。②中度流行区,HBsAg 阳性 2%~

7％,占全球人口的 43％,终生感染危险 20％～60％,感染发生于各年龄组,但以儿童感染为主。③低度流行区,HBsAg 阳性<2％,占全球人口的 12％,终生感染危险<20％,大多数感染发生于成人中的高危人群,以青壮年为主。

(2)年龄分布:乙型肝炎年龄分布与地域流行强度有关,高度流行区以儿童为主;中度流行区以儿童和青少年为主;低度流行区则以青少年和成年人为主。中国 2006 年血清流行病学调查显示,一般人群(1～59 岁)乙型肝炎 HBsAg 携带率为 5.07％,≤10 岁人群 HBsAg 阳性率≤1％,我国由高度流行区跨入中度流行区。

(3)性别分布:乙型肝炎 HBsAg 感染率和流行率有差异,男性高于女性。

(4)不同流行强度地区人群 HBsAg 感染的年龄比较:在高度流行区,人群感染儿童期为主;在中度流行区,人群感染在儿童期、青少年、围生期都可感染;在低度流行区,人群感染青少年和成人期为主要感染年龄。

(5)家庭聚集性:乙型肝炎的感染有显著的家庭聚集性,我国抽样调查表明,有 10％～20％的 HBsAg 阳性家庭有超过两例以上的 HBsAg 阳性者。

六、慢性乙型肝炎无症状携带

我国是乙型肝炎高发地区,人群乙型肝炎流行率约 60％,即一半以上的人群受过 HBV 的感染,其中绝大多数由于感染而获得免疫,也有一部分(约占人群的 10％)成为 HBV 慢性无症状携带者。

(一)HBsAg 携带者的定义

HBsAg 携带者(ASC)是指 HBsAg 持续阳性 6 个月以上,无肝病相关症状和体征,血清转氨酶基本正常的慢性 HBV 感染者。然而,无症状感染者并非绝对不存在进展性的肝脏损伤。ASC 与有症状慢性肝病的区别在于前者病情发展极为缓慢,活动极为微弱。ASC 可发展为活动的、有症状的慢性肝病,又可经免疫清除,使病变静止,重新成为 ASC。慢性乙型肝炎与慢性无症状 HBV 感染之间可以相互转变。

(二)ASC 的发生机制

就免疫现象而言,在婴幼儿主要是免疫耐受,而成人主要是免疫抑制。

1.免疫耐受

ASC 在婴幼儿中主要基于免疫耐受性,免疫耐受性的分子基础可能涉及病毒的变异。典型的 ASC 的细胞毒性 T 细胞(CTL)对核壳抗原仅有单一或少数表位微弱应答,这使 HBV 可通过变异来逃逸免疫清除。在免疫压力下表位变异,变异株获得负性选择。ASC 抗 HBV 的 CTL 应答谱很窄,这就是感染持续的一种机制。此外,新生儿 HBV 感染慢性倾向的免疫学基础尚有非特异性免疫抑制过强,细胞因子缺失如 α 干扰素、γ 干扰素等。细胞毒性细胞活性低下,肝细胞 HLA 表达低下,单核细胞对抗原的处理和提呈效应较弱。

婴幼儿 HBV 感染后并非全无应答,血清 ALT 升高 2 倍以上者占 44％,轻度波动者 43％,始终正常者仅 13％,只是婴幼儿感染后的免疫应答水平低,仅有少数感染者可消除病毒,婴儿期感染 HBV 有 90％持续感染成为 ASC,其中有 25％可能死于肝硬化、肝细胞癌。青春期后免疫系统逐渐成熟,ASC 可能转化为不同临时类型。

2.免疫抑制

通常都是继发原因,如长期使用免疫抑制剂及抗癌药物期间感染 HBV、获得性免疫缺陷综合征、恶性肿瘤、慢性肾炎及其他慢性消耗性疾病，易成为 ASC。此外，由于肾衰竭而实施肾透析的患者，据报道，肾透析患者中 ASC 占 78.4%，444 例肾移植患者，术后 1 年发生 21 例 ASC。

3.ASC 与年龄关系

ASC 的发生与年龄关系极为密切。据 Hyams KS 综合文献报道，HBeAg 阳性母亲所生新生儿 HBV 感染率高达 80%～90%，6 岁以后 12% 的儿童及＜5% 的成人 HBV 感染后成为 ASC。我国有报道，小儿 ASC 发生率围生期为 92%，≤2 岁为 75%～80%，3～5 岁为 34%～40%。婴儿宫内垂直感染均成为 ASC，据 Tang 等的一项前瞻性研究发现，1984－1993 年由 HBeAg 阳性母亲所生 665 名新生儿均于出生后 24 小时内注射乙型肝炎免疫球蛋白及乙型肝炎疫苗。出生时 HBsAg 阳性新生儿 16 例（2.4%），每年大约有 10% 的 ASC 个例 HBeAg 阴转，而 HBsAg 阴转的不足 2%，可以解释为抗-HBe 阳性的 ASC 众多。

小儿 ASC 中 HBsAg 罕有消失，尤其是围生期感染者。1～12 岁的 ASC HBsAg 年阴转率仅为0.6%。据报道对 HBV 感染者前瞻性调查 HBsAg 年阴转率为 1.4%，HBeAg 年阴转率 12.3%，血清病毒抗原的清除仅见于感染水平较轻的个例，HBsAg 的阴转率随年龄的增长而增高，20 岁前罕有阴转，40 岁后超过 1.5%，55 岁后超过 2%。据 Kato Y 等报道，在日本 HBV 高感染区，在 1972－1997 年期间，HBsAg 消失者的保留血清，消失前经 PCR 检测有 26 例（81%）检出 HBV-DNA。消失后仅检出 2 例（6%），这表明 HBsAg 的阳性与 HBV-DNA 是一致的。

七、免疫预防

鉴于 HBV 不能在肝组织外复制，为研制疫苗造成不可逾越的障碍。1970 年，Krugman 等用加热灭活的 HBsAg 阳性无症状携带者的血清给弱智儿童注射，证明可获得保护效果。随后许多国家研制用 HBsAg 阳性无症状携带者的血浆制备疫苗，称为血源疫苗。随着生物工程技术的发展，应用生物工程技术手段将乙型肝炎病毒 HBsAg 中的 S 抗原转移到载体细胞上，使之表达抗原，制成疫苗。目前国际上有三个系统，酵母系统应用得最为广泛。

(一)血源疫苗

HBsAg 阳性和 HBeAg 阴性，肝功能正常的 HBV 携带者新鲜血浆，进行无菌及外源病毒检测。经纯化和超速离心，去除 Dane 颗粒，收获形状一致的颗粒，超滤、灭活，最后加 Al(OH)$_3$ 佐剂。疫苗经质量检定合格后，方可签发，销售。

(二)酵母基因重组工程疫苗

首先构建基因重组酵母菌，经发酵，收获重组酵母菌；分离、纯化 HBsAg，同时去除酵母细胞碎片及小分子蛋白；最后，铝盐作为吸附剂加入 HBsAg 中，配制成疫苗。疫苗经质量检定合格后，方可签发，销售。

(三)哺乳动物细胞基因重组工程疫苗

工程细胞构建原理与酵母工程菌相似，区别在于选择不同的宿主细胞（此处为中国仓鼠卵巢细胞）。疫苗制备过程与酵母基因重组工程疫苗相似。

八、免疫策略

我国是乙型肝炎高发地区，主要传播模式是母婴传播，且通过母婴传播的 HBV 感染者绝大多数成为终身 HBV 携带者，故我国的乙型肝炎免疫重点是阻断母婴传播。

(1)根据 WHO 建议，HBsAg 携带率≥5% 的地区，对所有新生儿实施普遍免疫。对

HBsAg、HBeAg 阳性孕妇所生婴儿要求在出生后 24 小时内接种首剂疫苗,正常孕妇所产婴儿也要及早接种。我国卫生健康委员会规定新生儿疫苗接种率要达到 90% 以上,新生儿即时(出生后 24 小时内)接种率要达到 70%～80%。对高危孕妇(HBsAg、HBeAg 阳性)所生的新生儿是否应该在接种疫苗的同时注射乙型肝炎免疫球蛋白。现阶段,重组酵母乙型肝炎疫苗(5 μg/mL)按 0、1、6 免疫程序接种,可使高危孕妇母婴阻断率达 85%～95%。在某些研究中,同时注射乙型肝炎免疫球蛋白可明显地提高阻断率,乙型肝炎免疫球蛋白与疫苗同时接种,对高 HBV-DNA 血症的孕妇来说,乙型肝炎免疫球蛋白显得很重要,是首选方案。重组中国仓鼠卵巢乙型肝炎疫苗的阻断能力次于重组酵母乙型肝炎疫苗,故在使用时应增大疫苗剂量到 20 μg/mL,按 0、1、6 免疫程序接种 3 剂。

(2)对 1～5 岁儿童应尽早接种乙型肝炎疫苗,除母婴传播外,乙型肝炎的水平传播也是一个不可忽视的因素。虽然我国≤5 岁人群中的抗-HBs 抗体已达到较高水平,但在母婴传播得到有效控制后,学龄前儿童的免疫预防就显得更为重要。

(3)乙型肝炎高危人群免疫。乙型肝炎高危人群包括肾透析者、血友病患者、同性恋者、静脉吸毒者等。这些人群免疫的疫苗剂量应为常人的 1～3 倍。

(4)乙型肝炎疫苗与其他儿童用疫苗联合免疫。国外已有联合疫苗上市,如 DTP-HepB、DTPa-HepB,在欧洲已批准使用;我国的 DTP-HepB 联合疫苗正在临床试验中。在我国,该联合疫苗不能用于新生儿初免,只能作为加强免疫。因为我国 DTP 的初免月龄为 3 月龄,而我国新生儿乙型肝炎疫苗及时免疫是重点,其他一切疫苗都不能干扰新生儿乙型肝炎疫苗的及时免疫。

(5)我国卫生健康委员会新近要求对≤15 岁人群既往未接种过乙型肝炎疫苗者,普遍实施一轮按 0、1、6 程序免疫接种。

总之,对乙型肝炎的防治,免疫预防应采取综合免疫预防措施,才能达到理想效果。

(李凤菊)

第十节　脊髓灰质炎

一、概述

脊髓灰质炎它是一种古老的疾病,早在公元前 580 至公元 1350 年,第 18 代埃及王朝时代的一幅石刻图上曾留下 1 名疑为典型的脊髓灰质炎后遗症患者跛行的图像。但在 18 世纪以前,该病尚未引起人们的注意。1840 年,Heine 首先描述了脊髓灰质炎的临床表现,1887 年,Medin 第一次报告了流行,以后流行报告逐渐增多。自 20 世纪以来,脊髓灰质炎发病率逐年上升,流行范围也逐步扩大,几乎遍及全世界。

脊髓灰质炎是脊髓灰质炎病毒引起的急性肠道传染病,主要通过粪—口途径在人与人之间传播,人是已知脊髓灰质炎病毒的唯一宿主。人体感染脊髓灰质炎病毒后,约有 90% 的感染者表现为无症状,只有约 1% 的病例可出现发热、咽痛、乏力或恶心、腹泻等类似感冒样症状;仅有少数感染者,在病毒侵犯脊髓前角运动神经元后,导致肌肉特别是肢体肌肉发生不对称弛缓性麻痹,并留下瘫痪后遗症。1988年,WHO开始在全球开展消灭脊髓灰质炎活动,全球消灭脊髓灰质炎工作取得很大进展。目前,仅在少数国家仍有脊髓灰质炎野病毒传播。我国已于2000年实现无本土脊髓灰质炎目标,进入到消灭该病的后期阶段。但是,在全球消灭脊髓灰质炎前,我国仍然存在发生输入性脊髓灰质炎野病毒引起脊髓灰质炎病例的可能。

二、病原学

脊髓灰质炎病毒属于小核糖核酸病毒科,肠道病毒属,在电镜下直径为26～30 nm,属20面体,呈圆形颗粒状。脊髓灰质炎病毒仅含有RNA和蛋白质,不含类脂质。RNA为单股正链,约由7 500个核苷酸组成,具有感染性。可分为Ⅰ、Ⅱ、Ⅲ3个血清型,型别间无交叉免疫。流行病学资料表明,Ⅰ型野病毒引起的传播占80%～90%,其次为Ⅲ型野病毒,目前世界上已无Ⅱ型野病毒引起的病例。该病毒耐低温,−70 ℃可存活8年以上,4 ℃可存活半年。在遇热、甲醛、氯和紫外线时迅速失去活力。对乙醚不敏感,对热和干燥敏感。使用甲醛、2%碘酊、升汞和各种氧化剂如过氧化氢、漂白粉、高锰酸钾等,均能使其灭活。

三、流行病学

(一)脊髓灰质炎流行史

脊髓灰质炎是一种古老的疾病,18世纪前,该病尚未引起人们的注意。1840年,Heine首先描述了脊髓灰质炎的临床表现,1887年,Medin第一次报道在瑞典斯德哥尔摩发生的一次流行。以后,脊髓灰质炎在世界各地大多呈散在发病,几乎遍及全世界,罕见流行。第二次世界大战后,欧美国家常有流行,以后脊髓灰质炎流行报告逐渐增多。自20世纪以来,脊髓灰质炎的发病率逐年上升,流行范围也逐步扩大。1924年,冰岛的发病率高达500/10万;1952年,美国报告病例数达58 000例。在20世纪80年代,全球每年报告病例35万例左右。

历史上,中国是一个脊髓灰质炎流行严重的国家,明、清时代有类似本病的记载,称为"小儿麻痹""婴儿瘫",曾造成数以万计的儿童残疾或死亡。在我国多呈散在发病,时有暴发或流行。20世纪60年代初期,全国每年报告20 000～43 000例病例。1988年,开始实施消灭脊髓灰质炎活动后,在加强常规免疫的基础上开展了全国强化免疫日,人群免疫水平迅速提高,脊髓灰质炎野病毒传播范围逐年缩小,发病数逐年下降。据对急性弛缓性麻痹监测系统资料表明,自1994年10月以来未再发现本土脊髓灰质炎野病毒病例,并如期于2000年实现无脊髓灰质炎目标。

目前,WHO研究显示,美洲区、西太平洋区、欧洲区已相继实现无脊髓灰质炎目标,但在非洲区、东南亚区、东地中海区的一些国家仍有脊髓灰质炎野病毒的传播。脊髓灰质炎有望成为继天花之后第2个通过人工干预措施完全根除的传染病。

(二)流行特征

1.传染源

人是脊髓灰质炎病毒唯一的宿主,传染源为患者、隐性感染者和病毒携带者。本病的潜伏期为2～35天,一般为7～14天。患者自潜伏期末至发病后3～4周都有传染性,发病1～2周排毒率最高,可从70%以上的患者大便中分离出病毒,退热后传染性减少。病毒主要存在于患者的中枢神经系统,在鼻咽部、肠道黏膜与淋巴结内亦可查到。

2.传播途径

感染者通过粪便排出病毒,数量多且持续时间长,可达数周至数月,偶有长期排毒者。粪-口途径是本病的主要传播途径,在发病的早期咽部排毒可经飞沫传播。

3.易感人群

人对脊髓灰质炎病毒普遍易感,小于4月龄婴儿有来自母体的抗体,故很少发病,以后发病率逐渐增高,至5岁以后降低。机体感染脊髓灰质炎病毒后,血清中最早出现特异性IgM,2周后出现IgG和IgA$_2$保护性中和抗体。感染后能产生对同型病毒的持久免疫力。

4.最新流行特征

全球多数国家开展消灭脊髓灰质炎的运动后,脊髓灰质炎流行特征出现一些新动向。

(1)本土脊髓灰质炎流行的国家逐步减少:1988年,全球有125个国家或地区报告脊髓灰质炎病例35万例;2005年,全球共报告脊髓灰质炎野病毒病例1 882例,95%以上的国家无本土脊髓灰质炎野病毒病例。

(2)输入性野病毒感染的威胁依然存在:随着全球经济一体化进程加快,人口流动频繁,脊髓灰质炎野病毒远距离传播成为可能。当前,在无脊髓灰质炎的国家输入性脊髓灰质炎野病毒病例已成为脊髓灰质炎的主要传播方式。我国于1994年发生最后1例本土脊髓灰质炎病例后,于1995年和1996年,先后在云南发现4例由缅甸输入的脊髓灰质炎野病毒病例;1999年,在青海又发现由境外输入的病例。2005年,也门、印度尼西亚、埃塞俄比亚等国家均先后发现由境外输入的病例。也门在实现无脊髓灰质炎目标后,于2005年2月25日发现首例由境外输入的患者,并分离到Ⅰ型脊髓灰质炎野病毒,2005年共报告478例。1995年以来,印度尼西亚已无本土脊髓灰质炎病例;2003年,停止脊髓灰质炎疫苗强化免疫;2005年3月15日,发现首例麻痹患者,分离到Ⅰ型脊髓灰质炎野病毒,实验室结果提示病毒由非洲的苏丹传入;至2005年底,印度尼西亚卫生健康居委会已确认302例病例。

(3)免疫空白可造成脊髓灰质炎野病毒的重新传播:在免疫空白地区,人群免疫水平低下,一旦病毒侵入,易引起流行。2003年,尼日利亚等地发生联合抵制使用疫苗事件后造成了脊髓灰质炎流行,波及周边已实现无脊髓灰质炎的国家,重新出现了脊髓灰质炎野病毒的传播链,导致脊髓灰质炎疫情持续发生,至2005年底已报告病例数百例。

(4)使用脊髓灰质炎减毒活疫苗引发的脊髓灰质炎病例。①脊髓灰质炎疫苗相关麻痹病例(vaccine associated paralytic poliomyelitis,VAPP):在使用脊髓灰质炎活疫苗的国家,儿童服用OPV后或接触服苗儿童后可以发生疫苗接触相关的脊髓灰质炎病例。②脊髓灰质炎疫苗衍生病毒(vaccine derived poliovirus,VDPV)病例:该病毒与原始疫苗株病毒相比,病毒核苷酸有1%~15%的差异,在分类上称为VDPV。VDPV可长期传播但不引起显性病例,在疫苗接种率低的地区也可引起流行。当同一VDPV引起2例以上相关的麻痹病例时,称为VDPV循环。VDPV有较强的致病性和较高的致麻痹性,可以在人与人之间传播。在实验室检测中表现出"非疫苗株相似性",可以在39.5 ℃下繁殖,疫苗衍生病毒在生物学性状上很难与脊髓灰质炎野病毒区分。VDPV多发现于脊髓灰质炎野病毒传播已被阻断的国家。③脊髓灰质炎疫苗重组株(vaccine recombinant poliovirus,VRPV)病例:脊髓灰质炎疫苗重组株,是指服用混合型脊髓灰质炎减毒活疫苗后,在服苗者体内,不同的疫苗株病毒发生毒株间的基因重组。不同型别的脊髓灰质炎病毒(或不同病毒)感染同一宿主活细胞,病毒复制时,DNA的交换可能导致病毒基因重组。但在自然环境下,一般不会自发产生重组现象。VRPV的毒力高于Sabin疫苗株,已发现高于疫苗株病毒毒力 200 倍的 VRPV,有一定的致病性。VRPV 病例均发生在疫苗接种率低的地区。

四、免疫预防

(一)口服脊髓灰质炎减毒活疫苗

1.疫苗的制造

20 世纪 60 年代初,Sabin 本人向前苏联赠予Ⅰ、Ⅱ、Ⅲ型 Sabin 人工减毒株,我国又由前苏联引进相同的毒种和生产工艺进行疫苗生产,后Ⅲ型改用我国选育的中Ⅲ2 株。我国用原代猴肾细胞和人胚肺二倍体细胞培养疫苗病毒。口服脊髓灰质炎减毒活疫苗(oral poliomyelitis attenuated live vaccine,OPV)有 2 种,一种是单价疫苗(MOPV);另一种是目前普遍采用的 3 价混合疫苗(TOPV)。

我国目前使用的疫苗大部分是糖丸剂型,即将液体疫苗喷洒在蔗糖粒核心上,外层裹上乳粉、黄油糖衣。每 1 次人用剂量为 1 粒,含活病毒总量应不低于 5.95 $lgCCID_{50}$。其中Ⅰ型应不低于 5.8 $lgCCID_{50}$,Ⅱ型应不低于 4.8 $lgCCID_{50}$,Ⅲ型应不低于 5.3 $lgCCID_{50}$。液体疫苗每 1 次人用剂量含活病毒总量和糖丸相同。

2.免疫程序

目前,我国使用的 TOPV 常规免疫程序是:新生儿出生后 2、3、4 月龄各服 1 剂,并于 4 岁时加服 1 剂。为消灭脊髓灰质炎,开展了脊髓灰质炎疫苗强化免疫日活动,通常要求对刚出生的新生儿即进行免疫,称"零"免疫。由于新生儿免疫系统发育不完善,"零"免疫后血清抗体阳转率低于 2 月龄婴儿的血清抗体阳转率,但对提高后续免疫接种的抗体水平升高有利。"零"免疫不作为常规免疫程序的一部分。妊娠期妇女和早产儿可以口服 TOPV。

3.免疫效果

服苗后,服苗者血液中产生 IgG 抗体,抗体阳转率,抗体滴度与服苗次数有关。OPV 尚有一个重要优点,即通过口服疫苗,使消化道黏膜层产生局部分泌型 IgA 抗体,为胃肠道增加了抗野病毒的防线。据安徽省疾病预防控制中心研究显示,服苗大于或等于 5 剂次者,抗体阳转率与抗体滴度似不再增加。

4.不良反应

口服 OPV 后一般无不良反应,个别人有低度发热、呕吐、腹泻、皮疹等症状,一般不需医疗处理。

5.接种禁忌证

对乳制品有过敏史或上次服苗后曾发生严重变态反应者,免疫缺陷症患者禁用 OPV;接受免疫抑制剂治疗者在治疗期间禁服疫苗;患急性传染病、发热、腹泻者暂不服疫苗。

6.疫苗储运

OPV 对热敏感,应在低温条件下储运。−20 ℃以下有效期为 2 年,2～8 ℃有效期为 1 年(疫苗包装标签只能规定一种保存温度及有效期)。

(二)脊髓灰质炎灭活疫苗

脊髓灰质炎灭活疫苗(inactivated poliovirus vaccine,IPV)广泛推广应用 OPV 是全球消灭脊髓灰质炎的战略,并已取得重要成效。鉴于 VAPP 和 VDPV 的发生,脊髓灰质炎灭活疫苗重新引起关注。为了消除 VAPP 和 VDPV,IPV 取代 OPV 已成为必然趋势。

早在 1952 年,Salk 用猴肾细胞培养脊髓灰质炎病毒,经甲醛灭活制成 IPV。通过 2 年大规模现场试验,证明此 IPV 对人体安全有效,并于 1955 年在美国获准上市(称 Salk 疫苗)。1963 年,Sabin 研发成功 OPV,在许多已应用 IPV 的国家,用 OPV 取代了 IPV。IPV 和 OPV 各有优缺点,OPV 的优点首先是可产生局部免疫。此外,疫苗病毒在人体肠道复制过程中,对脊髓灰质炎野病毒入侵有生物学的干扰作用。当人群中有脊髓灰质炎野病毒流行时,使用 OPV 更为有效。由于 IPV 需注射 3 剂,预防接种中脱漏现象难以控制,特别是在一些交通不便、经济发展滞后的地区。增效脊髓灰质炎灭活疫苗是一种病毒含量更多的灭活疫苗,1987 年在美国上市。

1.IPV 的制造

用野毒株接种猴肾细胞培养病毒,收获病毒液,经甲醛灭活制成 IPV。现今,国外厂商采用Ⅰ型野毒 Mahoney 或 Brnenders 株,Ⅱ型 MEF1 株和Ⅲ型 Saukett 株作为灭活疫苗的生产毒株,猴肾细胞或 Vero 细胞作为基质,采用微载体深层培养技术,工业化规模制备疫苗。国内将用 Sabin 减毒株制备 IPV,称为 S-IPV。三价疫苗的抗原按 D 单位含量比例分别为Ⅰ型每剂 40 U、Ⅱ型每剂 8 U、Ⅲ型每剂 32 U。疫苗中含有新霉素或多黏菌素 B。

2.IPV 的免疫原性

目前国外现有的临床研究资料表明,3 剂全程免疫后,血清抗体阳转率与 TOPV 相近似。近些年来,泛美卫生组织和美国疾病控制和预防中心做了多项临床研究。为了了解 IPV 在热带国家应用的免疫原性,WHO 在古巴进行了一次临床试验,将 187 名儿童随机分为研究及空白对照三个组,按不同免疫程序进行接种。初免后 1 个月,通过血清学抗体和黏膜免疫反应评价疫苗的免疫原性。

据美国疾病控制和预防中心和泛美卫生组织研究证实,在波多黎各,采用 2、4、6 月龄的免疫程序抗体阳转率为 100%,用 6、10、14 周龄接种后抗体阳转率为 90%。在危地马拉用 3 种疫苗的组合均在 2、4、6、12 月龄接种,一组只接种 IPV;一组接种 2 剂 IPV 加 2 剂 OPV;一组只接种 OPV,7 月龄完成 3 剂接种后,IPV 的 GMT 高于 OPV,12 月龄时 3 组 GMT 基本相等,加强免疫后,IPV 的 GMT 最高,其次是 IPV/OPV,OPV 的 GMT 最低。此外,抗体效应与免疫间隔有关,6 个月间隔比 2 个月好,2 个月间隔比 1 个月好。抗体持久性:8~16 周龄接种 2 剂,12~24 月龄加强免疫 1 剂,抗体持久性>5.5 年。6、10、14 周接种,13~18 月龄加强免疫 1 剂,抗体持久性可达 7 年。

免疫对排毒的影响,OPV 抑制排毒最明显,IPV 也可抑制排毒,但不如 OPV 明显。另一项研究将研究对象分为 3 组,第 1 组不接种疫苗,第 2 组接种 2 剂 OPV,第 3 组接种 2 剂 IPV。1 周后检测粪便排毒率,第 1 组排毒率为 98%,第 2 组排毒率为 22%,第 3 组排毒率为 76%;3 周后排毒率分别降为 81%、5% 和 37%。对 IPV 的临床保护效力,至今尚未见有双盲对照的研究。有 3 个观察性研究评估 IPV 的保护率,在塞内加尔接种 2 剂 IPV 保护率为 89%;印度接种 3 剂 IPV 效力大于 90%;加拿大接种 3 剂 IPV 保护效力为 96%;印度的另一项研究把研究地区分为 2 组,一组接种 DTP 和 OPV,一组接种 DTP 和 IPV,观察 2 年,结果 OPV 组发生 17 例脊髓灰质炎,IPV 组未观察到脊髓灰质炎病例。

3.IPV 的免疫程序

1997 年,美国免疫咨询委员会建议采用"序贯"免疫程序,即先接种 IPV 之后再服用 OPV。美国免疫咨询委员会在总结 2 年的使用经验后,为彻底消除 VAPP,1999 年 6 月 17 日,建议美国儿童脊髓灰质炎常规免疫全部使用 IPV。并于 2000 年 1 月 1 日起,美国所有儿童应接种 4 剂 IPV,免疫程序为 2 月龄、4 月龄、6~18 月龄和 4~6 岁。

WHO 建议,存在脊髓灰质炎流行风险的国家,采用 4 剂免疫程序,即 6、10 和 14 周龄进行基础免疫,9 月龄时加强免疫(第 2 年)。泛美卫生组织建议 3 剂次 IPV 免疫程序,2、4 和 6 月龄进行基础免疫,入学前加强。保持新生儿 3~4 剂次免疫程序加入学前加强免疫,在小年龄组即取得 IPV 高接种率(>90%)。目前,全球使用的 IPV 免疫程序可归纳为两种,其一是 IPV 全程免疫,其二是 IPV/OPV 序贯免疫程序。

我国应用 IPV 的设想是,我国地域广阔,经济、卫生状况、卫生医疗设施发展不平衡,IPV 取代 OPV 应分步实施。即先在大中城市及经济发展较快、卫生医疗设施较完善的地区实施;先行序贯免疫程序,即初免接种 2 剂 IPV 后,再口服 2 剂 OPV。实行 1~2 年后,在总结经验的基础上,再酌情修订免疫程序和扩大使用范围。

4.IPV 的贮运

IPV 在 4 ℃条件下贮运,可保持 4 年稳定;在 25 ℃条件下贮运,可保持 1 个月稳定。冷冻会降低疫苗效力。

(李凤菊)

参 考 文 献

[1] 朱艳玲,邹薇,王忠丽,等.临床护理实践与护理思维[M].哈尔滨:黑龙江科学技术出版社,2021.

[2] 张红芹,石礼梅,解辉,等.临床护理技能与护理研究[M].哈尔滨:黑龙江科学技术出版社,2022.

[3] 柳正丽,杨慧琴.实用妇产科护理手册[M].兰州:甘肃科学技术出版社,2021.

[4] 王玉春,王焕云,吴江,等.临床专科护理与护理管理[M].哈尔滨:黑龙江科学技术出版社,2022.

[5] 关再凤,孙永梅.常见疾病护理技术[M].合肥:中国科学技术大学出版社,2021.

[6] 于翠翠.实用护理学基础与各科护理实践[M].北京:中国纺织出版社,2022.

[7] 袁越,宋春梅,李卫,等.临床常见疾病护理技术与应用[M].青岛:中国海洋大学出版社,2021.

[8] 周红梅.实用临床综合护理[M].汕头:汕头大学出版社,2021.

[9] 王佩佩,王泉,郭士华.护理综合管理与全科护理[M].北京/西安:世界图书出版公司,2022.

[10] 吴雯婷.实用临床护理技术与护理管理[M].北京:中国纺织出版社,2021.

[11] 马英莲,荆云霞,郭蕾,等.临床基础护理与护理管理[M].哈尔滨:黑龙江科学技术出版社,2022.

[12] 王秀萍.临床内科疾病诊治与护理[M].西安:西安交通大学出版社,2022.

[13] 吴宣,朱力,李尊柱.临床用药护理指南[M].北京:中国协和医科大学出版社,2022.

[14] 王岩.护理基础与临床实践[M].北京:化学工业出版社,2021.

[15] 肖芳,程汝梅,黄海霞,等.护理学理论与护理技能[M].哈尔滨:黑龙江科学技术出版社,2022.

[16] 张兰凤.护理院护理技术[M].北京:科学出版社,2021.

[17] 安旭姝,曲晓菊,郑秋华.实用护理理论与实践[M].北京:化学工业出版社,2022.

[18] 刘峥.临床专科疾病护理要点[M].开封:河南大学出版社,2021.

[19] 张晓艳.临床护理技术与实践[M].成都:四川科学技术出版社,2022.

[20] 李雪梅.实用护理学与护理管理[M].哈尔滨:黑龙江科学技术出版社,2021.

[21] 任秀英.临床疾病护理技术与护理精要[M].北京:中国纺织出版社,2022.

[22] 章志霞.现代临床常见疾病护理[M].北京:中国纺织出版社,2021.

[23] 宋丽娜.现代临床各科疾病护理[M].北京:中国纺织出版社,2022.

[24] 贾青,王静,李正艳.临床护理技术规范与风险防范[M].北京:化学工业出版社,2021.

[25] 杨青,王国蓉.护理临床推理与决策[M].成都:电子科技大学出版社,2022.

[26] 张薇薇.综合护理实践与技术新思维[M].北京:中国纺织出版社,2021.

[27] 王霞,李莹,连伟,等.专科护理临床指引[M].哈尔滨:黑龙江科学技术出版社,2022.

[28] 刘爱杰,张芙蓉,景莉,等.实用常见疾病护理[M].青岛:中国海洋大学出版社,2021.

[29] 孙慧,刘静,王景丽,等.基础护理操作规范[M].哈尔滨:黑龙江科学技术出版社,2022.

[30] 于红,刘英,徐惠丽,等.临床护理技术与专科实践[M].成都:四川科学技术出版社,2021.

[31] 顾宇丹.现代临床专科护理精要[M].开封:河南大学出版社,2022.

[32] 刘楠楠.内科护理[M].北京:人民卫生出版社,2021.

[33] 张锦军,邹薇,王慧,等.临床实用专科护理[M].哈尔滨:黑龙江科学技术出版社,2022.

[34] 侯桂华,肖娟,王英.介入诊疗器材应用与护理[M].北京:北京大学医学出版社,2021.

[35] 栾彬,李艳,李楠,等.现代护理临床实践[M].哈尔滨:黑龙江科学技术出版社,2022.

[36] 娄秋英,胡敏.主观意念疗法联合康复护理用于脑卒中偏瘫患者的效果评价[J].护理实践与研究,2022,19(22):3393-3396.

[37] 陈桂明,李霞,陈丹.针对性心理护理在血液透析患者中的应用[J].护理实践与研究,2021,18(21):3225-3227.

[38] 林翠娴.精细化护理在异常子宫出血患者中的应用效果[J].微创医学,2022,17(3):394-396.

[39] 张俊杰.循证护理在宫缩乏力性产后出血产妇中的护理效果[J].中外女性健康研究,2021(23):99-100.

[40] 刘芮沂,刁秀梅.不同护理方法对三叉神经痛患者心理和睡眠质量改善的效果研究[J].中国医药指南,2022,20(12):57-60.